住院医师规范化培训精品案例教材

总主审：王成增　　总主编：姜　勇

感 染 病 学

本册主编　余祖江　曾庆磊

郑州大学出版社

图书在版编目(CIP)数据

感染病学/余祖江,曾庆磊主编. -- 郑州:郑州大学出版社,2024.1
住院医师规范化培训精品案例教材/姜勇总主编
ISBN 978-7-5773-0142-6

Ⅰ. ①感… Ⅱ. ①余…②曾… Ⅲ. ①感染－疾病学－职业培训－教材 Ⅳ. ①R4

中国国家版本馆 CIP 数据核字(2024)第 003341 号

感染病学

GANRANBING XUE

项目负责人	孙保营 李海涛		封面设计	苏永生
策 划 编 辑	陈文静		版式设计	苏永生
责 任 编 辑	陈文静		责任监制	李瑞卿
责 任 校 对	陈 思 姜春霞			

出版发行	郑州大学出版社		地 址	郑州市大学路 40 号(450052)
出 版 人	孙保营		网 址	http://www.zzup.cn
经 销	全国新华书店		发行电话	0371-66966070
印 刷	河南瑞之光印刷股份有限公司			
开 本	850 mm×1 168 mm 1/16			
印 张	17.75		字 数	516 千字
版 次	2024 年 1 月第 1 版		印 次	2024 年 1 月第 1 次印刷

书 号	ISBN 978-7-5773-0142-6		定 价	99.00 元

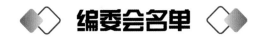

编委会名单

总主审　王成增

总主编　姜　勇

编　委　（以姓氏笔画为序）

丁德刚　王　叩　王　悦　王　薇　王义生　王成增
王伊龙　王秀玲　王怀立　王坤正　车　璐　艾艳秋
卢秀波　田　华　兰　超　邢丽华　邢国兰　朱　涛
朱长举　刘　丹　刘　红　刘升云　刘刚琼　刘会范
刘冰熔　刘舒娅　刘献志　闫东明　许予明　许建中
李　莉　李向楠　李淑英　余祖江　宋东奎　宋永平
宋学勤　张　大　张　磊　张英剑　张国俊　张金盈
张建江　陈志敏　范应中　岳松伟　郎　艳　房佰俊
赵　松　赵　杰　赵占正　赵先兰　姜　勇　姜中兴
贺玉杰　秦贵军　贾　勍　贾延劼　徐　敬　高剑波
高艳霞　郭瑞霞　黄　艳　曹　钰　符　洋　董建增
程敬亮　曾庆磊　窦启峰　魏新亭

秘　书　王秀玲

作者名单

主　　编　余祖江　曾庆磊

副 主 编　梁红霞　康　谊　徐光华

　　　　　张国强　朱　斌　和振坤

编　　委　（以姓氏笔画为序）

　　　　　丁永森（河南大学淮河医院）

　　　　　东　冰（延安大学附属医院）

　　　　　田　慧（河南大学淮河医院）

　　　　　吕　君（郑州大学第一附属医院）

　　　　　刘　娜（延安大学附属医院）

　　　　　刘俊平（河南省人民医院）

　　　　　闫婧雅（郑州大学第一附属医院）

　　　　　许俊钢（洛阳市中心医院）

　　　　　李　华（郑州大学第一附属医院）

　　　　　李伟伟（新乡医学院第一附属医院）

　　　　　李志勤（郑州大学第一附属医院）

　　　　　李国涛（洛阳市中心医院）

　　　　　李圆圆（河南大学淮河医院）

　　　　　何　平（郑州大学第一附属医院）

　　　　　张萍萍（延安大学附属医院）

　　　　　陈　宁（河南省人民医院）

　　　　　周艳彩（新乡医学院第一附属医院）

　　　　　赵绘霞（河南大学淮河医院）

　　　　　翁鑫鑫（河南省人民医院）

　　　　　高海丽（新乡医学院第一附属医院）

　　　　　靳晓利（洛阳市中心医院）

学术秘书　潘亚杰　张红宇

前 言

　　住院医师是医师系列的初级阶段,也是成为优秀医师的必经阶段。住院医师规范化培训(简称住培)是医学生毕业后再教育和专业学位研究生培养的重要组成部分,是我国住院医师标准化和同质化培养的重要途径,意义重大。住培学员在两到三年的住培学习中,要轮转很多临床科室。回想笔者曾经作为住院医师时,每到一个新的科室,心里多多少少会有点紧张甚至恐惧,主要原因就是担心无法快速掌握新科室的知识并适应和融入新科室。

　　2022年夏,笔者很欣慰地获悉郑州大学出版社拟出版"住院医师规范化培训精品案例教材",更重要的是这一教材主打"临床经典案例"。作为系列教材的一部分,《感染病学》应运而生。感染病学是传染病学的延伸和拓展,与其他所有学科不同的是每种疾病一定存在某种病原微生物,这就意味着诊断方面一定涉及病原学。

　　该教材编写的过程中除了秉承系列教材主打的"临床经典案例"外,还进行了相关创新性探索,尽可能做到简洁明了,努力让住培学员能快速捕捉每种疾病的核心知识点。共分为两大部分涵盖47个临床案例,如慢性乙型肝炎、肾综合征出血热、麻疹、水痘、感染性休克等。每个案例包括详细的病历资料介绍、问诊结果、辅助检查及治疗经过和效果,并有循序渐进的"思维引导"。通过本教材的学习,可使住培学员快速且高水准适应感染病科的临床一线工作。

　　这本《感染病学》教材之所以能高水平地呈现给国内的住培学员,离不开系列教材的总设计师、郑州大学第一附属医院党委书记王成增教授的顶层设计,离不开郑州大学第一附属医院教育处刘会范处长和陈志敏主任的大力支持,离不开省内外具有深厚临床功底的知名教学医院的副主编和编委们的辛苦付出,离不开郑州大学出版社编辑老师们的反复认真审校。在此,真诚地表示感谢!

　　最后,笔者希望这本《感染病学》教材能为我省乃至我国住培事业的发展、住培学员水平的提高、人民群众的健康福祉做出积极贡献。

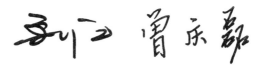

2024 年 1 月

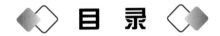

目 录

第二部分　感染性发热

第一部分　感染性肝病

理论上,感染性疾病的范围很广;然而,目前具体到临床实践中,我国多数医院感染病科的临床业务范围主要分为两大类,分别是感染性肝病和感染性发热。故而,本书分为两个篇章,即感染性肝病篇和感染性发热篇;感染性肝病仍然是当前我国多数医院感染病科的主要临床业务,其中病毒性肝炎及其并发症仍是重中之重。

案例 1　慢性乙型肝炎

概要

51 岁男性,3 年前体检发现乙型肝炎(简称乙肝)血清标志物异常,2 年前住院后行肝穿刺活检术,病理检查结果为 A2F1,诊断为"慢性乙型肝炎",给予富马酸替诺福韦酯(TDF)抗病毒治疗。近 1 个月自行停药,1 d 前检查出现转氨酶升高,收住院后给予 TDF 联合恩替卡韦(ETV)抗病毒治疗,转氨酶逐渐正常后出院。

一、病历资料

(一)门诊接诊

1. 主诉　发现乙型肝炎表面抗原(HBsAg)阳性 3 年,转氨酶升高 1 d。

2. 问诊重点　应关注患者主要症状、诊治经过、治疗效果,重点关注诊疗过程中肝功能、乙肝五项、乙型肝炎病毒脱氧核糖核酸(HBV DNA)、血常规、甲胎蛋白(AFP),肝、胆、胰、脾超声等辅助检查动态变化情况。

3. 问诊内容

(1)诱发因素:有无损肝药物服用、饮酒、劳累等诱发因素。

(2)主要症状:有无肝功能异常的常见症状,比如乏力、厌食、恶心、呕吐、腹胀、小便黄、目黄等。

(3)伴随症状:有无呕血、便血、发热、咳嗽、咳痰、胸闷、气短、头晕、头痛、腹痛等伴随症状。

(4)诊治经过:是否用药,何时开始用药,用何种药物、具体剂量、效果如何。

(5)既往史:有无高血压、糖尿病、心脏疾病、结核等病史,预防接种情况,尤其是甲、乙、戊肝疫苗接种情况,有无手术、外伤、输血史,有无卖血史、献血史,有无药物和食物过敏史。

(6)个人史:生于何地,在何地久居,有无疫区、疫情、疫水接触史,有无职业相关有害物质接触史,有无吸烟史、饮酒史、冶游史、静脉药瘾史。

(7)家族史:有无乙肝、丙型肝炎(简称丙肝)等传染病家族史,家族成员健康状况,有无家族遗传病史。

问诊结果

患者为 51 岁男性,个体,3 年前体检发现乙肝血清标志物异常,HBsAg、乙型肝炎 e 抗原(HBeAg)、乙型肝炎核心抗体(HBcAb)阳性,无不适,未进一步就诊及治疗。2 年前(2021 年)行相关检查:HBsAg 50255.75 IU/mL、HBeAg 1315.2 S/CO、HBcAb 11.13 S/CO;HBV DNA>$1.0×10^9$ IU/mL。乙肝病毒基因分型:C 型。腹部超声:肝、胆、胰、脾、双肾未见异常,肝功能正常。收住院行肝穿刺活检术,病理检查结果:A2F1,诊断为"慢性乙型病毒性肝炎";给予 TDF 抗病毒治疗。1 年前再次住院,HBV DNA $9.0×10$ IU/mL,继续给予 TDF 治疗;近 1 个月自行停药,1 d 前检查发现丙氨酸转氨酶(ALT)升高至 126 U/L,天冬氨酸转氨酶(AST)、γ-谷氨酰转移酶(GGT)、碱性磷酸酶(ALP)等正常。患者无不适,未处置,疑似慢性乙肝急性发作,收住院进一步诊疗。既往史及个人史无特殊,否认家族中乙肝聚集现象及其他传染病史。

4. 思维引导　①总体印象方面,患者 3 年前体检发现乙肝血清标志物异常,2 年前进行肝穿刺活检术,接受抗病毒药物治疗,慢性乙型肝炎诊断明确。②患者停服抗病毒药物 1 个月,出现转氨酶升高,转氨酶升高原因主要考虑停药后 HBV 再复制所致,但仍需注意排查其他肝炎病毒感染、酒精、药物、脂肪肝、自身免疫性肝病导致的肝损害,通过问诊有助于判断酒精性肝炎和药物性肝损伤的可能性,下一步检查还需要重点关注其他肝炎病毒病原学检查及脂肪肝、自身免疫性肝病等相关检查。因为患者既往在口服抗病毒药物期间出现低病毒血症,还需要注意是否存在耐药,是否需要进行抗病毒药物的调整;是否因为低病毒血症导致患者病情进展,均需要详细评估。③患者 HBV 基因分型为 C 型,该型患者易发生重症肝炎及肝细胞癌,故应重点筛查。④长期服用核苷(酸)类似物,突然停药,可能导致肝衰竭,需要进一步检测凝血功能、肝功能、血氨等指标。

(二)体格检查

1. 重点检查内容及目的　患者为慢性乙型病毒性肝炎,病程中可能出现病情进展,应重点检查有无肝病面容、全身皮肤及巩膜是否黄染、有无肝掌、全身有无水肿,面、颈、胸有无蜘蛛痣以及上腹部的专科检查,腹部查体尤其应关注肝脏浊音界、肝脏表面是否可触到结节,肝区叩击痛、脾脏大小、移动性浊音;还需要注意 EB 病毒(epstein-Barr virus,EBV)及巨细胞病毒(CMV)等其他病毒感染导致肝损害的重要体征,如淋巴结肿大。

体格检查结果

体温(T) 36.3 ℃,呼吸(R) 20 次/min,心率(P) 75 次/min,血压(BP) 120/72 mmHg。

无肝病面容,全身皮肤及巩膜无黄染,全身无水肿,面、颈、胸及全身其他部位未发现蜘蛛痣,无肝掌,上腹部专科检查无特殊异常发现。患者身高 180 cm,体重 75 kg,身体质量指数(BMI) 23.0 kg/m²。

2. 思维引导　①患者体格检查未见皮肤巩膜黄染、未见蜘蛛痣,淋巴结未触及肿大,腹部专科查体未见肝浊音界缩小及脾大,提示患者肝衰竭及肝硬化的可能性小。②患者淋巴结未触及肿大,无发热、咽痛、皮疹等其他临床症状,故 EBV 感染所致的肝损害支持点不足,可进一步行 EBV DNA 及抗体检测。③患者体型匀称、BMI 正常,脂肪肝导致转氨酶升高的可能性小,但下一步仍然需要结合上腹部彩超检查及脂肪肝定量检测以明确诊断。

（三）辅助检查

1. 临时检查医嘱及目的

（1）血、尿、粪常规检查：入院常规检查，血常规中白细胞及其构成比，有助于判断是否存在其他微生物感染导致肝损害，血红蛋白水平用于判断有无贫血，进一步明确患者是否存在慢性消耗性疾病或肿瘤性疾病，血小板水平有助于判断有无潜在肝硬化。尿常规有助于判断有无泌尿系统疾病。粪常规有助于判断有无大便潜血。

（2）肝功能、肾功能、电解质、血脂：肝功能检查用来验证患者肝功能损伤程度；患者一直口服TDF，肾功能、电解质检查有助于明确是否有肾功能的损害、内环境紊乱；血脂主要用于评估患者是否存在心脑血管疾病危险因素，以便及早干预。

（3）凝血功能及血氨：判断患者是否存在肝衰竭或由此导致的血氨代谢紊乱，为预防或治疗肝性脑病提供依据。

（4）传染病四项：入院常规检查，判断患者有无合并丙型肝炎病毒（HCV）感染；乙肝标志物定量（HBeAg 阳性或阴性），进一步明确病因诊断，对比患者口服抗病毒药物前后 HBsAg、HBeAg 的变化情况；判断患者是否合并梅毒和人类免疫缺陷病毒（HIV）感染。

（5）甲肝、丁肝、戊肝抗体：判断患者是否合并甲肝、丁肝或戊肝，进一步明确病因诊断。

（6）CMV DNA 及 EBV DNA：有助于判断患者是否合并其他病毒感染，特别是易引起肝炎的CMV 和 EBV 感染。

（7）自身免疫性肝病抗体及免疫球蛋白、补体：判断患者是否合并自身免疫性肝病，进一步明确病因诊断。

（8）AFP：肝病常规检测项目，主要用于判断肝癌、肝细胞坏死后再生的指标。

（9）肝纤维化无创诊断：判断患者肝损害是否合并明显纤维组织增生，以便决定是否需要抗纤维化治疗。

（10）HBV DNA：评估患者 HBV DNA 水平，有助于进一步制订抗病毒治疗方案及抗病毒治疗前后疗效评价。

（11）肝胆胰脾彩超：有助于判断患者有无肝硬化（肝脏形态和脾脏大小）、脂肪肝。

（12）心电图：有助于判断患者是否有心肌缺血、心律失常等。

（13）胸部计算机断层扫描（CT）及上腹部磁共振成像（MRI）增强扫描：患者 50 岁以上，常规筛查肺部结节、肝肿瘤。

辅助检查结果

（1）血、尿、粪常规检查：白细胞（WBC）5.01×10⁹/L，红细胞（RBC）4.75×10¹²/L，血红蛋白（Hb）144 g/L，血小板（PLT）157×10⁹/L；尿常规无异常；粪常规无异常。

（2）肝功能、肾功能、电解质、血脂：ALT 126 U/L，AST 39 U/L，GGT 34 U/L，ALP 86 U/L，白蛋白（ALB）40 g/L，总胆红素（TBil）11.8 μmol/L，直接胆红素（DBil）4.4 μmol/L；肾功能、电解质、血脂正常。

（3）凝血功能及血氨：凝血酶原活动度（PTA）80.4%，血氨23 μmol/L。

（4）传染病四项：丙肝抗体阴性、梅毒抗体阴性、HIV 抗体阴性，HBsAg 10454.35 IU/mL、HBeAg 853.56 S/CO、HBcAb 10.03 S/CO。

（5）甲肝、丁肝、戊肝抗体：甲肝抗体 IgM、戊肝抗体 IgM 及 IgG、丁肝抗体均阴性。

（6）CMV 及 EBV DNA：均阴性。

（7）自身免疫性肝病抗体及免疫球蛋白、补体：阴性。

（8）甲胎蛋白（AFP）：5 μg/L。

（9）肝纤维化无创诊断：肝硬度值（LSM）6.0 kPa，肝脏超声受控衰减参数（CAP）191 dB/m（正常值：<238 dB/m，脂肪变<11%）。

（10）HBV DNA：2.0×10^8 IU/mL。

（11）肝、胆、胰、脾彩超：无特殊异常。

（12）心电图：正常。

（13）胸部 CT 及上腹部 MRI 增强扫描：未见异常。

2. 思维引导　①HBV DNA 明显高于正常，引起患者肝损伤的原因考虑停用 TDF 后导致病毒再复制，肝炎再活动，但凝血酶原活动度及总胆红素均在正常范围，故可排除肝衰竭。②结合患者上述检查结果，可排除甲肝、丙肝、丁肝、戊肝、CMV 和 EBV 相关性肝炎、自身免疫性肝病、脂肪性肝炎；再结合患者病史，可排除酒精性肝损害、药物性肝损伤。③腹部超声未提示肝硬化，故虽患者在抗病毒治疗期间存在低病毒血症，但目前尚未发现明显的病情进展迹象。④AFP 及上腹部超声、上腹部 MRI 增强扫描的检查，均未发现肝脏占位性病变，故可排除肝癌。

（四）初步诊断

HBeAg 阳性慢性乙型肝炎。

二、治疗与复查方案

（一）长期治疗医嘱及目的

①TDF 300 mg po qd 联合 ETV 0.5 mg po qd，抑制 HBV DNA 复制，快速纠正高病毒载量，缓解肝脏炎症。②5% 葡萄糖注射液 250 mL+异甘草酸镁注射液 150 mg（30 mL）ivgtt qd：抗炎、保护肝细胞膜、改善肝功能。

（二）复查间隔

复查间隔为 4 d 查复 1 次，如治疗期间有病情变化可随时复查。

（三）临时复查医嘱及目的

1. 第 1 次复查项目　肝功能、凝血功能。判断是否有肝衰竭倾向，肝功能特别是总胆红素有无升高、PTA 有无降低，总胆红素升高、PTA 下降提示病情进展。

2. 第 2 次复查项目　肝功能、凝血功能、HBV DNA 定量。判断病情变化，HBV DNA 显著降低提示抗病毒治疗效果良好；若无明显下降，还可继续观察至 1 个月再复查 HBV DNA 定量。

（四）思维引导

①患者有停服抗病毒药物病史，出现转氨酶升高、肝损害的病因为 HBV DNA 的再复制；但该患者既往在口服 TDF 时出现过低病毒血症，且此次 HBV DNA 定量显著升高，为快速抑制病毒复制，故选择 TDF 300 mg po qd 联合 ETV 0.5 mg po qd 对因治疗。②患者转氨酶显著升高，甘草酸制剂抗炎保肝作用较强，不良反应较小，在排除禁忌证的情况下，可作为肝损害药物治疗选择。③患者各项检查暂不支持肝衰竭情况，但该患者乙肝病毒基因分型 C 型，易发生肝衰竭，要警惕肝衰竭的可能，故间隔 4 d 即复查肝功能及凝血功能，应注意患者巩膜及皮肤黄染情况、有无出血倾向。④HBV DNA 定量的下降是肝功能好转的根本，所以需要及时复查 HBV DNA 定量。

三、治疗经过和效果

(一)治疗后4 d

1. 症状　一直无明显症状。
2. 体格检查　较入院时无明显变化,无阳性发现。
3. 肝功能　ALT 62 U/L,AST、GGT、ALP、ALB、TBil、DBil 均正常。
4. 凝血功能　PTA 86.3%。

(二)治疗后8 d

1. 症状　无不适。
2. 体格检查　较入院时无明显变化,无阳性发现。
3. 肝功能　ALT 43 U/L,AST、GGT、ALP、ALB、TBil、DBil 均正常。
4. 凝血功能　PTA 91.2%。
5. HBV DNA 定量　12934613 IU/mL。

(三)出院医嘱

(1)TDF 300 mg po qd,ETV 0.5 mg po qd。
(2)1 个月后门诊复查 HBV DNA 定量、肝功能。
(3)强化抗病毒治疗依从性,定时按要求服药,规范门诊监测。

四、思考与讨论

该患者活动性慢性乙型肝炎诊断明确。口服抗乙肝病毒药物,初治患者应首选强效低耐药药物［ETV、TDF、富马酸丙酚替诺福韦(TAF)］治疗,根据患者情况不同可选择合适的抗病毒药物。有研究提示初治慢性乙肝患者使用 TDF 较 ETV 发生肝细胞癌(HCC)的风险显著降低。而慢性肾脏病患者,推荐 ETV 或 TAF 作为一线抗 HBV 治疗药物,不建议应用 TDF。该患者病毒载量高,基因型又为 C 型,HBeAg 阳性,均是进展为 HCC 高危因素;经实验室检查,无肾脏损伤高危风险因素,故选择给予 TDF 抗病毒治疗。聚乙二醇干扰素-α(PEG-IFN-α)在实现 HBeAg 血清学转换、HBsAg 转阴方面较口服核苷(酸)类似物可能更有优势,但该患者 PEG-IFN-α 治疗前的预测因素:HBV DNA>$2×10^8$ IU/mL,ALT 低水平升高,C 基因型,基线高 HBsAg 水平,均提示干扰素应答不佳的预测指标,故未选择 PEG-IFN-α 治疗。

口服抗病毒药物治疗过程中需要每3~6个月检测1次生化学指标、病毒学指标、血清学标志物评估抗病毒疗效;还应进行 HCC 的筛查:每6个月进行1次腹部超声检查和 AFP 检测,必要时行 CT 或 MRI 增强扫描。口服 TDF,6~12 个月需要监测血清肌酐水平、血磷水平、肾小管功能(早期损伤指标包括视黄醇结合蛋白、β2 微球蛋白),一旦出现以上指标异常,并考虑与 TDF 有关,需要调整抗病毒药物治疗方案。

尽管该患者选择了强效低耐药口服抗病毒药物治疗,且在随访过程中,HBV DNA 定量一直稳定下降,病毒复制得到了强有力控制,也未发现明显肾损伤及其他药物不良反应,但规范治疗1年后复查 HBV DNA 为 90 IU/mL,存在 LLV。低病毒血症是指接受 ETV、TDF 或 TAF 治疗且依从性好的慢性乙型肝炎患者,治疗至少 48 周及以上,用高灵敏度的定量 PCR 法(最低检测限 10~20 IU/mL)仍可检测到 HBV DNA,但<2000 IU/mL者。因 LLV 者发生肝纤维化进展及 HCC 风险显著高于完全病毒学应答者,故对于 LLV,在排除依从性和检测误差后,使用 TDF 可换用或加用 ETV,也可考虑联合 PEG-IFN-α 治疗,以尽快达到完全病毒学应答。HBeAg 阳性慢性感染者采用 ETV、TDF 或 TAF 治疗1年若 HBV DNA 低于检测下限、ALT 复常和 HBeAg 血清学转换后,再巩固治疗至少3年(每隔

6个月复查1次)仍保持不变,才可考虑停药。该患者未达到治疗目标停药,在LLV基础上又存在干扰素应答不佳的诸多预测因素,故采用了TDF加用ETV方案。

需要关注的是,随着对"不确定期"等的研究,目前国内外指南对于慢性乙型肝炎抗病毒治疗的适应证有扩大的趋势。2022年2月中华医学会肝病学分会制定了《扩大慢性乙型肝炎抗病毒治疗的专家意见》。其中对于血清HBV DNA阳性者,符合下列情况之一,建议抗病毒治疗:①有乙型肝炎肝硬化或肝细胞癌家族史;②年龄>30岁;③肝脏存在明显炎症或纤维化。以上意见可减少肝脏有创性检查的操作,使抗病毒治疗的人群更加广泛。经有效抗病毒治疗,减少更多慢性乙型肝炎病毒感染者肝硬化、肝癌、肝衰竭等终末期肝病的发生。

五、练习题

1. 本例患者如果出现肾功能异常,抗病毒药物应如何选择?
2. 2022年《扩大慢性乙型肝炎抗病毒治疗的专家意见》中抗乙型肝炎病毒治疗适应证包括哪些?

六、推荐阅读

[1]中华医学会感染病学分会,中华医学会肝病学分会.慢性乙型肝炎防治指南(2019年版)[J].中华肝脏病杂志,2019,27(12):938-961.
[2]中华医学会肝病学分会.扩大慢性乙型肝炎抗病毒治疗的专家意见[J].中华肝脏病杂志,2022,30(2):131-136.

（东　冰　徐光华）

案例2　慢性乙型肝炎合并妊娠

概要

26岁女性,被确诊为"慢性乙型肝炎合并妊娠",给予TDF、注射用还原型谷胱甘肽治疗后好转出院。院外继续服用TDF抗HBV治疗兼阻断乙肝母婴传播。

一、病历资料

(一)门诊接诊

1. 主诉　发现HBsAg阳性5年、转氨酶升高11 d。
2. 问诊重点　应聚焦患者家族史、肝功能和病毒学等核心检测和检查指标情况、主要症状特点、疾病演变过程、诊治经过、治疗效果,年轻女性还要注意区分目前是否妊娠及妊娠与转氨酶水平升高的时序关系等。
3. 问诊内容
(1)诱发因素:有无未按医嘱停用抗病毒药物、服用其他可能导致肝损伤的药物、饮酒、劳累、妊娠等转氨酶短期内升高的诱发因素。
(2)主要症状:有无转氨酶升高的常见症状,比如乏力、厌食、恶心、呕吐、腹胀、腹泻等。
(3)伴随症状:有无呕血、便血、发热、咳嗽、咳痰、胸闷、气短、头晕、头痛等伴随症状。

（4）诊治经过：是否用药，何时开始用药、用何种药物、具体剂量和疗程、效果如何。

（5）既往史：有无高血压、糖尿病、心脏疾病、结核等病史，预防接种情况，有无手术、外伤、输血史，有无药物和食物过敏史。

（6）个人史：生于何地，在何地久居，有无疫区、疫情、疫水接触史，有无职业相关有害物质接触史，有无吸烟、饮酒、冶游史等。

（7）家族史：有无乙肝、丙肝等传染病家族史，家族成员健康状况，有无家族遗传病史。

问诊结果

患者为 26 岁女性，公司职员，5 年前体检时发现 HBsAg 阳性，未行特殊处理，未定期复查。11 d 前孕早期（5 周）检查肝功能：ALT 731 U/L，AST 414 U/L，GGT 52 U/L，ALP 53 U/L，ALB 51.2 g/L，TBil 16.3 μmol/L，DBil 5.4 μmol/L。HBV DNA 定量 7.23×10^7 IU/mL；无任何症状和伴随症状，未行治疗。7 d 前无明显诱因出现恶心、无其他伴随症状，未行治疗。既往史无特殊。个人史无特殊。母亲和 1 哥均有"慢性乙型肝炎"病史。

4. 思维引导　①总体印象方面：患者 5 年前体检时发现 HBsAg 阳性，其母亲和 1 哥均有"慢性乙型肝炎"病史，提示其不是急性乙型肝炎病毒（HBV）感染，而是慢性 HBV 感染，且可能为母婴传播导致，即出生时可能即感染 HBV 且慢性化。②病因方面：肝炎病毒、酒精、药物、脂肪肝、自身免疫性肝病等常见原因均可能导致患者的转氨酶水平显著增高，通过问诊可直接排除酒精肝和药物肝的可能性；根据患者提供的临床检查结果 HBV DNA 阳性，虽然 HBV 导致转氨酶升高的可能性大，但是仍然不能排除甲型肝炎病毒、丙型肝炎病毒、戊型肝炎病毒、脂肪肝、自身免疫性肝病等因素，这将是下一步检查的重点。③诱因方面：妊娠是免疫抑制的过程，这可能会导致慢性 HBV 感染急性发作，但是不排除患者本次慢性 HBV 感染急性发作与妊娠是两个毫无关联的独立事件，因为即使不妊娠的年轻女性依然有较大的慢性 HBV 感染急性发作的可能性。④严重程度方面：患者总胆红素目前是正常水平，肝脏的其他功能是否受到影响？有无肝衰竭可能性？这需要进一步检测凝血功能、血氨等指标。

（二）体格检查

1. 重点检查内容及目的　患者为肝脏疾病，应重点检查有无肝病面容、全身皮肤及巩膜是否黄染、全身有无水肿，面、颈、胸有无蜘蛛痣以及上腹部的专科检查。此外，妊娠期易合并脂肪肝，脂肪肝是导致转氨酶升高的原因之一，所以需要测量患者身高和体重，并计算患者 BMI，作为诊断和排除脂肪肝的参考。

体格检查结果

T 36.5 ℃，R 18 次/min，P 75 次/min，BP 100/60 mmHg。

无肝病面容，全身皮肤及巩膜无黄染，全身无水肿，面、颈、胸及全身其他部位未发现蜘蛛痣，上腹部专科检查无特殊异常发现。患者身高 165 cm，体重 60 kg，BMI 22.0 kg/m²。

2. 思维引导　①患者体格检查无特殊异常发现，提示患者肝硬化或终末期肝病的可能性小。②患者体型匀称、BMI 正常，脂肪肝导致转氨酶升高的可能性降低，但下一步仍然需要结合上腹部彩超检查以明确诊断。

（三）辅助检查

1.临时辅助检查医嘱及目的

（1）血、尿、粪常规检查：入院常规检查，血常规中血红蛋白水平用于判断孕妇有无贫血；血小板水平有助于判断有无潜在肝硬化，尿常规有助于判断有无泌尿系统感染，粪常规有助于判断有无大便潜血等。

（2）传染病四项：入院常规检查，评估患者有无丙肝及其乙肝五项状态（HBeAg 阳性或阴性），进一步明确病因诊断和判断预后。

（3）肝功能、肾功能、电解质：验证患者肝功能损伤程度，明确是否有肾功能的损害、内环境紊乱失衡。

（4）甲肝、戊肝抗体：判断患者是否合并甲肝或戊肝，进一步明确病因诊断。

（5）自身免疫性肝病抗体及免疫球蛋白、补体：判断患者是否合并自身免疫性肝病，进一步明确病因诊断。

（6）病毒全套：有助于判断患者是否合并其他病毒感染，特别是易引起肝炎的 CMV 和 EBV 感染。

（7）凝血功能及血氨：判断患者的病情严重程度。

（8）甲胎蛋白：肝病常规检测项目，有助于肝癌、肝细胞坏死后再生、妊娠状态（是否活胎）的判断。

（9）铜蓝蛋白：有助于判断患者是否存在常见遗传性代谢性肝病——肝豆状核变性的可能性。

（10）肝、胆、胰、脾彩超：有助于判断患者有无肝硬化（肝脏形态和脾脏大小）、脂肪肝，有利于进一步明确病因诊断和判断肝病阶段。

（11）胎儿彩超：初步判断胎儿是否为活胎、生长发育情况。

（12）心电图：有助于判断患者是否有心肌缺血、心律失常等。

辅助检查结果

（1）血、尿、粪常规检查：WBC $6.8×10^9$/L，RBC $5.0×10^{12}$/L，Hb 140 g/L，PLT $260×10^9$/L；尿常规无异常；粪常规无异常。

（2）传染病四项：丙肝抗体阴性、梅毒抗体阴性、HIV 抗体阴性，HBsAg 阳性、HBeAg 阳性、HBcAb 阳性。

（3）肝功能、肾功能、电解质：ALT 790 U/L，AST 530 U/L，GGT 60 U/L，ALP 66 U/L，ALB 40.6 g/L，TBil 15.0 μmol/L，DBil 6.6 μmol/L；肾功能正常、电解质正常。

（4）甲肝、戊肝抗体：均阴性。

（5）自身免疫性肝病抗体及免疫球蛋白、补体：均阴性。

（6）病毒全套：IgM 均阴性。

（7）凝血功能及血氨：PTA 80%（正常），血氨 30 μmol/L（正常）。

（8）AFP：360 μg/mL（明显升高）。

（9）铜蓝蛋白：400 mg/L（正常）。

（10）肝胆胰脾彩超：无特殊异常，无脂肪肝。

（11）胎儿彩超：单个活胎。

（12）心电图：正常。

2.思维引导　①结合患者上述检查结果，可排除甲肝、丙肝、戊肝、CMV 相关性肝炎、EBV 相关性肝炎、自身免疫性肝病、脂肪性肝病、肝豆状核变性；再结合患者病史，可排除酒精性肝病、药物肝损伤。②引起患者肝损伤的原因基本仅剩 HBV，需要指出的是由于缺乏丁肝病毒特异性检测试剂，未进行丁肝抗体和病毒核酸的检测，不排除丁肝参与导致肝损伤的可能性，但可能性很小。

（四）初步诊断

①妊娠合并乙型肝炎；②慢性乙型肝炎；③孕7周。

二、治疗与复查方案

（一）长期治疗医嘱及目的

（1）TDF 300 mg po qd，对因治疗，用于抑制HBV DNA的复制进而提高缓解肝脏炎症、阻断乙肝母婴传播。

（2）0.9%氯化钠注射液100 mL+注射用还原型谷胱甘肽1.8 g ivgtt qd，对症保肝治疗，保护肝脏的合成、解毒功能，促进胆酸代谢，有利于消化道吸收脂肪及脂溶性维生素（维生素A、维生素D、维生素E、维生素K）。

（二）复查间隔

复查间隔为每周复查1次，如治疗期间有病情变化可随时复查。

（三）临时复查医嘱及目的

1. 第1周复查项目　肝功能、凝血功能。判断病情变化，肝功能特别是转氨酶降低和胆红素无升高、凝血功能特别是PTA无降低提示病情好转，反之为病情进展。

2. 第2周复查项目　肝功能、凝血功能、HBV DNA定量。判断病情变化，复查肝功能和凝血功能的目的同上；HBV DNA显著降低提示抗病毒治疗有效。

（四）思维引导

①患者的病因为HBV DNA的复制，所以对因治疗即抑制HBV DNA复制至关重要，也是保障后续病情持续缓解的根本；TDF是明确可在妊娠期使用的抗HBV药物，故而选择该药对因治疗。②患者转氨酶显著升高，且已经出现恶心的症状，考虑给予对症保肝治疗；由于患者是孕妇，所以可以用孕妇的注射用还原型谷胱甘肽，故而选择该药对症保肝治疗。③患者的核心异常为肝功能，所以应重点复查肝功能；但是不排除治疗期间仍然有病情恶化的可能，所以加查凝血功能；HBV DNA定量亦是重要异常项目和疗效评价指标，所以抗病毒治疗2周时初步复查HBV DNA定量。

三、治疗经过和效果

（一）治疗期间病情变化

患者入院第2天凌晨3点，出现呕吐1次，呕吐物为前晚未消化食物，无血液成分。查体发现生命体征平稳，无阳性体征。夜班一线医师未能明确呕吐原因，嘱暂观察，未行特殊处理，后自行恢复，呕吐后半小时入睡，未出现再次呕吐。患者呕吐当日上午二线主管医师查房，患者及家属宣称为"入院第1天输液和当晚饭后服用的抗病毒药物导致了当天（即入院第2天）凌晨3点呕吐，要求重新评估治疗方案"。

1. 病情变化的可能原因及应对措施

（1）可能原因：患者呕吐当日上午二线主管医师查房，详细询问凌晨3点患者呕吐情况以及前日晚餐进食情况后，获悉患者道听途说"妊娠早期喝可乐有助于胎儿健康发育"，并在当日凌晨时分喝可乐约250 mL然后入睡，入睡后间断呃逆，直至凌晨3点呕吐后呃逆终止。

（2）应对措施：不考虑患者的呕吐与所用抗病毒治疗药物和保肝药物有关，建议继续原方案治疗，密切观察病情变化。

2. 处理结局　①二线主管医师综合分析后认为可乐是患者凌晨3点呕吐的诱因，而妊娠和转氨酶升高是呕吐的潜在基础，与抗病毒治疗药物和保肝药物无关。②二线主管医师与患者及家属深入沟通,建议妊娠期间不再饮用可乐,并继续现有方案治疗。③直至出院,患者未再出现呕吐。

3. 思维引导　①由于医患双方医学知识不对称,常会导致误解甚至纠纷等。②患者孕7周本身即可由于早孕反应导致呕吐。③患者显著升高的转氨酶水平亦可导致呕吐,且患者入院时已有恶心的临床症状。④二线主管医师反复追问病史,发现患者"当日凌晨时分喝可乐约250 mL然后入睡,入睡后间断呃逆"。⑤综合考虑可乐是患者凌晨3点呕吐的诱因,妊娠和转氨酶升高是呕吐的潜在基础。⑥故排除抗病毒治疗药物和保肝药物导致患者呕吐的可能性,并将上述分析结果与患者及家属深入沟通。

(二)治疗后1周

1. 症状　恶心症状稍好转。

2. 体格检查　较入院时无明显变化,无阳性发现。

3. 肝功能　ALT 390 U/L, AST 230 U/L, GGT 58 U/L, ALP 61 U/L, ALB 41.4 g/L, TBil 14.6 μmol/L, DBil 6.1 μmol/L。

4. 凝血功能　PTA 83%(正常)。

(三)治疗后2周

1. 症状　恶心症状明显好转。

2. 体格检查　较入院时无明显变化,无阳性发现。

3. 肝功能　ALT 110 U/L, AST 90 U/L, GGT 60 U/L, ALP 59 U/L, ALB 43.5 g/L, TBil 14.1 μmol/L, DBil 6.5 μmol/L。

4. 凝血功能　PTA 89%(正常)。

5. HBV DNA定量　5.66×10^5 IU/mL。

(四)出院医嘱

(1) TDF 300 mg po qd。

(2) 谷胱甘肽片 0.4 g po tid。

(3) 1~2个月后门诊复查HBV DNA定量、肝功能、血常规。

四、思考与讨论

临床上有两种类型的慢性HBV感染孕妇,一类是丙氨酸转氨酶正常的非活动性慢性HBV感染孕妇,另一类是HBV导致的丙氨酸转氨酶升高的活动性慢性乙型肝炎孕妇。根据《阻断乙型肝炎病毒母婴传播临床管理流程(2021年)》和《慢性乙型肝炎防治指南(2019年版)》,这两种类型慢性HBV感染孕妇的临床管理方式(抗病毒治疗是否需要、应用目的、启停时机)截然不同。

非活动性慢性HBV感染孕妇,妊娠期间抗病毒治疗的目的是阻断母婴传播。如果妊娠期间HBV DNA$\geq 2.0 \times 10^5$ IU/mL,则建议在妊娠28~32周开始服用TDF至生产日停药以阻断HBV母婴传播。有骨病和肾病风险的孕妇群体,亦可以应用富马酸丙酚替诺福韦阻断HBV母婴传播。非活动性慢性HBV感染孕妇,如果妊娠期间HBV DNA$<2.0 \times 10^5$ IU/mL,则无须抗病毒治疗阻断乙肝母婴传播。需要指出的是无论上述非活动性慢性HBV感染孕妇HBV DNA定量的高低,婴儿出生后均需要进行标准的乙肝疫苗免疫预防接种,即出生12 h内尽早注射乙肝疫苗10 μg和乙肝免疫球蛋白100 IU,并在1月龄和6月龄分别注射第2针和第3针乙肝疫苗。

活动性慢性乙型肝炎孕妇,抗病毒药物治疗的目的是在治疗其活动性慢性乙型肝炎的同时,兼顾阻断HBV母婴传播。此类孕妇抗病毒治疗药物的开始和停止治疗时机,需参考非妊娠状态活动性慢性乙型肝炎人群的抗病毒治疗启停时机。开始时机方面,诊断活动性慢性乙型肝炎即开始治疗。停止时机方面,如果是HBeAg阳性慢性乙型肝炎则需要在实现HBeAg血清学转换后再巩固治疗 3 年才能考虑停药,如果是 HBeAg 阴性慢性乙型肝炎则需要在实现 HBsAg 消失且 HBV DNA 检测不到后才能停药。此类孕妇抗病毒药物的选择同非活动性慢性 HBV 感染孕妇。

本例显然属于第 2 种类型,即活动性慢性乙型肝炎孕妇。需要指出的是,还有一类更特殊的活动性慢性乙型肝炎孕妇,即为既往诊断为活动性慢性乙型肝炎并已启动抗病毒治疗,当时无生育需求,现在有生育需求的女性;需要注意的是,如果既往应用的"不建议在妊娠期间使用的抗病毒药物",比如恩替卡韦、阿德福韦,则需要将药物更换为可用于妊娠期的药物,比如 TDF。此外,少部分此类孕妇可能会发生"胆酶分离",如临床遇到孕妇胆红素升高,可考虑应用丁二磺酸腺苷蛋氨酸(注射剂或口服制剂)对症支持治疗。

五、练习题

1. 本例乙肝孕妇如果肝功能完全正常,应如何管理?
2. 本例乙肝孕妇如果出现黄疸,可以考虑应用什么药物?
3. 可用于妊娠期的抗 HBV 药物有哪些?

六、推荐阅读

[1]中国肝炎防治基金会,中华医学会感染病学分会,中华医学会肝病学分会.阻断乙型肝炎病毒母婴传播临床管理流程(2021 年)[J].中华传染病杂志,2021,39(3):139-144.

[2]中华医学会感染病学分会,中华医学会肝病学分会.慢性乙型肝炎防治指南(2019 年版)[J].中华肝脏病杂志,2019,27(12):938-961.

[3]WORLD HEALTH ORGANIZATION. Prevention of Mother–to–Child Transmission of Hepatitis B Virus:Guidelines on Antiviral Prophylaxis in Pregnancy [M]. Geneva:World Health Organization,2020.

（余祖江 曾庆磊）

案例3 慢性丙型肝炎

概要

53 岁女性被确诊为"慢性丙型肝炎",给予索磷布韦/维帕他韦片(400 mg/100 mg)、注射用异甘草酸镁治疗后好转出院。

一、病历资料

(一)门诊接诊

1. **主诉** 食欲缺乏、恶心 3 d。
2. **问诊重点** 应聚焦患者既往是否有胃肠病史、肝病家族史、输血史、献血史、静脉药瘾史、文身史,患者既往和近期肝功能状况等,主要症状特点、疾病演变过程、诊治经过、治疗效果等。
3. **问诊内容**
(1)诱发因素:有无劳累、饮酒、呼吸道感染、肠道感染、熬夜、生气等。

（2）主要症状：有无转氨酶升高的其他常见症状，比如乏力、呕吐、腹胀、腹泻等。

（3）伴随症状：有无呕血、便血、发热、咳嗽、咳痰、胸闷、气短、头晕、头痛等伴随症状。

（4）诊治经过：是否行常规检验和检查，结果如何，是否用药，何时开始用药、用何种药物、具体剂量和疗程、效果如何。

（5）既往史：有无高血压、糖尿病、心脏疾病、肝炎、结核等病史，预防接种情况，有无手术、外伤、输血和献血史，有无药物和食物过敏史。

（6）个人史：生于何地，在何地久居，有无疫区、疫情、疫水接触史，有无职业相关有害物质接触史，有无吸烟、饮酒、冶游史等。

（7）家族史：有无乙肝、丙肝等传染病家族史，家族成员健康状况，有无家族遗传病史。

问诊结果

患者为53岁女性，农民，3 d前劳累后出现食欲缺乏、恶心，无呕吐，伴乏力，当时未就诊，上述症状无好转。1 d前就诊于当地医院，查肝功能：ALT 350 U/L，AST 289 U/L，GGT 50 U/L，ALP 51 U/L，ALB 40.2 g/L，TBil 15.3 μmol/L，DBil 6.4 μmol/L；彩超提示肝实质损伤性改变；给予"甘草酸二胺肠溶胶囊150 mg po tid"；为进一步治疗入住上级医院。既往30年前有"有偿献血史"，之后出现"黄疸型肝炎"，治疗后好转，后未再关注和检查。个人史无特殊。家族史：家族成员无肝病史。

4. 思维引导 ①总体印象方面：既往30年前有"有偿献血史"，之后出现"黄疸型肝炎"，治疗后好转，30年来未行体检，不排除血液传播性疾病的可能性。②病因方面：结合3 d前的肝功能检测结果，病毒性肝炎的可能性较高；但是酗酒、药物、脂肪肝、自身免疫性肝病等常见原因均可能导致患者的转氨酶水平显著增高，通过问诊可直接判断有无酒精性肝炎和药物性肝炎的可能性；需要排除甲型肝炎病毒（HAV）、HBV、丙型肝炎病毒（HCV）、戊型肝炎病毒（HEV）等感染、脂肪肝、自身免疫性肝病等因素，这将是下一步检查的重点。③诱因方面：劳累可以导致肝功能异常，亦可以诱发其他疾病的进展。④严重程度方面：患者总胆红素目前是正常水平，转氨酶明显升高，肝脏的其他功能是否受到影响？由于病程长达30年，是否有肝癌的可能？需要进一步检测或复查凝血功能、血氨、AFP、上腹部影像学等指标。

（二）体格检查

1. 重点检查内容及目的 患者可能为肝脏疾病，应重点检查有无肝病面容、全身皮肤及巩膜是否黄染、全身有无水肿、有无肝掌，面、颈、胸有无蜘蛛痣以及上腹部的专科检查。此外，计算患者BMI，作为诊断和排除脂肪肝的参考。

体格检查结果

T 36.6 ℃，R 18 次/min，P 72 次/min，BP 110/70 mmHg。

无肝病面容，全身皮肤及巩膜无黄染，全身无水肿，无肝掌，面、颈、胸及全身其他部位未发现蜘蛛痣，上腹部专科检查无特殊异常发现。患者身高164 cm，体重62 kg，BMI 23.1 kg/m²。

2. 思维引导 ①患者体格检查无特殊异常发现，提示患者肝硬化或终末期肝病的可能性小。②患者体型匀称、BMI正常，脂肪肝导致转氨酶升高的可能性降低，但仍然需要结合肝功能和上腹部彩超检查进一步明确诊断。

（三）辅助检查

1.临时辅助检查医嘱及目的

（1）血、尿、粪常规检查：入院常规检查，血常规中血红蛋白水平用于判断有无贫血，白细胞及血小板水平有助于判断有无潜在脾功能亢进，尿常规有助于判断有无泌尿系统感染，粪常规有助于判断有无大便潜血等。

（2）传染病筛查：入院常规检查，判断患者有无甲肝、乙肝、丙肝和戊肝等传染病，进一步明确病因诊断和判断预后。

（3）肝功能、肾功能、血糖、血脂、电解质：验证患者肝功能损伤程度，明确是否有肾功能的损害、内环境紊乱。

（4）自身免疫性肝病抗体及免疫球蛋白、补体：判断患者是否合并自身免疫性肝病，进一步明确病因诊断。

（5）病毒全套：有助于判断患者是否合并其他病毒感染，特别是易引起肝炎的 CMV 和 EBV 感染。

（6）凝血功能及血氨：判断患者的病情严重程度和并发症的情况。

（7）AFP：肝病常规检测项目，有助于肝癌、肝细胞坏死后再生的判断。

（8）铜蓝蛋白：有助于判断患者是否存在常见遗传性代谢性肝病——肝豆状核变性的可能性。

（9）肝、胆、胰、脾超声：复查后有助于判断患者有无肝硬化（肝脏形态和脾脏大小）、肿瘤、脂肪肝等，有利于进一步明确病因诊断和判断肝病阶段。

（10）肝纤维化无创诊断：有助于判断患者是否存在肝纤维化甚至肝硬化。

（11）心电图：有助于判断患者是否有心肌缺血、心律失常等。

（12）丙型肝炎病毒核糖核酸（HCV RNA）定量：判断是否为丙肝、明确丙肝诊断（HCV 抗体阳性后进一步检测）。

（13）HCV 基因分型：判断 HCV 基因分型（HCV RNA 阳性后进一步检测）。

辅助检查结果

（1）血、尿、粪常规检查：WBC $5.8×10^9$/L，RBC $5.2×10^{12}$/L，Hb 141 g/L，PLT $130×10^9$/L，尿常规无异常，粪常规无异常。

（2）传染病筛查：乙肝五项全阴性，丙肝抗体阳性，梅毒抗体阴性，HIV 抗体阴性，甲肝、戊肝抗体均阴性。

（3）肝功能、肾功能、血糖、血脂、电解质：ALT 320 U/L，AST 268 U/L，GGT 52 U/L，ALP 58 U/L，ALB 39.8 g/L，TBil 15.0 μmol/L，DBil 6.7 μmol/L；肾功能正常、血脂正常、电解质正常。

（4）自身免疫性肝病抗体及免疫球蛋白、补体：均阴性。

（5）病毒全套：EBV、CMV、柯萨奇病毒 IgM 等均阴性。

（6）凝血功能及血氨：PTA 80%，血氨 28 μmol/L。

（7）AFP：6.1 μg/L。

（8）铜蓝蛋白：400 mg/L。

（9）肝、胆、胰、脾超声：无特殊异常，无肿瘤、脂肪肝。

（10）肝纤维化无创诊断：LSM 6.5 kPa。

（11）心电图：正常。

（12）HCV RNA 定量：$4.6×10^5$ IU/mL。

（13）HCV 基因分型：1b 型。

2.思维引导　①结合患者上述检查结果,可排除甲肝、乙肝、戊肝、CMV 相关性肝炎、EBV 相关性肝炎、自身免疫性肝炎、脂肪性肝病、肝豆状核变性;再结合患者病史,可排除酒精性肝病、药物性肝损伤。②患者 HCV RNA 阳性,引起患者肝损伤的原因考虑为 HCV 感染所致。

(四)初步诊断

病毒性肝炎,丙型,慢性,中度,基因 1b 型。

二、治疗与复查方案 ▶▶▶

(一)长期治疗医嘱及目的

(1)索磷布韦/维帕他韦片 400 mg/100 mg(1 片)po qd,对因治疗,疗程 12 周。

(2)0.9% 氯化钠注射液 250 mL+异甘草酸镁注射液 200 mg ivgtt qd,抗炎保肝治疗。

(二)复查间隔

复查间隔肝功能为每周复查 1 次,如治疗期间有病情变化可随时复查。

(三)临时复查医嘱及目的

1.第 1 周复查项目　肝功能、凝血功能。判断病情变化,肝功能特别是转氨酶降低和胆红素无升高,凝血功能特别是 PTA 无降低提示病情好转,反之为病情进展。

2.第 2 周复查项目　肝功能、凝血功能、HCV RNA 定量。判断病情变化,复查肝功能和凝血功能的目的同上;HCV RNA 显著降低提示抗病毒治疗有效。

(四)思维引导

①患者的病因为 HCV 感染,基因 1b 型,选择泛基因型药物索磷布韦/维帕他韦片(400 mg/100 mg)根治丙肝是对因治疗。②患者转氨酶显著升高,且已经出现食欲缺乏、恶心的症状,考虑给予对症保肝治疗。③患者治疗后复查肝功能,监测凝血功能,评估病情是否有加重情况;抗病毒治疗 2 周时初步复查 HCV RNA 定量判断抗病毒疗效。

三、治疗经过和效果 ▶▶▶

(一)治疗期间病情变化

患者入院后经过积极的抗病毒和保肝治疗,临床症状逐渐好转消失,于入院第 6 天午饭后出现明显腹胀。

1.病情变化的可能原因及应对措施

(1)可能原因:仔细询问患者进食情况,考虑进食量过大所致,之前饮食不佳,食欲好转后没能控制好进食量。

(2)应对措施:不考虑患者的腹胀与所用抗病毒药物和保肝药物有关,建议继续原方案治疗,嘱其少食多餐,避免再次出现腹胀,密切观察病情变化。

2.处理结局　①综合分析后认为腹胀与进食有关,而转氨酶升高是腹胀的潜在基础,与抗病毒治疗药物和保肝药物无关。②与患者及家属深入沟通,建议适量进食,并继续现有方案治疗。③直至出院,患者未再出现腹胀。

3.思维引导　①患者转氨酶升高亦可出现腹胀,但经过治疗肝功能好转,症状应减轻。②反复追问病史,发现患者"进食量过多"。③综合考虑进食过量是腹胀的主要原因,排除抗病毒治疗药物和维护肝功能药物导致患者腹胀的可能性,并将上述分析结果与患者及家属深入充分沟通。

(二)治疗后 1 周

1.症状　食欲缺乏、恶心症状逐渐减轻并消失。

2. 体格检查　较入院时无明显变化,无阳性发现。

3. 肝功能　ALT 85 U/L,AST 78 U/L,GGT 80 U/L,ALP 55 U/L,ALB 37.4 g/L,TBil 16.4 μmol/L,DBil 7.8 μmol/L。

4. 凝血功能　PTA 84%。

(三)治疗后2周

1. 症状　所有不适症状均消失。

2. 体格检查　较入院时无明显变化,无阳性发现。

3. 肝功能　ALT 78 U/L,AST 66 U/L,GGT 61 U/L,ALP 55 U/L,ALB 34.5 g/L,TBil 14.5 μmol/L,DBil 6.6 μmol/L。

4. 凝血功能　PTA 86%。

5. HCV RNA 定量　8.25×10^2 IU/mL。

(四)出院医嘱

(1)索磷布韦/维帕他韦片 400 mg/100 mg(1 片) po qd。

(2)甘草酸二铵肠溶胶囊 150 mg po tid。

(3)1~2 个月后门诊复查 HCV RNA 定量、肝功能、血常规。

四、思考与讨论

目前,我国 HCV 感染者约 1000 万。HCV 基因 1b 和 2a 型较为常见,其中以 1b 型为主,约占 56.8%,其次为 2 型和 3 型,基因 4 型和 5 型非常少见,6 型相对较少。HCV 主要经血液传播,具体途径多种多样。①经输血和血制品、单采血浆回输血细胞传播。②经破损的皮肤和黏膜传播:包括使用非一次性注射器和针头、未经严格消毒的牙科器械、内镜、侵袭性操作和针刺等;共用剃须刀、共用牙刷、修足、文身和穿耳环孔等也是 HCV 潜在的经血液传播方式;静脉药瘾者共用注射器和不安全注射是目前新发感染最主要的传播方式。③性传播:与 HCV 感染者性接触和有多个性伴侣者,感染 HCV 的危险性较高;同时伴有其他性传播疾病者,特别是感染人类免疫缺陷病毒(HIV)者,感染 HCV 的危险性更高。④母婴传播:若母亲在分娩时 HCV RNA 阳性,则垂直传播的危险性为 4%~7%。拥抱、打喷嚏、咳嗽、食物、饮水、共用餐具和水杯、无皮肤破损及其他无血液暴露的接触一般不会传播 HCV。

丙肝的诊断主要根据病史和 HCV RNA 阳性,暴露或疑似暴露 HCV 超过 6 个月为慢性,反之为急性,中国急性丙肝少见,多为 20 世纪 90 年代"有偿献血"或不洁注射所致,如本例。需要指出的是,临床上一般会先查 HCV 抗体,抗体阳性后再行 HCV RNA 定量检测;通常约 80% 的 HCV 抗体阳性患者可检测到 HCV RNA 阳性,20% 左右的 HCV RNA 阴性人群为既往自愈或治愈。

丙肝的抗病毒治疗的适应证极为简单,即所有 HCV RNA 阳性的患者均需接受抗病毒治疗(不论急慢性,不论是否有肝硬化、合并慢性肾脏疾病或者肝外表现等)。丙肝可根治,现有全口服治疗方案可短期内实现近 100% 的治愈率。中国最常见的抗病毒治疗方案是泛基因型直接抗病毒药物(DAAs),例如索磷布韦(400 mg)/维帕他韦(100 mg),1 片,每天 1 次,疗程 12 周(肝硬化失代偿期患者疗程为 24 周);此外,索磷布韦(400 mg)/来迪派韦(90 mg),1 片,每天 1 次,疗程 12 周(医保主要针对 HCV 基因 1b 型非肝硬化患者,本质上亦为泛基因型药物)。丙肝根治的定义为停药后 12 周,HCV RNA 高敏定量为阴性(未检测出靶标)。需要指出的是进展期肝纤维化及肝硬化患者 HCV 的清除可降低肝硬化失代偿的发生率,但不能完全避免 HCC 的发生,需长期监测 HCC 的发生情况。

五、练习题

1. HCV 的传播途径是什么?

2.丙肝的常用抗病毒治疗方案是什么?

六、推荐阅读

[1]中华医学会肝病学分会,中华医学会感染病分会.丙型肝炎防治指南(2019年版)[J].中华肝脏病杂志,2019,27(12):962-979.

[2]李兰娟,任红.传染病学[M].9版.北京:人民卫生出版社,2018:25-49.

（和振坤　田　慧）

案例4　乙型肝炎病毒和丙型肝炎病毒重叠感染

概要

43岁男性被确诊为"乙型肝炎病毒和丙型肝炎病毒重叠感染",给予索磷布韦/维帕他韦片、TDF、复方甘草酸苷注射液、注射用还原型谷胱甘肽治疗后好转出院;院外继续服用索磷布韦/维帕他韦片、TDF抗病毒治疗。

一、病历资料

（一）门诊接诊

1.主诉　发现HBsAg阳性、丙肝抗体阳性10年,转氨酶升高3个月。

2.问诊重点　应聚焦患者家族史、输血史、肝功能和病毒学等核心检测和检查指标情况、主要症状特点、疾病演变过程、诊治经过、治疗效果。

3.问诊内容

（1）诱发因素:有无未遵照医嘱停用抗病毒药物、服用其他可能导致肝损伤的药物、饮酒、劳累等转氨酶升高的诱发因素。

（2）主要症状:有无转氨酶升高的常见症状,比如乏力、厌食、恶心、呕吐、腹胀等。

（3）伴随症状:有无呕血、便血、发热、咳嗽、咳痰、胸闷、气短、头晕、头痛等伴随症状。

（4）诊治经过:是否用药,何时开始用药、用何种药物、具体剂量和疗程、效果如何。

（5）既往史:有无高血压、糖尿病、心脏疾病、结核病等病史,预防接种情况,有无手术、外伤、输血史,有无药物和食物过敏史。

（6）个人史:生于何地,在何地久居,有无疫区、疫情、疫水接触史,有无职业相关有害物质接触史,有无吸烟、饮酒、冶游史等。

（7）家族史:家族成员健康状况,有无乙肝、丙肝等传染病家族史,有无家族遗传病史。

问诊结果

患者为43岁男性,农民,10年前体检时发现HBsAg阳性,丙肝抗体阳性,肝功能正常,HBV和HCV核酸定量升高,未行特殊处理,未定期复查。3个月前在当地医院检查肝功能示:ALT 175U/L,AST 65U/L,GGT 75U/L,ALP 130U/L,ALB 39.2g/L,TBil 14.3μmol/L,DBil

6.4 μmol/L;HBV DNA 定量 <100 IU/mL;HCV RNA 定量 4.57×10⁵ IU/mL;无任何症状和伴随症状,予以保肝降酶治疗,肝功能好转后出院。出院后自行口服中药(具体成分不详)治疗。2 d前在当地医院再次复查肝功能:ALT 185 U/L,AST 83 U/L,GGT 135 U/L,ALP 80 U/L,ALB 38.2 g/L,TBil 17.0 μmol/L,DBil 7.3 μmol/L,无其他伴随症状,未行治疗。既往史无特殊。个人史无特殊。母亲和 1 弟均有"慢性乙型肝炎"病史。既往有"单采血浆"史。

4.思维引导 ①总体印象方面:患者 10 年前体检时发现 HBsAg 阳性,丙肝抗体阳性,其母亲和 1 弟均有"慢性乙型肝炎"病史,既往有"单采血浆"史,提示其不是急性 HBV 或急性 HCV 感染,而是慢性 HBV、HCV 感染,HBV 感染考虑为母婴垂直传播导致,HCV 考虑为单采血浆回输红细胞后感染。②病因方面:肝炎病毒、酗酒、药物、脂肪肝、自身免疫性肝病、遗传性肝病等常见原因均可能导致患者的转氨酶水平显著增高,通过问诊可明确有无酒精性肝病和药物性肝损伤的可能性;根据患者提供的临床检查结果 HCV RNA 阳性,虽然 HCV 导致转氨酶升高的可能性大,但是仍然不能排除 HAV、HEV、脂肪肝、自身免疫性肝病、遗传性肝病等因素,这将是下一步排除检查的重点。③诱因方面:未发现明显的诱因,但慢性 HBV 感染、慢性 HCV 感染均有急性发作的可能性。④严重程度方面:患者总胆红素目前是正常水平,肝脏的其他功能是否受到影响? 有无肝硬化可能性? 这需要进一步检测凝血功能、血常规等指标以及进行影像学检查。

(二)体格检查

1.重点检查内容及目的 患者为肝脏疾病,应重点检查有无肝病面容、全身皮肤及巩膜是否黄染、有无肝掌,全身有无水肿,面、颈、胸部有无蜘蛛痣以及腹部的专科检查。此外,脂肪肝也是导致转氨酶升高的原因之一,所以需要查看患者身高和体重,计算患者 BMI,作为诊断和排除脂肪肝的参考。

体格检查结果

T 36.8 ℃,R 18 次/min,P 71 次/min,BP 115/72 mmHg。

无肝病面容,全身皮肤及巩膜无黄染,无肝掌及蜘蛛痣,腹部专科检查无异常发现,双下肢无水肿。患者身高 175 cm,体重 69 kg,BMI 22.53 kg/m²。

2.思维引导 ①患者体格检查无异常发现,提示患者肝硬化等终末期肝病的可能性小。②患者体型匀称、BMI 正常,脂肪肝导致转氨酶升高的可能性降低,但仍然需要结合上腹部彩超检查进一步明确诊断。

(三)辅助检查

1.临时辅助检查医嘱及目的

(1)血、尿、粪常规检查:入院常规检查,血常规中白细胞、血小板水平有助于判断有无潜在肝硬化,尿常规有助于判断有无泌尿系统感染,粪常规有助于判断有无大便潜血等。

(2)肝功能、肾功能、电解质、血脂、血糖:验证患者肝功能损伤程度,明确是否有肾功能的损害、内环境紊乱,明确是否有血脂代谢异常,是否有糖尿病。

(3)病毒性肝炎检测组合:包括乙肝五项、丙肝抗体、甲型肝炎病毒 IgM 抗体、戊型肝炎病毒 IgM 抗体、丁型肝炎病毒 IgM 抗体,判断患者乙肝五项状态(HBeAg 阳性或阴性),验证丙肝抗体阳性,判断患者是否合并甲肝、戊肝或丁肝,进一步明确病因诊断。

(4)梅毒螺旋体特异抗体测定+人免疫缺陷病毒抗体测定:入院常规检查,判断患者有无 HIV、梅毒螺旋体感染。

（5）自身免疫性肝病抗体及免疫球蛋白、补体：判断患者是否合并自身免疫性肝病，进一步明确病因诊断。

（6）病毒全套：有助于判断患者是否合并其他病毒感染，特别是易引起肝炎的 CMV 和 EBV 感染。

（7）铜蓝蛋白：有助于判断患者是否存在肝豆状核变性的可能性。

（8）HCV 基因分型：有助于指导患者下一步药物选择。

（9）凝血功能及血氨：判断患者的病情严重程度。

（10）AFP：肝病常规检测项目，有助于 HCC、肝细胞坏死后再生的判断。

（11）肝胆胰脾+门静脉彩超：有助于判断患者有无肝硬化（肝脏形态和脾脏大小、门静脉宽度）、脂肪肝，有利于进一步明确病因诊断和判断肝病阶段。

（12）肝纤维化无创诊断：有助于判断患者有无肝硬化。

（13）HBV DNA 高敏定量检测：评估有无 HBV 复制。

（14）心电图：有助于判断患者是否有心肌缺血、心律失常等。

辅助检查结果

（1）血、尿、粪常规检查：WBC 4.9×10^9/L，RBC 4.32×10^{12}/L，Hb 142 g/L，PLT 160×10^9/L；尿常规无异常；粪常规无异常。

（2）肝功能、肾功能、电解质、血脂、血糖：ALT 191 U/L，AST 93 U/L，GGT 139 U/L，ALP 91 U/L，ALB 38.2 g/L，TBil 17.5 μmol/L，DBil 7.6 μmol/L；肾功能、电解质、血脂、血糖正常。

（3）病毒性肝炎检测组合：HBsAg 阳性、乙型肝炎表面抗体（HBsAb）阴性、HBeAg 阴性、HBeAb 阳性、HBcAb 阳性、丙肝抗体阳性、甲肝抗体阴性、戊肝抗体阴性、丁肝抗体阴性。

（4）梅毒螺旋体特异抗体测定+人免疫缺陷病毒抗体测定：梅毒螺旋体特异抗体阴性、HIV 抗体阴性。

（5）自身免疫性肝病抗体及免疫球蛋白、补体：均阴性。

（6）病毒全套：IgM 均阴性。

（7）铜蓝蛋白：310 mg/L。

（8）HCV 基因分型：2a 型。

（9）凝血功能及血氨：PTA 90%（正常），血氨 20 μmol/L。

（10）AFP：9.3 mg/L（正常）。

（11）肝胆胰脾+门静脉彩超：无特殊异常，无脂肪肝。

（12）肝纤维化无创诊断：CAP 204 dB/m，LSM 6.5 kPa。

（13）HBV DNA 高敏定量检测：<10 IU/mL。

（14）心电图：正常。

2.思维引导　①结合患者上述检查结果，可排除甲肝、戊肝、丁肝、CMV 相关性肝炎、EBV 相关性肝炎、自身免疫性肝病、脂肪性肝病、肝豆状核变性；再结合患者病史，可排除酒精性肝病、药物性肝损伤。②引起患者肝损伤的原因考虑 HBV、HCV 感染，结合 HBV DNA 定量：<10 IU/mL，患者本次肝损伤的原因主要是 HCV 复制。

（四）初步诊断

①慢性丙型肝炎；②HBeAg 阴性慢性乙型肝炎病毒感染。

二、治疗与复查方案

(一)长期治疗医嘱及目的

(1)索磷布韦/维帕他韦片1片 qd po,病因治疗,用于抑制和清除HCV RNA的复制并最终根治丙肝,减轻肝细胞炎症活动,促进肝功能复常。

(2)富马酸替诺福韦酯片300 mg po qd,预防上述丙肝根治过程中HBV DNA再激活情况发生(注:目前国际尚未完全定论)。

(3)①5%葡萄糖注射液250 mL+复方甘草酸苷注射液100 mL ivgtt qd,对症保肝治疗,具有抗炎抗氧化、抑制肝细胞损伤等作用,从而减轻肝脏炎症损伤,改善肝组织纤维化。②0.9%氯化钠注射液100 mL+注射用还原型谷胱甘肽1.2 g ivgtt qd,对症保肝治疗,促进肝脏的合成、解毒功能,促进胆酸代谢,有利于消化道吸收脂肪及脂溶性维生素(维生素A、维生素D、维生素E、维生素K)。

(二)复查间隔

复查间隔为每周复查1次,如治疗期间有病情变化可随时复查。

(三)临时复查医嘱及目的

1.第1周复查项目 肝功能、凝血功能。判断病情变化,肝功能特别是转氨酶降低和胆红素无升高,凝血功能特别是PTA无降低提示病情好转,反之为病情进展。

2.第2周复查项目 肝功能、凝血功能、HCV RNA定量、HBV DNA定量。判断病情变化,复查肝功能和凝血功能的目的同上;HCV RNA显著降低提示抗病毒治疗有效。

(四)思维引导

①患者的病因为HCV RNA的复制,所以对病因治疗即抗HCV RNA复制至关重要,也是保障后续病情持续稳定的关键;根据HCV基因分型为2a型,索磷布韦/维帕他韦片作为泛基因型药物是《丙型肝炎防治指南(2019年版)》明确推荐应用的直接抗病毒药物(direct-acting antiviral agent,DAA),故而选择该药抗HCV治疗。②DAA抗HCV过程中,HBV可发生再激活,进而导致肝功能显著异常甚至肝衰竭,即使在HBV DNA病毒定量不高的情况下,也应该提前加用治疗HBV复制的药物直至DAA治疗结束12周后,可选择的药物有恩替卡韦、富马酸替诺福韦二酯、富马酸丙酚替诺福韦。③患者转氨酶显著升高,且近期内反复升高,考虑给予对症保肝治疗。④患者定期复查肝功能、凝血功能、HCV RNA、HBV DNA,肝、胆、胰、脾超声,肝纤维化无创诊断等。

三、治疗经过和效果

(一)治疗后1周

1.症状 无不适症状。

2.体格检查 较入院时无明显变化,无新阳性体征发现。

3.肝功能 ALT 71 U/L, AST 63 U/L, GGT 119 U/L, ALP 77 U/L, ALB 38.8 g/L, TBil 16.5 μmol/L, DBil 6.8 μmol/L。

4.凝血功能 PTA 73%(正常)。

(三)治疗后2周

1.症状 无不适症状。

2.体格检查 较入院时无明显变化,无新阳性体征发现。

3.肝功能 ALT 18 U/L, AST 24 U/L, GGT 98 U/L, ALP 72 U/L, ALB 38.4 g/L, TBil 17.5 μmol/L, DBil 7.2 μmol/L。

4. 凝血功能　PTA 84%（正常）。

5. HCV RNA 定量　<15 IU/mL。

(四)出院医嘱

(1)索磷布韦/维帕他韦片 400 mg/100 mg(1 片)po qd(疗程为 12 周)。

(2)TDF 300 mg po qd。

(3)3 个月后门诊复查 HCV RNA 定量、HBV DNA 定量、肝功能、血常规、肝胆胰脾超声等。

四、思考与讨论

慢性病毒性肝炎主要包括 HBV 导致的慢性乙型肝炎和 HCV 导致的慢性丙型肝炎。HBV 和 HCV 的传播途径均为母婴传播、血液传播(包括皮肤和黏膜微小创伤)和性传播,但是其主要的传播途径不同。中国现存慢性 HBV 感染人群的感染途径主要以母婴传播为主,其他两条途径为辅;而中国现存慢性 HCV 感染人群的感染途径主要以血液传播为主,其他两条途径为辅。需要指出的是流行病学是动态变化的,中国自 2005 年开始实施新生儿乙肝疫苗免费接种后,HBV 母婴传播的风险显著降低(主流研究均提示远小于 1%),意味着目前和将来 HBV 母婴传播已经成为一种"小众"甚至"逐渐消失"的传播途径。目前成人感染 HBV 主要经血液和性传播,但是同样需要指出的是 HBV 感染后的结局具有年龄依赖性,5 岁以上免疫功能正常的 HBsAb 阴性人群(HBsAb 阳性人群一般不会感染 HBV)感染 HBV 后罕有慢性化,绝大多数可自发清除 HBV;这就意味着血液传播和性传播虽然是 HBV 的传播途径,但其对包括成人在内的 5 岁以上免疫功能正常的人群意义有限,而几乎仅对 5 岁以内 HBsAb 阴性的儿童或婴幼儿有意义。作为事实,5 岁以内一般不可能发生性接触进而感染 HBV;故而,5 岁内的血液传播(特别是不洁注射)是中国现存慢性 HBV 感染人群感染 HBV 的第二大途径,由此而引发的重要提示是对 5 岁以内 HBsAb 阴性儿童加强注射乙肝疫苗尤为重要。此外,"5 岁是 HBV 感染转归的关键时间节点"还有其他重要提示,这在一定程度上解释了在一起生活数年或数十年的夫妻为何一方有慢性 HBV 感染而另一方却一直没有,原因是虽然性传播是 HBV 的传播途径,但是夫妻双方能发生性关系一定是超过 5 岁的,而 5 岁以上免疫功能正常的人群感染 HBV 可自发清除 HBV。最后,"5 岁"知识点还有一个重要提示就是中国慢性 HBV 感染的时间一般是其"年龄减去 0 岁"(母婴传播)至"年龄减去 5 岁"(5 岁前血液传播)之间,比如本例 43 岁男性,其感染 HBV 的时间极可能是 43 年,即使不是母婴传播,他至少也是感染 38 年(43−5＝38)甚至更长(但<43 年),因为 5 岁以后感染 HBV 罕有慢性化。

HCV 传播途径方面,因为我国自 1993 年对献血人员筛查丙型肝炎病毒抗体,2015 年开始对丙型肝炎病毒抗体阴性献血人员筛查 HCV RNA,目前经输血和血制品传播已很少发生。静脉药瘾者共用注射针剂、文身、打耳孔等潜在不洁注射这类血液传播途径是目前感染 HCV 的主要途径。此外,与 HCV 感染者性接触和有多个性伴侣者,感染 HCV 的危险性较高;同时伴有其他性传播疾病者,特别是感染人类免疫缺陷病毒(HIV)者,感染 HCV 的危险性更高。最后,母婴传播是 HCV 的传播途径,传播风险为 5% ~7%(主流研究均提示小于 10%);然而,HCV 高载量、合并 HIV 感染均可增加母婴传播的风险。由于 HBV 和 HCV 传播途径相似,临床上我们经常能遇到 HBV 和 HCV 混合感染的情况,比如本例患者。

HBV 属嗜肝 DNA 病毒科,侵入肝细胞后,部分双链环状 HBV DNA 在细胞核内以负链 DNA 为模板,延长正链以修补正链中的裂隙区,形成共价闭合环状 DNA(cccDNA),cccDNA 半衰期长,难以从体内彻底清除,造成慢性持续感染,需要长期甚至终身抗病毒治疗而绝大多数无法实现临床治愈(干扰素可使少部分慢性 HBV 感染者实现临床治愈)。目前国内外批准的一线口服治疗慢性乙肝的核苷类似物(NA)主要有 ETV、TDF、TAF。HCV 属 RNA 病毒,HCV 感染后其基因组 RNA 仅在细胞质中复制、翻译,并不发生病毒基因组入核及整合到宿主染色体上的过程;因此,丙肝经过有效治疗后可以被彻底治愈。

HCV 基因组的序列差异很大,主要发现 6 个基因型。我国丙肝患者主要以基因 1b 型为主,约占 56.8%,其次是 2a 型和 3 型,基因 4 型和 5 型非常少见,6 型相对较少。聚乙二醇干扰素-α(PEG-IFN-α)联合利巴韦林(RBV)简称 PR 方案,曾经是治疗慢性丙肝的标准治疗方案。但该方案的抗病毒治疗不良反应较多,患者依从性较差,抗 HCV RNA 持续病毒学应答(SVR)率较低,同时该方案禁忌应用于肝硬化失代偿期患者,从而导致部分丙型肝炎或肝硬化患者治疗效果较差。而 DAA 具有耐受更好、适应证更广、疗程更短、高 SVR 率(95%~99%)等优势,将丙肝的治疗带上了一个新高度。目前我国优先推荐无干扰素的泛基因型方案,基因型特异性方案仍然推荐用于临床,主要考虑其在我国的可负担性优于泛基因型方案,以及失代偿期肝硬化、儿童/青少年和肾损伤等一些特殊人群。在基因型特异性方案中,针对基因 1 型和 4 型的治疗药物主要有:来迪派韦/索磷布韦,无肝硬化患者疗程 12 周,代偿期或失代偿期肝硬化患者,应联合 RBV 疗程 12 周;如有 RBV 禁忌或不耐受,则不使用 RBV,但疗程延长至 24 周。基因 5、6 型患者可以选择来迪派韦/索磷布韦。泛基因型药物主要有索磷布韦/维帕他韦,治疗基因 1~6 型初治或者 PEG-IFN-α 联合 RBV 或联合索磷布韦经治患者,无肝硬化或代偿期肝硬化疗程 12 周;针对基因 3 型代偿期肝硬化或者 3b 型患者可以考虑增加 RBV;失代偿期肝硬化患者联合 RBV 疗程 12 周(不联合 RBV 疗程为 24 周)。另外,现在还有一些新的药物比如磷酸依米他韦联合索磷布韦用于基因 1 型无肝硬化患者。

在临床工作中,所有 HBsAg 阳性者都应筛查抗丙型肝炎病毒抗体,如为阳性,则需进一步检测 HCV RNA 定量。合并 HBV 感染会加速慢性丙型肝炎向肝硬化或 HCC 的进展。1%~15% 的 HCV 感染者伴随 HBV 感染,亚洲国家更为常见。2016 年,全国多中心调查显示,我国 HCV 感染者中 HBsAg 阳性率为 4.11%。HCV 与 HBV 两种嗜肝病毒的合并感染更易导致肝硬化、肝脏失代偿或 HCC,对 HCC 发生风险具有叠加效应。HCV 与 HBV 合并感染时,HCV 通常占主导地位,HBV DNA 多处于低复制水平或低于检测值,DAA 有效抑制 HCV 后,HBV 再激活现象已成为重要临床事件。因此,对于该类患者要注意检测 HBV 和 HCV 的活动状态,以决定如何选择抗病毒治疗方案。主要有以下几种情况:①HCV RNA 阳性,HBV DNA 低于检测值,根据 HCV 基因型应用 DAA,该类患者在根治丙肝的过程中,HBV DNA 有再激活的风险,因此,需同时给予 NA 治疗以预防 HBV 再激活,建议联合 ETV、TDF 或 TAF 的其中之一(注:目前国际尚未完全定论),DAA 治疗结束 12 周后,可考虑停止 NA 治疗然后密切随访。②HCV RNA 阳性,HBV DNA 阳性,可考虑予以 DAA 根治丙肝治疗,同时给予 NA 治疗以预防 HBV 激活,DAA 治疗结束 12 周后,按照《扩大慢性乙型肝炎抗病毒治疗的专家意见》,根据患者具体情况决定是否继续应用 NA 抗 HBV 治疗。③HCV RNA 阴性,HBV DNA 阳性,需 3 个月后复查 HCV RNA 定量,如果为阴性,可排除现症 HCV 感染而仅考虑是否抗 HBV 治疗的问题。④HCV RNA 和 HBV DNA 均低于检测下限,可定期复查肝功能、肝脏彩超、HCV RNA(3 个月后复查 HCV RNA 定量,如果为阴性,可排除现症 HCV 感染)和 HBV DNA 等,暂缓予以抗病毒治疗。⑤还有一种特殊的情况,HBsAg 阴性、HBcAb、HCV RNA 阳性,应用 DAA 治疗丙型肝炎过程中,尽管 HBV 再激活的可能性较低,也建议每月监测血清 HBV DNA 定量和 HBsAg,若出现阳转,建议应用抗病毒治疗。本例患者显然属于第一种类型,在应用 DAA 抗 HCV 治疗的同时加用 NA 治疗以预防 HBV 再激活,直到 DAA 治疗结束后 3 个月。需要注意的是,后续仍应定期复查。

五、练习题

1. 本例患者治疗后,后续复查中应如何管理?
2. 本例患者如果诊断为肝硬化失代偿期,如何选择抗病毒药物,应用疗程是多少?

六、推荐阅读

[1] 中华医学会肝病学分会,中华医学会感染病学分会.丙型肝炎防治指南(2019 年版)[J].中华肝脏病杂志,2019,27(12):962−979.

[2] 中华医学会感染病学分会,中华医学会肝病学分会.慢性乙型肝炎防治指南(2019 年版)[J].中华肝脏病杂志,2019,27(12):938−961.

[3] 中华医学会肝病学分会肝癌学组.HBV/HCV 相关肝细胞癌抗病毒治疗专家共识(2021 年更新版)[J].中华肝脏病杂志,2021,29(10):948−966.

[4] 中华医学会肝病学分会.扩大慢性乙型肝炎抗病毒治疗的专家意见[J].中华肝脏病杂志,2022,30(2):131−136.

(李伟伟　朱　斌)

案例5　肝硬化代偿期

概要

39 岁男性因"发现 HBsAg 阳性 10 年、转氨酶升高 1 年,乏力 2 个月"就诊,相关检查提示肝硬化(HBV DNA 高敏定量为未检测出靶标),进一步行肝穿刺活检,病理诊断为非酒精性脂肪性肝炎性肝硬化(乙肝因素依然无法完全排除),已出现食管静脉曲张、脾功能亢进等肝硬化门静脉高压表现。给予病因治疗(调整不良生活方式、控制饮食、减重)、保肝抗炎、降门静脉高压治疗,好转出院。

一、病历资料

(一)门诊接诊

1. 主诉　发现 HBsAg 阳性 10 年、转氨酶升高 1 年,乏力 2 个月。

2. 问诊重点　应聚焦患者乙肝病毒学、肝功能检查指标情况、饮酒史、服用药物史、化学毒物接触史、输血史、BMI、家族遗传病史,主要症状特点、疾病演变过程、伴随症状、诊治经过、治疗效果。

3. 问诊内容

(1)诱发因素:有无发热、服用可能导致肝损伤的药物、饮酒、劳累等可导致转氨酶升高的诱发因素。

(2)主要症状:有无转氨酶升高的常见症状,比如乏力、厌油、恶心、呕吐、肝区不适、腹胀、腹泻等。

(3)伴随症状:有无小便发黄、牙龈出血、皮肤黏膜瘀斑、呕血、黑便、胸闷、气短、头痛、头晕等伴随症状。

(4)诊治经过:是否用药,何时开始用药、用何种药物、具体剂量和疗程、效果如何。

(5)既往史:有无高血压、糖尿病、自身免疫性疾病、心脏疾病、肝炎、结核等病史,预防接种情况,有无手术、外伤、输血史,有无药物和食物过敏史。

(6)个人史:生于何地,在何地久居,有无疫区、疫情、疫水接触史,有无职业相关有害物质接触史,有无吸烟、饮酒、冶游史等。

（7）家族史：有无乙肝、丙肝等传染性肝病及其他肝病家族史，家族成员健康状况，有无家族遗传病史。

问诊结果

患者为39岁男性，农民，体型肥胖，10年前发现HBsAg阳性，1年前体检发现转氨酶升高，具体不详，未进一步检查治疗。2个月前出现乏力，检查发现转氨酶升高，肝功能：ALT 131 U/L，AST 96 U/L，GGT 80 U/L，ALP 91 U/L，ALB 39.1 g/L，TBil 30.4 μmol/L，DBil 10 μmol/L。肝纤维化无创诊断：CAP 321 dB/m、LSM 18.6 kPa。在当地某医院诊断为"肝硬化"，给予"保肝、抗纤维化（具体不详）"治疗。2个月后门诊复查肝功能：ALT 118 U/L，AST 106 U/L，GGT 76 U/L，ALP 105 U/L，TBil 33.3 μmol/L，DBil 8.4 μmol/L，ALB 40.5 g/L。血常规：WBC $5.0×10^9$/L，RBC $4.35×10^{12}$/L，Hb 150 g/L，PLT $69.0×10^9$/L。上腹部彩超：肝实质回声增粗，边缘轻度波浪状，肝裂稍增宽，胆囊体积大并胆囊壁毛糙，脾大并脾静脉内径增宽。既往史无特殊。个人史无特殊。家族史无特殊。

4.思维引导　①总体印象方面：患者发现HBsAg阳性10年，但无病毒性肝炎家族史。发现转氨酶升高1年，血常规提示血小板降低，肝硬度值明显升高，上腹部彩超提示肝脏边缘轻度波浪状，脾大。综合化验检查结果提示患者存在慢性肝炎后肝硬化，有无肝硬化相关并发症及严重程度，将是下一步检查重点。②病因方面：肝炎病毒、酒精、药物、毒物、脂肪肝、自身免疫性肝病等常见原因均可能导致患者的转氨酶水平长期升高并可发展为慢性肝炎、肝硬化；根据患者提供的化验检查结果倾向于乙肝导致的肝硬化，但是依然不能排除丙型肝炎、酒精性脂肪肝、非酒精性脂肪肝、药物性肝炎、自身免疫性肝病、遗传代谢性肝病等导致慢性肝炎后肝硬化的可能性，通过问诊暂不考虑酒精性肝病、药物性肝炎的可能性。③严重程度方面：患者肝硬化初步诊断明确，目前虽临床症状并不显著，肝硬化临床分期如何，是否合并食管-胃底静脉曲张、亚临床肝性脑病，有无向肝衰竭发展的可能性，这需要进一步检查胃镜、血氨、凝血功能等指标。

（二）体格检查

1.重点检查内容及目的　患者诊断考虑肝硬化，应重点检查有无肝病面容、全身皮肤及巩膜是否黄染、有无肝掌，面、颈、胸部有无蜘蛛痣，有无乳房发育、有无肝脾肿大及移动性浊音、有无下肢水肿以及扑翼样震颤。此外，患者体型肥胖，易合并代谢相关性脂肪性肝病，所以需要了解患者的身高和体重，并计算BMI，作为诊断代谢相关性脂肪性肝病的参考。

体格检查结果

T 36.2 ℃，R 20 次/min，P 90 次/min，BP 123/82 mmHg。

身高170 cm，体重81 kg，BMI 28.0 kg/m²。

体型肥胖，慢性肝病面容，扑翼样震颤阴性，全身皮肤及巩膜无黄染，全身无水肿，可见肝掌，颈部及胸前可见数枚蜘蛛痣，无乳房发育，双肺呼吸音清，无干、湿啰音，腹肌软，无压痛及反跳痛，肝脏肋下未触及，脾脏肋下约有3 cm，未超过前正中线，质韧，无触痛。移动性浊音阴性，双下肢无水肿。

2.思维引导　①患者体格检查可见慢性肝病面容，有肝掌及蜘蛛痣，符合肝硬化临床体征表现，须警惕有无失代偿期并发症，如食管-胃底静脉曲张破裂出血、原发性肝癌、肝性脑病等，进一步完善胃镜、AFP、上腹部 CT 或 MRI 平扫+增强、血氨等以明确诊断。②患者体型肥胖、BMI 28.0 kg/m², 上腹部彩超未提示脂肪肝, 但肝纤维化无创诊断提示重度脂肪肝（CAP 321 dB/m）, 患者无饮酒史, 考虑代谢相关性脂肪性肝病, 需要完善血脂全套、空腹血糖、糖化血红蛋白等检查, 必要时行肝穿刺活检。

(三)辅助检查

1. 临时辅助检查医嘱及目的

(1)血、尿、粪常规检查：入院常规检查, 血常规中血红蛋白水平用于判断有无贫血、血小板水平有助于判断有无脾功能亢进, 尿常规有助于判断有无泌尿系统感染, 粪常规+潜血有助于判断有无潜血阳性及消化道出血。

(2)传染病四项、HBV DNA 高敏定量：入院常规检查, 明确患者乙肝五项指标的水平和有无丙肝等情况, 进一步明确病因诊断和判断预后; 明确 HBV DNA 水平。

(3)甲肝、戊肝、丁肝抗体：判断患者是否合并甲肝、戊肝或丁肝, 进一步明确病因诊断。

(4)自身免疫性肝病抗体及免疫球蛋白、补体：判断患者是否合并自身免疫性肝病, 进一步明确病因诊断。

(5)病毒全套：有助于判断患者是否合并其他病毒感染, 特别是易引起转氨酶升高的 CMV 和 EBV 感染。

(6)肝功能、肾功能、电解质、血脂全套、空腹血糖、糖化血红蛋白：判断患者肝功能损伤程度, 明确是否有肾功能损害、内环境紊乱, 明确是否有糖尿病、代谢紊乱。

(7)凝血功能及血氨：判断患者的病情严重程度。

(8)AFP：患者不明原因肝硬化, 有助于肝癌、肝细胞坏死后再生的判断。

(9)铜蓝蛋白：有助于判断患者是否存在肝豆状核变性的可能性。

(10)胃镜检查：有助于判断患者有无食管-胃底静脉曲张及程度、有无门静脉高压性胃病, 有利于进一步判断是否需要采取预防措施。

(11)上腹部 CT 或 MRI 平扫+增强：有助于判断肝脏体积大小, 评估肝硬化程度, 有助于判断有无合并原发性肝癌。

(12)心电图：有助于判断患者是否有心肌缺血、心律失常等。

(13)肝穿刺活检：明确肝内的炎症及纤维化程度, 探寻肝硬化的病因。

辅助检查结果

(1)血、尿、粪常规检查：WBC $4.13×10^9/L$, RBC $3.94×10^{12}/L$, Hb 134 g/L, PLT $48×10^9/L$; 尿常规无异常; 粪常规无异常。

(2)传染病四项、HBV DNA 高敏定量：丙肝抗体阴性、梅毒抗体阴性、HIV 抗体阴性, HBsAg 阳性、HBeAb 阳性、HBcAb 阳性; HBV DNA 高敏定量, 未检测出靶标(检测下限为<15 IU/mL)。

(3)甲肝、戊肝、丁肝抗体：均阴性。

(4)自身免疫性肝病抗体及免疫球蛋白、补体：均阴性。

(5)病毒全套：IgM 均阴性。

(6)肝功能、肾功能、电解质、血脂全套、空腹血糖、糖化血红蛋白：ALT 124 U/L, AST 115 U/L, GGT 81 U/L, ALP 103 U/L, ALB 39.5 g/L, TBil 36.6 μmol/L, DBil 12.4 μmol/L; 肾功能正常、电解质正常。血脂全套均正常, 空腹血糖、糖化血红蛋白均正常。

(7)凝血功能及血氨:凝血酶原时间(PT)14.5 s(延长),PTA 65.8%(下降),国际标准化比值(INR)1.24(下降);血氨24 μmol/L。

(8)AFP:54.19 μg/L(升高)。

(9)铜蓝蛋白:258 mg/L(正常)。

(10)胃镜检查:自贲门向上延伸4条蓝色静脉曲张,呈"蚯蚓状",最大直径约0.6 cm,红色征(-)。诊断:①食管静脉曲张;②门静脉高压性胃病;③食管异位胃黏膜。

(11)上腹部CT平扫+增强:肝硬化、脾大,门静脉增粗,食管-胃底静脉曲张;双肾多发囊肿。

(12)心电图:正常。

(13)肝穿刺活检:上述检查结果(特别是HBV DNA高敏定量未检测出靶标)不能明确肝硬化病因;遂追加肝穿刺活检,镜下描述(图1)弥漫肝细胞脂肪变性(无规律分布,大小泡脂肪变混合,35%),少许点灶状坏死,少数肝细胞气球样变,偶见马洛里小体(Mallory body);肝窦无扩张,库普弗细胞无增生;部分中央静脉闭塞或缺如(图1A)。肝小叶结构破坏及紊乱,汇管区不规则扩大,少量淋巴细胞、浆细胞、组织细胞浸润,轻度界面炎(图1B)。汇管区及窦周纤维组织大量增生伴大量纤维间隔、桥接纤维化和局部假小叶形成。个别小胆管损伤伴多量细胆管增生,部分小叶间静脉闭塞,小叶间动脉无病变(图1C)。特殊染色:马松三色染色和天狼星红染色示汇管区及窦周纤维组织轻度增生;网染示肝网状支架无塌陷;PAS(+),显示部分肝细胞糖原含量增加;铁染色示少数库普弗细胞和肝细胞少量铁沉积;铜染(-)(图1D)。诊断意见:综合光镜、免疫组化、特殊染色符合脂肪性肝炎性肝硬化(注:未行乙肝相关标志物的免疫组织化学检测)。SAF评分:S2A2F4(肝细胞脂肪变性2/3,小叶内炎症1/2,气球样变性1/2,总分4/7。纤维化分期:F4)。炎症和纤维化改良Scheuer评分:G2S4。请临床结合病史:饮酒史、药史、BMI、血脂、血糖、代谢综合征等,排除药物性肝炎、酒精性脂肪性肝炎后,则符合非酒精性脂肪性肝炎(NASH)/代谢相关脂肪性肝病(MAFLD)。

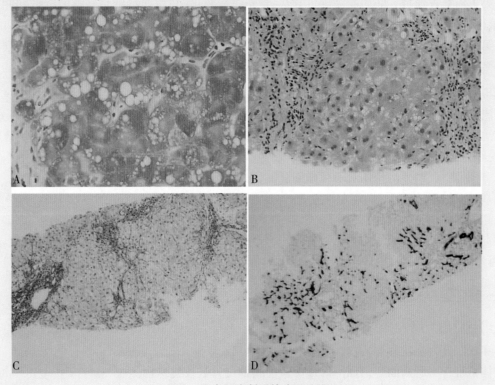

图1　患者肝穿刺活检病理结果

2.思维引导　①结合患者上述检查结果,可排除甲肝、丙肝、丁肝、戊肝、CMV相关性肝炎、EBV相关性肝炎、自身免疫性肝病、肝豆状核变性;再结合患者病史,可排除酒精性肝病、药物性肝损伤。②患者肝穿刺活检病理提示:脂肪性肝炎肝硬化,排除药物性、酒精性肝炎,结合患者肥胖、BMI升高,考虑主要诊断非酒精性脂肪性肝炎性肝硬化。③需要指出的是,即便HBV DNA高敏定量未检测出靶标,依然不能完全排除HBV既往在该患者慢性肝炎和肝硬化进展中所起到的潜在作用。④患者无门静脉高压相关并发症:如腹水、食管-胃底静脉曲张破裂出血、脓毒症、肝性脑病、肝肾综合征等,临床分期考虑代偿期肝硬化。

(四)初步诊断

①非酒精性脂肪性肝炎肝硬化(代偿期):如食管静脉曲张、门静脉高压性胃病、脾功能亢进;②HBeAg阴性慢性乙肝病毒感染;③肾囊肿。

二、治疗与复查方案

(一)长期治疗医嘱及目的

(1)清淡饮食、软食,适量运动,针对病因,改善饮食结构,改变不良生活习惯,配合运动,减重。

(2)5%葡萄糖注射液250 mL+多烯磷脂酰胆碱注射液10 mL ivgtt qd,水飞蓟宾胶囊140 mg po tid,保护肝细胞膜、促进肝细胞再生、清除氧自由基,改善肝功能。

(3)普萘洛尔片10 mg po bid,通过降低心率,降低门静脉血流量而降低门静脉压力,预防食管-胃底静脉破裂出血。

(二)复查间隔

住院期间一般每周复查1次,如治疗期间有病情变化可随时复查。

(三)临时复查医嘱及目的

1.第1周复查项目　肝功能、凝血功能。判断病情变化,肝功能特别是转氨酶降低和胆红素无升高,凝血功能特别是PTA升高提示病情好转,反之为病情进展。

2.第2周复查项目　肝功能、凝血功能、AFP。判断病情变化,肝功能及凝血功能复查目的同上。AFP变化趋势,如持续升高,需警惕HCC。

(四)思维引导

①患者肝硬化原因为非酒精性脂肪性肝炎,所以对因治疗即控制饮食、改变不良生活方式、调整饮食结构、适量运动、减重等措施尤为重要。②患者肝硬化合并门静脉高压表现:食管静脉曲张,未见红色征,门静脉高压性胃病,应给予软食、非选择性β受体阻滞剂(NSBB)一级预防,包括卡维地洛、普萘洛尔、纳多洛尔。对于代偿期肝硬化,有食管静脉曲张,应每年检查1次胃镜。③患者肝硬化基础上出现AFP升高,需定期复查,高度警惕是否合并HCC。④虽然本次HBV DNA高敏定量未检测出靶标,未来依然需要每3~6个月复查1次HBV DNA高敏定量,如果阳性,立即启动抗乙肝病毒治疗(注:肝脏组织内是否存在HBV DNA比血液内HBV DNA是否阳性更有价值,如条件许可,可考虑检测,如果血液中HBV DNA阴性,肝脏组织中阳性,亦可考虑启动抗病毒治疗)。

三、治疗经过和效果

(一)治疗后1周

1.症状　乏力症状改善,进食可,无其他不适症状。

2.体格检查　肝病面容,有肝掌,颈部及前胸部可见数枚蜘蛛痣。

3.肝功能　ALT 38 U/L, AST 52 U/L, GGT 60 U/L, ALP 93 U/L, ALB 33 g/L, TBil

23.4 μmol/L,DBil 9.7 μmol/L。

4.凝血功能　PT 15.5 s,PTA 69.2%,INR 1.38。

(二)治疗后2周

1.症状　无明显乏力,进食可,无其他不适症状。

2.体格检查　肝病面容,有肝掌,颈部及前胸部可见数枚蜘蛛痣。

3.肝功能　ALT 30 U/L, AST 40 U/L, GGT 60 U/L, ALP 89 U/L, ALB 35 g/L, TBil 20.4 μmol/L,DBil 8.6 μmol/L。

4.凝血功能　PT 13.5 s,PTA 72.2%。

5.AFP　36.3 μg/mL。

(三)出院医嘱

(1)控制饮食,减重;中等量有氧运动,每周4次以上,累计锻炼时间至少150 min,每个月体重下降0.5~1.0 kg。

(2)水飞蓟宾胶囊 140 mg po tid。

(3)多烯磷脂酰胆碱胶囊 456 mg po tid。

(4)普萘洛尔片 10 mg po bid,监测血压、心率。

(5)1~2个月后门诊复查血常规、肝功能、凝血功能、AFP、体重及BMI;每3个月复查肝纤维化无创诊断、上腹部彩超、HBV DNA高敏定量;每6个月或1年检查1次胃镜。

四、思考与讨论

肝硬化是各种慢性肝病进展至以肝脏弥漫性纤维化、假小叶形成为组织学特征的病理阶段。根据临床特征、肝功能及有无并发症可分为代偿期和失代偿期。代偿期可无明显临床症状,组织学符合肝硬化诊断,无腹水、消化道出血等并发症;失代偿期出现以上消化道出血、腹水、肝性脑病、肝肾综合征等并发症为特征,经过病因有效控制、并发症有效治疗或预防等,部分患者可回归到再代偿期。相对失代偿期肝硬化,部分代偿期肝硬化表现隐匿,诊断较难,需综合考虑病因、病史、临床表现、影像及实验室检查等,一般需符合以下4条之一:①组织学符合肝硬化诊断;②内镜显示食管-胃静脉曲张或消化道异位静脉曲张,排除非肝硬化性门静脉高压;③上腹部彩超、肝脏硬度测定或CT等影像学检查提示肝硬化或门静脉高压特征,如脾大、门静脉≥1.3 cm,肝硬度测定符合不同病因的肝硬化诊断界值;④无组织学、内镜或影像学检查者,以下检查指标异常提示存在肝硬化(需符合4条中2条),PLT < 100×10⁹/L,且无其他原因可以解释;血清白蛋白< 35 g/L,排除营养不良或肾脏疾病等其他原因;INR > 1.3或PT延长(停用溶栓或抗凝药7 d以上);AST/PLT比率指数(APRI),成人APRI > 2,需注意降酶药物等因素对APRI的影响。

临床上常用蔡尔德-皮尤(Child-Pugh)评分作为对肝硬化患者的肝脏储备功能进行量化评估的分级指标。Child-Pugh评分基于有无肝性脑病、有无腹水及程度、白蛋白、胆红素及凝血酶原时间5个指标,每个指标分为1~3分不等,共15分,5~6分为A级,7~9分为B级,10~15为C级。A、B、C级患者1年内发生肝病相关病死率分别为<5%、20%、55%。需要指出的是Child-Pugh评分中使用了腹水量、肝性脑病分级较为主观的指标,可能会因评价者掌握的标准不统一导致评分有差异。本例患者Child-Pugh评分为5分,A级。

肝硬化诊断明确后,应尽早开始综合治疗,重视病因治疗,给予抗炎抗肝纤维化治疗,注意防治并发症,随访中应动态评估病情。病因治疗是肝硬化治疗的关键,只要存在可控制的病因,均应尽快开始病因治疗。针对代偿期肝硬化有效的病因治疗有可能逆转肝纤维化,乙型肝炎肝硬化经过有效的抗病毒治疗,部分患者能够实现肝纤维化逆转,可降低门静脉高压,改善食管-胃底静脉曲张。常用的抗炎保肝药物有甘草酸制剂、双环醇、多烯磷脂酰胆碱、水飞蓟素类、还原型谷胱甘肽等。这些药物可通过不同的作用机制保肝、促进肝细胞修复,可根据临床症状、化验检查结果个体化选择药物。在抗肝纤维化治疗中,目前尚无抗纤维化西药经过临床有效验证,中医中药发挥了重要作用。目前常用的抗肝纤维化药物包括安络化纤丸、扶正化瘀胶囊(或片剂)、复方鳖甲软肝片等,在中医辨证基础上给予药物效果更佳。

本例患者为非酒精性脂肪性肝炎导致的肝硬化,且患者明显肥胖,针对病因采取改善生活方式、调整饮食结构、适当运动等措施达到减重是主要目标,亦是预防疾病进展最为重要的措施。同时非酒精性脂肪性肝病除会导致慢性肝炎、肝硬化外,还易合并2型糖尿病、代谢综合征等,与心血管疾病高发密切相关,并且参与了非酒精性脂肪性肝病的发生、发展,亦是影响预后的重要因素,因此应对于伴发代谢紊乱的非酒精性脂肪性肝病患者的心血管疾病风险进行充分评估。

需要特别指出的是,虽然本例患者 HBV DNA 高敏定量结果为未检测出靶标,但是 HBV 在本例肝硬化发生和进展中的作用不能完全被排除。因为患者可能既往 HBV DNA 是阳性的,并曾经引起过肝损伤进而促进肝纤维化的进展,而患者未能察觉和接受诊疗,而随着慢性 HBV 感染自然病程的推进,目前 HBV DNA 为阴性。由于不能排除患者未来 HBV DNA 阳性的可能性,所以 HBV DNA 定量的复查是至关重要的,一旦发现阳性,建议立即启动抗 HBV 治疗,以降低 HBV 导致的肝硬化进展甚至肝癌的风险。

五、练习题

1. 本例患者处于肝硬化代偿期,如何避免其向失代偿期转化?
2. 本例患者肝硬化伴 AFP 升高,属于肝癌的高危人群,如何进行规范管理?
3. 非酒精性脂肪性肝炎患者部分就诊时已处于肝硬化期,如何早期识别及预防?

六、推荐阅读

[1]中华医学会肝病学分会脂肪肝和酒精性肝病学组,中国医师协会脂肪性肝病专家委员会. 非酒精性脂肪性肝病防治指南(2018 更新版)[J]. 中华肝脏病杂志,2018,26(3):195-203.
[2]中华医学会肝病学分会. 肝硬化诊治指南[J]. 中华肝脏病杂志,2019,27(11):846-865.
[3]中华医学会肝病学分会. 扩大慢性乙型肝炎抗病毒治疗的专家意见[J]. 中华肝脏病杂志,2022,30(2):131-136.

(许俊钢　张国强)

案例6　乙型肝炎肝硬化失代偿期(腹水)

概要

40 岁男性被确诊为"乙型肝炎肝硬化失代偿期合并腹水",给予 TDF、人血白蛋白、新鲜血浆、螺内酯片、呋塞米片治疗后好转出院。门诊继续服用 TDF 抗乙肝病毒治疗、安络化纤丸抗纤维化治疗。

一、病历资料

(一)门诊接诊

1. 主诉　间断腹胀3月余,加重伴双下肢水肿1周。

2. 问诊重点　应聚焦患者家族史、血常规、肝功能、病毒学、上腹部影像学等核心检测和检查指标情况、主要症状体征特点、疾病演变过程、诊治经过、治疗效果,中老年患者还要注意区分是否为肿瘤导致的癌性腹水。

3. 问诊内容

(1)诱发因素:有无服用其他可能导致肝损伤的药物、饮酒、劳累、呕血、黑便、感染等导致肝病加重的诱因。

(2)主要症状:有无转氨酶升高的常见症状,比如乏力、厌食、恶心、呕吐、腹胀、腹泻等。

(3)伴随症状:有无呕血、便血、发热、咳嗽、咳痰、腹痛、腹泻、胸闷、气短、头晕、头痛等伴随症状。

(4)诊治经过:是否用药,何时开始用药、用何种药物、具体剂量和疗程、效果如何。

(5)既往史:有无高血压、糖尿病、心脏疾病、结核等病史,有无甲肝、乙肝、戊肝等病毒性肝炎病史,预防接种情况,有无手术、外伤、输血、献血史,有无药物和食物过敏史。

(6)个人史:生于何地,在何地久居,有无疫区、疫情、疫水接触史,有无职业相关有害物质接触史,有无吸烟、饮酒、冶游史等。

(7)家族史:有无乙肝、丙肝等传染病家族聚集史,家族成员健康状况,有无家族遗传病史。

问诊结果

患者为40岁男性,农民,3个月前腹泻后出现腹胀,饭后加重,当地医院对症治疗(具体不详)后好转。1周前不当饮食后再次出现腹胀,伴腹泻4~5次/d,柏油样稀便,呕吐1次,呕吐物为所进食物,自服诺氟沙星3 d后大便恢复正常,后未再治疗。腹胀逐渐加重,出现双下肢水肿,伴活动后气短,就诊于当地医院,查乙肝五项提示HBV感染,超声提示肝硬化腹水,进一步查肝功能提示白蛋白低,转氨酶及胆红素正常,遂入住感染科,查乙肝五项HBsAg、HBeAb、HBcAb阳性, HBV DNA 1830 IU/mL,血常规WBC 1.93×10^9/L, RBC 3.8×10^{12}/L, Hb 110 g/L,PLT 68×10^9/L。既往史无特殊。个人史无特殊。外祖母因"肝癌"去世,父母因车祸早逝,1姐患"慢性乙型肝炎"。

4. 思维引导　①总体印象方面:患者不知既往有无慢性肝炎病史,但现已表现为肝硬化,且外祖母因"肝癌"去世,1姐有"慢性乙型肝炎"病史,提示其为慢性HBV感染可能性大,针对该病例以肝硬化为首发症状就诊,乙肝病毒相关标志物阳性,排除其他病因后,推测慢性乙型肝炎可能性大。②病因方面:肝炎病毒、酒精、药物、脂肪肝、自身免疫性肝病等常见原因均可能导致肝硬化,通过问诊有助于判断酒精性肝病和药物性肝损伤的可能性,但是仍然不能排除HAV、HCV、丁型肝炎病毒(HDV)、HEV、脂肪肝、自身免疫性肝病等因素,这将是下一步检查的重点。③诱因方面:消化道感染及消化道出血是肝硬化患者腹水的常见诱因。④严重程度方面:患者目前转氨酶、总胆红素水平正常,肝脏的其他功能是否受到影响?有无肝衰竭、肝性脑病、肝癌可能性?需要进一步行凝血功能、血氨、AFP、影像学等相关检查。

(二)体格检查

1. 重点检查内容及目的　患者为肝脏疾病,应重点检查有无肝病面容、有无贫血貌、全身皮肤及巩膜是否黄染、全身及颜面有无水肿、有无肝掌,面、颈、胸有无蜘蛛痣,移动性浊音、扑翼样震颤以及上腹部的专科检查等以鉴别是否有贫血、肺部感染、肝性脑病、心肾源性腹水等。

体格检查结果

T 36.5 ℃,R 18 次/min,P 85 次/min,BP 110/70 mmHg。

慢性肝病面容,全身皮肤及巩膜无黄染,无贫血貌,可见肝掌,颈部可见数枚蜘蛛痣,心肺听诊未闻及明显异常,腹部膨隆,肝脏肋下未触及,脾肋下平脐,全腹无压痛及反跳痛,移动性浊音阳性,双下肢中度水肿。扑翼样震颤阴性。患者身高 175 cm,体重 65 kg,腹围 91 cm。

---

2. 思维引导　①患者体格检查可见慢性肝病面容,可见肝掌、蜘蛛痣,移动性浊音阳性、双下肢水肿,提示患者肝硬化失代偿期或终末期肝病的可能性大。②患者可能是患肝病时间长,既往未治疗,存在肝癌风险,下一步需行上腹部 CT/MRI 增强扫描,评估肝脏病情并筛查有无肝肿瘤性病变。

(三)辅助检查

1. 临时辅助检查医嘱及目的

(1)血、尿、粪常规检查:入院常规检查,血常规中血红蛋白水平用于判断有无贫血,血小板水平有助于判断出血风险,尿常规有助于判断有无泌尿系统感染,粪常规有助于判断有无大便潜血等。

(2)传染病四项:入院常规检查,判断患者有无丙肝、乙肝、梅毒、HIV 重叠感染,进一步明确病因诊断和判断预后。

(3)肝功能、肾功能、电解质:验证患者肝功能损伤程度,明确是否有肾功能的损害、电解质紊乱。

(4)甲肝、丁肝、戊肝抗体:判断患者是否合并甲、丁、戊肝型肝炎,进一步明确病因诊断。

(5)自身免疫性肝病抗体及免疫球蛋白、补体:判断患者是否合并自身免疫性肝病,进一步明确病因诊断。

(6)病毒全套:有助于判断患者是否合并其他病毒感染,特别是易引起肝炎的 CMV 和 EBV 感染。

(7)凝血功能及血氨:判断患者的病情严重程度。

(8)AFP:肝病常规检测项目,有助于 HCC、肝细胞坏死后再生的判断。

(9)铜蓝蛋白:有助于判断患者是否存在常见遗传性代谢性肝病——肝豆状核变性的可能性。

(10)HBV DNA:判断 HBV 复制水平。

(11)肝胆胰脾双肾彩色多普勒超声:有助于判断患者有无肝硬化(肝脏形态和脾脏大小)、脂肪肝,有利于进一步明确病因诊断和判断肝病阶段。

(12)上腹部增强 CT:评估肝脏病情并筛查肝肿瘤性病变。

(13)腹腔穿刺术:行腹水常规、生化检查、培养等检查,明确腹水性质及有无合并腹腔感染。

辅助检查结果

(1)血、尿、粪常规检查:WBC $1.93×10^9$/L,RBC $3.8×10^{12}$/L,Hb 110 g/L,PLT $68×10^9$/L;尿常规无异常;粪常规无异常。

(2)传染病四项:丙肝抗体阴性、梅毒抗体阴性、HIV 抗体阴性,HBsAg 阳性、HBeAb 阳性、HBcAb 阳性。

(3)肝功能、肾功能、电解质:ALT 16 U/L,AST 23 U/L,GGT 40 U/L,ALP 67 U/L,ALB 26 g/L,TBil 19 μmol/L,DBil 13 μmol/L;肾功能正常、电解质正常。

(4)甲肝、丁肝、戊肝抗体:均阴性。

(5)自身免疫性肝病抗体、免疫球蛋白及补体:均正常。

(6)病毒全套:各病原体 IgM 均阴性(包括 EBV 和 CMV)。

(7)凝血功能、血氨:PTA 43%,血氨 50 μmol/L(正常)。

(8)AFP:5.3 ng/mL。

(9)铜蓝蛋白:256 mg/L(正常)。

(10)HBV DNA:1830 IU/mL。

(11)肝、胆、胰、脾、双肾彩色双普勒超声:肝实质回声增粗、不均,门静脉系统内径增宽并部分血管内血栓形成,脾大,腹水深度8.0 cm。

(12)上腹部增强CT:肝硬化,门静脉高压,门静脉及脾静脉多发栓子形成;腹水。

(13)腹水常规、生化、细菌培养:清亮,淡黄色,蛋白阴性,余正常。

2.思维引导 ①分析患者上述检查结果,可排除甲肝、丙肝、戊肝、CMV 相关性肝炎、EBV 相关性肝炎、自身免疫性肝病、脂肪肝、肝豆状核变性;结合病史,可排除酒精性肝病、药物肝损伤。②引起患者肝硬化的原因考虑 HBV 感染。③慢性乙型肝炎基础上进展为肝硬化失代偿期,现白蛋白水平低,腹水性质符合漏出液,初步判断腹水形成原因以低蛋白血症、门静脉高压为主。

(四)初步诊断

①乙肝肝硬化失代偿期;②腹水;③低蛋白血症。

二、治疗与复查方案

(一)长期治疗医嘱及目的

(1)TDF 0.3 g po qd,对因治疗,用于抑制 HBV DNA 的复制进而延缓疾病进展。

(2)螺内酯片 20 mg po bid;记录尿量,根据尿量调整剂量。

(3)0.9%氯化钠注射液 100 mL+白蛋白 10 g ivgtt qd,纠正低蛋白血症;新鲜血浆 200 mL ivgtt qd,改善凝血功能。

(二)复查间隔

复查间隔为每周复查 1 次,如治疗期间有病情变化可随时复查。

(三)临时复查医嘱及目的

1.第 1 周复查项目 肝功能、凝血功能、电解质。判断病情变化,肝功能特别是 ALB 升高、凝血功能特别是 PTA 无降低提示病情好转,反之为病情进展。

2.第 2 周复查项目 肝功能、凝血功能、电解质、上腹部超声。判断病情变化,复查肝功能和凝血功能的目的同上;上腹部超声是探查腹水量增减程度的客观指标。

(四)思维引导

①患者的起始病因为 HBV DNA 的复制,肝组织长期持续或反复炎症活动导致肝硬化发生。肝硬化腹水形成常是几个因素联合作用的结果,门静脉高压是腹水形成的重要因素;肾素-血管紧张素-醛固酮系统(RAAS)激活以及低蛋白血症也在腹水的形成中发挥作用。所以对病因治疗即抑制 HBV DNA 复制至关重要,也是保障后续病情持续缓解的根本;TDF 是治疗乙肝的一线药物,可延缓疾病进展并逆转肝硬化,故而选择该药对因治疗。②患者 ALB 显著降低,凝血功能差,考虑与肝脏合成能力下降有关,给予输注白蛋白、新鲜血浆纠正低蛋白血症、改善凝血功能。③患者的核心异常指标为肝功能 ALB、PTA,所以应重点复查肝功能、凝血功能;因患者服用呋塞米片及螺内酯片利尿,需监测电解质;高敏 HBV DNA 定量亦是重要异常项目和疗效评价指标,抗病毒治疗 1 个月时复查 HBV DNA 定量。

三、治疗经过和效果 »

(一)治疗后1周

1. 症状　腹胀缓解。
2. 体格检查　腹围 88 cm,移动性浊音阳性,双下肢轻度水肿。
3. 肝功能　ALB 28 g/L,TBil 10.6 μmol/L,DBil 4.1 μmol/L。
4. 凝血功能　PTA 44%。

(二)治疗后2周

1. 症状　腹胀消失,双下肢水肿减轻。
2. 体格检查　腹围减小,移动性浊音阴性,双下肢无水肿。
3. 肝功能　ALB 35.5 g/L,TBil 14.1 μmol/L,DBil 6.5 μmol/L。
4. 凝血功能　PTA 50%。
5. 上腹部超声　肝实质回声增粗、不均,门静脉系统内径增宽并部分内血栓形成,脾大,腹水(1.0 cm)。

(三)出院医嘱

(1)TDF 0.3 g po qd。
(2)螺内酯片 20 mg po qd。
(3)1~2 个月后门诊复查 HBV DNA 定量、肝功能、肾功能、电解质、血常规、上腹部超声。

四、思考与讨论 »

腹水是失代偿期肝硬化患者常见且严重的并发症之一,也是肝硬化自然病程进展的重要标志,一旦出现腹水,1 年病死率约 15%,5 年病死率 44%~85%。乙肝患者可通过抗病毒治疗延缓和减少肝硬化失代偿期的发生,因此,乙肝肝硬化失代偿合并腹水形成患者,应尽早启动抗病毒治疗。

利尿是治疗肝硬化腹水的主要方法,常用的利尿药物种类有:醛固酮拮抗剂(如螺内酯)、袢利尿剂(如呋塞米)及血管升压素 V2 受体拮抗剂(托伐普坦)等。螺内酯推荐起始剂量 40~80 mg/d,以 3~5 d 阶梯式递增剂量,常规用量上限为 100 mg/d,最大剂量不超过 400 mg/d。长期服用不良反应以高钾血症、男性乳房发育胀痛较为常见。呋塞米推荐起始剂量 20~40 mg/d,3~5 d 可递增 20~40 mg,呋塞米常规用量上限为 80 mg/d,每日最大剂量可达 160 mg。常见不良反应有直立性低血压、低钾、低钠、心律失常等。托伐普坦对肝硬化腹水和/或伴低钠血症患者、终末期肝病患者合并腹水或顽固型腹水均有较好的疗效及安全性。一般开始 15 mg/d,连续应用不超过

30 d,其间需监测肝肾功能。禁忌证为低血容量低钠血症。

对于明显低蛋白血症患者,可考虑使用人血白蛋白及新鲜血浆。在肝硬化腹水,特别是顽固型腹水、肝肾综合征患者的治疗中,补充人血白蛋白对于改善肝硬化患者预后及提高利尿药物、抗菌药物的治疗效果都十分重要。

对于治疗效果差的患者,可考虑使用血管活性药物、大量放腹水、经颈静脉肝内门体静脉分流术(TIPS)、肝移植等方法。

五、练习题

1. 本例患者如合并自发性腹膜炎,应如何管理?
2. 本例患者如合并严重低钠低氯血症,可以考虑应用什么药物?
3. 本例患者如为难治性腹水,应如何处理?

六、推荐阅读

[1] 中华医学会肝病学分会.肝硬化诊治指南[J].中华肝脏病杂志,2019,27(11):846-865.
[2] 中华医学会肝病学分会.肝硬化腹水及相关并发症的诊疗指南[J].实用肝脏病杂志,2018,21(1):21-31.
[3] 中华医学会感染病学分会,中华医学会肝病学分会.慢性乙型肝炎防治指南(2019年版)[J].中国肝脏病杂志(电子版),2019,11(4):5-27.
[4] 高方博,白朝辉.《2020年英国胃肠病学会与英国肝病学会指南:肝硬化腹水管理》摘译[J].临床肝胆病杂志,2021,37(2):302-303.
[5] 王冰琼,何志颖,吴晓宁,等.《2021年美国胃肠病学会临床实践指南:肝硬化患者凝血功能障碍的管理》摘译[J].临床肝胆病杂志,2021,37(12):2790-2792.

(张萍萍　徐光华)

案例 7　乙型肝炎肝硬化失代偿期(消化道出血)

概要

老年男性,肝硬化病史4年,此次因黑便入院,诊断为"乙型肝炎肝硬化失代偿期、消化道出血",早期降低门静脉压力药物(生长抑素)及质子泵抑制剂(奥美拉唑)应用后,仍有活动性出血,遂行内镜下食管静脉曲张套扎术,术后口服β受体阻滞剂(普萘洛尔)进行二级预防,定期复查胃镜。

一、病历资料

(一)门诊接诊

1. 主诉　间断腹胀4年,黑便6 h。

2.问诊重点　应聚焦患者既往腹胀情况、此次黑便的诱发因素、演变过程、诊治经过和治疗效果。主要包括发病前饮食情况,此次发病时黑便的次数、量、颜色和性状变化情况,患者既往基础疾病如肝病的治疗情况等。

3.问诊内容

(1)诱发因素:有无饮食不当,有无大量饮酒,有无服用糖皮质激素或非甾体抗炎药物等诱因。另外需要注意有无食用动物血、铁剂、铋剂等造成假性黑便的情况。

(2)主要症状:此次黑便的次数、量、颜色和性状变化,有无恶心、呕吐,有无腹痛、腹泻,有无乏力、头晕,有无面色苍白、活动后气促,有无出冷汗甚至昏倒等。

(3)伴随症状:有无慢性、周期性、节律性上腹痛等溃疡性疾病常见症状;有无腹壁静脉曲张、脾大等门静脉高压性疾病常见症状;有无腹痛、腹部包块、便血、便秘、大便频率改变等消化道肿瘤常见症状;有无急性皮肤黏膜出血等血液系统疾病常见症状。

(4)诊治经过:是否用药,何时开始用药,用何种药物、具体剂量、效果如何。

(5)既往史:有无高血压、糖尿病、心脏疾病、结核等病史,有无支气管哮喘、房室传导阻滞病史,预防接种情况,有无手术、外伤、输血及献血史,有无药物和食物过敏史。

(6)个人史:生于何地,在何地久居,有无疫区、疫情、疫水接触史,有无职业相关有害物质接触史,着重注意近期饮食情况及饮酒情况等。

(7)家族史:家族成员健康状况,有无病毒性肝炎家族史,有无血液系统遗传病家族史,有无其他家族遗传病史。

问诊结果

患者63岁男性,退休职工,4年前无明显诱因出现腹胀,进食后饱胀感明显,伴有食欲缺乏、乏力、双下肢水肿,无恶心、呕吐、心慌、胸闷等不适,于当地诊所给予对症治疗,效果较差;遂至北京某医院住院治疗,查HBsAg阳性,HBV DNA 3.72×10^5 IU/mL,WBC 2.81×10^9/L,RBC 3.37×10^{12}/L,PLT 83×10^9/L,ALT 46 U/L,AST 79 U/L,ALB 28.2 g/L,TBil 36.2 μmol/L,腹部CT提示肝硬化、脾大、腹水,诊断为"乙型肝炎肝硬化失代偿期腹水",给予"ETV 0.5 mg qd"抗病毒及"呋塞米40 mg qd""螺内酯100 mg qd"利尿治疗,腹胀好转后出院。此后院外口服"ETV"抗病毒治疗至今,其间间断出现腹胀,伴有双下肢水肿,均自行口服"呋塞米、螺内酯"利尿治疗,症状好转后停药。6 h前因进食硬质食物后出现黑便,量约50 g,为黑色成形便,无恶心、呕吐,无腹泻、腹痛,无乏力、头晕、心悸症状。既往史无特殊。个人史无特殊。母亲有慢性HBV感染病史。

4.思维引导　①总体印象方面:患者有慢性HBV感染家族史,4年前确诊肝硬化,此次饮食不当后出现黑便,考虑消化道出血可能性大。②病因方面:黑便的常见原因包括消化道溃疡、肝硬化门静脉高压导致的食管胃静脉曲张破裂出血、消化道肿瘤、药源性因素等。根据病史特征,本例患者存在肝硬化门静脉高压,此次黑便考虑食管胃静脉曲张破裂出血可能性大,但是仍然不能排除消化道溃疡、消化系统肿瘤导致出血可能,需要进一步鉴别。③诱因方面:本例患者有明确进食硬质食物病史,而饮食不当导致黏膜损伤,可能会诱发曲张静脉出血,符合食管胃静脉曲张破裂出血临床特征。④严重程度方面:目前患者黑便量较少,血流动力学稳定,但是在肝硬化病史下,食管胃静脉曲张破裂出血可能性大,此类患者出血量相对较大,目前是否仍存在活动性出血,需要进一步监测生命体征及血红蛋白动态变化情况,如持续出血,会导致循环衰竭而诱发失血性休克。

（二）体格检查

1. 重点检查内容及目的

（1）观察患者意识状态、面容、表情，测量体温、呼吸、脉搏、血压，注意有无皮肤苍白湿冷、心率加快、呼吸急促、尿量减少等表现，注意动态监测生命体征变化情况。

（2）患者为肝脏疾病，应重点检查有无肝病面容、皮肤及巩膜有无黄染、有无肝掌，面、颈、胸有无蜘蛛痣，腹壁有无静脉曲张，肝、脾触诊情况，有无移动性浊音，有无双下肢水肿等。

体格检查结果

T 37.1 ℃，R 21 次/min，P 103 次/min，BP 112/73 mmHg。

神志清，精神一般，肝病面容，自主体位，查体合作。全身浅表淋巴结未触及，有肝掌，前胸散在 2 枚蜘蛛痣。头颅无畸形，结膜略苍白，巩膜无黄染，双侧瞳孔等大等圆，直径 3 mm，对光反射灵敏。颈软、无抵抗，甲状腺无肿大。胸廓对称，呼吸运动正常，双肺呼吸音清，未闻及明显啰音。心率 103 次/min，律齐，未闻及杂音。腹软，脐周腹壁静脉曲张显露，无压痛及反跳痛，肝脏肋下未触及，脾脏肋下 4 cm 可触及，质软，无压痛，移动性浊音阴性，肠鸣音 4 次/min，双下肢无水肿，扑翼样震颤阴性。

2. 思维引导　①患者目前神志清楚，生命体征平稳，但心率偏快，有存在活动性出血可能，下一步监测呼吸、心率、血压、脉搏、尿量及末梢灌注情况，如条件允许可监测中心静脉压。②患者体格检查发现肝病面容、肝掌、蜘蛛痣、腹壁静脉曲张、脾大等相关体征，符合肝硬化门静脉高压表现。

（三）辅助检查

1. 临时辅助检查医嘱及目的

（1）血、尿、粪常规检查：入院常规检查，本例患者脾大，既往血常规提示三系减低，因此动态监测血常规，特别是 Hb 变化情况有助于判断病情；监测尿量有助于判断有效循环血容量情况；粪常规有助于判断有无大便潜血等。

（2）传染病筛查：入院常规检查，确认患者 HBV 感染状态，判断患者有无丙肝、梅毒、HIV 等常见传染性疾病，为进一步行有创诊断和治疗提供术前准备。

（3）肝功能、肾功能、电解质、血糖：入院常规检查，有助于了解肝脏及肾脏功能，根据结果调整补液方案，维持水及电解质平衡；患者禁食状态，监测血糖，有助于调整能量补充方案。

（4）凝血功能：入院常规检查，有助于判断患者的肝病严重程度，有助于排除凝血功能障碍导致的出血。

（5）血氨：有助于判断病情，血氨升高，可诱发肝性脑病。

（6）ABO 血型及不规则抗体筛查：明确患者血型，为进一步输血交叉配型做准备。

（7）炎症指标：降钙素原（PCT）和 C 反应蛋白（CRP）有助于明确目前是否存在感染。

（8）HBV DNA：患者未规律复查，有助于明确目前 HBV 病毒载量，必要时调整抗病毒治疗方案。

（9）肿瘤标志物：包括 AFP、AFP 异质体、高尔基体蛋白、异常凝血酶原、癌胚抗原、糖类抗原（CA125）、糖类抗原（CA19-9）等，有助于排查肝癌或其他胃肠道恶性肿瘤。

（10）床旁彩超：有助于判断肝脏和脾脏形态、大小，有无腹水等基本情况。

（11）床旁心电图：有助于判断患者是否有心肌缺血、心律失常等。

（12）上腹部 CT 平扫+增强：明确肝、胆、胰、脾及胃肠等情况，有助于排除肿瘤占位性病变；门静脉血管成像可清晰显示门静脉主干及其分支与侧支循环，有效了解食管胃静脉曲张情况。

（13）胃镜:可直接观察食管及胃底有无静脉曲张,了解曲张程度和范围,有助于明确出血部位,根据情况可直接在胃镜下治疗。

辅助检查结果

（1）血、尿、粪常规检查:WBC 2.64×10^9/L,RBC 4.21×10^{12}/L,Hb 93.0 g/L,PLT 79×10^9/L,中性粒细胞百分数(Neut%)68.8%,淋巴细胞百分数(Lymph%)19.8%;尿常规未见明显异常;粪常规提示黑色软便,大便潜血阳性。

（2）传染病筛查:HBsAg 2199.98 IU/mL,HBeAb 0.311 S/CO(+),HBcAb 8.11 S/CO(+),丙肝抗体阴性,梅毒抗体阴性,HIV 抗体阴性。

（3）肝功能、肾功能、电解质、血糖:ALT 45 U/L,AST 25 U/L,GGT 21 U/L,ALB 27.5 g/L,TBil 36.4 μmol/L,尿酸(UA)246 μmol/L,肌酐(Cr)53.0 μmol/L,钾(K^+)3.53 mmol/L,钠(Na^+)139.6 mmol/L,葡萄糖(Glu)5.60 mmol/L。

（4）凝血功能:PT 16.50 s,PTA 56.00%,纤维蛋白原(FIB)测定 1.93 g/L。

（5）血氨:68.6 μmol/L。

（6）ABO 血型及不规则抗体筛查:A 型,Rh 阳性,不规则抗体筛查阴性。

（7）炎症指标:CRP 12.45 mg/L,PCT 0.078 μg/L。

（8）HBV DNA:HBV DNA 低于检测下限(检测下限 25 IU/mL)。

（9）肿瘤标志物:AFP、AFP 异质体、高尔基体蛋白、异常凝血酶原、癌胚抗原、CA125、CA19-9 均阴性。

（10）床旁彩超:肝脏实质回声增粗增强,门静脉主干内径 13 mm;脾脏厚径 54 mm,肋下 40 mm,包膜光滑,脾静脉内径约 6 mm;下腹部、肠间隙可见不规则液性暗区,深约 21 mm。

（11）床旁心电图:窦性心动过速。

（12）上腹部 CT 平扫+增强:肝叶比例失调,肝裂增宽,表面不光整,门静脉主干、右支增粗,食管下段及脾静脉见迂曲增粗血管影;脾大,脾内多发低密度灶,考虑梗死;胰腺大小、形态未见异常;胃充盈差,腹腔见液性密度影;腹膜后见稍大淋巴结影。

（13）胃镜:血常规、凝血试验、传染病筛查及心电图结果均无禁忌,已预约胃镜检查。

2.思维引导　①患者有慢性 HBV 感染家族史,既往肝硬化诊断明确,此次腹部超声提示肝硬化、脾大、腹水,上腹部 CT 提示食管下段静脉曲张,脾静脉增粗,结合患者上述检查结果,考虑肝硬化基础上食管静脉曲张破裂出血可能性大。但是以上检查均不足以替代胃镜检查,目前最直接的诊断食管胃静脉曲张的方法仍然是胃镜,内镜下可见曲张静脉活动性出血或有明显静脉曲张基础上发现有血栓头,都可确诊食管胃静脉曲张破裂出血。②如果该患者持续活动性出血,内科药物止血失败,需要进一步启动急诊内镜或者介入治疗等有创检查治疗时,需要有传染病、心电图、腹部影像学等辅助检查结果,对于消化道出血患者,在血流动力学稳定情况下应尽早予以完善。③本例患者入院时血氨及炎症指标轻度升高,考虑消化道出血以后,血液中的蛋白质成分在肠道内分解并重吸收,形成肠源性氮质血症,导致血氨升高。而肝硬化伴急性静脉曲张出血患者,肝功能 Child-Pugh 分级越高感染风险越高。消化道出血治疗过程中应注意监测血氨、炎症指标变化情况,及时发现并处理相关并发症。

（四）初步诊断

①消化道出血:食管-胃底静脉曲张破裂出血? ②肝硬化失代偿期:脾功能亢进、腹水、低蛋白

血症、高氨血症。③病毒性肝炎，乙型，慢性，重度。④贫血轻度。

二、治疗与复查方案

(一)长期治疗医嘱及目的

1．一般治疗　卧床休息，禁食水，书面告病危，心电监护，氧气吸入，记录24 h出入水量，保持呼吸道通畅，建立有效的静脉通路。

2．降低门静脉压力药物应用　生长抑素首剂250 μg iv，后续以250 μg/h持续微量泵泵入，疗程5 d。

3．质子泵抑制剂应用　奥美拉唑80 mg ivgtt，后续以8 mg/h持续微量泵泵入，疗程72 h。

4．预防感染及肝性脑病等并发症　头孢曲松2.0 g ivgtt qd，疗程5～7 d；门冬氨酸鸟氨酸10 g ivgtt qd。

5．维持能量、水及电解质平衡　禁食期间按人体正常每日生理需求量40 mL/kg补充液体量；按104.7 kJ/kg补充糖、脂肪和氨基酸等营养物质，其中60%葡萄糖供能；每天补充生理需求的氯化钠4.5 g，氯化钾3 g，加用必要的维生素以及微量元素。

6．治疗原发疾病(无活动性出血，恢复饮食后)　①抗病毒治疗，ETV 0.5 mg po qd；②抗肝纤维化治疗，扶正化瘀片4片 po tid；③降低门静脉压力治疗，普萘洛尔片10 mg po tid；④利尿治疗，呋塞米40 mg、螺内酯100 mg po qd，腹水消退逐渐停用。

(二)复查间隔

急性出血期间每天复查，评估患者出血情况，如治疗期间病情变化可随时复查，直至确认无活动性出血，复查间隔调整为每周1次。

(三)临时复查医嘱及目的

1．急性出血期每天复查项目　生命体征、血常规、电解质，血乳酸水平。根据生命体征及检查结果判断是否恢复有效血容量，是否仍有活动性出血，维持能量、水及电解质平衡。

2．无活动性出血后每周复查项目　血常规、粪常规、肝功能、肾功能、电解质、血氨、凝血功能、炎症指标及腹水彩超。判断病情变化，根据检查结果处理腹水、低蛋白血症、肝性脑病等并发症。

(四)思维引导

消化道出血患者入院后处于禁食状态，尤其需要注意能量、水及电解质的补充，根据出血程度确定扩充血容量和液体性质，肝硬化患者恢复血容量要适当，过度输血或输液可能导致出血加重，避免仅用盐溶液补足液体，从而加重或加速腹水或其他血管外部位液体的蓄积。

对于活动性出血患者，通常使Hb维持在60 g/L以上，血流动力学不稳定或持续大量出血时，输注红细胞指征可放宽至Hb<90 g/L；若PT或INR大于正常值1.5倍，或者FIB低于1.5 g/L，应予以补充新鲜冰冻血浆。本例患者入院后血流动力学稳定，根据Hb及凝血功能结果，暂不予以血制品输注，如后续再次出血或者出现血流动力学不稳定，需要重新评估输血指征。

药物治疗是在食管胃静脉曲张破裂出血时的首选方案，目前常用的降低门静脉压力药物主要有：①生长抑素及其类似物，生长抑素首剂250 μg静脉注射，后续以250 μg/h持续静脉输注；奥曲肽首剂50 μg静脉注射，后续以50 μg/h持续静脉输注。②血管升压素，特利加压素起始剂量为1 mg/4 h缓慢静脉注射，首剂可加倍，出血停止后可改为1 mg/12 h。此外当胃液pH>5时，可以有效提高止血成功率，因此，急性消化道出血病因不明时，建议联合应用质子泵抑制剂，病因明确后再行调整。目前全身及局部使用凝血酶、凝血酶原复合物、维生素K_1、云南白药或者去甲肾上腺素冰盐水，疗效均不明确，应避免滥用这类止血药物。

本例患者神志清楚,扑翼样震颤阴性,仅血氨轻度升高,考虑消化道出血后,肠道内积存的血液重吸收,导致高氨血症,治疗过程中应监测血氨水平,给予降氨药物应用,预防肝性脑病。

活动性出血时常存在胃黏膜和食管黏膜炎症水肿,早期再出血及病死率与未能控制的细菌感染有关,内镜检查前预防性应用抗生素可降低菌血症和自发性细菌性腹膜炎的发生率。因此对于肝硬化食管胃静脉曲张破裂出血的患者推荐短期使用抗生素,首选三代头孢菌素类,一般疗程 5 ~ 7 d。

三、治疗经过和效果

(一)治疗期间病情变化

患者入院后多次排黑便,每次量少,由黑色成形便逐渐变成黑色柏油样,总量约 300 g。入院约 20 h 后开始出现呕血,呕吐物为黑色腥臭液体伴暗红色血凝块,前后共 4 次,量约 750 mL,伴有面色苍白、心慌,心电监护提示 P 112 次/min、R 23 次/min、BP 73/56 mmHg,复查血常规提示 Hb 下降至 62 g/L。

1. 病情变化的可能原因及应对措施

(1)可能原因:患者入院后再次出现黑便及呕血,结合患者肝硬化失代偿期病史,考虑食管胃静脉曲张破裂出血,目前出血量较大,血流动力学不稳定,内科药物止血效果较差,仍存在活动性出血。

(2)应对措施:①恢复血容量,患者目前心率增快,血压降低,提示有效循环血容量不足,立即行液体复苏,复方氯化钠注射液 500 mL、支链氨基酸注射液 250 mL、10% 葡萄糖注射液 250 mL、人血白蛋白 10 g、快速静脉滴注。②输血,本例患者复查 Hb 下降>30 g/L,符合输血指征,申请悬浮红细胞 4 U,静脉输注。③血管活性药物应用,多巴胺 10 μg/(kg·min)静脉滴注,使血压维持在 90/60 mmHg左右,血流动力学相对稳定后申请急诊胃镜检查并治疗。

2. 处理结局 ①采取液体复苏、输注悬浮红细胞、血管活性药物应用等抢救措施后,患者心率波动在 103 次/min 左右,血压 96/63 mmHg,遂至胃镜室行胃镜下治疗。②胃镜提示:进镜距门齿 30 cm 以下可见食管四壁有静脉隆起,呈条索状,距门齿 35 cm 以下最为显著,曲张静脉表面呈蓝色,局部黏膜色红,残留血迹,胃底、胃体黏膜弥漫性充血糜烂,胃窦黏膜红斑样改变,内镜下以内窥镜套扎器套扎食管静脉曲张处,套扎后无活动性出血(图2)。③患者胃镜下治疗后血流动力学恢复稳定,未再呕血,仍有少量黑便排出,逐步恢复正常饮食后大便转黄。

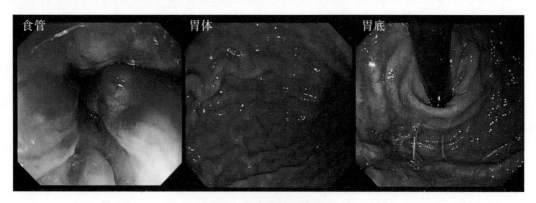

图2 患者胃镜下表现

3. 思维引导 ①对于本例消化道出血患者,考虑食管胃静脉曲张破裂出血,虽然入院时以少量黑便为主,生命体征相对平稳,但是入院后心率偏快,仍有间断少量黑便排出,不排除患者出血量较大,大量血液残存在胃肠道,进一步出现大量黑便或者呕血可能,应严密监测生命体征及血红蛋白变化情况。当患者出现呕血、面色苍白、心慌、心悸症状时,考虑内科药物止血失败,仍存在活动性出血,且目前患者血流动力学不稳定,需要紧急启动复苏治疗。②复苏治疗主要包括容量复苏、输血及血管活性药物应用。血流动力学不稳定的急性消化道出血应积极复苏治疗,通常采用限制性液体复苏,建议收缩压维持在80~90 mmHg为宜。本例患者经液体复苏,有效循环血容量暂时恢复后,应尽早行胃镜检查,有效血容量恢复的指征:收缩压>90~120 mmHg,脉搏<100次/min,尿量>17 mL/h。③当食管胃静脉曲张破裂出血药物治疗失败时可考虑三腔双囊管压迫止血、急诊内镜下治疗、经颈静脉肝内门体静脉分流术(TIPS)、外科手术治疗等。本例患者应用降低门静脉压力药物后,仍有活动性出血,考虑三腔双囊管压迫止血患者痛苦较大,再出血风险较高,目前仅在无条件行急诊内镜或者介入治疗时替代使用,因此在该病例血流动力学稳定后,首选急诊内镜下治疗。④本例患者胃镜检查提示食管静脉曲张,管腔内残留血迹,考虑食管静脉曲张破裂出血,遂予以内镜下套扎治疗。同时因胃镜下可见黏膜弥漫性充血糜烂及红斑样改变,考虑合并门静脉高压性胃病,待出血控制,予以β受体阻滞剂进行二级预防。

(二)内镜治疗后1周

1. 症状 轻微腹胀,未再出现呕血及黑便。
2. 体格检查 较入院时结膜苍白明显好转,腹部移动性浊音阳性。
3. 血、粪常规 WBC 3.12×10^9/L,RBC 4.37×10^{12}/L,Hb 98.0 g/L,PLT 83×10^9/L;褐色软便,粪潜血阳性。
4. 肝功能、肾功能及电解质 ALT 40 U/L,AST 51 U/L,GGT 73 U/L,ALB 30.5 g/L,TBil 29.3 μmol/L,肾功能及电解质正常。
5. 血氨及炎症指标 血氨43 μmol/L,CRP 17.2 mg/L,PCT<0.05 μg/L。
6. 凝血功能 PTA 63%,FIB 1.96 g/L。
7. 腹部超声 下腹部可见不规则液性暗区,深约45 mm。

(三)内镜治疗后2周

1. 症状 无特殊不适。
2. 体格检查 巩膜无黄染,结膜无苍白,腹部移动性浊音阴性。
3. 血、粪常规 WBC 3.55×10^9/L,RBC 4.37×10^{12}/L,Hb 93 g/L,PLT 86×10^9/L;黄色软便,粪便潜血阴性。
4. 肝功能、肾功能及电解质 ALT 31 U/L,AST 39 U/L,GGT 66 U/L,ALB 33.5 g/L,TBil 24.1 μmol/L,肾功能及电解质正常。
5. 血氨及炎症指标 血氨36 μmol/L,CRP及PCT均正常。
6. 凝血功能 PTA 71%,FIB 2.3 g/L。
7. 腹部超声 腹腔未见明显液性暗区。

(四)出院医嘱

(1)ETV 0.5 mg po qd。
(2)普萘洛尔片 10 mg po tid。
(3)扶正化瘀片 4 片 po tid。
(4)易消化软食,1个月后门诊复查血常规、肝功能、HBV DNA、AFP、腹部彩超及胃镜。

四、思考与讨论

本例患者为食管静脉曲张破裂出血,同时合并门静脉高压性胃病,是肝硬化常见并发症。当日常临床工作中遇到以黑便为主要症状的消化道出血患者,如果能依次回答下面这几个问题,那么关于这个病例的所有问题也就都迎刃而解了。

(一)患者是消化道出血吗

本例患者入院时以黑便为主,如仅有少量黑便,需要鉴别是否属于食物或药物等因素引起的假性黑便,如患者服用铁剂、铋剂或猪肝、猪血等食物也会出现黑便情况。但该患者后期黑便次数增多,伴有呕血,应当确认为消化道出血。另外,如果患者出现呕血,同时伴有咳嗽,要注意鉴别是呕血还是咯血,是由肺部疾病引起出血还是消化道疾病引起出血。

(二)患者出血原因是什么

本例患者肝硬化基础上出现黑便,肝硬化患者消化道出血的主要原因包括食管胃静脉曲张破裂、门静脉高压性胃病和门静脉高压性肠病。胃镜仍然是筛查消化道静脉曲张及评估出血风险的"金标准",因此日常临床工作中,肝硬化的诊断一旦成立,即应定期进行胃镜检查,复查的频率取决于患者的肝硬化和静脉曲张程度。本例患者胃镜检查提示食管静脉曲张破裂出血,予以内镜下止血治疗,治疗后 2~4 周应复查胃镜评估治疗效果,可间隔 2~4 周序贯性治疗多个周期,以食管胃静脉曲张消失或无再出血风险为治疗终点,而食管胃静脉曲张消除或明显减轻后至少 12 个月胃镜检查一次,评估食管胃静脉曲张复发及再出血的风险。另外在情况不明时,即使明确肝硬化病史,也不能完全排除溃疡出血或胃肠道肿瘤出血可能,需要注意鉴别。

(三)患者出了多少血

通常情况下出血量达 5 mL 以上可出现大便隐血试验阳性;达 60 mL 以上可出现黑便;胃内蓄积血量达 300 mL 以上可出现呕血;一次出血量达 400 mL 以上可出现头昏、眼花、口干、乏力、皮肤苍白、心悸不安、出冷汗甚至晕倒;出血量达 800~1000 mL 及以上可出现周围循环衰竭。评估出血量还应参考呕血及便血量、血压及脉搏情况、贫血程度等。本例患者黑便多次,呕血 4 次,出现心率增快、血压下降等休克表现,综合评估出血总量在 1000 mL 以上。

(四)患者出血停止了吗

食管胃静脉曲张出血未控制通常具有以下表现:①在药物治疗或内镜治疗后>2 h,出现呕吐新鲜血液或鼻胃管吸出超过 100 mL 新鲜血液;②发生失血性休克;③未输血情况下,在任意 24 h 期间,Hb 下降 30 g/L(血细胞比容降低约 9%)。本例患者因黑便入院,入院后排便次数增加、量增多、由黑色成形便转化为黑色柏油样便,后期出现呕血,血流动力学不稳定,均提示仍存在活动性出血。

(五)患者该怎么治疗

食管胃静脉曲张出血治疗原则:监测生命体征、恢复血容量、降低门静脉压力和防治并发症。出血急性期应禁食水,合理补液,可用特利加压素、生长抑素及其类似物降低门静脉压力,应用质子泵抑制剂抑酸,提高胃液 pH 值。必要时输注红细胞,Hb 浓度目标值>60 g/L。对凝血功能障碍患者,可补充新鲜血浆、凝血酶原复合物和纤维蛋白原等。药物治疗效果欠佳时可考虑三腔双囊管压迫止血、急诊内镜下套扎、硬化剂或组织黏合剂治疗、介入治疗、外科手术治疗等。急性出血停止后,应尽早进行二级预防,常用药物为 β 受体阻滞剂或卡维地洛,其应答标准为:肝静脉压力梯度(HVPG)≤12 mmHg 或较基线水平下降≥10%,若不能检测 HVPG,则应使静息心率下降到基础心率的 75% 或 50~60 次/min。

五、练习题

1. 食管胃静脉曲张破裂出血的处理原则有哪些?

2.有效血容量恢复的指征有哪些?

六、推荐阅读

[1]中华医学会肝病学分会,中华医学会消化病学分会,中华医学会内镜学分会.肝硬化门静脉高压食管胃静脉曲张出血的防治指南[J].中华肝脏病杂志,2022,30(10):1029-1043.
[2]中华医学会肝病学分会.肝硬化诊疗指南[J].临床肝胆病杂志,2019,35(11):2408-2425.
[3]中国医师协会急诊医师分会,中华医学会急诊医学分会,全军急救医学专业委员会,等.急性上消化道出血急诊诊治流程专家共识[J].中国急救医学,2021,41(1):1-9.

（闫婧雅　梁红霞）

案例 8　乙型肝炎肝硬化失代偿期（肝性脑病）

概要

45 岁男性被确诊为"乙型肝炎肝硬化失代偿期（肝性脑病）",给予 ETV、乳果糖、注射用门冬氨酸鸟氨酸治疗后好转出院;院外继续服用 ETV 抗乙肝病毒治疗。

一、病历资料

(一)门诊接诊

1.主诉　发现 HBsAg 阳性 20 年、肝硬化 5 年、嗜睡 2 d。

2.问诊重点　应关注患者肝功能、血氨和病毒学等核心检测和检查指标情况、诱发因素、主要症状特点、疾病演变过程、诊治经过、治疗效果。

3.问诊内容

(1)诱发因素:有无感染、出血、服用利尿剂、饮酒、进食高蛋白食物等诱发因素。有无服药史,尤其是镇静催眠类药物。

(2)主要症状:有无乏力、食欲缺乏、腹胀、思维错乱、计算力下降等。

(3)伴随症状:有无发热、咳嗽、咳痰、胸闷、气短、呕血、便血、头晕、头痛等伴随症状。

(4)诊治经过:是否用药、何时开始用药、用何种药物、具体剂量、效果如何。

(5)既往史:有无高血压、糖尿病、心脏疾病、结核等病史,预防接种情况,有无手术、外伤、输血史,有无药物和食物过敏史。

(6)个人史:生于何地,在何地久居,有无疫区、疫情、疫水接触史,有无职业相关有害物质接触史,有无吸烟、饮酒、冶游史等。

(7)家族史:有无乙肝、丙肝等传染病家族史,家族成员健康状况,有无家族遗传病史。

问诊结果

患者为 45 岁男性,农民,20 年前体检时发现 HBsAg 阳性,未行特殊处理,未定期复查。5 年前因腹胀至医院检查提示"肝硬化",开始规律口服"恩替卡韦"抗病毒治疗,2 d 前进食海参后出现嗜睡,伴计算力下降、思维错乱,未行治疗。既往史无特殊。个人史无特殊(不饮酒)。母亲有"慢性乙肝"病史。

4. 思维引导　①总体印象方面:患者 20 年前体检时发现 HBsAg 阳性,5 年前确诊"肝硬化",其母亲有"慢性乙肝"病史,提示其不是急性 HBV 感染,而是慢性 HBV 感染,出生时可能感染 HBV 且慢性化。②病因方面:肝炎病毒、酒精戒断、脑血管疾病等常见原因均可能导致患者意识障碍,通过问诊可直接排除酒精戒断的可能性;根据病史,虽然乙肝肝硬化失代偿期导致意识障碍的可能性大,但是仍然不能排除脑血管疾病,将是下一步检查的重点。③诱因方面:海参为高蛋白食物,患者有肝硬化基础,高蛋白食物可诱发肝性脑病。④严重程度方面:肝脏的其他功能是否受到影响? 有无肝衰竭可能性? 需要进一步检测肝功能、凝血功能、血氨等指标。

(二)体格检查

1. 重点检查内容及目的　患者为肝脏疾病,应重点检查有无肝病面容、全身皮肤及巩膜是否黄染、全身有无水肿、有无扑翼样震颤、有无肝掌,面、颈、胸有无蜘蛛痣以及上腹部的专科检查。此外,为排除脑血管疾病,需查看患者鼻唇沟是否对称,四肢肌力有无异常。

体格检查结果

T 36.6 ℃,R 16 次/min,P 70 次/min,BP 110/70 mmHg。

神志淡漠、嗜睡状态,精神差,肝病面容,颈软,无抵抗,鼻唇沟对称,计算力下降,扑翼样震颤阳性,全身皮肤及巩膜轻度黄染,肝掌、颈部 3 枚蜘蛛痣,腹软,无压痛、反跳痛,肝脏肋下未触及,脾脏肋下 4 cm,质硬,无触痛,墨菲征(Murphy 征)阴性,移动性浊音阴性,双下肢无水肿。四肢肌力、肌张力正常,生理反射存在,病理反射未引出。

2. 思维引导　①患者体格检查提示患者肝硬化的可能性大;②患者神经系统查体无异常,可初步排除脑血管疾病。

(三)辅助检查

1. 临时辅助检查医嘱及目的

(1)血、尿、粪常规检查:入院常规检查,血常规中白细胞水平有助于判断有无感染,血小板水平有助于判断有无肝硬化,尿常规有助于判断有无泌尿系统感染、酮症酸中毒,粪常规有助于判断有无大便潜血等。

(2)传染病四项:入院常规检查,判断患者有无丙肝和乙肝血清标志物状态(HBeAg 阳性或阴性),进一步明确病因诊断和判断预后。

(3)HBV DNA 定量:判断患者目前有无病毒复制,评价抗病毒疗效。

(4)肝功能、肾功能、电解质:验证患者肝功能损伤程度,明确是否有肾功能的损害、内环境紊乱失衡。

(5)凝血功能及血氨:判断患者的病情严重程度。

(6)甲胎蛋白:肝病常规检测项目,有助于肝癌、肝细胞坏死后再生的判断。

(7)肝胆胰脾彩超:有助于判断患者有无肝硬化(肝脏形态和脾脏大小)、脂肪肝,有利于进一步明确病因诊断和判断肝病阶段。

（8）头颅 CT：判断有无脑出血、脑梗死。

辅助检查结果

（1）血、尿、粪常规检查：WBC $7.2×10^9$/L，Hb 98 g/L，PLT $100×10^9$/L；尿常规无异常；粪常规无异常。

（2）传染病四项：丙肝抗体阴性、梅毒抗体阴性、HIV 抗体阴性、HBsAg 阳性、HBeAb 阳性、HBcAb 阳性。

（3）HBV DNA 定量：未检测到。

（4）肝功能、肾功能、电解质：ALT 80 U/L，AST 70 U/L，ALB 30 g/L，TBil 65 μmol/L，DBil 30 μmol/L，GGT 50 U/L，ALP 130 U/L；肾功能正常、电解质正常。

（5）凝血功能及血氨：PTA 55%，血氨 130 μmol/L（明显升高）。

（6）AFP：10 μg/L。

（7）肝胆胰脾彩超：肝硬化、脾大。

（8）头颅 CT：无特殊异常。

---

2. 思维引导　①结合患者上述检查结果，可排除脑血管疾病、酮症酸中毒、低钠血症、肾性脑病；再结合患者病史，可排除酒精戒断、急性中毒。②引起患者神志改变的原因首先考虑乙肝肝硬化失代偿期（肝性脑病）。

（四）初步诊断

①肝炎后肝硬化失代偿期；②肝性脑病；③低蛋白血症；④病毒性肝炎乙型慢性重度。

二、治疗与复查方案

（一）长期治疗医嘱及目的

1. 抑制病毒复制　ETV 0.5 mg po qd，对因治疗，用于抑制 HBV DNA 的复制进而缓解肝脏炎症。

2. 促进胆酸代谢　0.9% 氯化钠注射液 100 mL+注射用还原型谷胱甘肽 1.8 g ivgtt qd，对症保肝治疗，保护肝脏的合成、解毒功能，促进胆酸代谢。

3. 促进胆汁代谢　0.9% 氯化钠注射液 100 mL+注射用丁二磺酸腺苷蛋氨酸 1.0 g ivgtt qd，对症保肝治疗，促进胆汁代谢。

4. 降低血氨　0.9% 氯化钠注射液 100 mL+注射用门冬氨酸鸟氨酸 15 g ivgtt q 12 h，对症治疗，降低血氨。

5. 促进氨的排泄　乳果糖 30 mL po tid，乳果糖 100 mL+0.9% 氯化钠注射液 100 mL bid 灌肠，对症治疗，调节肠道 pH 值，促进氨的排泄，减少氨的吸收。

6. 减少氨的生成　双歧杆菌四联活菌片 3 片 po tid，调节肠道菌群，减少氨的生成。

7. 补充白蛋白　人血白蛋白 10 g ivgtt qd。

（二）复查间隔

一般复查间隔为每 5 d 复查 1 次，如治疗期间有病情变化可随时复查。

（三）临时复查医嘱及目的

复查项目：肝功能、凝血功能、血氨、电解质。判断病情变化，肝功能特别是转氨酶降低和胆红素无升高、血氨降低、凝血功能特别是 PTA 无降低提示病情好转,反之为病情进展。

(四)思维引导

①患者的病因为乙肝肝硬化失代偿,需要终生抗病毒治疗,抑制 HBV DNA 复制,也是保障后续病情持续缓解的根本。②患者转氨酶、胆红素升高,给予对症保肝治疗。③目前肝性脑病重要的学说为氨中毒学说,降低血氨是治疗肝性脑病的重要措施。④患者的核心异常为肝功能、血氨、凝血功能,所以应重点复查肝功能、血氨、凝血功能;电解质异常也可诱发肝性脑病,需要监测电解质。

三、治疗经过和效果

(一)治疗后1周

1. 症状　神志较前好转。
2. 体格检查　神志清醒,皮肤巩膜黄染较前减轻,扑翼样震颤仍阳性。
3. 肝功能　ALT 55 U/L, AST 45 U/L, ALB 32 g/L, TBil 50 μmol/L, DBil 30 μmol/L, GGT 45 U/L, ALP 135 U/L。
4. 凝血功能及血氨　PTA 58%,血氨 60 μmol/L。
5. 其他　电解质正常。

(二)治疗后2周

1. 症状　神志清醒。
2. 体格检查　皮肤巩膜无明显黄染,扑翼样震颤阴性,计算力、定向力正常。
3. 肝功能　ALT 40 U/L, AST 30 U/L, ALB 35 g/L, TBil 25 μmol/L, DBil 15 μmol/L, GGT 48 U/L, ALP 130 U/L。
4. 凝血功能及血氨　PTA 60%,血氨 30 μmol/L。

(三)出院医嘱

(1)ETV 0.5 mg po qd。
(2)1~2 个月后门诊复查肝功能、血氨。

四、思考与讨论

肝性脑病作为肝硬化失代偿期的三大标志性事件(腹水、消化道出血、肝性脑病)之一,发病率不容小觑,全球每年约有20%的肝硬化患者发生显性肝性脑病;事实上,部分急性、慢性非肝硬化患者亦可能发生肝性脑病。肝性脑病具有多方面的病理生理学特征,主要表现为一系列从亚临床改变到昏迷的不同程度的神经精神异常综合征,包括认知功能、情绪、行为和运动功能的异常改变。比如本例患者入院时的主诉为"发现 HBsAg 阳性 20 年、肝硬化 5 年、嗜睡 2 d",即为乙肝肝硬化基础上出现了肝性脑病的并发症,主要表现为嗜睡。

肝性脑病是一种"知难行易"的疾病。①"知难"主要表现在其发病机制复杂,未被完全阐明或且难以被理解。氨中毒在肝性脑病的发病机制中扮演着重要的角色。氨的产生主要来源于胃肠道中尿素和蛋白的细菌代谢,谷氨酰胺酶对小肠中谷氨酰胺脱氨以及含氮食品,在利尿药治疗和低钾血症状态下可增加肾脏产生少量氨。此外,肌肉减少症状态下,肌肉细胞释放谷氨酰胺进一步促进氨化作用。此外,还有氨中毒学说之外的其他众多肝性脑病发病机制的学说。②"行易"主要表现在治疗方案相对简单,可操作性强,且大多效果明确。肝性脑病的发生是多种因素综合作用的结果,故应从多个环节采取综合性治疗措施。

肝性脑病治疗原则如下。①寻找和去除诱因:比如高蛋白饮食导致就需要低蛋白饮食,电解质紊乱引起就需要纠正电解质紊乱,感染诱发就需要抗感染治疗等。②减少来自肠道的有害物质如氨等的产生和吸收:比如输注门冬氨酸鸟氨酸、输注支链氨基酸、口服乳果糖及乳果糖灌肠酸化肠道等(因为氨在偏碱性肠道环境中更易吸收入血)。③适当的营养支持、对症支持治疗:比如降低颅内压、应用肠道微生态制剂等。

五、练习题

1. 本例患者如果合并大量腹水,应如何管理?
2. 本例患者如果出现躁狂,可以考虑应用什么药物?
3. 本例患者如果出现少尿,应该考虑什么原因,可以应用什么药物?

六、推荐阅读

[1]中华医学会肝病学分会.肝硬化诊治指南[J].中华肝脏病杂志,2019,27(11):846-865.
[2]中华医学会感染病学分会肝衰竭与人工肝学组,中华医学会肝病学分会重型肝病与人工肝学组.肝衰竭诊治指南(2018年版)[J].中华临床感染病杂志,2018,11(6):401-410.

(翁鑫鑫 康 谊)

案例9 乙型肝炎肝硬化失代偿期(肝肾综合征)

概要

44岁男性被确诊为"乙型肝炎肝硬化失代偿期合并肝肾综合征",给予TAF、特利加压素、人血白蛋白及血浆等治疗后好转出院;院外继续服用TAF抗乙型肝炎病毒治疗。

一、病历资料

(一)门诊接诊

1. 主诉 发现HBsAg阳性2年,腹胀、下肢水肿半个月。
2. 问诊重点 应聚焦患者家族史、肝肾功能、心脏功能、病毒学、影像学等核心检测和检查指标情况、主要症状特点、疾病演变过程、诊治经过、治疗效果,男性患者还应注意有无其他肝功能损害病因如嗜酒、保健补品等。
3. 问诊内容
(1)诱发因素:有无未遵医嘱而擅自停用抗病毒药物、服用其他可能导致肝肾损伤的药物、饮酒、劳累等引起肝、肾功能异常的诱发因素,是否定期监测病情变化。
(2)主要症状:有无肝功能减退的其他常见症状,如乏力、厌食、恶心、呕吐、腹泻等,有无肾功能异常的常见症状,如泡沫尿、少尿、眼睑及颜面水肿等。
(3)伴随症状:有无呕血、便血、发热、咳嗽、咳痰、心悸、胸闷、气短、发绀、头晕、头痛、泡沫尿、腰痛等伴随症状。

（4）诊治经过：是否用药，何时开始用药、用何种药物、具体剂量和疗程、效果如何。

（5）既往史：有无高血压、糖尿病、肾脏疾病、心脏疾病、甲状腺疾病、结核等病史，预防接种情况，有无手术、外伤、输血史，有无药物和食物过敏史。

（6）个人史：生于何地，在何地久居，有无疫区、疫情、疫水接触史，有无职业相关有害物质接触史，有无吸烟、饮酒、冶游史等。

（7）家族史：家族成员健康状况，有无乙肝、丙肝等传染病家族史，有无家族遗传病史。

问诊结果

患者为44岁男性，农民。2年前发现HBsAg阳性，具体情况不详，未规范治疗。半个月前无明显诱因出现腹胀，伴腹围增大，双下肢对称性凹陷性水肿，无恶心、呕吐，无腹痛、腹泻，无眼黄、尿黄，无心悸、胸闷等，当地县医院诊断为"乙肝后肝硬化失代偿期"，给予"保肝、利尿"等治疗，双下肢水肿好转，仍有腹胀，偶感恶心，无呕吐，小便量较前减少约二分之一，检查示肝肾功能异常（未见检查单）。既往史、个人史无特殊。未婚。其母亲有"慢性乙肝"病史。

4. 思维引导　①总体印象方面：患者2年前发现HBsAg阳性，提示系慢性HBV感染；其母亲有"慢性乙肝"病史，考虑母婴传播导致可能性大，即出生时感染HBV且慢性化。②病因方面：下肢水肿，常见病因有肝源性、肾源性、心源性水肿。患者有慢性HBV感染，未规范治疗，首先考虑肝源性水肿，其中肝炎病毒、酒精、药物、脂肪肝、自身免疫性肝病等常见原因均可能导致肝硬化进而引起腹水。通过问诊可直接明确有无酒精肝和药物肝的可能性；虽然HBV导致乙肝后肝硬化的可能性大，但是仍然不能排除丙肝病毒、脂肪肝、自身免疫性肝病等因素；其次肾源性水肿、心源性水肿需重点鉴别。③诱因方面：肝硬化失代偿后肝脏合成功能下降导致白蛋白低、门静脉高压、淋巴液回流障碍、继发醛固酮增多等因素是水肿和腹水形成的主要机制。肾功能异常，考虑血容量不足、乙肝肝硬化合并肝肾综合征可能性大，院外大量利尿可能是其诱因，不排除合并自发性腹膜炎（SBP）以及慢性HBV感染相关性肾病。④严重程度方面：患者肝肾功能异常，因未见外院具体报告，具体损伤程度如何？肝脏的其他功能是否受到影响？有无肝衰竭、肾衰竭可能性？Child-Pugh分级，肾小球滤过率（GFR）如何？除常规肝功能、肾功能检查，还需进一步检测HBV DNA、凝血功能、血氨、尿蛋白等指标。

（二）体格检查

1. 重点检查内容及目的　患者患肝硬化疾病，应重点检查有无肝病面容、全身皮肤黏膜及巩膜是否黄染、全身有无水肿、有无肝掌，面、颈、胸有无蜘蛛痣、皮肤瘀点、瘀斑以及上腹部的专科检查。还需注意鉴别诊断的相关查体。

体格检查结果

T 36.1 ℃，R 20次/min，P 88次/min，BP 125/96 mmHg。

神志清楚，对答流利。慢性肝病面容，面色晦暗，巩膜无黄染，未见肝掌，颈胸前可见数个蜘蛛痣。眼睑颜面无水肿，颈静脉无怒张，双肺呼吸音清，未闻及干、湿啰音，心音有力，律齐，各瓣膜听诊区未闻及杂音。腹部膨隆，未见腹壁静脉曲张，右上腹部轻压痛，无反跳痛，肝、脾肋下未触及，移动性浊音阳性，下肢轻度凹陷性水肿。扑翼样震颤阴性，生理反射存在，病理反射未引出。

2. 思维引导　①患者体格检查可见肝硬化体征,如肝功能减退表现,慢性肝病面容,可见蜘蛛痣,门静脉高压表现如腹水形成,右上腹部轻压痛,无反跳痛,有无 SBP 可能,可进一步行腹水常规及腹水培养等检查。神志清楚,未见肝性脑病表现,无出血倾向,不支持肝衰竭,但仍需动态观察病情变化。无呼吸困难,颈静脉无怒张,肝脏肋下未触及,心源性水肿可能性不大,可结合心脏彩超等进一步明确。②患者体型匀称,脂肪肝导致转氨酶升高的可能性低,但下一步仍然需要结合上腹部彩超、CT 或 MRI 检查进一步排除。

(三)辅助检查

1. 临时辅助检查医嘱及目的

(1)血、尿、粪常规检查:入院常规检查,血常规中三系(WBC、RBC、PLT)水平有无下降有助于判断有无脾功能亢进,有助于判断有无肝硬化门静脉高压。WBC 有无升高或相对于原基础水平升高,用于判断有无合并感染可能;Hb 水平用于判断有无贫血。尿常规有助于判断有无泌尿系统感染,尿蛋白、管型、尿潜血情况有助于判断是否合并肾小球及肾小管病变;粪常规有助于判断有无粪便潜血等。

(2)传染病四项:入院常规检查,判断患者乙肝五项状态(HBeAg 阳性或阴性)及有无合并丙肝、HIV、梅毒,进一步明确病因诊断和判断预后。

(3)HBV DNA:明确 HBV DNA 水平,判断传染性强弱,指导抗病毒治疗方案的选择。

(4)肝功能、肾功能、电解质、血糖、心肌酶谱、血脂:判断患者肝功能、肾功能损伤程度,明确是否有电解质失衡和内环境紊乱;糖、血脂水平用来评估肝脏物质代谢功能;心肌酶谱水平,用于判断有无合并心肌损害。

(5)CRP、PCT、白介素-6(IL-6):判断是否存在感染及感染可能类型。

(6)甲肝、戊肝抗体:判断患者是否合并甲肝或戊肝引起的急性肝损害,进一步明确病因。

(7)自身免疫性肝病抗体及免疫球蛋白、补体:判断患者是否合并自身免疫性肝病,进一步明确病因。

(8)病毒四项(单纯疱疹病毒 2 型 IgM、巨细胞病毒 IgM、风疹病毒 IgM、EB 病毒抗体测定):有助于判断患者是否合并其他病毒感染,特别是易引起肝炎的 CMV 和 EBV 感染。

(9)凝血功能及血氨:判断患者的病情严重程度。

(10)AFP:肝病常规检测项目,有助于肝癌、肝细胞坏死后再生的判断。

(11)铜蓝蛋白:有助于判断患者是否合并存在常见遗传性代谢性肝病——肝豆状核变性的可能性。

(12)肝、胆、胰、脾彩超,腹水彩超,门静脉/下腔静脉/肝静脉+心脏彩超+泌尿系统彩超:有助于判断肝硬化程度(肝脏形态和脾脏大小)、有无占位病变、脂肪肝,判断腹水程度,门静脉宽度对肝硬化诊断有重要意义,肝脏血管是否通畅,排除血管畸形引起门静脉高压表现。心脏彩超查看心脏各心腔大小、瓣膜结构及功能情况,排除心源性水肿。泌尿系统有无病变以及病变程度,有利于进一步明确病因诊断和判断肝病、肾病阶段。

(13)胃镜:有助于判断有无食管-胃底静脉曲张,评估出血风险,必要时镜下治疗。

(14)心电图:有助于判断患者是否有心肌缺血、心律失常等。

(15)B 型利钠尿多肽前体(pro-BNP):有助于判断是否存在心功能不全。

辅助检查结果

（1）血、尿、粪常规检查：WBC 2.89×10^9/L，Neut% 57.1%，RBC 3.64×10^{12}/L，Hb 100 g/L；PLT 80×10^9/L；尿常规蛋白（+）；粪常规无异常。

（2）传染病四项：HBsAg 阳性、HBeAg 阳性、HBcAb 阳性；丙肝抗体阴性、梅毒抗体阴性、HIV 抗体阴性。

（3）HBV DNA：1.90×10^7 IU/mL。

（4）肝功能、肾功能、电解质、血糖、心肌酶、血脂：①肝功能，ALT 99 U/L，AST 79 U/L，GGT 34 U/L，ALP 84 U/L，ALB 28.1 g/L，球蛋白（Glob）42.8 g/L，白球比（A/G）0.66，前白蛋白 108 mg/L，TBil 21.2 μmol/L，DBil 6.3 μmol/L；②肾功能，尿素（Urea）13.24 mmol/L，Cr 268.1 μmol/L，UA 592 μmol/L，GFR 41.10 mL/（min·1.73 m^2）；③电解质，K^+ 3.16 mmol/L，Na^+ 129 mmol/L，Cl^- 95.3 mmol/L，Ca^{2+} 1.99 mmol/L，HCO_3^- 30.4 mmol/L。血糖、心肌酶正常，甘油三酯（TG）0.46 mmol/L，总胆固醇（TC）3.64 mmol/L。

（5）CRP、PCT、IL-6：CRP 8.82 mg/L，PCT 0.013 μg/mL，IL-6 13.87 pg/mL。

（6）甲肝、戊肝抗体：均阴性。

（7）自身免疫性肝病抗体及免疫球蛋白、补体：自身抗体和免疫球蛋白及补体均阴性。

（8）病毒四项（单纯疱疹病毒 2 型 IgM、巨细胞病毒 IgM、风疹病毒 IgM、EB 病毒抗体测定）：各病原体 IgM 均阴性。

（9）凝血功能及血氨：PTA 57.57%，INR 1.3，血氨 26 μmol/L。

（10）AFP：17.33 ng/mL。

（11）铜蓝蛋白：正常水平。

（12）肝、胆、胰、脾彩超，腹水彩超，门静脉/下腔静脉/肝静脉+心脏彩超+泌尿系彩超：肝实质弥漫性损伤，脾大（厚 58 mm），门静脉增宽 16 mm，门静脉、下腔静脉、三支肝静脉血流通畅，腹水 94 mm，脾大，胆囊沉积物，无脂肪肝表现。右肾强回声（2 mm×2 mm），小结石？余泌尿系统未见明显异常。二尖瓣轻度关闭不全，左室舒张功能下降，左室射血分数 66%。

（13）胃镜：食管炎，食管静脉曲张；门静脉高压性胃病，慢性浅表性胃炎伴胆汁反流。十二指肠球炎。

（14）心电图：正常。

（15）pro-BNP：正常。

2. 思维引导　①结合患者上述检查结果，可排除甲肝、丙肝、戊肝、CMV 相关性肝炎、EBV 相关性肝炎、自身免疫性肝病、脂肪性肝病、肝豆状核变性、巴德-基亚里综合征；无酒精、药物性肝损伤，导致患者肝硬化的原因是慢性 HBV 感染，需要指出的是由于缺乏 HDV 特异性检测试剂，未进行丁肝抗体和病毒核酸的检测，不排除丁肝重叠乙肝感染，促进和加重肝损伤，导致肝硬化。②结合肝功能减退：转氨酶升高，白蛋白下降，白球比倒置，Child-Pugh B 级。门静脉高压表现：彩超示脾大、门静脉增宽、腹水，血常规三系下降，胃镜示食管静脉曲张，乙肝肝硬化失代偿期诊断明确。肾功能损伤，尿量减少，肌酐升高，GFR 下降，泌尿系统无肾脏损伤表现，结合外院利尿剂应用病史，考虑肝硬化合并肝肾综合征（HRS）可能性大。③结合心脏彩超，pro-BNP 正常水平，可排除心源性水肿。

(四)初步诊断

①乙型肝炎后肝硬化失代偿期合并腹水；②肝肾综合征；③脾功能亢进；④低蛋白血症；⑤食管静脉曲张；⑥门静脉高压性胃病；⑦电解质紊乱：低钾血症、低钠血症；⑧食管炎；⑨慢性浅表性胃炎伴胆汁反流；⑩十二指肠球炎。

二、治疗与复查方案

(一)长期治疗医嘱及目的

(1)TAF 25 mg po qd,对因治疗,最大限度抑制 HBV DNA 的复制进而减轻肝脏炎症、延缓肝硬化进展,减少 HCC 或其他并发症的发生。

(2)5% 葡萄糖 250 mL+还原性谷胱甘肽 1.8 g ivgtt qd,对症抗炎护肝治疗,促进肝脏的合成、解毒功能,促进胆酸代谢,有利于消化道吸收脂肪及脂溶性维生素(维生素 A、维生素 D、维生素 E、维生素 K)。

(3)0.9%氯化钠注射液 100 mL+艾司奥美拉唑 40 mg ivgtt qd,抑制胃酸分泌,保护胃黏膜,减少门静脉高压性胃病出血的风险。

(4)特利加压素 1 mg ivvp(微量泵输注)q6h,特利加压素可引起内脏血管收缩,有效降低门静脉压力。

(5)人血白蛋白 20 g ivgtt qd,补充人血白蛋白,扩充血容量。血浆 400 mL ivgtt qd,补充凝血因子,另血浆含蛋白成分,亦起到补充白蛋白和扩容效果。根据病情变化调整用量。

(6)10%氯化钾 10 mL 稀释后 po tid,补钾纠正电解质紊乱,根据复查电解质钾离子水平调整。

(7)记录 24 h 出入量:根据尿量变化评估利尿效果及肾功能可能变化。

(二)临时治疗医嘱及目的

(1)腹腔穿刺术:了解腹水性质。送检腹水常规、生化、细菌培养,评估腹水性质,是否合并 SBP。

(2)0.9%氯化钠注射液 100 mL+10%氯化钠 30 mL ivgtt st,根据复查电解质中钠、氯离子水平调整。

(三)复查间隔

一般复查间隔为每周复查 1~2 次,如治疗期间有病情变化可随时复查。

(四)临时复查医嘱及目的

1.复查项目　血常规、肝功能、肾功能、电解质、CRP、PCT、IL-6、凝血功能、腹水彩超。判断病情变化,血常规中白细胞有助于炎症判断、血红蛋白有助于是否出血的判断、血小板有助于脾功能亢进程度判断;肝功能特别是转氨酶降低和白蛋白有无升高;肾功能尿素氮、肌酐有无下降;电解质紊乱是否纠正;炎症指标评估有无合并感染,是否需要抗感染治疗。腹水彩超查看腹水有无减少,凝血功能特别是 PTA 有无升高,提示病情好转,反之提示病情进展。

2.出院前复查项目　血常规、肝功能、肾功能、电解质、凝血功能、腹水彩超、HBV DNA 定量。判断病情变化,复查肝肾功能、电解质和凝血功能、腹水彩超的目的同上;HBV DNA 显著降低提示抗病毒治疗有效。

(五)思维引导

①患者乙肝肝硬化失代偿期的病因为 HBV DNA 的复制,所以抗病毒治疗,抑制 HBV DNA 复制至关重要,也是稳定肝硬化病情的有力保障;患者病毒载量高,为初治患者,应选择强效低耐药药

物;患者肾功能异常,TAF 可高效快速抑制病毒复制,且在不合并 HIV 感染的患者 GFR≥15 mL/(min·1.73 m²)时不需要调整剂量,其他核苷类似物在 GFR≤50 mL/(min·1.73 m²)则需要调整给药剂量。②患者转氨酶轻度升高,考虑给予对症保肝治疗;由于合并低钾血症,故暂不选择常用的甘草酸制剂,可选择注射用还原型谷胱甘肽对症保肝治疗。③密切监测肾功能、电解质,判断药物治疗效果,评估病情好转或恶化。根据尿量变化评估利尿效果及肾功能可能变化。腹水彩超直观评估腹水消退情况。患者为肝硬化失代偿期,肝功能损害可进一步进展,需定期复查凝血功能,警惕肝衰竭可能;HBV DNA 定量亦是重要疗效评价指标,抗病毒治疗起效需要时间,故选择在出院前初步复查 HBV DNA 定量,评价抗病毒治疗效果。

三、治疗经过和效果

(一)治疗后 3 d

1. 症状　腹胀、恶心症状好转。尿量增多,1500 mL/d。

2. 体格检查　腹部平坦,腹围减小,腹无压痛及反跳痛,移动性浊音可疑阳性,下肢水肿消退。余查体较入院时无明显变化。

3. 肝功能、肾功能、电解质　ALT 65 U/L, AST 42 U/L, GGT 40 U/L, ALP 98 U/L, ALB 33.1 g/L, Glob 49.1 g/L, A/G 0.67, TBil 14.2 μmol/L, DBil 4.9 μmol/L; Urea 13.39 mmol/L, Cr 124.2 μmol/L, UA 363 μmol/L, GFR 58.23 mL/(min·1.73 m²), K^+ 4.13 mmol/L, Na^+ 142 mmol/L, Cl^- 99.8 mmol/L, Ca^{2+} 2.1 mmol/L, HCO_3^- 30.0 mmol/L。

4. CRP、PCT、IL-6　CRP 6.80 mg/L, PCT 0.033 ng/mL, IL-6 12.67 pg/mL。

5. 凝血功能　PTA 74.17%(正常)。

6. 腹水彩超　腹水少量(较深处前后径 24 mm)。

(二)治疗后 1 周

1. 症状　腹胀、恶心症状基本缓解,尿量 2300 mL/d。

2. 体格检查　慢性肝病面容,腹部平坦,腹部无压痛及反跳痛,移动性浊音阴性,下肢无水肿。余查体同前无特殊。

3. 肝功能、肾功能、电解质　ALT 54 U/L, AST 36 U/L, GGT 40 U/L, ALP 99 U/L, ALB 33.1 g/L, Glob 49.1 g/L, A/G 0.67, TBil 14.2 μmol/L, DBil 4.9 μmol/L; Urea 8.69 mmol/L, Cr 105.6 μmol/L, UA 352 μmol/L, GFR 70.27 mL/(min·1.73 m²), K^+ 4.26 mmol/L, Na^+ 139 mmol/L, Cl^- 101.2 mmol/L, HCO_3^- 29.1 mmol/L。

4. CRP、PCT、IL-6　CRP 2.80 mg/L, PCT 0.018 ng/mL, IL-6 10.47 pg/mL。

5. 凝血功能　PTA 72.46%(正常)。

6. 腹水彩超　腹水少量(较深处前后径 11 mm)。

(三)出院前(治疗后 2 周)

1. 症状　无腹胀、无恶心等症状,尿量 2000 mL/d。

2. 体格检查　慢性肝病面容,皮肤黝黑较前稍变浅。腹部平坦,腹无压痛及反跳痛,移动性浊音阴性,下肢无水肿。

3. 肝功能、肾功能、电解质　ALT 42 U/L, AST 34 U/L, GGT 42 U/L, ALP 84 U/L, ALB 36.2 g/L, Glob 49.6 g/L, A/G 0.73, TBil 12.6 μmol/L; Urea 7.8 mmol/L, Cr 88.6 μmol/L, UA 320 μmol/L, GFR 86.05 mL/(min·1.73 m²),电解质正常。

4. 凝血功能　PTA 84%(正常)。

5. 腹水　未见游离液性暗区。

（四）出院医嘱

（1）TAF 25 mg po qd,乙肝肝硬化患者抗病毒治疗需终身服用。

（2）半个月后复查肝功能、肾功能、电解质、血常规,1~2个月后门诊复查 HBV DNA 定量,3~6个月复查一次肝、胆、胰、脾超声,AFP 等。

四、思考与讨论

引起肝硬化的常见病因为 HBV 和 HCV 病毒感染,大多数肝硬化只有一个病因,但也有多个病因同时作用,对于初次诊治患者,应排除其他病因如长期大量饮酒、非酒精性脂肪肝、自身免疫性肝病、遗传代谢性疾病、循环障碍如巴德－基亚里综合征和右心衰竭等,并需排除一些协同因素如肥胖、胰岛素抵抗、药物性肝损伤等。

乙肝后肝硬化失代偿期由于门静脉高压和肝功能减退两大病理生理改变,从而会出现一系列并发症,HRS 是常见并发症之一。失代偿期肝硬化合并腹水患者,由于门静脉压力升高,内脏血管扩张导致循环功能障碍,心输出量相对不足和有效血容量下降,引起肾血管灌注不足是 HRS 发生的主要原因,HRS 曾被称为"功能性肾功能衰竭",常见诱因为大量放腹水、过度使用利尿药物、SBP 等。本例患者考虑院外过度使用利尿药物,结合腹水常规、腹水培养结果排除合并 SBP。最新的肝硬化肾损伤分类去除了单纯的 1 型、2 型 HRS 分类,同时取消了 2 周内肌酐>2.5 mg/dL 作为诊断 HRS 的必需条件,包括急性肾损伤（AKI）、HRS－AKI、HRS－非急性肾损伤（NAKI）、慢性肾病（CKD）。以往的 1 型 HRS 相当于 HRS－AKI,2 型 HRS 包括了 HRS－NAKI、CKD。其中 HRS－AKI 诊断标准:①有肝硬化、腹水;②符合国际腹水俱乐部（ICA）对 AKI 的诊断标准;③停用利尿剂并按 1 g/kg 补充白蛋白扩充血容量治疗 48 h 无应答;④无休克;⑤目前或近期没有使用肾毒性药物;⑥没有肾脏结构性损伤迹象（无蛋白尿、无微量血尿、肾脏超声检查正常）。

HRS 治疗包括去除诱因,停用可能有肾毒性药物、血管扩张剂或非甾体抗炎药物,纠正低血容量、积极控制感染,应用血管活性药物应首选特利加压素,第 1 天 1 mg/4~6 h 联合人血白蛋白（20~40 g/d）治疗 3 d,Scr 下降<25%,特利加压素可逐步增加至 2 mg/4 h,若有效（Scr 下降至<133 μmol/L,且动脉压、尿量和血钠浓度增加）,疗程 7~14 d。若上述方案无效或针对特别贫困的患者,可试用去甲肾上腺素（0.5~3.0 mg/h）联合人血白蛋白（10~20 g/L）。近期欧洲药品管理局（EMA）审查特利加压素可能增加肝肾综合征患者呼吸障碍的风险,虽然审查仍在进行中,其仍可以用于 HRS 的治疗,过程中应注意监测呼吸障碍的发生。另外 TIPS 治疗可改善 HRS－AKI、HRS－NAKI 的肾功能,但应用对象为血清胆红素<51 μmol/L、Child-Pugh 分级<12 分,无心肺病患和肝性脑病者,HRS 患者一般病情较重,限制了对 TIPS 的选择。当然 HRS 高危患者还可以考虑肝移植。

五、练习题

1. 可用于治疗 HRS－AKI 的药物还有哪些?

2. 乙肝后肝硬化失代偿期患者出现肾功能损伤,如何区分是 AKI 或 HRS－AKI?

3. 肝硬化失偿期合并 HRS 患者如果对治疗无反应,下一步应如何处理?

六、推荐阅读

[1]中华医学会感染病学分会,中华医学会肝病学分会.慢性乙型肝炎防治指南（2019 年版）[J].中华肝脏病杂志,2019,27(12):938-961.

[2]中华医学会肝病学分会.肝硬化诊治指南[J].中华肝脏病杂志,2019,27(11):846-865.

[3] EUROPEAN ASSOCIATION FOR THE STUDY OF THE LIVER. EASL Clinical Practice Guidelines for the management of patients with decompensated cirrhosis[J]. J Hepatol,2018,69(2):406-460.

[4] BIGGINS SW, ANGELI P, GARCIA-TSAO G, et al. Diagnosis, evaluation, and management of ascites, spontaneous bacterial peritonitis and hepatorenal syndrome:2021 practice guidance by the American Association for the Study of Liver Diseases[J]. Hepatology,2021,74(2):1014-1048.

（周艳彩　朱　斌）

案例 10　丙型肝炎肝硬化失代偿期

概要

老年女性,66 岁,被确诊为"丙型肝炎肝硬化失代偿期,2 型糖尿病",予以索磷布韦/维帕他韦片口服,并同时予以保肝、利尿、对症治疗,胰岛素治疗 2 型糖尿病。肝功能好转、腹水消退后出院。院外继续口服索磷布韦/维帕他韦抗病毒治疗至满 24 周,后继续抗肝纤维化治疗,胰岛素治疗 2 型糖尿病,并定期复查。

一、病历资料

（一）门诊接诊

1. 主诉　食欲缺乏、乏力伴腹胀 6 d。

2. 问诊重点　应围绕患者食欲缺乏、乏力伴随腹胀的特点、是否存在诱因、疾病演变过程、诊治经过、治疗效果。注意患者诊疗过程中是否存在传染病、生化学指标和相关影像学情况。应聚焦患者是否有输血史、有偿献血史、外科手术史、不洁注射史,如去非正规医疗机构进行牙科疾病就诊等病史,有无受凉、劳累等诱因存在,有无腹泻病史。

3. 问诊内容

（1）诱发因素:有无劳累、饮酒或者其他损肝药物应用史,注意既往是否存在传染病病史及存在时间的长短。

（2）主要症状:有无肝功能异常的常见症状,比如乏力、厌食、恶心、呕吐、腹胀、腹泻等;有无低蛋白血症导致的腹胀、双下肢水肿,合并胸腔积液的患者还可以并发胸闷、咳嗽等症状。

（3）伴随症状:有无呕血、便血、柏油样大便、陶土样大便,有无腹泻、有无厌油,有无眼黄、尿黄,有无发热、咳嗽、咳痰、胸闷、气短、头晕、头痛等伴随症状。

（4）诊治经过:是否用药、何时开始用药、用何种药物、具体剂量、效果如何。

（5）既往史:有无高血压、糖尿病、心脏疾病、肝炎、结核等病史,预防接种情况,有无手术、外伤、输血史、单采血浆史,有无药物和食物过敏史。

（6）个人史:生于何地,在何地久居,有无疫区、疫情、疫水接触史,有无职业相关有害物质接触史,有无吸烟、饮酒、冶游史等。

（7）家族史:家族成员健康状况,有无乙肝、丙肝等传染病家族史,有无家族遗传病史等。

问诊结果

　　患者女性,66 岁,农民,平素体健,未曾进行定期体检。6 d 前,因食欲缺乏、腹胀伴乏力,无恶心、呕吐,无腹痛、腹泻,到当地县医院就诊,查 HCV-IgG 阳性,HCV RNA 2.32×10^6 IU/mL,ALT 67 U/L,AST 78 U/L,TBil 12.5 μmol/L,ALB 28 g/L;WBC 2.3×10^9/L,PLT 56×10^9/L;超声提示肝硬化,脾大,大量腹水。当地医院予以呋塞米片 40 mg po qd,治疗 7 d 后,腹胀仍无缓解,为进一步就诊转诊到我院,当地诊断"丙型肝炎肝硬化失代偿,2 型糖尿病"。既往史:糖尿病 8 年,间断口服药物治疗,具体不详,未予以定期复查及监测血糖。42 年前,曾因外伤在当地医院输血 1 次。既往史无特殊。个人史无特殊。家族中无类似疾病及遗传病史。

　　4.思维引导　①总体印象方面:患者 42 年前曾有输血史,"食欲缺乏、腹胀伴随乏力 6 d"为其主诉;当地查 HCV-IgG 阳性,HCV RNA 阳性,彩超提示肝硬化,脾大,大量腹水,且伴随有白细胞及血小板的下降,提示患者为慢性 HCV 感染导致的肝硬化失代偿期,且可能为输血传播导致;由于 HCV 感染初期无任何症状,故未就诊。②病因方面:HBV、HCV 等常见嗜肝病毒、酒精、药物、脂肪肝、自身免疫性肝病等常见原因均可能导致慢性肝病进行性加重,甚至出现肝硬化的表现。通过问诊可直接排除酒精肝炎和药物肝炎的可能性;根据患者提供的临床检查结果 HCV-IgG 阳性,HCV RNA 2.32×10^6 IU/mL,HCV 慢性感染导致患者患肝硬化失代偿期的可能性大,但是仍然不能排除 HBV 感染、脂肪肝、自身免疫性肝病等因素,这将是需要进一步排除的几个常见病因。③诱因方面:患者近一周内劳累,是导致患者腹水迅速增多,出现食欲缺乏、腹胀伴随乏力的诱因。④患者临床诊断为丙肝肝硬化失代偿期,需注意患者有无消化道出血病史,有无食管胃底静脉曲张,有无胸腔积液及肺部感染、自发性腹膜炎等合并症存在。⑤患者合并糖尿病,当地医院超声报告有大量腹水,应注意是否合并腹腔感染,进一步完善相关检查,体格检查的时候注意腹部是否存在压痛、反跳痛。患者血常规提示白细胞、血小板低于正常值,超声提示脾大,体检时要注意患者脾脏肋下是否可以触及,大小是否超过腹部正中线等。

　　(二)体格检查

　　1.重点检查内容及目的　①总体印象方面:患者为 HCV 慢性感染引起的肝脏疾病,应重点检查有无肝病面容、全身皮肤及巩膜是否黄染、有无意识障碍,定向力及计算力是否正常,有无扑翼样震颤、有无肝掌,面、颈、胸有无蜘蛛痣,有无胸腔积液引起的呼吸音降低。②腹部的专科检查:如有无蛙状腹,有无腹壁静脉曲张,肝脾肋下是否可以触及,腹部移动性浊音是否阳性,腹部压痛、反跳痛是否阳性,双下肢是否有水肿。另外,要注意患者身高及体重,后续体重降低的幅度有助于判断腹水治疗效果。此外,患者合并糖尿病,注意有无视力降低的眼科异常,查看有无肢端坏疽、双下肢麻木等糖尿病并发症表现。

体格检查结果

　　T 36.5 ℃,R 18 次/min,P 75 次/min,BP 100/60 mmHg。

　　患者身高 165 cm,体重 60 kg。肝病面容,全身皮肤及巩膜无黄染。面部及颈部散在数枚蜘蛛痣,双手可见肝掌,胸及全身其他部位未发现蜘蛛痣。双肺呼吸音清,心脏听诊未发现异常。腹部膨隆,蛙状腹,腹部压痛、反跳痛阳性,移动性浊音阳性,肝脏肋下未触及,脾脏肋下 4 cm 处触及,质硬,无触痛,未超过正中线。双下肢水肿。

2.思维引导　①体格检查发现,患者面部及颈部散在数枚蜘蛛痣,双手可见肝掌,提示患者由于肝功能异常导致雌激素灭活功能减退。肺部呼吸音无减低,提示患者并发胸腔积液的可能性小;患者腹部膨隆,蛙状腹,提示患者存在腹水;腹部压痛、反跳痛阳性,提示存在自发性腹膜炎的可能。临床上患者出现腹部压痛、反跳痛,常是因为腹膜受到刺激诱发,还可见于急性化脓性阑尾炎、消化道穿孔、急性坏疽性胆囊炎、急性梗阻性化脓性胆管炎等病症,医生要详细询问病史,并进行体格检查,如急性阑尾炎时可以出现右下腹麦氏点固定压痛,急性胆囊炎可以出现右上腹肋下固定压痛,而反跳痛是局部有腹膜炎症状,需要开具腹部超声或者腹部CT,疑诊有肠道穿孔时还要开具腹部DR平片,了解腹腔是否存在膈下游离气体等影像学表现来进一步鉴别诊断。患者脾脏肋下4 cm处触及,存在脾脏体积增大;双下肢水肿,存在低蛋白血症及下腔静脉回流障碍可能性大。②患者腹部膨隆、移动性浊音阳性,为肝硬化合并低蛋白血症导致,脂肪肝导致肝损伤的可能性较小,但下一步仍然需要结合患者血脂水平及上腹部彩超检查明确诊断。

(三)辅助检查

1.临时辅助检查医嘱及目的

(1)血、尿、粪常规检查:入院常规检查,血常规中白细胞、红细胞、血小板的水平是否下降用于判断脾脏增大导致脾功能亢进的轻重程度,血红蛋白用于评价患者是否贫血。尿常规有助于判断有无泌尿系统感染,尿蛋白是否阳性,尿糖是否阳性。粪常规有助于判断有无大便潜血等。

(2)传染病四项:入院常规检查,判断患者有无合并HBV及HIV感染,有无梅毒螺旋体感染,进一步明确病因诊断和判断预后。

(3)HCV RNA:了解患者传染性强弱及治疗基线HCV RNA水平,和治疗后HCV病毒定量进行比较,便于医生掌握抗病毒治疗疗效。

(4)HCV基因分型:根据基因型结果,有助于选择抗病毒治疗药物。

(5)甲肝、戊肝抗体:判断患者是否合并甲肝或戊肝,进一步明确病因诊断。

(6)自身免疫性肝病抗体及免疫球蛋白、补体:判断患者是否合并自身免疫性肝病,进一步明确病因诊断。

(7)病毒全套:有助于判断患者是否合并其他病毒感染,特别是易引起肝炎的EBV和CMV感染。

(8)肝功能、肾功能、电解质:判断患者肝功能损伤程度,明确是否有肾功能的损害、内环境紊乱。

(9)凝血功能及血氨:判断患者的病情严重程度。凝血功能还可提示患者出血风险大小。血氨升高,可诱发肝性脑病。

(10)AFP、AFP异质体、异常凝血酶原:肝病常规检测项目,有助于明确患者是否发生肝细胞癌。

(11)铜蓝蛋白:有助于判断患者是否存在常见遗传性代谢性肝病——肝豆状核变性。

(12)空腹血糖、糖化血红蛋白:有助于判断患者当日空腹状态血糖高低及8～12周内血糖控制情况。

(13)CRP、PCT:CRP在感染、肿瘤、组织损伤等急慢性炎症性疾病均可升高,PCT是提示细菌感染的指标。二者结合,有助于判断合并腹腔感染的肝硬化失代偿患者体内炎症程度。

(14)腹水常规:有助于了解腹水的性质是渗出液、漏出液。腹水的外观是清亮、混浊还是血性,有核细胞数是否明显增多。

(15)腹水细菌培养:有助于明确腹腔感染的病原体,指导抗感染治疗敏感药物的选择。

(16)肝胆胰脾彩超:有助于判断患者有无肝硬化(肝脏形态和脾脏大小)、门静脉是否增宽、脾静脉是否增粗、有无合并脂肪肝、有无合并胸腔积液及腹水、评估胸腔及腹腔液体量,有利于进一步明确病因诊断和判断肝病阶段、严重程度,指导制订下一步的治疗方案。

（17）电子食管、胃镜：评估患者是否存在食管-胃底静脉曲张程度和范围、是否存在门静脉高压性胃肠黏膜病变、是否存在溃疡病。

（18）心电图：有助于判断患者是否有心肌缺血、心律失常等。

辅助检查结果

（1）血、尿、粪常规检查：WBC 2.2 ×10^9/L，RBC 4.0 ×10^{12}/L，Hb 100 g/L，PLT 43×10^9/L；尿常规尿糖（+），其余无异常；粪常规无异常。

（2）传染病四项：丙肝抗体阳性、梅毒抗体阴性、HIV 抗体阴性，乙肝五项全阴性。

（3）HCV RNA：3.56 ×10^6 IU/mL（检测下限 15 IU/mL）。

（4）HCV 基因分型：1b 型。

（5）甲肝、戊肝抗体：均为阴性。

（6）自身免疫性肝病抗体及免疫球蛋白、补体：自身免疫性肝病抗体全套报告提示抗核抗体 ANA（±）弱阳性，免疫球蛋白及补体测定结果为阴性。

（7）病毒全套：IgM 均阴性。

（8）肝功能、肾功能、电解质：ALT 59 U/L，AST 73 U/L，GGT 102 U/L，ALP 86 U/L，ALB 28.3 g/L，TBil 17.0 μmol/L，DBil 8.6 μmol/L；肾功能正常、电解质正常。

（9）凝血功能及血氨：PT 17 s，PTA 55%（低于正常值），血氨 30 μmol/L（正常）。

（10）AFP、AFP 异质体、异常凝血酶原：AFP 3 ng/mL，AFP 异质体 10 ng/mL，异常凝血酶原 15 mAμ/mL（正常）。

（11）铜蓝蛋白：400 mg/L（正常）。

（12）空腹血糖、糖化血红蛋白：空腹血糖 8.9 mmol/L（高于正常），糖化血红蛋白 7.0%（正常）。

（13）CRP、PCT：CRP 98 mg/L，PCT 2.11 ng/mL。

（14）腹水常规：外观淡黄色，稍混浊，有核细胞数为 800×10^6/L，单核细胞占 86%，多核细胞占 14%。

（15）腹水细菌培养：大肠埃希菌生长。药敏试验提示对头孢曲松敏感，抑菌圈最小。

（16）肝胆胰脾彩超：肝脏体积缩小，包膜不光滑。肝内血管走行清，肝右叶，有多个高回声结节，内无血流信号，最大的一个约有 5 mm×7 mm（考虑增生结节）。门静脉 15 mm（增宽）。胆囊壁光滑。脾脏长度 156 mm，厚度 48 mm，脾静脉宽 8 mm（脾脏大小及脾静脉宽度均超过正常值）。下腹部有不规则液性暗区，最深处约 90 mm（提示大量腹水）。胸腔未发现液性暗区。

（17）电子食管、胃镜：提示患者存在食管-胃底静脉中度曲张。

（18）心电图：提示为正常心电图。

---

2. 思维引导　①纵观患者上述辅助检查结果，可以排除 HBV、CMV 及 EBV 相关性肝炎、自身免疫性肝病、脂肪性肝病、肝豆状核变性所导致的肝脏疾病；再结合患者病史，可排除饮酒及药物所诱发的酒精性肝硬化、药物性肝炎相关的肝硬化。②患者查 HCV-IgG 阳性，同时 HCV RNA 阳性，患者肝功能 ALB 为 28.3 g/L，TBil 17.0 μmol/L，PT 17 s，较正常值延长 3 s，无肝性脑病，超声提示大量腹水，按照 Child-Pugh 分级为 C 级；患者 AFP、AFP 异质体及异常凝血酶原均为阴性，超声也未提示占位性病变，不考虑患者存在 HCC 的可能；电子食管、胃镜报告患者存在食管-胃底静脉中度曲张，为肝硬化的并发症；患者诊断为丙型肝炎肝硬化失代偿期。③患者腹水常规提示，腹水外观混浊，有核细胞数增多，细菌培养提示大肠埃希菌生长，提示患者合并腹膜炎。④患者血常规提示，

WBC 和 PLT 减低,彩超提示,脾脏长度 156 mm,厚度 48 mm,脾静脉宽 8 mm,结合患者病情分析,血细胞计数降低与脾功能亢进有关,部分患者可能合并骨髓生成外周血细胞功能障碍,需要进行骨髓穿刺术,抽取骨髓液涂片送检,了解骨髓造血功能是否正常,进行鉴别诊断以明确血细胞减低病因。

(四)初步诊断

①丙型肝炎肝硬化失代偿期;②病毒性肝炎丙型慢性;③脾功能亢进;④自发性腹膜炎;⑤2 型糖尿病。

二、治疗与复查方案

(一)长期治疗医嘱及目的

(1)一般治疗:卧床休息,易消化软食,糖尿病饮食,记录 24 h 尿量。

(2)0.9% 氯化钠注射液 100 mL+异甘草酸镁注射液 200 mg ivgtt qd,保肝抗炎,抑制肝脏炎症发生,促进受损肝细胞功能恢复。

(3)0.9% 氯化钠注射液 100 mL+头孢曲松针 2.0 g ivgtt qd,用于抗感染治疗,治疗患者合并的自发性腹膜炎症。

(4)人血白蛋白 10 g ivgtt qd:纠正患者低蛋白血症。

(5)呋塞米片 40 mg po qd+螺内酯片 100 mg po qd,早起顿服,并根据患者尿量加减用量。

(6)索磷布韦/维帕他韦片 1 片 po qd,由于患者为丙型肝炎肝硬化失代偿期,疗程为 24 周;如为不伴肝硬化失代偿期的慢性丙型肝炎患者,索磷布韦/维帕他韦片 1 片 po qd,疗程为 12 周。

(7)腹腔穿刺及置管引流治疗:每日适量放腹水,以每放 1 L 腹水,补充 4 g 白蛋白的量进行对症支持治疗,以缓解腹腔张力,并送检腹水常规、腹水生化,腹水细菌培养。

(8)予以诺和锐特充胰岛素针三餐前皮下注射,三餐前注射剂量分别为 12 U、12 U、16 U,并监测患者三餐前后及空腹血糖值,依据血糖高低加减胰岛素用量。

(二)复查间隔

一般复查间隔为每周复查 1 次,如治疗期间有病情变化可随时复查。住院期间,告知患者同一条件下,每天早晨监测体重 1 次,以了解患者腹水消减情况。

(三)临时复查医嘱及目的

治疗后第 1 周复查项目:肝功能、肾功能、电解质、凝血四项、炎症指标、HCV RNA 定量等。判断病情变化,肝功能特别是转氨酶降低和胆红素无升高、纠正后的白蛋白是否恢复到正常水平,利尿剂应用是否影响患者肾功能,是否存在电解质紊乱。凝血功能特别是 PTA 水平有无回升,如较治疗基线升高提示病情好转,反之为病情进展。炎症指标有助于判断自发性腹膜炎是否好转,HCV RNA 定量用于判断丙肝抗病毒治疗效果。

(四)思维引导

(1)该患者的病因为慢性 HCV 感染,所以抗病毒药物的足量、足疗程应用非常关键。目前针对 HCV 的抗病毒治疗药物,以索磷布韦/维帕他韦片为代表,相对较安全、口服方便,不良反应少见。在应用该类药物前要注意患者是否合并其他疾病,在应用治疗其他疾病的药物,避免药物之间的相互作用,比如索磷布韦/维帕他韦片不可以和治疗心脏疾病的药物胺碘酮同时应用。

(2)该患者存在肝脏炎症,导致转氨酶升高,所以应用异甘草酸镁针剂输注,缓解肝脏炎症,修复受损肝细胞。

(3)患者存在腹部压痛、反跳痛,腹部移动性浊音,患者腹水常规提示有核细胞数增多,为 800×10^6/L,腹水微混浊,可以临床诊断自发性腹膜炎,故予以头孢曲松针输注,抗感染治疗。每日间断引流腹水加利尿剂应用,利于腹水消退。人血白蛋白输注,纠正低蛋白血症,提高患者血浆胶体渗透压;每日监测体重,观察24 h尿量,便于调整利尿剂用量。每日查房应注意患者腹部外观有无改善,腹部压痛、反跳痛有无缓解,双下肢水肿有无消退,另外要注意引流管腹壁固定是否完好,敷料有无渗湿,必要时及时更换敷料。

(4)患者平素饮食应以软食+高蛋白饮食为主,注意患者24 h尿量,大便是否通畅、颜色是否正常、是否有柏油样大便等。

三、治疗经过和效果 ▶▶▶

(一)治疗后1周

1. 症状　腹胀稍好转,仍有乏力存在。

2. 体格检查　较入院时体重减轻3 kg左右,蛙状腹消失,腹部仍存在移动性浊音,反跳痛缓解,轻度压痛存在,双下肢水肿消失。

3. 肝功能　ALT 55 U/L,AST 59 U/L,GGT 99 U/L,ALP 77 U/L,ALB 30 g/L,TBil 16.6 μmol/L,DBil 8.1 μmol/L。

4. 凝血功能　PTA 59%(低于正常值)。

5. 炎症指标　CRP 62 mg/L,PCT 1.10 ng/mL。

6. HCV RNA 定量　1.02×10^3 IU/mL。

(二)治疗后2周

1. 症状　腹胀缓解,乏力症状明显好转。

2. 体格检查　体重较入院时减轻近6 kg,腹部无膨隆,移动性浊音消失,无压痛及反跳痛,双下肢无水肿。

3. 肝功能　ALT 36 U/L, AST 42 U/L, GGT 70 U/L, ALP 59 U/L, ALB 33.5 g/L, TBil 15.1 μmol/L,DBil 7.5 μmol/L。

4. 凝血功能　PTA 64%(低于正常值)。

5. 炎症指标　CRP 6 mg/L,PCT 0.4 ng/mL。

6. HCV RNA 定量　未检测出靶标(检测下限15 IU/mL)。

7. 超声(腹水)　患者腹部液性暗区最深处为10 mm。

(三)出院医嘱

(1)糖尿病饮食,软食。

(2)规律注射胰岛素,并定期监测空腹血糖、餐后血糖、糖化血红蛋白,必要时到内分泌科就诊。

(3)索磷布韦/维帕他韦片1片po qd,服用至满24周可以停药,停药后12周和24周复查病毒学指标,了解患者病毒持续应答情况。

(4)扶正化瘀片,4片po tid。

(5)呋塞米片40 mg po qd,螺内酯片100 mg po qd,继续口服1周左右。

四、思考与讨论 ▶▶▶

丙型病毒性肝炎是常见的病毒性肝炎,为HCV感染所致;在我国,急性病毒性肝炎少见,大多为慢性HCV感染。急性、慢性丙肝患者和无症状HCV携带者为传染源。传播途径类似于HBV、HIV感染,经过输血及血制品传播,不洁注射、针刺及器官移植传播,生活密切接触传播,母婴垂直传播,性传播。人群普遍易感,至今无有效的疫苗。HCV感染人体后首先引起病毒血症,第2周开始,可检出HCV-IgG。HCV感染后,50%~80%感染者会出现慢性化。

当疑诊为 HCV 感染时,首先检测 HCV-IgG,如果为阳性,还需要进一步检测 HCV RNA 定量及分型,如果患者 HCV RNA 阳性,无论肝功能正常与否,均需要进行抗病毒治疗。抗病毒治疗前,还要了解患者是否同时合并 HBV、HIV 感染,是否存在肝硬化,是否合并肾功能异常,是否合并有其他疾病及是否正在应用其他药物治疗。当 HCV 合并 HBV 感染时,除予以治疗丙型肝炎病毒药物,还需予以抗 HBV 药物口服;如合并 HIV 感染,抗 HCV 治疗的同时,也要给予 HIV 的抗病毒治疗,HIV 的治疗方案同单纯 HIV 感染治疗方案,同时应注意避免药物之间的相互作用;如患者肾功能异常,避免开具可影响肾功能的抗病毒药物;如患者口服治疗其他疾病的药物,还要注意避免药物之间的相互作用,必要时推迟丙肝的抗病毒治疗,或者调整治疗心脏疾病的药物。

HCV 慢性感染后,常见的临床类型为慢性丙型肝炎、丙型肝炎肝硬化(代偿期、失代偿期)、HCV 相关性肝癌。本病例属于丙型肝炎肝硬化失代偿期患者,该患者存在肝硬化的并发症,腹水及食管-胃底静脉曲张。患者合并糖尿病,患者的日常饮食应为糖尿病饮食,易消化软食。腹部查体存在腹部压痛及反跳痛,腹水常规提示外观混浊,有核细胞数增高,腹水细菌培养提示大肠埃希菌生长,该细菌为革兰氏阴性菌,结合病史考虑到患者合并自发性腹膜炎,故治疗过程中根据药敏试验结果予以头孢曲松针抗感染治疗,予以利尿、对症支持治疗,以及抗肝硬化药物辅助治疗,并定期复查相关指标。在此治疗基础上,告知患者定期复查,包括病毒学指标、生化学指标、肿瘤指标及超声检查,以免漏诊肝硬化基础上出现的肝癌。大部分丙型肝炎肝硬化失代偿期患者,经过长期规范系统治疗后,肝功能可以从失代偿期恢复到再代偿期,从而显著提高患者生活质量,延长其生命。

五、练习题

1. 肝硬化失代偿期的临床表现有哪些?
2. 肝硬化腹水合并自发性腹膜炎的常见表现有哪些?

六、推荐阅读

[1]中华医学会肝病学分会,中华医学会感染病学分会.丙型肝炎防治指南[J].中华传染病杂志,2020,38(1):9-28.

[2]EUROPEAN ASSOCIATION FOR THE STUDY OF THE LIVER (EASL). EASL recommendations on treatment of hepatitis C:final update of the series[J]. J Hepatol,2020,73(5):1170-1218.

[3]徐小元,丁惠国,李文刚,等.肝硬化诊治指南[J].临床肝胆病杂志,2019,35(11):2408-2425.

(李志勤　梁红霞)

案例 11　急性肝衰竭

概要

46 岁男性被确诊为"急性肝衰竭",给予复方甘草酸苷、还原型谷胱甘肽等保肝治疗,输注冰冻血浆、冷沉淀和白蛋白对症支持治疗以及人工肝治疗病情无好转,后转外科行肝移植术,手术成功,治愈出院。

一、病历资料

(一)门诊接诊

1.主诉　乏力、食欲缺乏、皮肤黄染3 d,嗜睡2 h。

2.问诊重点　应重点询问病因、主要症状特点、疾病演变过程、病毒性肝炎标记物、肝功能和凝血功能等核心检测和检查指标情况、诊治经过、治疗效果。

3.问诊内容

(1)病因:有无病毒性肝炎等基础疾病、服药史、酗酒史、毒物接触史、严重感染等情况,女性尚需要询问有无妊娠。

(2)主要症状:有无肝衰竭的常见症状,例如明显乏力、食欲缺乏、厌油、恶心、呕吐、腹胀、皮肤黏膜黄染、尿黄、意识障碍等。

(3)伴随症状:有无呕血、便血、发热、腹痛、胸闷、气短、头晕、头痛等伴随症状。

(4)诊治经过:是否用药,何时开始用药、用何种药物、具体剂量、效果如何。

(5)既往史:有无高血压、糖尿病、心脏疾病、肝炎、结核等病史,预防接种情况,有无手术、外伤、输血史,有无药物和食物过敏史。

(6)个人史:生于何地,在何地久居,有无疫区、疫情、疫水接触史,有无职业相关有害物质接触史,有无吸烟、饮酒、冶游史等。

(7)家族史:家族成员健康状况,有无乙肝、丙肝等传染病家族史,有无家族遗传病史。

问诊结果

患者为46岁男性,农民,3 d前无明显诱因出现乏力、食欲缺乏、皮肤黄染,伴恶心、呕吐、腹胀、尿黄,呕吐物为胃内容物,无发热、白陶土样大便及皮肤瘙痒,未就医。2 h前出现嗜睡,伴手抖、反应迟钝,至当地医院检查肝功能:ALT 1179 U/L,AST 731 U/L,GGT 154 U/L,ALP 187 U/L,ALB 36.9 g/L,TBil 353.2 μmol/L,DBil 231.2 μmol/L,间接胆红素(IBil)122 μmol/L。乙肝五项:HBsAb阳性,余为阴性;抗-HCV阴性;当地医院未给予治疗并建议尽快至上级医院住院治疗。既往史:2周前受凉后出现发热、头痛,口服"氨酚伪麻美芬片、维C银翘片、复方氨酚烷胺片"等药物3 d,症状好转停药。家族史无特殊。个人史:无烟酒嗜好。

4.思维引导　①总体印象方面:患者急性起病,突出的临床症状为乏力、食欲缺乏、恶心、呕吐、腹胀、皮肤小便黄染、意识障碍等,无发热、白陶土样大便及皮肤瘙痒等梗阻性黄疸的临床表现,提示其为急性重症肝病可能性较大。②病因方面:在我国病毒性肝炎如乙肝、丙肝是引起肝损伤的常见原因,当地医院检查结果暂不支持HBV、HCV感染,不排除急性感染的窗口期,入院后需要再次复查传染病四项,必要时检查HBV DNA、HCV RNA,进一步明确有无乙肝和丙肝。患者无饮酒史,故可以排除酒精性肝病。该患者发病前2周有受凉感冒及服药史,药物性肝损伤的可能性较大,但药物性肝损伤是排他性诊断,下一步需要排查的病因包括HAV、HEV、EBV、CMV等病毒感染引起的肝损伤以及单纯性脂肪肝、自身免疫性肝病、遗传代谢性肝病及甲状腺疾病等引起的肝损伤。③诱因方面:患者本次发病前有受凉发热的情况,感染是诱发疾病加重的一个常见原因,但是更为重要的是明确肝损伤的病因。④严重程度方面:患者临床症状重,尤其是有意识障碍,转氨酶、总胆红素显著升高,初步可以评估为严重的肝损伤,除了肝功能之外,凝血功能、血氨亦是评估肝脏疾病严重程度的重要指标,下一步需要尽快完善上述指标检测。

(二)体格检查

1.重点检查内容及目的　初步考虑患者为肝脏疾病,应重点检查有无肝病面容、全身皮肤及巩膜是否黄染、全身皮肤黏膜有无瘀点瘀斑、面颈胸有无蜘蛛痣、有无肝掌、腹部外形有无异常、是否有腹壁静脉曲张、腹部有无压痛及反跳痛、肝脾大小有无异常、有无腹腔移动性浊音等。此外,肝性脑病为肝功能衰竭及终末期肝病的常见并发症,所以在体格检查时需要查看患者的意识状态,神志是否清楚,有无反应迟钝、定向力障碍、计算力障碍,有无扑翼样震颤、腱反射亢进或减退及病理反射。

体格检查结果

T 37.1 ℃,R 19 次/min,P 82 次/min,BP 116/75 mmHg,身高 178 cm,体重 75 kg。

神志模糊,精神差,急性病容,全身皮肤及巩膜重度黄染,四肢及腹部可见散在瘀斑,压之不褪色,面、颈、胸及全身其他部位未发现蜘蛛痣,无肝掌。腹部膨隆,未见腹壁静脉曲张,腹部无压痛、反跳痛,叩诊呈明显鼓音,肝脾肋下未触及,移动性浊音阴性,双下肢轻度凹陷性水肿。扑翼样震颤阳性,腱反射、跟腱反射亢进,病理征阴性。

2.思维引导　①患者体格检查发现皮肤及巩膜明显黄染,提示黄疸原因待查,下一步从肝细胞性黄疸、溶血性黄疸、梗阻性黄疸三方面进行检查。②患者全身可见多处瘀点瘀斑,提示凝血功能异常,严重肝病或血液系统疾病均可以引起皮肤黏膜及内脏出血,由此进一步把病因指向肝脏疾病或血液系统疾病。③患者腹部膨隆,叩诊呈明显鼓音,腹部的阳性体征提示肝胆、胃肠等消化系统疾病的可能性较大。④神经系统的阳性体征,神志模糊、定向力障碍、计算力障碍以及扑翼样震颤阳性、腱反射、跟腱反射亢进提示肝性脑病的可能,但也需要与代谢性疾病、脑血管疾病等进行鉴别。下一步需要完善血糖、血氨、头颅 CT 等检查。

(三)辅助检查

1.临时辅助检查医嘱及目的

(1)血、尿、粪常规检查(急查):入院常规检查,血常规中白细胞、血红蛋白及血小板计数用于初步判断有无感染、肝硬化脾功能亢进、血液系统疾病可能。尿常规中的尿胆红素、尿胆原有助于判断黄疸的原因。粪常规有助于判断有无大便潜血等。

(2)传染病四项(急查):入院常规检查,判断患者有无乙肝、丙肝,进一步明确病因诊断和判断预后。

(3)血糖、血脂、肝功能、肾功能、电解质(急查):判断患者肝功能损伤程度,明确是否有糖尿病、高脂血症、肾功能损害及电解质紊乱。

(4)凝血功能(急查):判断患者是否存在凝血功能异常,用于判断病情的严重程度。

(5)血氨(急查):判断患者是否存在高氨血症,用于判断患者意识障碍的原因及病情的严重程度。

(6)血型(急查):严重肝病会出现血常规及凝血功能异常,需要输注血浆、冷沉淀、血小板等血制品,为下一步治疗做好充分的准备。

(7)甲肝、戊肝抗体:判断患者是否有甲肝或戊肝,进一步明确病因诊断。

(8)自身免疫性肝病抗体及免疫球蛋白、补体:判断患者是否有自身免疫性肝病,进一步明确病因诊断。

(9)病毒全套:有助于判断患者是否有非嗜肝病毒感染,特别是易引起肝损伤的 CMV 和 EBV

感染。

（10）甲状腺功能：有助于判断患者是否有甲状腺疾病，甲状腺功能亢进及减退均可以引起肝功能异常。

（11）AFP+异常凝血酶原+CEA+CA125+CA19-9：用于肝细胞坏死后再生、肝细胞癌、胆管细胞癌等疾病的鉴别。

（12）PCT、CRP：判断患者是否存在细菌感染，尤其用于判断有无脓毒症存在，同时用于判断疾病预后并为临床是否应用抗菌药物提供依据。

（13）G试验和GM试验：用于协助判断有无侵袭性真菌感染，指导是否需要及时应用抗真菌药物。

（14）铜蓝蛋白：有助于判断患者是否存在遗传代谢性肝病——肝豆状核变性的可能性。

（15）肝、胆、胰、脾，胸腔、腹腔、门静脉和下腔静脉血管彩超：用于判断患者肝脏、脾脏、血管及胆道系统有无异常、有无胸腔积液和腹水，有利于进一步明确病因诊断和判断病情严重程度。

（16）头颅、胸部、上腹部CT：在彩超基础上进一步评估肝胆及腹腔情况，头颅CT用于鉴别有无脑出血、脑梗死等引起意识障碍的脑血管疾病，胸部CT用于判断肺部有无感染，进一步评估有无严重并发症。上腹部CT用于判断肝脾大小及肝脏情况。

（17）心电图：入院常规检查，有助于判断患者是否有心肌缺血、心律失常。

辅助检查结果

（1）血、尿、粪常规检查：WBC $6.8×10^9/L$，RBC $5.0×10^{12}/L$，Hb 140 g/L，PLT $260×10^9/L$；尿胆原（+++）、尿胆红素（+++）；粪常规无异常。

（2）传染病四项：HBsAb阳性，丙肝、梅毒、HIV抗体均为阴性。

（3）血糖、血脂、肝功能、肾功能、电解质：ALT 981 U/L，AST 695 U/L，GGT 133 U/L，ALP 170 U/L，ALB 34.7 g/L，TBil 352.9 μmol/L，DBil 295 μmol/L，间接胆红素57.9 μmol/L，余指标正常；电解质、血糖、血脂、肾功能均正常。

（4）凝血功能：PT 27.60 s，活化部分凝血活酶时间（APTT）62.60 s，PTA 30%，INR 2.44，FIB 1.28 g/L。

（5）血氨：95.2 μmol/L。

（6）血型：AB血型，Rh阳性。

（7）甲肝、戊肝抗体：均阴性。

（8）自身免疫性肝病抗体及免疫球蛋白、补体：均阴性。

（9）病毒全套：CMV-IgG、EBV-VCA-IgG、EBV-NA-IgG均为阳性，余均为阴性。

（10）甲状腺功能：正常。

（11）AFP+异常凝血酶原+CEA+CA125+CA19-9：AFP 181.9 ng/mL，余指标均正常。

（12）PCT、CRP：PCT 0.13 ng/mL，CRP 3.20 mg/L。

（13）G试验和GM试验：阴性。

（14）铜蓝蛋白：正常。

（15）肝、胆、胰、脾，胸腔、腹腔、门静脉和下腔静脉血管彩超：双侧胸腔、腹腔可见少量积液，余部位彩超无异常。

（16）头颅、胸部、上腹部CT平扫：头颅平扫未见明显异常，双侧胸腔、腹腔可见少量积液。

（17）心电图：正常。

2. 思维引导　结合患者上述检查结果及病史,初步判断为肝功能衰竭,其病因尚不明确,但根据以上检验检查结果可排除如下病因:①甲肝、乙肝、丙肝、丁肝、戊肝等常见的嗜肝病毒感染。②CMV、EBV 等非嗜肝病毒感染。③自身免疫性肝病、肝豆状核变性。④酒精性肝病。⑤单纯性脂肪肝。患者起病急、病程短,本次发病前有明确服药史,目前药物性肝损伤的可能性较大,具体可以根据药物性肝损伤 RUCAM(Roussel Uclaf 因果关系评价法)评分量表进一步评估药物与肝损伤之间的因果关系,为诊断提供循证医学依据。

患者乏力、食欲缺乏、恶心、呕吐、皮肤及黏膜黄染等消化道症状明显,实验室检查提示转氨酶、胆红素显著升高,凝血功能 PTA<40% ,根据以上分析,初步判断患者为肝衰竭,根据以下肝衰竭的分类标准,最终可以做出急性肝衰竭的诊断。

(1)急性肝衰竭:急性起病,2 周内出现Ⅱ度及以上肝性脑病并有以下表现者。①极度乏力,并伴有明显厌食、腹胀、恶心、呕吐等严重消化道症状;②短期内黄疸进行性加深,血清 TBil≥10×正常值上限(ULN)或每日上升≥17.1 μmol/L;③有出血倾向,PTA≤40%(或 INR≥1.5),且排除其他原因;④肝脏进行缩小。

(2)亚急性肝衰竭:起病较急,2~26 周出现以下表现者。①极度乏力,有明显消化道症状;②黄疸迅速加深,血清 TBil≥10×ULN 或每日上升≥17.1 μmol/L;③伴或不伴肝性脑病;④有出血表现,PTA≤40%(或 INR≥1.5)并排除其他原因。

(3)慢加急性肝衰竭:在慢性肝病基础上,由各种原因引起以急性黄疸加深、凝血功能障碍为主要肝衰竭表现的综合征,可合并肝性脑病、腹水、电解质紊乱、感染、肝肾综合征、肝肺综合征等并发症,以及肝外器官功能衰竭。

(4)慢性肝衰竭:在肝硬化基础上,缓慢出现肝功能进行性减退和失代偿。①血清总胆红素升高,通常<10×ULN;②ALB 明显降低;③PLT 明显降低,PTA≤40% 或(或 INR≥1.5),并排除其他原因者;④有顽固性腹水或门静脉高压等表现;⑤肝性脑病。

患者同时存在嗜睡、定向力及计算力减退、扑翼样震颤阳性等症状及体征,实验室检查提示血氨升高,并且通过实验室检查及影像学检查排除了糖尿病、脑血管疾病等原因引起的意识障碍,综合分析可以做出肝性脑病的诊断,肝性脑病为急性肝衰竭的常见并发症,肝性脑病的分级可以依据West-Haven 标准评为 3 级。腹水及胸腔积液同样也属于急性肝衰竭的并发症,依据彩超及 CT 可以做出诊断。

(四)初步诊断

①急性肝衰竭;②药物性肝损伤肝细胞损伤型,急性,RUCAM 9 分(极可能),严重程度 4 级;③肝性脑病 3 级;④腹水;⑤胸腔积液。

二、治疗与复查方案

(一)治疗医嘱及目的

1. 一般治疗　一级护理、书面病危、留陪护一人、易消化清淡饮食、绝对卧床,急性肝功能衰竭为严重肝病,病情进展迅速,危及生命,临床医师应意识到疾病的严重性并与家属充分沟通。肝衰竭患者需要绝对卧床休息,从而减少体力活动,减轻肝脏负担。饮食方面需要注意避免进食油腻、辛辣刺激及生冷坚硬不易消化的食物,少量多餐进食更适合病情需要,这样既保证热量、维生素、水电解质平衡,又不会给肝脏增加负担,此外患者存在肝性脑病、血氨水平偏高,注意低蛋白饮食,减少蛋白摄入量。

2. 保肝退黄治疗　①10% 葡萄糖注射液 250 mL+注射用复方甘草酸苷 80 mL ivgtt qd;②5% 葡萄糖注射液 250 mL+多烯磷脂酰胆碱注射液 465 mg ivgtt qd;③5% 葡萄糖注射液 250 mL+注射用还

原型谷胱甘肽 2.4 g ivgtt qd；④10% 葡萄糖注射液 250 mL+注射用丁二磺酸腺苷蛋氨酸 1.0 g ivgtt qd，以上药物为保肝、利胆药物，通过抑制炎症反应、解毒、改善肝细胞膜稳定性、减轻肝内胆汁淤积等机制改善肝功能。

3. 对症支持治疗　新鲜冰冻血浆 400 mL ivgtt qd 和冷沉淀 10 U ivgtt qd 用以补充凝血因子。人血白蛋白 10 g ivgtt qod，用以补充白蛋白、减少胸腹水产生、避免严重低蛋白血症发生。

4. 微生态调节治疗　双歧杆菌四联活菌片 1.5 g po tid，乳果糖口服液 15 mL po bid 或 tid，保证患者每天排 2～3 次软便，用于改善肠道菌群、补充益生菌、减少有害菌群、保证肠道正常微生态、减少肠道菌群移位及内毒素血症。

5. 病因治疗　停用引起肝损伤的药物，因为药物性肝损伤属于排他性诊断，无客观指标确诊，所以一旦怀疑药物性肝损伤所致的肝衰竭，应立即停用可疑药物，并且在治疗过程中避免再次应用对肝脏有损伤的药物。N-乙酰半胱氨酸（NAC）对药物性肝损伤所致的急性肝衰竭有效，尤其是对乙酰氨基酚（APAP）过量引起的肝衰竭应立即使用，具体用法为 5% 葡萄糖注射液 250 mL+乙酰半胱氨酸注射液 8 g ivgtt qd。

6. 并发症治疗

（1）肝性脑病：①5% 葡萄糖注射液 250 mL+门冬氨酸鸟氨酸注射液 10 g ivgtt bid；②5% 葡萄糖注射液 250 mL+注射用盐酸精氨酸 20 g ivgtt qd；③利福昔明片 0.2 g po tid；④乳果糖口服液 50 mL+0.9% 氯化钠注射液 50 mL 灌肠 bid。急性肝衰竭合并肝性脑病时多伴有脑水肿，可以给予甘露醇或甘油果糖脱水治疗。该患者头颅 CT 检查未见异常，故未应用脱水药物。

（2）腹水、胸腔积液：药物治疗，呋塞米片 20 mg po qd 联合螺内酯片 60 mg po qd，口服利尿剂效果不佳或者患者口服困难时可以静脉应用呋塞米针 20 mg iv，应用利尿剂期间注意记录 24 h 尿量、监测电解质，避免出现电解质紊乱诱发疾病加重。

（二）复查间隔

复查间隔为 1～2 d，如治疗期间有病情变化可随时复查。

（三）临时复查医嘱及目的

复查项目：血常规、肝功能、肾功能、血糖、电解质、凝血功能、血氨、CRP、PCT。判断病情变化，除了根据患者临床症状判断病情之外，总胆红素水平和凝血功能中的 PTA 是临床最为常用的判断病情的检验指标，胆红素稳定或降低、PTA 稳定或者升高提示病情好转，反之提示病情进展。肾功能、血糖、电解质用于评估有无肾脏损伤及内环境紊乱。CRP、PCT、β-D-葡聚糖试验（G 试验）、半乳甘露聚糖抗原试验（GM 试验）用于判断有无并发细菌、真菌感染，感染是引起肝衰竭加重的重要危险因素，甚至是致命性的，一定要早期识别，积极治疗。常见的感染包括自发性腹膜炎、肺部感染、胆道感染、泌尿系感染等，一旦发现感染，尽早应用抗感染药物。

（四）思维引导

①内科治疗是急性肝衰竭行之有效的治疗措施，其中保肝治疗是最基本的治疗手段，保肝药物的种类包括：抗炎保肝药、肝细胞膜保护剂、解毒类药物、利胆类药物等，一般选用 2～3 种不同作用机制的保肝药物较为合适，应用过多保肝药物反而增加肝脏负担。②肝脏有解毒、代谢、合成等多项功能，凝血因子和白蛋白主要在肝脏合成，因此肝衰竭时凝血因子及白蛋白合成减少，患者出现凝血功能紊乱和低蛋白血症，临床表现包括皮肤黏膜的瘀点瘀斑、消化道出血、脑出血、全身水肿、胸腔积液、腹水等，新鲜冰冻血浆和冷沉淀富含凝血因子是改善凝血功能的常用血制品，人血白蛋白可以用来改善低蛋白血症，减轻水肿，减少胸腔积液、腹水产生。③并发症的治疗对于急性肝衰竭也至关重要，肝性脑病和感染是急性肝衰竭常见并发症。肝性脑病的治疗主要是祛除诱因、控制蛋白质的摄入量、减少血氨的产生和吸收并促进血氨的代谢等。④感染对急性肝衰竭的预后影响

巨大,甚至会导致致命性结局,所以应积极预防和控制感染,一旦发现感染尽快经验性抗感染治疗,在此基础上获取病原学依据,根据药敏试验结果调整抗感染药物。

三、治疗经过和效果 ▶▶▶

(一)治疗期间病情变化

患者入院第2天凌晨1点,出现心慌、手抖、出汗,急查指尖随机血糖1.9 mmol/L。一线医师立即给予50%葡萄糖注射液40 mL iv,随后给予10%葡萄糖注射液250 mL ivgtt,患者症状好转,20 min后复测血糖5.2 mmol/L,嘱患者进食,之后入睡。

1. 病情变化的可能原因及应对措施

(1)可能原因:肝衰竭时肝脏储备肝糖原能力降低,同时患者消化道症状明显,摄入量减少,故肝衰竭患者容易出现低血糖。但是同时需要复查血氨、电解质,鉴别患者的临床症状为低钾、低钠、高血氨等情况引起。

(2)应对措施:立即补充高渗糖、嘱患者进食高糖食物,加强血糖监测,鼓励患者少食多餐,尤其是睡前加餐,纽娃肝营养素是针对肝病患者的复合营养素,方便患者补充热量、维生素、蛋白质等,促进疾病恢复。

2. 处理结局　患者通过夜间睡前加餐,未再出现夜间低血糖情况。

3. 思维引导　低血糖在肝衰竭患者中很常见,尤其是夜间出现低血糖,低血糖的发生与疾病预后密切相关,医生应反复告知患者及家属饮食的原则,少量多餐进食,进食易消化软食、流质、半流质食物是肝衰竭患者营养补充的重要方法,这种方法既有利于营养的吸收又不增加肝脏的负担,同时也减少患者低血糖的发生,为肝衰竭的治疗及预后改善提供了基础保障。

(二)治疗后3 d

1. 症状　患者出现发热,体温38 ℃,无畏寒、寒战,乏力、食欲缺乏、恶心、腹胀、尿黄无好转。

2. 体格检查　神志模糊,嗜睡,皮肤及巩膜重度黄染,四肢及腹部可见散在瘀斑,压之不褪色,腹部膨隆,腹部轻度压痛及反跳痛,扑翼样震颤阳性。

3. 肝功能、肾功能、电解质　ALT 549 U/L, AST 450 U/L, GGT 70 U/L, ALP 148 U/L, ALB 30.7 g/L, TBil 410 μmol/L, DBil 330.8 μmol/L, IBIL 79.2 μmol/L; K^+ 3.37 mmol/L, Na^+ 133.0 mmol/L,余指标基本正常。

4. 凝血功能　PTA 22%,INR 2.89。

5. 血氨　89.3 μmol/L。

6. PCT、CRP　PCT 1.12 ng/mL,CRP 39 mg/L。

7. 病情变化的可能原因及应对措施

(1)可能原因:严重肝病,机体抵抗力降低,胃肠淤血且通透性增加,导致肠道菌群移位,出现自发性腹膜炎的可能性较大。

(2)应对措施:启动经验性抗感染治疗,0.9%氯化钠注射液100 mL+注射用哌拉西林钠他唑巴坦钠4.5 g ivgtt q 8 h,复查腹腔彩超评估腹水情况。

8. 处理结局　患者体温较前降低,腹部压痛、反跳痛消失,腹水较前无明显增多。

9. 思维引导　自发性腹膜炎是肝衰竭患者常见的感染部位,起病隐匿,临床表现多种多样,容易漏诊。常见的临床表现有发热、腹痛、腹胀等,其典型的体征为腹膜刺激征,即腹部压痛、反跳痛。腹水常规是最常用的实验室检查,腹水外观混浊,腹水细胞总数增多,尤其是腹水中性粒细胞计数 $>250\times10^6$/L,提示患者存在自发性腹膜炎,此时立即启动经验性抗感染治疗,推荐使用三代头孢菌素类、β-内酰胺酶抑制剂复方制剂或氟喹诺酮类药物,后期根据腹水培养病原学及药敏试验结果选择合适的抗菌药物。

(三)治疗后1周

1. 症状　乏力、食欲缺乏、恶心、腹胀、小便黄染无好转。

2. 体格检查　神志模糊,皮肤重度黄染,四肢、腹部、臀部可见散在瘀斑,压之不褪色,腹部膨隆,移动性浊音阴性,腹部轻度压痛,无反跳痛,扑翼样震颤阳性。

3. 肝功能、肾功能、电解质　ALT 511 U/L,AST 391 U/L,GGT 83 U/L,ALP 170 U/L,ALB 37 g/L,TBil 471.9 μmol/L,DBil 383 μmol/L,IBIL 88.9 μmol/L,肾功能、电解质正常。

4. 凝血功能　PTA 22.1%,INR 3.17。

5. 血氨　102 μmol/L。

6. PCT、CRP　PCT 0.67 ng/mL,CRP 18.3 mg/L。

7. 病情变化的可能原因及应对措施

(1)可能原因:经过1周的内科治疗,体温正常,腹膜炎症状减轻,炎症指标PCT及CRP较前好转,但患者肝性脑病症状无好转,间断嗜睡,扑翼样震颤持续阳性,并且消化道症状无好转,肝功能及凝血功能无好转,综合分析患者肝脏坏死严重,肝衰竭未好转。

(2)应对措施:请血液净化中心会诊后先后行3次人工肝治疗,血浆置换+血液灌流。请肝移植科会诊,建议行肝移植术。

8. 处理结局　患者临床症状无好转,胆红素波动性升高,凝血功能PTA较前继续降低。

9. 思维引导　急性肝衰竭原则上强调早期诊断、早期治疗,临床治疗方法包括内科综合治疗、人工肝治疗、肝移植手术,内科综合治疗是首选的治疗方法,但是在内科治疗的过程中需要及时评估治疗效果,一旦发现内科治疗效果不好,及时采取人工肝治疗,为肝细胞再生及肝功能恢复创造条件或者等待时机行肝移植手术。

(四)治疗后2周

1. 症状　乏力、食欲缺乏、恶心、腹胀无好转,尿黄较前加重。

2. 体格检查　神志模糊,皮肤重度黄染,四肢、腹部、臀部可见散在瘀斑,面积较前增大,压之不褪色,腹部膨隆,移动性浊音阳性,腹部轻度压痛,无反跳痛,双下肢凹陷性水肿,扑翼样震颤阳性。

3. 肝功能、肾功能、电解质　ALT 117 U/L,AST 106 U/L,GGT 68 U/L,ALP 127 U/L,ALB 34 g/L,TBil 638.5 μmol/L,DBil 479.1 μmol/L,IBIL 159.4 μmol/L,K^+ 3.31 mmol/L,Na^+ 141.0 mmol/L,余指标正常。

4. 凝血功能　PTA 15.2%,INR 3.92。

5. 血氨　91.3 μmol/L。

6. PCT、CRP　PCT 0.91 ng/mL,CRP 23.5 mg/L。

7. 病情变化的可能原因及应对措施

(1)可能原因:经过2周的内科治疗及3次人工肝治疗,患者意识状态无好转,间断嗜睡,扑翼样震颤持续阳性,消化道症状无好转,肝功能及凝血功能无好转,结合临床症状及实验室检查综合分析肝衰竭无好转。

(2)应对措施:转肝移植科行肝移植术。

8. 处理结局　患者行同种异体原位肝移植手术后治愈出院。

四、思考与讨论 ▶▶▶

肝衰竭是多种原因引起的严重肝病。在我国肝炎病毒引起的慢加急性肝衰竭和慢性肝衰竭在临床上更常见,急性肝衰竭相对少见。急性肝衰竭的常见病因包括药物、感染、自身免疫性肝病、肝血管病变等,尤其是药物。引起肝衰竭的常见药物包括 APAP、抗结核药物、抗风湿药物、抗代谢药物、部分中草药等。目前,药物性肝损伤的诊断尚缺乏特异性的诊断标志物,仍属于排他性诊断,需要临床医生全面细致地询问病史,追溯可疑药物用药史,并完善详细的实验室检查排除其他能够引起肝损伤的病因。本例患者既往无基础肝病,本次起病前口服多种包含对乙酰氨基酚的非处方药,并且通过实验室检查已经排除引起肝损伤的其他病因,综合分析后诊断为对乙酰氨基酚引起的急性肝衰竭。

急性肝衰竭病情凶险,疾病进展迅速,病死率高,是肝病科或感染科的急危重症疾病,临床医师应该能够及早识别、尽早治疗,一旦确诊应立即停用可疑药物。目前药物引起的肝衰竭尚无特效药物,主要是给予内科综合治疗、人工肝治疗,以上方法治疗效果不佳时积极行肝移植手术。本例患者入院后立即给予内科保肝、退黄、补充血浆和冷沉淀等治疗,并积极防治肝性脑病、自发性腹膜炎等并发症,在此基础上进行人工肝治疗,均未控制疾病进展,患者临床症状无好转,胆红素、凝血功能等重要指标进行性加重,最终接受了肝移植术痊愈出院。

五、练习题

1. 急性肝衰竭的诊断标准是什么?
2. 肝衰竭的治疗方法有哪些?

六、推荐阅读

[1]中华医学会感染病学分会肝衰竭与人工肝学组,中华医学会肝病学分会重型肝病与人工肝学组.肝衰竭诊治指南(2018 年版)[J].临床肝胆病杂志,2018,35(1):38−44.

[2]中华医学会肝病学分会药物性肝病学组,中华医学会肝病学分会.药物性肝损伤诊治指南(2015年版)[J].临床肝胆病杂志,2015,31(11):1752−1768.

[3]中华医学会消化病学分会,中华医学会肝病学分会.中国肝性脑病诊治共识意见(2013 年,重庆)[J].中华肝脏病杂志,2013,21(9):641−651.

[4]DEVARBHAVI H,AITHAL G,TREEPRASERTSUK S,et al. Drug−induced liver injury:Asia Pacific Association of Study of Liver consensus guidelines[J]. Hepatol Int,2021,15(2):258−282.

(李　华　梁红霞)

案例 12　**亚急性肝衰竭**

概要

63 岁男性被确诊为"亚急性肝衰竭,急性戊型肝炎";先后给予血浆输注,异甘草酸镁注射液、注射用还原型谷胱甘肽、多烯磷脂酰胆碱注射液静脉滴注,熊去氧胆酸胶囊和乳果糖口服治疗,好转出院。

一、病历资料

(一)门诊接诊

1. 主诉　乏力、厌油、食欲缺乏 20 d,加重伴巩膜、皮肤黄染 2 d。

2. 问诊重点　应聚焦患者起病诱因,有无服药史、输血史、手术史等,主要症状特点、伴随症状、重要的阴性伴随症状,疾病演变过程、诊治经过、治疗效果,既往有无肝病史、饮酒史。

3. 问诊内容

(1)诱发因素:有无服用可能导致肝损伤的药物,尤其是容易被患者忽略的中药、中成药、保健品,有无染发,有无接触油污等化学物品,有无感冒、发热,有无饮酒、过度劳累等肝脏损伤常见的诱发因素。

(2)主要症状:乏力、厌油、食欲缺乏等消化道症状演变过程,缓解或加重?有无治疗,治疗后症状有无好转。有无其他原因所致皮肤巩膜黄染的症状,比如有无皮肤瘙痒、白陶土样大便、腹痛、睑结膜苍白、酱油色尿等。

(3)伴随症状:有无发热、头晕、意识障碍、咳嗽、咳痰、胸闷、气短、腹痛、尿频、尿急、尿痛等伴随症状。

(4)诊治经过:是否就诊,有无化验检查,结果如何;是否用药,何时开始用药、用何种药物、具体剂量和疗程、效果如何。

(5)既往史:有无高血压、糖尿病、心脏疾病、肝炎、结核等病史,预防接种情况,有无手术、外伤、输血史,有无药物和食物过敏史。

(6)个人史:生于何地,在何地久居,有无疫区、疫情、疫水接触史,有无职业相关有害物质接触史,有无吸烟、饮酒、冶游史等。

(7)家族史:有无乙肝、丙肝等传染病家族史,家族成员健康状况,有无家族遗传病史。

问诊结果

患者为 63 岁男性,农民,乏力、厌油、食欲缺乏 20 d,初未就诊,自行按"感冒"服用"感冒通"(3 片/次,1~2 次/d)、"螺旋霉素"治疗,效果不佳,症状缓解不明显。曾有恶心、呕吐,呕吐为胃内容物,上述症状持续加重,2 d 前至当地诊所就诊被发现皮肤巩膜黄染,建议至上级医院就诊,院前检查肝功能:ALT 4745 U/L,AST 3525 U/L,GGT 291 U/L,ALP 186 U/L,ALB 39 g/L,TBil 259.1 μmol/L,DBil 143.2 μmol/L。既往史无特殊。个人史无特殊。家族史无特殊。

4. 思维引导　①总体印象方面:患者既往无肝病史,此次病史 20 d,(亚)急性起病,有肝炎相关消化道症状等临床表现并进行性加重,肝功能化验提示 ALT、TBil 明显升高,考虑有较严重的肝脏炎症并且有亚急性肝衰竭可能(急性肝衰竭进展更快,如不肝移植多会在 2 周内死亡),需进一步检查凝血功能,PTA 是判断肝衰竭的重要参考指标之一。②病因方面:肝炎病毒、酒精、药物、脂肪肝、自身免疫性肝病、中毒等常见原因均可能导致严重的肝脏炎症和损伤,通过问诊有助于明确有无酒精性肝炎可能。患者病程中有口服"感冒灵",有可能引起药物性肝损伤,但因患者乏力、厌油、食欲缺乏症状在先,至少药物不是此次发病的首要病因,有可能是促使病情加重的因素。溶血性贫血、自身免疫性肝病、原发性胆汁胆管炎、原发性硬化性胆管炎、胆管结石、肿瘤、急性胆管炎、先天性非溶血性黄疸等原因均可导致胆红素升高,而转氨酶升高多为中低水平,通过问诊可排除急性胆管炎等可能性。综合患者肝功能结果提示转氨酶及胆红素同时明显升高,病因方面多考虑病毒性肝炎、自身免疫性肝病因素,这将是下一步检查的重点。③诱因方面:患者既往无慢性肝病史,详细询问病史患者此次发病无常见引起严重肝损伤的诱发因素,重点关注此次发病过程病情演变。④严重程度方面:患者 TBil 明显升高,高于 10 倍正常上限,以 DBil 升高为主,有明显消化道症状,肝脏损伤严重程度?有无合并胆道梗阻?有无肝性脑病?PTA 如何?有无合并电解质紊乱?这需要对肝脏重点体格检查,实验室检测凝血功能、血氨、生化全项等指标以及腹部影像学予以评估。

(二)体格检查

1.重点检查内容及目的　患者为肝脏疾病,应重点检查有无肝病面容、全身皮肤有无瘀点瘀斑,皮肤及巩膜有无黄染及程度、全身有无水肿、面、颈、胸有无蜘蛛痣,上腹部的专科检查,扑翼样震颤、计算力、定向力、神经反射等神经系统重点检查。也要关注肺部体格检查,重点排除有无合并肺部感染。

体格检查结果

T 36.5 ℃,R 18 次/min,P 62 次/min,BP 114/75 mmHg。

神志清楚,计算力、定向力正常,无慢性肝病面容,无贫血貌,全身皮肤及巩膜重度黄染,全身无水肿,无肝掌、蜘蛛痣,双肺呼吸音清,未闻及干、湿啰音。上腹部专科检查无特殊异常发现。扑翼样震颤阴性,生理反射存在,病理反射未引出。

2.思维引导　①患者体格检查生命体征平稳,神志清,皮肤、巩膜重度黄染,无肝掌、蜘蛛痣等慢性肝病体征,扑翼样震颤阴性,腹部、肺部体格检查无明显异常,提示无慢性肝病,目前无合并肝性脑病、肺部、腹腔等感染证据。②体格检查,肝浊音界正常,但下一步仍然需要结合上腹部超声检查进一步明确,并根据病情需要评估是否行磁共振胰胆管成像(MRCP)检查以排除有无胆道梗阻。

(三)辅助检查

1.临时辅助检查医嘱及目的

(1)血、尿、粪常规检查:入院常规检查,血常规中 Hb 水平用于判断有无贫血,PLT 水平有助于判断有无潜在肝硬化,尿常规有助于判断黄疸原因,粪常规有助于判断有无消化道出血。

(2)传染病四项:入院常规检查,判断患者有无丙肝和乙肝导致的慢性肝病基础,进一步明确病因诊断和判断预后,且为入院后可能的输血制品、侵入性检查操作、治疗所必需。

(3)甲肝、戊肝抗体:判断患者是否为甲肝或戊肝,进一步明确病因诊断。

(4)病毒全套:有助于判断患者是否合并其他病毒感染,特别是易引起肝炎的 CMV 和 EBV 感染。

(5)自身免疫性肝病抗体及免疫球蛋白、补体:判断患者是否合并自身免疫性肝病,进一步明确病因诊断。

(6)肝功能、肾功能、电解质:判断患者肝功能损伤程度,了解胆红素指标变化情况,是否每天上升大于 17.1 μmol/L,有无胆酶分离现象,明确是否有肾功能的损害、内环境紊乱。

(7)凝血功能及血氨:判断患者的病情严重程度,有无肝性脑病。

(8)AFP:肝病常规检测项目,有助于 HCC、肝细胞坏死后再生的判断。

(9)铜蓝蛋白:有助于判断患者是否存在常见遗传性代谢性肝病——肝豆状核变性的可能性。

(10)肝胆胰脾彩超:有助于判断患者有无肝硬化(肝脏形态和脾脏大小)、脂肪肝,有利于进一步明确病因诊断和判断肝病阶段。

(11)MRCP:有助于判断有无胆道梗阻。

(12)心电图:常规检查,有助于判断患者是否有心肌缺血、心律失常等。

辅助检查结果

(1)血、尿、粪常规检查:WBC 6.27×10⁹/L,RBC 5.2×10¹²/L,Hb 162 g/L,PLT 157×10⁹/L;尿常规无异常;粪常规无异常。

(2)传染病四项:丙肝抗体阴性、梅毒抗体阴性、HIV 抗体阴性,HBsAg 阴性、HBeAg 阴性、HBsAb 阳性。

(3)甲肝、戊肝抗体:甲肝抗体 IgM 阴性,戊肝抗体 IgM 阳性。

(4)病毒全套:IgM 均阴性。CMV、EBV 病毒核酸定量均阴性。

(5)自身免疫性肝病抗体及免疫球蛋白、补体:均阴性。

(6)肝功能、肾功能、电解质:ALT 1281 U/L,AST 788 U/L,GGT 258 U/L,ALP 209 U/L,ALB 37.4 g/L,TBil 244.8 μmol/L,DBil 137.2 μmol/L,IBIL 107.6 μmol/L;Na⁺ 134 mmol/L,Cl⁻ 98 mmol/L,肾功能正常。

(7)凝血功能及血氨:PTA 38.8%(明显降低),血氨60 μmol/L(轻度升高)。

(8)AFP:114.2 ng/mL(明显升高)。

(9)铜蓝蛋白:320 mg/L(正常)。

(10)肝胆胰脾彩超:无特殊异常,无脂肪肝,无胆管扩张。

(11)MRCP:提示胆管无异常。

(12)心电图:正常。

2.思维引导　①结合患者上述检查结果,可基本排除甲肝、乙肝、丙肝、CMV 相关性肝炎、EBV相关性肝炎、自身免疫性肝病、脂肪性肝病、肝豆状核变性、胆道梗阻引起梗阻性黄疸;再结合患者病史,可排除酒精性肝病、药物性肝损伤。②引起患者亚急性肝衰竭的原因考虑戊型肝炎病毒感染。③戊型病毒性肝炎为消化道传播,多为急性感染,但是部分难以追查到相应的流行病学史。戊肝抗体 IgM 阳性,为近期 HEV 感染的标志,多数在 3 个月内转阴。

(四)初步诊断

①亚急性肝衰竭;②急性戊型肝炎。

二、治疗与复查方案

(一)长期治疗医嘱及目的

(1)卧床休息,清淡易消化饮食;告病重,记 24 h 出入量;一般治疗,肝衰竭病情重,部分预后差,需告病重。

(2)5% 葡萄糖注射液 250 mL+异甘草酸镁注射液 200 mg ivgtt qd;5% 葡萄糖注射液 100 mL+注射用还原型谷胱甘肽 1.8 g ivgtt qd;熊去氧胆酸胶囊 0.25 g po tid;抗炎、降酶、退黄对症保肝治疗,减轻肝脏炎症、肝内胆汁淤积,促进肝细胞修复和再生。

(3)乳果糖口服液 10 mL po tid,四联活菌片 2 g po tid,酸化肠道环境减少肠道氨的生成及吸收;肠道微生态制剂调节肠道微环境,改善肠道菌群失调,防治肝性脑病。

(4)申请并输血浆 400 mL ivgtt qd,支持治疗,补充凝血因子。

(二)复查间隔

黄疸急性进展期复查间隔为每 1~2 d 复查 1 次,如治疗期间有病情变化可随时复查。病情稳定后每周复查 1 次。

（三）临时复查医嘱及目的

1. **第1周内复查项目** 血常规、CRP、PCT、肝功能、凝血功能、肾功能、电解质、血氨、AFP 等。评估病情变化，血常规、CRP、PCT 判断有无合并细菌感染；肝功能特别是胆红素有无进一步升高以及升高的幅度，如果转氨酶水平下降、胆红素升高即胆酶分离现象提示病情严重；凝血功能特别是 PTA 升高提示病情好转，反之为病情进展；肾功能、电解质判断有无肾功能损害及电解质紊乱是否纠正；AFP 有助于判断肝细胞生长情况。

2. **第2、3周内复查项目** 项目基本同上，主要包括血常规、CRP、PCT、肝功能、凝血功能、肾功能、电解质、血氨、AFP 等。判断病情变化，复查目的同上。

（四）思维引导

①患者急性起病，消化道症状明显，肝功能提示 ALT、TBil 明显升高，凝血功能示 PTA 小于 40%，结合急性戊肝、病程后诊断亚急性肝衰竭明确，病情发展快，病情持续进展可能出现肝性脑病、肝肾综合征、继发感染等并发症，可危及生命，病死率较高，需要提前告知患者家属病情的危重性及可能预后不佳的结局。②患者的病因考虑急性戊型肝炎病毒感染，多为自限性，目前尚无特异性抗病毒治疗药物，主要给予营养支持、对症保肝、防治并发症等综合治疗。③治疗过程中重点关注黄疸、凝血功能 PTA 变化趋势、有无并发症出现及防治。

三、治疗经过和效果

（一）治疗后 3 d

1. **症状** 精神好转，乏力、食欲及恶心症状稍好转，小便黄，大便颜色正常，无白色陶土样大便。

2. **体格检查** 皮肤巩膜黄染，双肺呼吸音清，未闻及干、湿啰音。心律齐，心音可。腹软，无压痛，肝脾肋下未触及，肝区无叩击痛，移动性浊音阴性，双下肢无水肿。扑翼样震颤阴性。

3. **血常规** WBC 9.1×10^9/L，Neut% 72.6%，RBC 5.1×10^{12}/L，Hb 167 g/L，PLT 148×10^9/L。

4. **CRP、PCT** CRP 4.6 mg/L，PCT 0.1 ng/mL。

5. **肝功能、生化全项** ALT 1291 U/L，AST 539 U/L，GGT 133 U/L，ALP 125 U/L，ALB 34.5 g/L，TBil 166 μmol/L，DBil 94.7 μmol/L；生化全项结果均正常。

6. **凝血功能** PTA 54.6%（较前上升）。

7. **AFP** 112 ng/mL。

（二）治疗后 5 d

1. **症状** 乏力症状明显减轻，食欲明显好转，无恶心、呕吐，精神状况可。无发热、咳嗽。小便黄，颜色较前变淡，大便正常。

2. **体格检查** 皮肤巩膜黄染，较前明显消退。余无阳性体征。

3. **血常规** WBC 11.83×10^9/L，Neut% 65.6%，RBC 5.4×10^{12}/L，Hb 156 g/L，PLT 156×10^9/L。

4. **CRP、PCT** CRP 4.3 mg/L，PCT 0.12 ng/mL。

5. **肝功能、生化全项** ALT 498 U/L，AST 97 U/L，GGT 194 U/L，ALP 96 U/L，ALB 43.5 g/L，TBil 101.5 μmol/L，DBil 58.6 μmol/L；生化全项结果均正常。

6. **凝血功能** PTA 73.3%（正常）。

7. **血氨** 43 μmol/L。

8. **AFP** 117.5 ng/mL。

（三）治疗后 9 d

1. **症状** 乏力症状明显好转，进食大致正常，皮肤巩膜黄染较前消退，余无不适主诉。小便黄,颜色较前变淡。

2.体格检查　皮肤巩膜黄染,较前减退,余无阳性体征。

3.血常规　WBC 7.8×10⁹/L,Neut% 64.5%,RBC 5.9×10¹²/L,Hb 159 g/L,PLT 162×10⁹/L。

4.CRP、PCT　CRP 1.4 mg/L,PCT 0.061 ng/mL。

5.肝功能、生化全项　ALT 136 U/L, AST 53 U/L, GGT 380 U/L, ALP 126 U/L, ALB 33.9 g/L,TBil 70.3 μmol/L,DBil 41 μmol/L;生化全项结果均正常。

6.凝血功能　PTA 109%(正常)。

7.AFP　104.6 ng/mL。

(四)治疗后16 d

1.症状　无乏力,进食正常,大小便正常。

2.体格检查　皮肤无明显黄染,巩膜轻度黄染,余无阳性体征。

3.血常规　WBC 6.8×10⁹/L,Neut% 70.5%,RBC 5.2×10¹²/L,Hb 155 g/L,PLT 160×10⁹/L。

4.CRP、PCT　CRP 2.3 mg/L,PCT 0.09 ng/mL。

5.肝功能、生化全项　ALT 48 U/L,AST 29 U/L,GGT 309 U/L,ALP 69 U/L,ALB 32.9 g/L,TBil 33.5 μmol/L,DBil 19.6 μmol/L;生化全项均正常。

6.凝血功能　PTA 104%(正常)。

7.AFP　82.5 ng/mL。

(五)出院医嘱

(1)水飞蓟宾胶囊 140 mg po tid。

(2)谷胱甘肽片 0.4 g po tid。

(3)2周后门诊复查肝功能、凝血功能、血常规、AFP。

四、思考与讨论

肝衰竭是多种因素引起的严重肝功能损害,导致合成、解毒、代谢和生物转化功能严重障碍或失代偿,出现以黄疸、凝血功能障碍、肝性脑病等为主要表现的一组临床症候群。在我国引起肝衰竭的最主要病因是肝炎病毒(甲型、乙型、丙型、戊型肝炎病毒,尤其是 HBV 更为常见);其次是药物及肝毒性物质(如酒精、化学制剂等);儿童肝衰竭还可见于遗传代谢性疾病。根据《肝衰竭诊治指南(2018 版)》,可将肝衰竭分为四种类型,分别为急性肝衰竭、亚急性肝衰竭、慢加急性肝衰竭、慢性肝衰竭;其中,前两种类型既往无慢性肝病病史,后两种类型通常分别有慢性肝病和肝硬化病史。通过问诊和相关检查,了解到本例既往无慢性肝病病史。

肝衰竭的诊断方面,通常要把握两项核心指标,分别为:①总胆红素>171 μmol/L,即 10 倍正常值上限,国际公认的正常值上限为 17.1 μmol/L(亚太肝病学会规定的是 5 倍正常值上限)。②PTA<40%,该项指标不可得到时可用凝血功能中的 INR>1.5 替代。但是,需要特别指出的是,并不是肝衰竭患者都能出现该两项指标。部分急性肝衰竭还未到达这两项指标就会因为肝性脑病等并发症而死亡;慢性肝衰竭通常会在总胆红素、PTA 的临界值上下波动,会表现出肝功能进行性不可逆的情况,通常对各种非肝移植的治疗方案效果都欠佳(比如 TBil 和血氨无法有效降低,PTA 和 ALB 无法有效升高)。通常情况下,亚急性肝衰竭和慢加急性肝衰竭多会同时出现这两项指标,本例在入院时同时存在该两项指标。

之所以要进行上述的鉴别诊断,是因为不同类型的肝衰竭治疗方案不同。通常情况下,如果不及时肝移植,大多急性肝衰竭患者发病 2 周以内会死亡,甚至是"九死一生";慢性肝衰竭患者如果要实现长期存活(比如 5 年、10 年甚至更久),亦需要肝移植才能实现。而亚急性肝衰竭和慢加急性肝衰竭,通过积极正确的内科保守治疗后往往有比较高的存活率(50%~70%)。

本例患者既往无慢性肝病史(排除慢加急性和慢性肝衰竭),且发病 20 d 仍然存活(基本排除急性肝衰竭),且一般状态"并非极差",再结合急性戊肝、TBil、PTA 指标等情况综合分析,可以诊断为亚急性肝衰竭。治疗方案主要采取内科保守治疗,具体包括有明确病因的予以对因治疗,积极给予对症支持等内科综合治疗措施,并积极防治并发症。①病因治疗方面:常见病因包括病毒、药物、自身免疫性肝病等因素,本例是急性 HEV 感染,无特效药物,但值得庆幸的是,戊肝通常具有自限性。②对症支持治疗的核心要义在于减少或停止肝细胞的继续死亡(保肝治疗);弥补肝脏由于大量肝细胞死亡而导致的暂时缺失或不足的功能,如"缺啥补啥",缺白蛋白、凝血因子就输注白蛋白、血浆、冷沉淀等,"啥弱加强啥",肝脏代谢胆红素和解毒能力弱,应用退黄和降血氨等药物治疗;给肝脏营造一个好的肝细胞再生的时间和空间,比如降低肠道内毒素的吸收(内毒素可通过肝肠循环严重影响肝细胞再生)、避免各种感染、预防并发症等,进而使新生的肝细胞逐渐补充和发挥肝脏的功能。

五、练习题

1. 本例患者如果继发肺部感染,如何选择抗菌药物?
2. 本例患者如果继发真菌感染,选择哪种抗真菌药物? 剂量怎么调整?

六、推荐阅读

中华医学会感染病学分会肝衰竭与人工肝学组,中华医学会肝病学分会重型肝病与人工肝学组.肝衰竭诊治指南(2018 年版)[J].中华传染病杂志,2019,37(1):1-9.

(靳晓利　张国强)

案例 13　慢加急性肝衰竭

> **概要**
>
> 53 岁男性被确诊为"慢加急性肝衰竭",给予 TDF、注射用异甘草酸镁、丁二磺酸腺苷蛋氨酸治疗后好转出院;院外继续服用 TDF 抗 HBV 治疗控制病情。

一、病历资料

(一)门诊接诊

1. 主诉　尿黄、乏力、食欲缺乏 1 年余,加重 3 d。
2. 问诊重点　应聚焦患者家族史、既往史、饮酒史、肝功能和病毒学等核心检测和检查指标情况、主要症状特点、疾病演变过程、诊治经过、治疗效果及随访情况等。
3. 问诊内容
(1)诱发因素:有无饮酒、劳累、感染、服用可能导致肝损伤的药物等。
(2)主要症状:有无肝功能异常的常见症状,比如眼黄、皮肤黏膜黄染、乏力、厌食、恶心、呕吐、腹胀、腹泻、双下肢水肿等。
(3)伴随症状:有无呕血、便血、发热、咳嗽、咳痰、胸闷、气短、头晕、头痛等伴随症状。
(4)诊治经过:是否住院治疗、规律用药,何时开始用药、用何种药物、具体剂量和疗程、效果如何、出院后的随访等。

（5）既往史：有无高血压、糖尿病、心脏疾病、结核等病史，预防接种情况，有无手术、外伤、输血、献血史，有无药物和食物过敏史。

（6）个人史：生于何地，在何地久居，有无疫区、疫情、疫水接触史，有无职业相关有害物质接触史，有无吸烟、饮酒、冶游史等。

（7）家族史：无 HCC 家族史，无乙肝、丙肝等传染病史，家族成员健康状况，有无家族遗传病史。

问诊结果

患者为 53 岁男性，电工，1 年前饮酒后出现尿黄、发力、食欲缺乏，无恶心、呕吐、腹胀、腹痛等，开始未在意，上述症状呈进行性加重，于发病 5 d 后就诊于当地传染病医院，并收入院；完善相关检查提示：乙肝五项 HBsAg（+）、HBeAg（+）、HBcAb（+）；ALT 850 U/L，AST 706 U/L，GGT 358 U/L，ALP 263 U/L，ALB 31.2 g/L，TBil 215.3 μmol/L，DBil 158.4 μmol/L；HBV DNA 定量 $6.50×10^7$ IU/mL；PTA 39%。上腹部 MRI 提示肝硬化、脾大。行人工肝治疗 3 次，给予"TDF 300 mg po qd，注射用异甘草酸镁 100 mg ivgtt qd，丁二磺酸腺苷蛋氨酸 1.0 ivgtt qd"等抗病毒、保肝退黄治疗以及对症治疗 1 月余；复查 PTA 60%，ALT 84 U/L，AST 76 U/L，GGT 263 U/L，ALP 157 U/L，ALB 34.2 g/L，TBil 60.3 μmol/L，DBil 44.4 μmol/L，HBV DNA 定量 $7.06×10^4$ IU/mL；不适症状均消失，病情好转出院，院外继续口服"TDF 300 mg po qd、甘草酸二铵胶囊 150 mg po tid"。于 3 个月前自行停用抗病毒药物，未定期进行相关指标的复查。3 d 前因劳累后再次出现乏力、食欲缺乏、尿黄，仍未及时就医，今晨因不能进食，遂来我院就诊，门诊以"肝衰竭"收入我科。既往史：乙肝病史 10 年余。个人史：饮酒 30 余年，每天白酒 250～500 mL，抽烟 30 余年，每天 20 支。母亲死于"肝病"（具体不详）。

4.思维引导　①总体印象方面：患者 10 年余前体检时发现 HBsAg 阳性，其母亲死于"肝病"（具体不详），提示其可能是慢性 HBV 感染，且可能为母婴垂直传播导致，围产期可能感染 HBV 且慢性化。②病因方面：肝炎病毒、饮酒、药物、脂肪肝、自身免疫性肝病等常见原因均可能导致患者的转氨酶水平显著增高，通过问诊可直接排除明确有无药物性肝炎的可能性；根据患者提供的临床检查结果 HBV DNA 阳性，虽然 HBV 复制和饮酒导致肝功能异常的可能性大，但是仍然不能排除 HAV、HCV、HDV、HEV、脂肪肝、自身免疫性肝病等因素，这将是下一步检查的重点。③诱因方面：HBV 复制是导致肝功能异常的主要原因，饮酒可能是诱因和加重因素。④严重程度方面：患者 TBil 和转氨酶的高低、PTA 是否低于 40%，肝脏的其他功能是否受到影响？是否伴有肝衰竭并发症？需要进一步检测凝血常规、电解质、血氨等指标。

（二）体格检查

1.重点检查内容及目的　患者为肝脏疾病，应重点检查有无肝病面容、全身皮肤及巩膜是否黄染、全身有无水肿，面、颈、胸、上肢有无蜘蛛痣，进行上腹部的专科检查。

体格检查结果

T 36.6 ℃，R 19 次/min，P 76 次/min，BP 115/70 mmHg。

肝病面容，全身皮肤黏膜及巩膜重度黄染，静脉穿刺部位有瘀斑，面、颈、胸部位可见蜘蛛痣，心肺听诊无异常；上腹部专科检查：腹部膨隆，上腹部压痛，无反跳痛，肝脾肋下未触及，肝区无叩击痛，腹部移动性浊音阳性。双下肢水肿。

2. 思维引导　①患者体格检查肝病面容,全身皮肤黏膜及巩膜重度黄染,静脉穿刺部位有瘀斑,面、颈、胸部位可见蜘蛛痣,腹部膨隆,上腹部压痛,无反跳痛,肝脾肋下未触及,肝区无叩击痛,腹部移动性浊音阳性。双下肢水肿。上述体格检查结果提示患者终末期肝病的可能性大。②患者病情较重,下一步重点监测患者肝功能、凝血功能、血氨、血常规、电解质、炎症指标等;此外,仍然需要结合上腹部影像学检查进一步明确有无肝癌等。

(三)辅助检查

1. 临时辅助检查医嘱及目的

(1)血、尿、粪常规检查:入院常规检查,血常规中血红蛋白水平用于判断有无贫血,白细胞、血小板水平有助于判断有无肝硬化、脾大、脾功能亢进,尿常规有助于判断有无泌尿系统感染,粪常规有助于判断有无粪便潜血等。

(2)传染病四项:入院常规检查,判断患者有无丙肝和乙肝五项(HBeAg 阳性或阴性),进一步明确病因诊断和判断预后。

(3)肝功能、肾功能、电解质、血糖:了解患者肝功能损伤程度,明确是否有肾功能的损害、内环境紊乱。

(4)甲肝、戊肝抗体:判断患者是否合并甲肝或戊肝,进一步明确病因诊断。

(5)自身免疫性肝病抗体及免疫球蛋白、补体:判断患者是否合并自身免疫性肝病,进一步明确病因诊断。

(6)病毒全套:有助于判断患者是否合并其他病毒感染,特别是易引起肝炎的 CMV 和 EBV 感染。

(7)凝血功能及血氨:判断患者的病情严重程度。

(8)AFP:肝病常规检测项目,有助于肝癌、肝细胞坏死后再生的判断。

(9)铜蓝蛋白:有助于判断患者是否存在常见遗传性代谢性肝病——肝豆状核变性的可能性。

(10)肝、胆、胰、脾影像学检查:有助于判断患者有无肝硬化(肝脏形态和脾脏大小)、肝硬度,有利于进一步明确病因诊断和判断肝病阶段。

(11)HBV DNA 定量:了解病毒复制是否活跃。

(12)心电图:有助于判断患者是否有心肌缺血、心律失常等。

(13)血培养:判断有无血流感染。

(14)感染指标两项(CRP、ESR):判断患者的炎症感染程度。

(15)G 试验、GM 试验检测:有助于判断有无真菌感染。

(16)胸部 CT:有助于了解肺部感染情况。

辅助检查结果

(1)血、尿、粪常规检查:WBC 3.8×10^9/L,RBC 4.8×10^{12}/L,Hb 135 g/L,PLT 68×10^9/L;尿常规无异常;粪常规无异常。

(2)传染病四项:丙肝抗体阴性、梅毒抗体阴性、HIV 抗体阴性,HBsAg 阳性、HBeAg 阳性、HBsAb 阳性。

(3)肝功能、肾功能、电解质、血糖:ALT 380 U/L,AST 240 U/L,GGT 338 U/L,ALP 208 U/L,ALB 30.6 g/L,TBil 267.0 μmol/L,DBil 206.8 μmol/L;Glu 3.8 mmol/L;肾功能正常、电解质正常。

(4)甲肝、戊肝抗体:均阴性。

(5)自身免疫性肝病抗体及免疫球蛋白、补体:均阴性。

（6）病毒全套：各病原体 IgM 均阴性。

（7）凝血功能及血氨：PTA 32%，血氨 95 μmol/L（偏高）。

（8）AFP：410 ng/mL（明显升高）。

（9）铜蓝蛋白：401 mg/L（正常）。

（10）肝、胆、胰、脾影像学检查：肝脏体积缩小，表面呈波浪状，未发现肝内占位性病变，脾脏体积增大，腹水（最深处约 45 mm）。

（11）HBV DNA 定量：5.58×10^7 IU/mL。

（12）心电图：正常。

（13）血培养：阴性。

（14）感染指标两项（CRP、ESR）：CRP 29 mg/L、ESR 30 mm/h。

（15）G 试验、GM 试验：均阴性。

（16）胸部 CT：无异常。

2. 思维引导　①结合患者上述检查结果，可排除甲肝、丙肝、戊肝、CMV 相关性肝炎、EBV 相关性肝炎、自身免疫性肝病、肝豆状核变性；再结合患者病史，可排除药物肝损伤。②引起患者肝衰竭的原因 HBV 感染和酗酒，需要指出的是由于缺乏丁肝病毒特异性检测试剂，未进行丁肝抗体和病毒核酸的检测，不排除丁肝重叠导致肝衰竭的可能性。

（四）初步诊断

①慢加急性肝衰竭；②病毒性肝炎乙型慢性重度。

二、治疗与复查方案

（一）长期治疗医嘱及目的

（1）TDF 300 mg po qd 对因治疗，用于抑制 HBV DNA 的复制，减轻乙肝病毒感染引起的肝脏免疫炎症反应。

（2）5% 葡萄糖注射液 250 mL+注射用异甘草酸镁 200 mg ivgtt qd 保肝。

（3）5% 葡萄糖注射液 250 mL+注射用丁二磺酸腺苷蛋氨酸 1.0 g ivgtt qd 促进胆汁酸代谢退黄。

（4）呋塞米片 40 mg po bid 螺内酯片 60 mg po bid 利尿。

（5）乳果糖 10 mL po tid 酸化肠道环境，减少肠道氨的吸收，降低血氨水平，预防或治疗肝性脑病。保护肝脏的合成、解毒功能，促进胆酸代谢，有利于消化道吸收脂肪及脂溶性维生素（维生素 A、维生素 D、维生素 E、维生素 K）。

（6）人血白蛋白 10 g qd，血浆 300 mL qd。

（7）0.9% 氯化钠注射液 100 mL+头孢他啶 2 g ivgtt q12h。

（8）必要时行人工肝支持治疗，若条件允许可行肝移植治疗。

（二）复查间隔

一般复查间隔为每周复查 1 次，如治疗期间有病情变化可每 3 d 复查 1 次。

（三）临时复查医嘱及目的

1. 第 1 周复查项目　肝功能、肾功能、凝血功能、电解质、血氨、炎症指标等。判断病情变化，肝功能特别是转氨酶降低和胆红素无升高、凝血功能尤其是 PTA 无降低提示病情好转，反之为病情进展；肾功能和电解质有助于判断肾脏受累情况和电解质是否紊乱；血氨有助于判断有无肝性脑病及降血氨效果；炎症指标有助于判断感染情况。

2. 第 2 周复查项目　肝功能、肾功能、凝血功能、电解质、血氨、HBV DNA 定量、炎症指标等。复查目的同上。

(四)思维引导

①患者的病因为 HBV DNA 的复制和饮酒,所以对因治疗即抑制 HBV DNA 复制和戒酒至关重要,也是保障后续病情持续缓解的根本;TDF 是一线推荐使用的抗 HBV 药物,故而选择该药对因治疗。②患者胆红素、转氨酶显著升高,给予保肝、退黄治疗,凝血酶原时间延长,可以输注血浆或者冷沉淀等改善凝血功能。③患者的核心异常为肝功能、凝血功能、HBV DNA,所以应重点复查肝功能和凝血功能;但是不排除治疗期间仍然有病情恶化的可能,比如消化道出血、肝性脑病等,所以要定期复查;HBV DNA 定量亦是重要异常项和疗效评价指标,所以抗病毒治疗 2 周时初步复查 HBV DNA 定量,血氨高低可以判定患者是否合并肝性脑病。

三、治疗经过和效果

(一)治疗期间病情变化

患者入院第 3 天晨起出现行为异常,胡言乱语。查体发现生命体征平稳,计算力及定向力差,扑翼震颤阳性。详细询问患者家属,患者昨晚进食 2 个鸡蛋,考虑患者肝功能较差,氨代谢异常,嘱其低蛋白饮食。

1. 病情变化的可能原因及应对措施

(1)可能原因:患者进食 2 个鸡蛋,动物蛋白摄入偏多,导致血氨代谢异常,临床出现肝性脑病的表现。

(2)应对措施:急查血氨 105 μmol/L。减少血氨增量和存量,具体包括如下措施。低蛋白饮食,暂时给予乳果糖 50 mL 保留灌肠,每日一次,5% 葡萄糖注射液 250 mL+注射用门冬氨酸鸟氨酸 10 g ivgtt qd。

2. 处理结局　①综合分析后认为患者进食 2 个鸡蛋,动物蛋白摄入偏多,导致血氨代谢异常,临床出现肝性脑病的表现,给予降血氨治疗 3 d,复查血氨 28 μmol/L,患者上述症状明显改善。②与患者及家属深入沟通,建议低蛋白饮食,各班陪护都要熟知并遵照执行,其余治疗方案不变。③直至出院,患者未再出现行为异常、胡言乱语。

3. 思维引导　①由于医患双方医学知识不对称,常会导致误解甚至纠纷等。②患者肝衰竭疾病本身易引起血氨升高,加之饮食不当,容易加重病情。③排除抗病毒治疗药物和保肝、退黄药物导致患者的行为异常、胡言乱语可能性,并将上述分析结果与患者及家属认真仔细交代。④给予降血氨治疗后逐渐好转,血氨水平由 105 μmol/L(正常值≤30 μmol/L)降至 28 μmol/L。

(二)治疗后 1 周

1. 症状　尿黄、乏力、食欲缺乏症状逐渐好转。

2. 体格检查　较入院皮肤黏膜黄染减轻,腹部移动性浊音阴性,双下肢水肿消失。

3. 肝功能　ALT 320 U/L, AST 280 U/L, GGT 566, ALP 354 U/L, ALB 33.4 g/L, TBil 199.6 μmol/L, DBil 145.2 μmol/L。

4. 凝血功能　PTA 41%。

5. 血氨　28 μmol/L。

(三)治疗后 2 周

1. 症状　无明显不适。

2. 体格检查　较入院时皮肤黏膜黄染减轻,腹部移动性阴性,双下肢水肿消失。

3. 肝功能　ALT 129 U/L,AST 102 U/L,GGT 301 U/L,ALP 188 U/L,ALB 33.5 g/L,TBil 136.2 μmol/L,DBil 108.8 μmol/L。

4. 凝血功能　PTA 55%。

5. HBV DNA 定量　3.84×10^5 IU/mL。

6. AFP　225 ng/mL(偏高)。

7. 腹腔彩超　提示无液性暗区(腹水消失)。

(四)出院医嘱

(1)TDF 300 mg po qd。

(2)甘草酸二铵肠溶胶囊 150 mg po tid、谷胱甘肽片 0.4 g po tid。

(3)1 周后门诊复查肝功能、血常规、凝血功能、AFP、电解质等。

四、思考与讨论

肝衰竭是多种因素引起的严重肝脏损害,导致合成、解毒、代谢和生物转化功能严重障碍或失代偿,出现以黄疸、凝血功能障碍、肝肾综合征、肝性脑病、腹水等为主要表现的一组临床症候群。在我国引起肝衰竭的主要病因是肝炎病毒(尤其是 HBV),其次是药物及肝毒性物质(如酒精、化学制剂等)。儿童肝衰竭还可见于遗传代谢性疾病。基于病史、起病特点及病情进展速度,肝衰竭可分为四类:急性肝衰竭、亚急性肝衰竭、慢加急性肝衰竭和慢性肝衰竭。

慢加急性(亚急性)肝衰竭:在慢性肝病病理损害的基础上,发生新的程度不等的肝细胞坏死性病变,由各种诱因触发以进行性黄疸加深、凝血功能障碍为主要特征的综合征。可出现肝性脑病、腹水、电解质紊乱、感染、肝肾综合征、肝肺综合征等并发症,以及肝外器官功能衰竭。患者黄疸迅速加深,血清 TBil ≥171 μmol/L 或每日上升≥17.1 μmol/L;有出血表现,PTA ≤40%(或 INR ≥1.5)。根据不同慢性肝病基础分为 3 型,A 型:在慢性非肝硬化肝病基础上发生的慢加急性肝衰竭;B 型:在代偿期肝硬化基础上发生的慢加急性肝衰竭,通常在 4 周内发生;C 型:在失代偿期肝硬化基础上发生的慢加急性肝衰竭。肝衰竭预后评估应贯穿诊疗全程,尤其强调早期预后评估的重要性。目前肝衰竭的内科治疗尚缺乏特效药物和手段。原则上强调早期诊断、早期治疗,采取相应的病因治疗和综合治疗措施,并积极防治并发症。肝衰竭诊断明确后,应动态评估病情、加强监护和治疗。治疗以内科治疗为主,包括对因治疗和对症治疗,部分患者可行人工肝治疗,重症患者行肝移植术,总之,治疗越早,预后越好。该患者是在肝硬化基础上出现的肝衰竭,因此属于 B 型,主要病因为饮酒和停用抗病毒治疗,导致病毒反弹,因治疗不及时,疾病加重,逐渐进展至肝衰竭。

五、练习题

1. 肝衰竭的诊断标准和治疗原则是什么?

2. 患者出现肝性脑病的表现,怎么判断?查体应该注意什么?应用什么药物缓解症状?

3. 慢加急性肝衰竭院外随访哪些指标?

六、推荐阅读

[1]中华医学会感染病学分会肝衰竭与人工肝学组,中华医学会肝病学分会重型肝病与人工肝学组.肝衰竭诊治指南(2018 年版)[J].中华传染病杂志,2019,37(1):1-9.

[2]李兰娟,任红.传染病学[M].9 版.北京:人民卫生出版社,2018:25-49.

(和振坤　田　慧)

案例 14 慢性肝衰竭

概要

48 岁男性被确诊为"慢性肝衰竭",给予 ETV、注射用异甘草酸镁、白蛋白、利尿剂、血浆置换治疗后好转出院。院外继续服用 ETV 抗 HBV 治疗,建议考虑肝移植。

一、病历资料

(一)门诊接诊

1. **主诉** 反复乏力、食欲缺乏、腹胀 1 年,加重伴皮肤黄染半个月。

2. **问诊重点** 应聚焦患者既往病史、肝功能和病毒学等核心检测和检查指标情况、诱发因素、主要症状特点、疾病演变过程、诊治经过、治疗效果。

3. **问诊内容**

(1)诱发因素:如有无慢性 HBV 感染、有无未按医嘱停用抗病毒药物、服用其他可能导致肝损伤的药物、饮酒、劳累等肝功能恶化的诱发因素。

(2)主要症状:有无转氨酶升高的常见症状,比如乏力、厌食、恶心、呕吐、腹胀等;有无皮肤瘙痒。

(3)伴随症状:有无呕血、便血、发热、咳嗽、咳痰、胸闷、气短、腹泻、腹痛等伴随症状。

(4)诊治经过:是否用药、何时开始用药、用何种药物、具体剂量、效果如何。

(5)既往史:有无高血压、糖尿病、心脏疾病、肝炎、结核等病史,预防接种情况,有无手术、外伤、输血、献血史,有无药物和食物过敏史。

(6)个人史:生于何地,在何地久居,有无疫区、疫情、疫水接触史,有无职业相关有害物质接触史,有无吸烟、饮酒、冶游史等。

(7)家族史:有无乙肝、丙肝等传染病家族史,家族成员健康状况,有无家族遗传病史。

问诊结果

患者为 48 岁男性,农民,1 年前无明显诱因出现乏力、食欲缺乏、腹胀,至当地医院检查发现 HBsAg 阳性,彩超示肝硬化,给予"恩替卡韦"规律抗病毒及其他对症支持治疗后症状缓解。近 1 年内因反复乏力、食欲缺乏、腹胀多次住院治疗,半个月前劳累后上述症状再次加重,伴全身皮肤黏膜及巩膜黄染,无发热、咳嗽、恶心、呕吐、腹泻、腹痛、皮肤瘙痒等伴随症状;至当地医院就诊,完善肝功能:ALT 150 U/L, AST 165 U/L, ALB 25 g/L, TBil 190 μmol/L, DBil 110 μmol/L,给予保肝、退黄及其他对症治疗效果欠佳,为求进一步诊治收住院。既往史无特殊。个人史无特殊(不饮酒)。母亲和 1 姐均有"慢性乙型肝炎"病史。

4.思维引导 ①总体印象方面:患者近1年反复出现乏力、食欲缺乏、腹胀,检查发现乙型肝炎肝硬化,其母亲和一姐均有"慢性乙型肝炎"病史,提示其不是急性HBV感染,而是慢性HBV感染,且可能为母婴传播导致,即出生时可能感染HBV且慢性化。②病因方面:肝炎病毒、酒精、药物、非嗜肝病毒等常见原因均可能导致患者的转氨酶、胆红素水平显著增高,通过问诊可直接排除酒精肝和药物肝的可能性;根据患者既往病史,虽然乙型肝炎肝硬化、慢性肝衰竭导致转氨酶升高的可能性大,但是仍然不能排除HAV、HCV、HEV、非嗜肝病毒等因素,这将是下一步检查的重点。③诱因方面:劳累是导致本次病情加重的主要因素。④严重程度方面:患者胆红素进行性升高,肝脏的其他功能是否受到影响? 需要进一步检测凝血功能、血氨等指标。

(二)体格检查

1.重点检查内容及目的 患者为肝脏疾病,应重点检查有无肝病面容、全身皮肤及巩膜是否黄染、全身有无水肿、有无肝掌、面颈胸有无蜘蛛痣以及腹部的专科检查。

体格检查结果

T 36.5 ℃,R 15 次/min,P 72 次/min,BP 114/74 mmHg。

神志清,精神差,肝病面容,全身皮肤及巩膜轻度黄染,全身散在出血点,肝掌、颈部3枚蜘蛛痣,腹膨隆,无压痛、反跳痛,肝脏肋下未触及,脾脏肋下4 cm,Murphy征阴性,移动性浊音阳性,双下肢凹陷性水肿。患者身高175 cm,体重60 kg,BMI 19.6 kg/m²。

2.思维引导 患者体格检查发现皮肤黄染、肝掌、蜘蛛痣、移动性浊音阳性、下肢水肿,提示患者肝硬化失代偿期可能性大。但仍要完善检查以助于排除心源性、肾源性因素所致水钠潴留。

(三)辅助检查

1.临时辅助检查医嘱及目的

(1)血、尿、粪常规检查:入院常规检查,血常规中WBC、PLT有助于判断有无脾功能亢进,尿常规有助于判断有无泌尿系统感染,粪常规有助于判断有无大便潜血等。

(2)传染病四项:入院常规检查,判断患者有无丙肝和乙肝五项状态(HBeAg阳性或阴性)等,进一步明确病因诊断和判断预后。

(3)肝功能、肾功能、电解质:验证患者肝、肾功能损伤程度,明确是否有内环境紊乱失衡。

(4)甲肝、戊肝抗体:判断患者是否合并甲肝或戊肝,进一步明确病因诊断。

(5)HBV DNA定量:判断患者目前有无病毒复制,评价抗病毒疗效。

(6)病毒全套:有助于判断患者是否合并其他病毒感染,特别是易引起肝炎的CMV和EBV感染。

(7)凝血功能及血氨:判断患者的病情严重程度。

(8)AFP:肝病常规检测项目,有助于肝癌、肝细胞坏死后再生的判断。

(9)腹水常规、生化、培养:有助于判断患者是否存在腹腔感染、自发性腹膜炎。

(10)肝、胆、胰、脾彩超:有助于判断患者有无肝硬化(肝脏形态和脾脏大小)、脂肪肝,有利于进一步明确病因诊断和判断肝病阶段。

(11)胸部CT:明确有无肺部感染。

辅助检查结果

（1）血、尿、粪常规检查：WBC $3.8×10^9$/L，Hb 120 g/L，PLT $80×10^9$/L；尿常规无异常；粪常规无异常。

（2）传染病四项：丙肝抗体阴性、梅毒抗体阴性、HIV 抗体阴性，HBsAg 阳性、HBeAb 阳性、HBcAb 阳性。

（3）肝功能、肾功能、电解质：ALT 280 U/L，AST 210 U/L，ALB 25 g/L，TBil 240 μmol/L，DBil 130 μmol/L；肾功能正常、电解质正常。

（4）甲肝、戊肝抗体：均阴性。

（5）HBV DNA 定量：低于检测下限（<20 IU/mL）。

（6）病毒全套：各病原体 IgM 均阴性。

（7）凝血功能及血氨：PTA 30%，血氨 36 μmol/L。

（8）AFP：9 ng/mL。

（9）腹水常规、生化、培养：无异常。

（10）肝、胆、胰、脾彩超：肝硬化、脾大、腹水。

（11）胸部 CT：未见明显异常。

2. 思维引导　结合患者上述检查结果，可排除甲肝、丙肝、戊肝、CMV 相关性肝炎、EBV 相关性肝炎、脂肪性肝病；再结合患者病史，可排除酒精性肝病、药物肝损伤，引起患者肝衰竭的病因考虑为 HBV 感染及其导致的肝硬化。

（四）初步诊断

①慢性肝衰竭；②肝硬化失代偿期；③病毒性肝炎，乙型、慢性、重度；④低蛋白血症；⑤腹水。

二、治疗与复查方案

（一）长期治疗医嘱及目的

（1）ETV 0.5 mg po qd，对因治疗，用于抑制 HBV DNA 的复制进而缓解肝脏炎症。

（2）0.9% 氯化钠注射液 100 mL+注射用异甘草酸镁 200 mg ivgtt qd，保肝抗炎降酶治疗。

（3）0.9% 氯化钠注射液 100 mL+注射用丁二磺酸腺苷蛋氨酸 1.0 g ivgtt qd，对症保肝治疗，促进胆汁代谢。

（4）乳果糖 30 mL po tid，减少肠道氨的生成。

（5）双歧杆菌四联活菌片 3 片 po tid，调节肠道菌群。

（6）人血白蛋白 10 g ivgtt q12h，补充白蛋白，减少腹水生成。

（7）呋塞米片 20 mg bid+螺内酯片 50 mg po bid，利尿，减少腹水生成。

（8）间断行血浆置换治疗。

（9）腹腔穿刺置管持续引流。

（二）复查间隔

一般复查间隔为每周 1 次，如治疗期间有病情变化可随时复查。

（三）临时复查医嘱及目的

1. 第 1 周复查项目　肝功能、凝血功能、肾功能、电解质、血氨。判断病情变化，肝功能特别是转氨酶降低和胆红素无升高、凝血功能特别是 PTA 无降低提示病情好转，反之为病情进展；患者应用利尿剂,需监测肾功能、电解质,及时纠正电解质紊乱。

2.第2周复查项目　同第1周。

(四)思维引导

①患者的根本病因为乙型肝炎肝硬化,所以对因治疗即抑制 HBV DNA 复制至关重要,也是保障后续病情持续缓解的根本;②患者转氨酶、胆红素显著升高,且已经出现食欲缺乏、腹胀的症状,考虑给予对症保肝治疗;③患者凝血功能差,胆红素持续升高,可间断行血浆置换治疗;④患者大量腹水,给予补蛋白、利尿,腹腔穿刺引流,同时需注意电解质紊乱、酸碱失衡;⑤患者的核心异常为肝功能、凝血功能,所以应重点复查肝功能、凝血功能。

三、治疗经过和效果

(一)治疗期间病情变化

患者入院第3天凌晨2点,患者出现烦躁不安、胡言乱语、无法沟通,给予通便、降血氨,稳定电解质平衡、补充支链氨基酸等治疗后缓解。

1.病情变化的可能原因及应对措施

(1)可能原因:患者意识改变考虑肝性脑病所致,追问家属近期饮食情况,病情变化前一天进食牛奶及鲍鱼,考虑由高蛋白饮食诱发,同时完善头颅 CT 排除脑出血。

(2)应对措施:给予注射用门冬氨酸鸟氨酸 15 g q12h 应用,加强乳果糖灌肠,嘱患者清淡、低蛋白饮食。

2.处理结局　给予对症治疗后患者神志逐渐恢复正常,计算力、定向力正常,直至出院未再出现肝性脑病。

3.思维引导　肝衰竭患者易并发肝性脑病,常见诱因为感染、大量放腹水及利尿导致电解质紊乱、消化道出血、高蛋白饮食,在疾病诊治过程中,需要严密监测患者精神、行为变化,及时发现肝性脑病前期症状,及时干预,同时需要尽可能避免上述诱发因素,做好患者及家属健康宣教。

(二)治疗后1周

1.症状　乏力、腹胀、食欲缺乏症状稍好转。

2.体格检查　双下肢水肿较前明显减轻,移动性浊音仍阳性。

3.肝功能　ALT 180 U/L,AST 130 U/L,ALB 28 g/L,TBil 160 μmol/L,DBil 90 μmol/L。

4.凝血功能　PTA 35%。

(三)治疗后2周

1.症状　乏力、腹胀、食欲缺乏症状明显好转。

2.体格检查　移动性浊音阳性,双下肢无水肿。

3.肝功能　ALT 105 U/L,AST 76 U/L,ALB 30 g/L,TBil 105 μmol/L,DBil 65 μmol/L。

4.凝血功能　PTA 40%。

(四)治疗后3周

1.症状　乏力、腹胀、食欲缺乏症状消失。

2.体格检查　移动性浊音阴性,双下肢无水肿。

3.肝功能　ALT 70 U/L,AST 50 U/L,ALB 33 g/L,TBil 60 μmol/L,DBil 35 μmol/L。

4.凝血功能　PTA 42%。

(五)出院医嘱

(1)ETV 0.5 mg po qd。

（2）甘草酸二胺肠溶胶囊 150 mg po tid。

（3）丁二磺酸腺苷蛋氨酸肠溶片 1.0 g po qd。

（4）呋塞米片 20 mg po bid。

（5）螺内酯片 50 mg po bid。

（6）1 个月后门诊复查肝功能、凝血功能等。

四、思考与讨论

肝衰竭是多种因素引起的严重肝脏损害，导致合成、解毒、代谢和生物转化功能严重障碍或失代偿，出现以黄疸、凝血功能障碍、肝肾综合征、肝性脑病、腹水等为主要表现的一组临床症候群。肝衰竭是临床常见的严重肝病症候群，病死率可高达 50%~90%。

在我国引起肝衰竭的主要病因是肝炎病毒（尤其是 HBV），其次是酒精、药物及肝毒性物质（如化学制剂等）。儿童肝衰竭还可见于遗传代谢性疾病。基于病史、起病特点及病情进展速度，肝衰竭可分为四类：急性肝衰竭、亚急性肝衰竭、慢加急性肝衰竭和慢性肝衰竭。

目前强调根据病情发展的不同时期进行精准治疗和个体化治疗。肝衰竭的治疗方法包括内科综合治疗、人工肝治疗和肝移植。

内科综合治疗尚缺乏特效药物和手段，原则上强调早期诊断、早期治疗，采取相应的病因治疗和综合治疗措施，并积极防治并发症。包括卧床休息，减少体力消耗从而减轻肝脏负担，合理饮食，积极纠正低蛋白血症，补充白蛋白或新鲜血浆，并酌情补充凝血因子，去除病因，为乙肝引起要用抗病毒药物，应用可疑损肝药物的需停药，并给予护肝药物治疗，另外，根据不同的阶段进行免疫调节治疗也很重要。

人工肝是治疗肝衰竭的有效方法之一，其治疗机制是基于肝细胞的强大再生能力，通过一个体外的机械、理化和生物装置，清除各种有害物质，补充必需物质，改善内环境，暂时替代衰竭肝脏的部分功能，为肝细胞再生及肝功能恢复创造条件或等待机会进行肝移植。

肝移植是治疗中晚期肝功能衰竭的最有效方法之一，适用于经积极内科综合治疗和/或人工肝治疗效果欠佳，不能通过上述方法好转或恢复者。

尽管目前肝衰竭的临床诊治水平已有明显提高，但如何进一步降低病死率需要寻找新的治疗靶点与诊治策略，而诊治技术的突破有赖于基础与临床研究的进展，因此，需要进一步加强临床与基础研究，不断创新，才能进一步提升肝衰竭的救治成功率。

五、练习题

1. 本例患者如果出现低钠血症及顽固性腹水，可以考虑应用什么药物？

2. 慢性肝衰竭患者非住院期间如何管理？

六、推荐阅读

[1]中华医学会感染病学分会肝衰竭与人工肝学组，中华医学会肝病学分会重型肝病与人工肝学组. 肝衰竭诊治指南（2018 年版）[J]. 中华传染病杂志，2019，37（1）：1-9.

[2]中华医学会感染病学分会，中华医学会肝病学分会. 慢性乙型肝炎防治指南（2019 年版）[J]. 中华肝脏病杂志，2019，27（12）：938-961.

（翁鑫鑫　康　谊）

案例 15　乙型肝炎相关性肝细胞癌

概要

50 岁男性,诊断"乙型肝炎肝硬化,原发性肝癌",应用 TAF 抗病毒的前提下,结合肿瘤分期、肝功能分级、患者体力活动状态(PS)评分,给予经导管动脉化疗栓塞术(TACE),术后应用信迪利单抗联合贝伐珠单抗进行靶免联合治疗。

一、病历资料

(一)门诊接诊

1. 主诉　HBsAg 阳性 15 年,肝占位伴右上腹疼痛 3 d。

2. 问诊重点　应聚焦患者肝功能和病毒学等核心检测和检查指标情况、主要症状特点、疾病演变过程、诊治经过、治疗效果,特别是影像学对肝脏占位性质的进一步确诊;同时关注患者饮酒史、有毒物质接触史、乙肝家族史等高危因素。

3. 问诊内容

(1)诱发因素:有无自行停用抗 HBV 药物,是否服用其他可能导致肝损伤的药物,有无饮酒、毒物、劳累等加重肝脏损害的原因,是否定期复查监测病情变化。

(2)主要症状:有无肝功异常的常见症状,比如乏力、厌食、恶心、呕吐、腹胀、腹泻等。有无肿瘤引起的相应症状,如腹部疼痛、疼痛部位、疼痛性质、短期内体重明显减轻等。

(3)伴随症状:有无恶心、呕吐、呕血;有无腹泻、尿黄、便血;有无发热、咳嗽、咳痰、胸闷、气短;有无头晕、头痛等伴随症状。

(4)诊治经过:是否用药,何时开始用药、用何种药物、具体剂量、效果如何。是否采取过其他治疗措施,如手术等。

(5)既往史:有无高血压、糖尿病、心脏疾病、结核等病史,预防接种情况,有无手术、外伤、输血史,有无药物和食物过敏史,有无免疫缺陷病史,有无免疫抑制药物应用史。

(6)个人史:生于何地,在何地久居,有无疫区、疫情、疫水接触史,有无职业相关有害物质接触史,有无吸烟、饮酒、冶游史等。

(7)家族史:家族成员健康状况,有无乙肝、丙肝等传染病家族史,有无家族遗传病史。

问诊结果

患者,男性,50 岁,15 年前体检时发现 HBsAg 阳性,未在意,未治疗。3 年前行"胆囊切除术"时发现肝硬化,无自觉症状,遂规律服用"恩替卡韦"治疗,未规律复查。3 d 前无明显诱因出现右上腹疼痛,间断性钝痛,按压疼痛部位可缓解,无恶心、呕吐、腹泻等伴随症状。至当地某医院进行肝功能检测,提示"转氨酶轻度升高",CT 平扫加增强:①肝右叶巨大占位性病变(病灶 123 mm×124 mm×119 mm),动脉期强化,为巨块型 HCC,建议必要时穿刺活检。②门静脉癌栓形成。既往史无特殊。个人史无特殊。父亲及 1 兄有"慢性乙型病毒性肝炎"病史,父亲已故。

4. 思维引导　①总体印象方面:患者15年前体检时发现HBsAg阳性,3年前即发现肝硬化,考虑为乙肝后肝硬化。3 d前出现腹痛后就诊发现肝脏巨大占位、门静脉内栓子形成,考虑肝癌并伴血管侵犯。②病因方面:肝炎病毒、酒精、药物等常见原因均可能导致肝细胞癌的发生,国内以"慢性乙型肝炎"最为常见,为肝癌的高危人群。③根据患者提供的临床检查结果及相关病史,长期应用抗乙肝病毒药物,影像学提示肝脏占位,门静脉癌栓形成,为慢性乙型肝炎相关性HCC。④诱因方面:饮酒、低病毒血症(LLV)可能会促进或加速慢性HBV感染患者,尤其是肝硬化患者进展为肝癌。⑤严重程度方面:首先进行Child-Pugh分级,对肝脏储备功能评估。继而根据影像学、体力生活指数等对肿瘤进行分期,指导后期治疗方案的选择、预后的评估。

(二)体格检查

1. 重点检查内容及目的　患者为肝脏疾病,应重点检查神志是否清楚,计算力、定向力是否正常;有无肝病面容、肝掌、蜘蛛痣,全身皮肤及巩膜是否黄染、双下肢有无凹陷性水肿;上腹部的专科检查:腹部是否有压痛、反跳痛,肝、脾肋下是否可以触及,腹部是否膨隆、是否存在移动性浊音等。

体格检查结果

T 36.5 ℃,P 78 次/min,R 16 次/min,BP 118/78 mmHg,身高 165 cm,体重 60 kg,BMI 22.0 kg/m²。

发育正常,肝病面容,全身皮肤及巩膜无黄染,全身无水肿,未发现蜘蛛痣、肝掌。上腹部触诊:肝脏肋下 3 cm,质硬,有压痛、无反跳痛。脾脏肋下未及。腹部无膨隆,移动性浊音阴性。腹壁静脉无曲张。

---

2. 思维引导　①患者体格检查肝病面容,提示为慢性肝病。肝脏增大,肋下可及,质地硬,且有压痛,影像学CT平扫加增强提示肝脏巨大占位、门静脉癌栓形成,考虑为HCC。HCC的诊断不同于其他肿瘤,两种影像学检查符合HCC的典型的"快进快出"的强化模式即可以作为HCC的临床诊断,例如CT及MRI平扫加动态增强;病理结果不作为必要条件。②完善肝功能、凝血功能、有无腹水等评估肝功能;肿瘤标志物、骨扫描、肺部CT判断是否存在其他脏器转移,进行肿瘤分期及严重程度,指导后期治疗。

(三)辅助检查

1. 临时辅助检查医嘱及目的

(1)血、尿、粪常规检查:入院常规检查,血常规中WBC、RBC及PLT水平,评价是否存在肝硬化脾亢引起的三系降低。尿常规有助于判断有无泌尿系统感染、肾脏损伤等。粪常规有助于判断有无大便潜血,是否有活动性的消化道出血。

(2)传染病四项:入院常规检查,确认HBV感染状态,判断患者有无HCV、梅毒螺旋体、HIV感染,进一步明确病因诊断和判断预后。

(3)HBV DNA定量:对有明确乙肝病史,并长期应用恩替卡韦抗病毒治疗的患者,选用HBV DNA高敏检测进行检测,判断是否存在LLV。

(4)肝功能、肾功能、电解质:判断患者肝功能损伤程度,明确是否有肾功能的损害、内环境紊乱。

(5)凝血功能及血氨:判断患者的血凝情况,辅助进行肝脏储备功能评估,并根据D-二聚体情况进行VTE评分;血氨结合神志情况判断是否存在肝性脑病。

(6)AFP:肝癌的特异性诊断指标,结合影像学有助于肝癌活动性及术后效果评估的判断。

(7)异常凝血酶原:为肝癌的常用诊断指标,相较AFP,特异性及敏感性更强,两者结合更有助于原发性肝癌的诊断。

（8）上腹部 MRI 平扫加增强：MRI 较 CT 分辨率更高，选用肝脏特异性对比剂钆塞酸二钠，较普通钆剂敏感性及特异性均较高，可以发现<1 cm 的病灶。

（9）64 排肺部 CT：有助于判断是否有肺部的转移病灶。

（10）全身骨显像：有助于判断是否存在骨转移。

（11）心电图：有助于判断患者是否有心肌缺血、心律失常等，对患者身体状况进行评估。

（12）胃镜检查：是否存在食管胃底静脉曲张及程度，判断上消化道出血的风险。

辅助检查结果

（1）血、尿、粪常规检查：WBC $4.0×10^9$/L，RBC $5.0×10^{12}$/L，Hb 150 g/L，PLT $116×10^9$/L；尿常规无异常；粪常规无异常。

（2）传染病四项：丙肝抗体阴性、梅毒抗体阴性、HIV 抗体阴性，HBsAg 阳性、HBeAb 阳性、HBsAb 阳性。

（3）HBV DNA 定量：低于最低检测下限（<10 IU/mL），排除 LLV 的存在。

（4）肝功能、肾功能、电解质：ALT 27 U/L，AST 83 U/L，GGT 138 U/L，ALP 66 U/L，ALB 43.3 g/L，TBil 31.8 μmol/L，DBil 16.6 μmol/L；肾功能正常、电解质正常。

（5）凝血功能及血氨：PT 14.2 s，PTA 100%（正常），血氨 30 μmol/L（正常）。

（6）AFP：53 ng/mL（高于正常）。

（7）异常凝血酶原：4964 mAμ/mL（明显升高）。

（8）上腹部 MRI 平扫加增强：提示肝右叶巨大占位（95 mm×102 mm×110 mm），动脉期强化，肝脏特异性期低信号，考虑 HCC；门静脉栓子，考虑癌栓形成。

（9）64 排胸部 CT：未见明显异常。

（10）全身骨显像：未见异常。

（11）心电图：正常。

（12）胃镜检查：食管静脉中度曲张，慢性浅表性胃炎。

---

2. 思维引导　①患者转氨酶轻度升高，凝血功能正常，无腹水，神志清楚，无肝性脑病，白蛋白正常，Child-Pugh 评分 5 分（评分详见表 1），为肝功能代偿期。②异常凝血酶原作为 HCC 特异的诊断指标应排除其他因素的影响，如应用维生素 K 拮抗剂、华法林类药物等。患者既往无其他基础疾病，未服用维生素 K 拮抗剂等，排除其他因素，该值明显升高应高度考虑 HCC；同时 AFP 也有升高，支持 HCC 的诊断。③上腹部 MRI 平扫加增强，提示肝右叶巨大占位，考虑 HCC；门静脉栓子，考虑癌栓形成。64 排胸部 CT：未见明显异常；全身骨显像未见异常。根据《原发性肝癌诊疗指南（2022 年版）》，中国肝癌的分期方案（CNLC）分期Ⅲa 期：PS 0～2 分，Child-Pugh A 级，肿瘤情况不论，有影像学可见的血管癌栓而无肝外转移（CNLC 分期详见表 2）。

表 1　Child-Pugh 肝功能分级

生化指标	异常程度评分		
	1 分	2 分	3 分
肝性脑病	无	1～2	3～4
腹水	无	轻度	中、重度

续表1

生化指标	异常程度评分		
	1分	2分	3分
总胆红素(μmol/L)	<34	34～51	>51
血清白蛋白(g/L)	≥35	28～35	<28
凝血酶原时间延长(s)	≤4	4～6	≥6
A级:5～6分;B级:7～9分;C级:10～15分			

表2　CNLC分期

CNLC分期	PS评分	Child-Pugh分级	肿瘤数目及大小	有无血管癌栓和肝外转移
Ⅰa	0～2分	A/B级	单个肿瘤、直径≤5 cm	无影像学可见的血管癌栓和肝外转移
Ⅰb	0～2分	A/B级	单个肿瘤、直径≤5 cm;或2～3个肿瘤、最大直径≤3 cm	无影像学可见的血管癌栓和肝外转移
Ⅱa	0～2分	A/B级	2～3个肿瘤、最大直径>3 cm	无影像学可见的血管癌栓和肝外转移
Ⅱb	0～2分	A/B级	肿瘤数目≥4个,肿瘤直径不论	无影像学可见的血管癌栓和肝外转移
Ⅲa	0～2分	A/B级	肿瘤情况不论	有影像学可见的血管癌栓而无肝外转移
Ⅲb	0～2分	A/B级	肿瘤情况不论	不论有无影像学可见的血管癌栓,有肝外转移
Ⅳ	3～4分	C级	肿瘤情况不论	不论有无影像学可见的血管癌栓,不论有无肝外转移

(四)初步诊断

①肝细胞癌;②乙型肝炎后肝硬化代偿期。

二、治疗与复查方案

(一)手术方案的选择

患者Child-Pugh评分为5分,A级肝功能。影像学发现血管侵犯,无其他脏器的侵犯,根据CNLC分期为Ⅲa期,根据《原发性肝癌诊疗指南(2022年版)》可选择的方案为手术切除、TACE或手术切除+消融/TACE+消融、肝移植,系统治疗。经多学科诊疗团队(MDT)会诊,患者肿瘤较大,手术切除或射频消融后残留肝脏无法代偿,引起肝衰竭的可能性较大,因此选择TACE。

(二)长期治疗医嘱及目的

(1)TACE:HCC Ⅲa期的手术选择。

(2)丙酚替诺福韦:用于持续抑制HBV DNA的复制进而缓解肝脏炎症、降低肿瘤的复发概率,延缓病情的进一步发展。

(3)手术对肝脏会产生一定的损伤,会出现肝功能的异常,应用甘草酸制剂、还原型谷胱甘肽等保肝抗炎。复方甘草酸苷片50 mg po tid;还原型谷胱甘肽片0.4 po tid;槐耳颗粒1袋po tid;复方斑蝥胶囊3粒po bid进行抗肿瘤治疗。

(4)术后给予止血药物应用,密切监测患者病情变化。

（5）系统治疗：0.9%氯化钠注射液100 mL+信迪利单抗200 mg ivgtt q3W；0.9%氯化钠注射液500 mL+贝伐珠单抗15 mg/kg ivgtt q3W。

（三）复查间隔

入院期间复查间隔为1周，评估手术效果、术后病情。若治疗期间有病情变化可随时复查。

（四）临时复查医嘱及目的

1. 复查项目　肝功能、凝血功能。判断病情变化，术后是否引起肝功能的损害，出现转氨酶的升高、凝血功能异常，评估术后肝脏代偿功能。PCT、CRP，评估术后是否有感染等情况出现。AFP、AFP-L3、异常凝血酶原评估术后效果。

2. 其他　观察患者自觉症状，是否有发热、腹痛等不适。

（五）思维引导

①患者基础疾病为乙型肝炎肝硬化，根据《慢性乙型肝炎防治指南（2022年版）》推荐的一线核苷类抗病毒药物：ETV、TDF、TAF。TDF、TAF能更显著降低HCC的发生率，且TAF具有更强的肝脏靶向性，更少的不良反应。因此将ETV更换为TAF进行长期抗病毒治疗。②患者长期服用抗病毒药物期间，未曾定期复查，待出现腹痛后，行上腹部CT平扫动态增强发现肝脏巨大占位，动脉期强化，考虑为巨块型HCC，门静脉栓子形成，肿瘤分期已为Ⅲa期。对于慢性乙型肝炎患者，肝硬化及HCC的发生均较为隐匿，治疗期间的定期复查对于及时发现病情变化十分重要。③患者的核心问题是HCC，应结合患者的肝功能分级，肿瘤分期，体力状况评分（PS评分）依据进行合适的方案选择中国肝癌治疗路线图（表3）。手术仍作为首选方式，本患者Child-Pugh A级，CNLC Ⅲa期，存在手术指征，由于肿瘤体积较大，选择TACE。其次，术后进行系统治疗，见原发性肝癌系统治疗（表4），包括一线的分子靶向药物和免疫治疗（贝伐珠单抗+信迪利单抗）、中药制剂（槐耳颗粒）。术后定期的复查，包括肝功能、HCC特异性肿瘤标志物、HBV DNA的高敏定量检测，特别是肝脏特异性对比剂-钆塞酸二钠进行的上腹部磁共振，评估治疗效果及预后。

表3　中国肝癌治疗路线图

CNLC分期	治疗选择（MDT）
Ⅰa期	手术切除；消融；肝移植
Ⅰb期	手术切除；TACE；消融/TACE+消融；肝移植
Ⅱa期	手术切除；TACE；手术切除+消融/TACE+消融；肝移植
Ⅱb期	TACE；手术切除；系统抗肿瘤治疗
Ⅲa期	TACE；系统抗肿瘤治疗；手术切除；放疗
Ⅲb期	系统抗肿瘤治疗；TACE；放疗
Ⅳ期	对症支持；肝移植；舒缓疗护

表4　原发性肝癌系统治疗

一线抗肿瘤治疗	阿替利珠单抗联合贝伐珠单抗、信迪利单抗和贝伐珠单抗
	多纳非尼、仑伐替尼、索拉非尼
	系统化疗
二线抗肿瘤治疗	瑞戈非尼、阿帕替尼、卡瑞丽珠单抗、替雷丽珠单抗
其他治疗（现代中药制剂）	槐耳颗粒、华蟾素、康莱特、复方斑蝥胶囊、鸦胆子油等

三、治疗经过和效果

(一)治疗期间病情变化

患者术后第3天出现发热,无恶心、呕吐、头痛等不适。监测 PCT、CRP 等指标正常。查体发现生命体征平稳,无阳性体征。

1. 病情变化的可能原因及应对措施

(1)可能原因:对肿瘤进行 TACE 术后会引起病灶的吸收热,为一过性的反应。在确定是否为吸收热的同时应充分完善相关检查,排除其他原因引起的发热。

(2)应对措施:给予布洛芬 10 mL,口服对症处理。体温持续升高的,给予地塞米松 5 mg 静脉注射,减轻炎症反应。应用退热药物时应充分考虑此类药物对肝硬化患者存在诱发上消化道出血的风险,应以物理降温为主,物理降温效果差、患者无法耐受发热带来的不适时,小剂量应用退热药物,并密切观察。

2. 处理结局　3 d 后体温逐渐正常,无腹痛、腹胀等不适。

3. 思维引导　对于肿瘤患者术后的发热,首先考虑是否为吸收热,一般患者为中度发热,且退热效果好,几日后会自行缓解。但同时不应忽视术后是否出现感染引起发热,及时进行血常规、PCT、CRP 等相关炎症指标的监测,根据结果判断是否应用抗生素。

(二)治疗后1周

1. 症状　发热、手术部位的疼痛。

2. 体格检查　较入院时无明显变化,无阳性发现。

3. 肝功能　ALT 138 U/L, AST 93 U/L, GGT 297 U/L, ALP 61 U/L, ALB 41.4 g/L, TBil 68.4 μmol/L, DBil 25.2 μmol/L。

4. 凝血功能　PTA 83%(正常),PT 14 s。

5. AFP 和异常凝血酶原　AFP 22.8 ng/mL,异常凝血酶原 285 mAμ/mL。

(三)治疗后2周

1. 症状　体温正常,手术部位疼痛症状消失。

2. 体格检查　右下腹疼痛明显缓解,其他与入院时无明显差异。

3. 肝功能　ALT 47 U/L, AST 33 U/L, GGT 196 U/L, ALP 123 U/L, ALB 43.5 g/L, TBil 34.2 μmol/L, DBil 15.1 μmol/L。

4. 凝血功能　PTA 89%(正常),PT 13.8 s。

5. 异常凝血酶原和 AFP　125 mAμ/mL,AFP 15 ng/mL 继续下降。

(四)出院医嘱

(1)TAF 25 mg po qd。

(2)复方甘草酸苷片 50 mg po tid;还原型谷胱甘肽 0.4 po tid;槐耳颗粒 1 袋 po tid。

(3)信迪利单抗 200 mg ivgtt q3w;贝伐珠单抗 800 mg ivgtt q3w。

(4)术后 1 个月复查上腹部 MRI 平扫加增强(钆塞酸二钠对比剂)、HBV DNA 高敏定量、肝功能、血常规、AFP、AFP-L3、异常凝血酶原。

四、思考与讨论

原发性肝癌在我国常见恶性肿瘤中发病率位居第 4 位,致死率位居第 2 位,包括 HCC、肝内胆管癌和混合型肝细胞癌——胆管癌。HBV 感染在我国是导致原发性肝癌的最主要的原因。尽早地发现乙型肝炎并进行治疗,是预防 HCC 的非常重要的措施。随着社会发展,科技进步,对疾病了解的深入,乙肝的抗病毒指征进一步扩大,对于 HBV DNA 检测下限的要求也有所改变,范围越来越严格,选择合适的抗病毒时机、合适的抗病毒药物对于疾病的控制,预防并发症的发生非常重要。《慢性乙型肝炎防治指南(2022 年版)》中推荐 ETV、TDF、TAF、艾来替诺福韦(TMF)作为一线药物。研究表明 TDF、TAF 能更有效地降低 HCC 的发生率,且 TAF 进一步降低了潜在的肾毒性及骨磷代谢异常的不良反应。

HCC 发生发展隐匿,往往发现时已为中晚期,治疗效果不佳,预后差。因此早发现、早诊断、早治疗,对于其疾病进展和预后尤为重要。建议高危人群每 3～6 个月检查肝脏超声联合血清 AFP,进行 HCC 早期筛查。HCC 的高危人群包括:HBV 和/或 HCV 感染、过度饮酒、非酒精性脂肪性肝炎、其他原因引起的肝硬化以及有肝癌家族史等人群。增强 CT 或 MRI 扫描联合 AFP 检测是 HCC 的常用检查方法。HCC 的影像学诊断依据主要根据"快进快出"的强化方式。正电子发射计算机机体层显像仪(PET/CT)有助于判断是否存在远处脏器转移,对 HCC 进行分期及疗效评价,但不助于早期 HCC 的诊断。AFP 是诊断肝癌和疗效监测常用且重要的指标,对 AFP 阴性人群,可以借助异常凝血酶原及 AFP-L3 进行早期诊断。具有典型 HCC 影像学特征的肝占位,符合 HCC 临床诊断标准,通常不需要进行病灶穿刺活检。诊断明确的 HCC,应尽早及时进入治疗流程。治疗前首先应对肿瘤进行分期,对于治疗方案的选择、预后评估至关重要。结合中国的具体国情及实践积累,依据患者 PS、肝脏肿瘤及肝功能情况,建立 CNLC(表 2)。在分期明确的情况下选择合适的治疗措施。原发性肝癌的诊疗须重视 MDT 的诊疗模式。手术治疗是首选方法和主要措施,包括外科切除、TACE、射频消融、肝移植术等,手术方式的选择应依据肿瘤分期。对于 Ⅲ～Ⅳ期,在手术的基础上积极采用系统治疗,包括分子靶向药物、免疫治疗、中药制剂、生物制剂等。

本例患者 3 年前发现时已存在肝硬化,在应用恩替卡韦抗病毒期间并未及时进行复查,作为高危人群,也未进行 HCC 的早期筛查。出现腹痛症状后就诊,进行 CT 平扫加动态增强即发现肝脏巨大占位,患者当地 CT 及入院后 MRI 均提示巨大占位,并有"快进快出"的强化模式,且提示门静脉癌栓形成。根据《原发性肝癌诊疗指南(2022 年版)》:有 HBV 或 HCV 感染,对于发现肝内直径>2 cm 结节,多参数 MRI、动态增强 CT、超声造影或肝细胞特异性对比剂钆塞酸二钠增强 MRI,4 项检查中至少有 2 项显示动脉期病灶明显强化、门脉期和/或延迟期肝内病灶低于肝实质,即"快进快出"的 HCC 典型特征,即可以临床诊断为 HCC。且 AFP、异常凝血酶原、AFP-L3 均高于正常值,可进行临床确诊:①原发性肝癌Ⅲa 期;②乙型肝炎肝硬化代偿期。病因治疗方面,选择高效、低毒、低耐药的 TAF 作为长期抗病毒治疗药物。依据原发性肝癌诊疗指南选择治疗方案:TACE+系统治疗,信迪利单抗联合贝伐珠单抗,槐耳颗粒口服。在进行系统治疗时,要注意抗血管生成药物的 PD-1、PD-L1 抑制剂的不良反应(表 5、表 6),根据不良反应的分级及时对症处理,必要时停药。该患者在治疗后定期复查中,病灶持续缩小,HBV DNA 高敏检测持续低于最低检测下限,肝功能正常,病情稳定,疗效良好。

HCC 的复发率较高,在后续的治疗复查中,若再次出现复发或新发病灶,仍可根据上述治疗思路进行诊断并进行病情评估,根据原发性肝癌诊疗指南更换二线药物进一步治疗。慢性乙型肝炎和原发性肝癌的治疗都是一个长期的过程,系统治疗方案的制订对于患者的预后、受益至关重要。

表 5 血管靶向药物的常见不良反应

不良反应	处理措施
腹胀、食欲减退	调整用药剂量,严重无法耐受时停药
手足皮肤反应（HFSR）	轻度改变时不用调整剂量;中度改变,有水疱剥脱时可口服维生素、联合抗感染药物;重度皮肤改变,影响生活时考虑停药

续表5

不良反应	处理措施
高血压	140～159/90～99 mmHg 时,可继续用药,同时应用降压药物;160～179/100～109 mmHg 时,暂停用药或减量,联合 2 种降压药物;收缩压≥180 mmHg,停药,应用 2 种降压药物
蛋白尿	尿蛋白(+)或 24 h 尿蛋白定量<1.0 g,无须调整剂量,密切监测;尿蛋白(++)或 24 h 尿蛋白定量 1.0～2.0 g,无须调整剂量,积极治疗;尿蛋白(++)及以上或 24 h 尿蛋白定量 2.0～3.5 g,延迟给药,有所改善后减量用药
出血	轻度,不需干预;中度症状,减量或暂停用药;出血量较大,输血或内镜下治疗,需永久性停药
腹泻	轻、中度腹泻,通常不需要调整剂量,可应用洛哌丁胺、蒙脱石散,适当补充水、电解质;重度腹泻时需要暂停药物应用,改善后可继续应用
一线药物中多纳非尼、仑伐替尼、多拉非尼、贝伐珠单抗;二线药物中的瑞戈非尼、阿帕替尼作为血管靶向药物,存在一些共同的不良反应	

表6 PD-1 抑制剂、PD-L1 抑制剂的不良反应

药物	不良反应
阿替丽珠单抗(PD-L1 抑制剂)	乏力、食欲下降、恶心、皮疹等,一般耐受性较好,不需调整剂量
信迪利单抗(PD-1 抑制剂)	发热、贫血、肝功能异常、免疫相关的肺炎、免疫相关的肾炎、免疫相关的甲状腺功能异常等
卡瑞丽珠单抗(PD-1 抑制剂)	最常见的为皮肤毛细血管增生症,与阿帕替尼联合应用时可降低其发生率;肝功能异常、蛋白尿、发热等
此类药物耐受好,一般不需要调整剂量,临床上不单独应用,应与靶向药物联合使用。出现严重不良反应时应及时停药	

五、练习题

1. 慢性乙型肝炎相关性 HCC 的必要诊断依据有哪些?
2. 简述 HCC 的 CNLC 临床分期。
3. HCC 系统治疗的一线药物有哪些?

六、推荐阅读

[1]中华人民共和国国家卫生健康委员会医政医管局.原发性肝癌诊疗指南(2022 年版)[J].中华肝脏病杂志,2022,30(4):367-388.

[2]中华医学会肝病学分会,中华医学会感染病学分会.慢性乙型肝炎防治指南(2022 年版)[J].中华肝脏病杂志,2022,30(2):1309-1331.

[3]中华医学会肝病学分会.扩大慢性乙型肝炎抗病毒治疗的专家意见[J].中华肝脏病杂志,2022,30(2):131-136.

[4]中华医学会肝病学分会肝癌学组.HBV/HCV 相关肝细胞癌抗病毒治疗专家共识(2021 年更新版)[J].中华肝脏病杂志,2021,29(10):948-966.

(何 平 梁红霞)

第二部分　感染性发热

如前所述,感染性发热是我国多数医院感染病科的次要临床业务。但是,不容忽视的是感染性发热的重要性不亚于感染性肝病,尤其是不明原因发热(多数由感染导致)诊疗的疑难程度更是远超感染性肝病。总体而言,感染性发热可分为病毒、细菌、真菌、寄生虫等感染所致的发热;同时,需要指出的是,不是所有感染均会导致发热。

案例 16　艾滋病

> **概要**
>
> 24 岁男性被确诊为"艾滋病合并结核",给予"利福布汀胶囊、异烟肼片、吡嗪酰胺片、盐酸乙胺丁醇片"抗结核治疗,给予"TDF、拉米夫定片、依非韦伦片"抗病毒治疗后好转出院;院外继续服用抗结核、抗病毒药物治疗。

一、病历资料

(一)门诊接诊

1. 主诉　发热 1 月余。

2. 问诊重点　应聚焦患者发热的急缓形式、诱发因素、热型特点与持续时间及有无单一或多个系统的伴随症状,如头痛、咳嗽、腹泻、腹痛、尿痛、关节痛、贫血及消瘦等;主要症状特点、疾病演变过程、诊治经过、治疗效果;了解既往基础疾病。流行病学史的询问:有无不洁饮食史、昆虫叮咬史、与患病动物接触史、与传染病患者接触史及生活习俗等;患者工作情况,婚否,有没有性伴侣(同性还是异性? 保密谈话)。

3. 问诊内容

(1)诱发因素:有无受凉、不洁饮食、劳累等导致发热的诱发因素。

(2)主要症状:热型、热度、发热时间规律等;有无尿频、尿急、尿痛;有无腹痛、腹泻等。

(3)伴随症状:有无畏寒、寒战,有无咳嗽、咳痰、胸闷、气短、头晕、头痛、恶心、呕吐、皮疹、关节肌肉酸痛等伴随症状。

(4)诊治经过:是否用药,何时开始用药、用何种药物、具体剂量和疗程、效果如何。

(5)既往史:有无高血压、糖尿病、心脏疾病、结核等病史,预防接种情况,有无手术、外伤、输血史,有无药物和食物过敏史。

（6）个人史：生于何地，在何地久居，有无疫区、疫情、疫水接触史，有无职业相关有害物质接触史，有无吸烟、饮酒、冶游史等。

（7）家族史：家族成员健康状况，有无家族遗传病史。

问诊结果

患者为 24 岁男性，自由职业，1 个月前无明显诱因出现发热，体温最高 39.5 ℃，伴有畏寒及寒战，伴咳嗽、咳痰，为白色黏痰，在当地诊所给予"萘普生"退热治疗，体温仍反复升高，就诊于当地结核病防治所，完善胸部 CT 示左上肺感染性病变，考虑结核；痰涂片示抗酸杆菌阳性，遂予以"利福平胶囊、异烟肼片、盐酸乙胺丁醇片、吡嗪酰胺片"抗结核治疗。住院期间发现 HIV 抗体初步筛查阳性，1 周前 HIV 确诊试验阳性，未行抗病毒治疗，体温仍反复升高，来诊。近 2 个月体重下降 6 kg。既往有同性性行为。

4.思维引导　①总体印象方面：患者以发热为首发症状，按照发热待查的相关流程去检查就会发现艾滋病和结核病。②病因方面：既往有高危性行为，属于高危人群，详细询问患者是否自行筛查过 HIV 抗体，结果如何，以及最后一次高危性行为距离现在的时间，根据临床表现及 CD4$^+$T 淋巴细胞计数水平初步判断患者处于艾滋病的哪一期；无论处于哪一期，在实施抗病毒治疗前要全面检查，有没有合并其他病毒感染、细菌感染、真菌感染（特别是隐球菌脑膜炎）、肺孢子菌肺炎（PCP）、梅毒、结核感染（特别是结核性脑膜炎）、自身免疫性疾病、各种性病（尖锐湿疣、生殖器疱疹病毒）、肿瘤（淋巴瘤及卡波西肉瘤）、弓形虫等机会性感染，这将是下一步检查的重点。③诱因方面：未发现明显诱因，但是 CD4$^+$T 淋巴细胞计数水平决定患者合并各种机会性感染及肿瘤的概率。④严重程度方面：患者 CD4$^+$T 淋巴细胞计数水平较低，合并肺部结核及腹腔结核、尖锐湿疣、梅毒等机会性感染，高热时间越长，疾病越严重，这需要密切监测生命体征，完善感染标志物等炎症指标、病毒四项、G 试验、GM 试验、血培养等检查。

（二）体格检查

1.重点检查内容及目的　患者为艾滋病合并结核病，应注重全身检查。①一般检查及生命体征：测量体温、呼吸、脉搏、血压；注意体温与脉搏是否一致。②皮肤黏膜：皮肤有无黄染、皮疹、瘀斑、紫色斑块及水肿；口腔黏膜、咽喉部有无白斑。③全身表浅淋巴结有无肿大。④颈部：甲状腺有无肿大，有无脑膜刺激征。⑤肺部：呼吸音，有无啰音及胸膜摩擦音。⑥心脏：心率，心律，有无心脏杂音。⑦腹部：有无腹肌紧张、压痛、反跳痛，肠鸣音，肛周有无赘生物。⑧神经系统：意识状态，有无病理征。

体格检查结果

T 38.5 ℃，P 99 次/min，R 25 次/min，BP 90/62 mmHg。

体型偏瘦，皮肤黏膜未见皮疹，口腔黏膜、咽喉部无白斑；锁骨下、腋窝、腹股沟浅表局部淋巴结可触及肿大，最大约 1 cm，活动可，质地软，无触痛。颈部无抵抗，双肺叩诊为清音，听诊双肺呼吸音稍粗，双侧未闻及干、湿啰音，心率 99 次/min，心律齐，心音有力，各瓣膜听诊区未闻及杂音，未闻及心包摩擦音。腹部平软，未触及腹部肿块，腹部无压痛，Murphy 征（－），肝脾肋下未触及，外生殖器未见皮疹，肛门周围可见粟粒样皮疹，右侧拇指缺如，双下肢无水肿，双侧病理征阴性。

2.思维引导　①患者体格检查发现淋巴结肿大,需要警惕淋巴结核及淋巴瘤。②患者体型偏瘦,需要进一步排除恶病质,但下一步仍然需要结合淋巴结彩超及全腹部 CT 检查进一步明确。③外生殖器未见皮疹,肛门周围可见粟粒样皮疹,需要警惕各种性病:梅毒? 尖锐湿疣?

(三)辅助检查

1.临时辅助检查医嘱及目的

(1)血、尿、粪常规检查:入院常规检查,血常规中白细胞总数及中性粒细胞分类比例提示感染情况;血红蛋白水平用于了解有无贫血;尿常规有助于判断有无泌尿系统感染;粪常规有助于判断有无粪便潜血等。

(2)传染病四项:入院常规检查,初步了解患者乙肝五项状态,有无丙肝、梅毒及 HIV(复查阳性后检测 HIV RNA 定量)。

(3)肝功能、肾功能、血脂、血糖、心肌酶、电解质:了解肝功能损伤程度,明确是否有肾功能的损害,了解血糖、血脂水平,有无心肌损害及内环境紊乱。

(4)血培养、痰培养:判断有无细菌感染。

(5)痰查抗酸杆菌、结核抗体、斑点试验(T-SPOT):确诊是否有结核菌感染。

(6)病毒四项、呼吸道病毒九项、CMV DNA、EBV DNA:有助于判断患者是否合并其他病毒感染,特别是 CMV 和 EBV 感染。

(7)CRP、ESR、PCT、IL-6:判断患者的炎症感染程度。

(8)G 试验、GM 试验:判断有无真菌感染。

(9)淋巴细胞亚群绝对计数(流式细胞学):有助于判断患者免疫状态及 CD4$^+$T 淋巴细胞计数水平。

(10)甲苯胺红不加热血清试验(TRUST):了解梅毒抗体滴度水平,决定是否需要抗梅毒螺旋体治疗。

(11)肿瘤标志物、甲状腺功能三项:初步筛查有无肿瘤及了解甲状腺功能情况。

(12)浅表淋巴结彩超:有助于判断患者浅表淋巴结有无肿大及有无异常淋巴结。

(13)心脏彩超、心电图:有助于判断患者心脏情况等。

(14)胸部及全腹部 CT:有助于了解肺部感染情况及肝、胆、脾、胃、肠、肾及腹腔有无异常及肿物等。

(15)头颅 MRI 平扫+增强:了解头颅有无肿瘤、脑膜炎及脑脓肿等。

(16)全腹部 MRI 平扫+动态增强:用于腹部 CT 有明显异常,但不能明确性质时。

辅助检查结果

(1)血、尿、粪常规检查:WBC 6.12×10^9/L,RBC 4.0×10^{12}/L,Hb 116 g/L,PLT 212×10^9/L,Neut% 50.5%;尿常规无异常;粪常规无异常。

(2)传染病四项:丙肝抗体阴性、梅毒抗体阳性、HIV 抗体阳性、HBsAg 阴性、HBsAb 阴性、HBeAg 阴性、HBeAb 阴性、HBcAb 阴性;HIV RNA 定量 3.68×10^6 cp/mL。

(3)肝功能、肾功能、血脂、血糖、心肌酶、电解质:均正常。

(4)血培养、痰培养:均阴性。

(5)痰查抗酸杆菌、结核抗体、T-SPOT:均阳性。

(6)病毒四项、呼吸道病毒九项、CMV DNA、EBV DNA:均阴性。

（7）CRP、ESR、PCT、IL-6：CRP 31.33 mg/L，ESR 34 nm/h。PCT 0.12 ng/mL，IL-6 65.92 pg/mL。

（8）G 试验、GM 试验：均正常。

（9）淋巴细胞亚群绝对计数（流式细胞学）：淋巴细胞计数 2038.28 个/μL，总 T 淋巴细胞计数 1783.08 个/μL，CD3$^+$CD8$^+$淋巴细胞计数 1473.52 个/μL，CD3$^+$CD4$^+$淋巴细胞计数 128.66 个/μL，CD19$^+$B 淋巴细胞计数 84.50 个/μL，CD56$^+$NK 细胞计数 144.09 个/μL。

（10）TRUST：1∶2 阳性。

（11）肿瘤标志物、甲状腺功能三项：均正常。

（12）浅表淋巴结彩超：双侧颈部、腋窝、腹股沟淋巴结肿大。

（13）心脏彩超、心电图：无异常。

（14）胸部及全腹部 CT：胸部 CT 示肺结核可能性大，腹部 CT 示右中腹部软组织肿块，肿大淋巴结？少量盆腔积液。

（15）头颅 MRI 平扫+增强：双侧额叶缺血灶可能。

（16）全腹部 MRI 平扫+动态增强：①盆腔内、腹膜后及双侧腹股沟区多发肿大淋巴结，淋巴结结核？建议结合临床及相关实验室检查。②肝脏稍大，肝实质损伤；脾大。③盆腔少量积液。④左侧臀部浅筋膜水肿。

2. 思维引导　①结合患者上述检查结果，可排除乙肝、丙肝、弓形虫、CMV、EBV 等病原体感染；排除真菌、其他细菌等机会性感染和肿瘤；再结合患者病史及头颅磁共振可排除结核性脑膜炎及隐球菌脑膜炎。②虽然梅毒抗体阳性，但梅毒抗体滴度不高，暂不进行抗梅毒螺旋体治疗。③外院仅仅发现肺结核，入院行全面筛查时发现腹腔淋巴结结核。④因艾滋病合并结核菌感染，根据《中国艾滋病诊疗指南（2021 年版）》需要在抗结核治疗 2 周后再启动抗反转录病毒治疗（anti-retroviral therapy，ART）治疗。

（四）初步诊断

①获得性免疫缺陷综合征（AIDS）；②肺结核；③腹腔淋巴结结核；④尖锐湿疣；⑤梅毒。

二、治疗与复查方案

（一）长期治疗医嘱及目的

（1）0.9% 氯化钠注射液 500 mL+利福平注射液 450 mg ivgtt qd，抗结核治疗。

（2）0.9% 氯化钠注射液 250 mL+异烟肼注射液 300 mg ivgtt qd，抗结核治疗。

（3）乙胺丁醇片 1.0 g po qd，抗结核治疗。

（4）吡嗪酰胺片 0.5 g po tid，抗结核治疗。

（5）复方磺胺甲噁唑片 1 片（0.4 g）/次 po qd，CD4$^+$T 淋巴细胞计数小于 200 个/μL，给予一级预防 PCP。

（二）复查间隔

一般复查间隔为每周复查 1 次，如治疗期间有病情变化可随时复查。

（三）临时复查医嘱及目的

1. 第 1 周复查项目　血常规、肝功能、肾功能、电解质、血糖。判断病情变化及应用抗结核药物后有无不良反应。

2. 第 2 周复查项目　血常规、肝功能、肾功能、电解质、血糖、CRP、ESR 等。了解病情恢复情况及应用抗结核药物后有无不良反应。

(四)思维引导

①患者的病因为 HIV 感染所致,所以对病因治疗应该进行抗病毒治疗,但患者目前合并肺结核及腹腔淋巴结核,所以需要先进行抗结核治疗 2 周,待病情稳定后再启动 ART 治疗。②如果目前未进行抗结核治疗,直接启动 ART 治疗后,出现免疫重建炎症综合征(immune reconstruction inflamatory syndrome,IRIS)容易加重结核病。③患者应用抗结核治疗 2 周病情稳定后再启动 ART 治疗更安全。

三、治疗经过和效果

(一)治疗期间病情变化

患者来我院就诊前在结核病防治所治疗,全程发热,患者诉输"利福平注射液"后体温更高,转院前 1 d 未用药,体温正常。入院后继续给予抗结核治疗,依次加上"异烟肼片、盐酸乙胺丁醇片、吡嗪酰胺片"治疗,体温一直正常,最后加上"利福平注射液"输注不到 10 min,患者再次出现畏寒、寒战;及时停用"利福平注射液",并给予对症治疗。

1.病情变化的可能原因及应对措施

(1)可能原因:患者应用"利福平注射液"后再次出现畏寒、寒战、高热,考虑可能因"利福平"过敏导致的药物热。

(2)应对措施:因利福霉素是治疗结核的主要药物,结核科医生会诊后给予利福喷丁胶囊(从小剂量 0.075 g 开始,逐渐加至 0.6 g,一周 2 次),体温正常,密切观察患者体温变化。

2.处理结局 ①经过"利福喷丁"小剂量脱敏逐渐加至正常量后,患者体温正常,未再出现畏寒及寒战症状。②根据《中国艾滋病诊疗指南(2021 年版)》,HIV 合并结核,推荐给予"利福平"或"利福布汀"抗结核,每天给药治疗;因"利福喷丁"每周 2 次用药,是间断用药,未被推荐用于治疗 HIV 合并结核的患者。③根据指南要求,建议患者出院后在结核病防治所可取到"利福布汀"后更换为"利福布汀 0.3 g po qd"治疗,患者未再发热。

3.思维引导 ①由于患者因发热就诊,治疗期间体温仍反复,需要分析患者发热的原因。②患者就诊时提供的信息要及时给予分析。③考虑药物热,不清楚什么药物时,可把所有药物停掉,再一种一种逐渐增加,最可疑的药物放到最后,当然应做好处理预案。④查到"凶手"药物时,请相关科室会诊制订处理方案。⑤同时密切观察患者病情变化。

(二)治疗后 1 周

1.症状 咳嗽、咳痰症状稍好转,体温下降,出汗减轻。

2.体格检查 较入院时无明显变化,无新的阳性发现。

3.肝功能、肾功能、电解质、血糖 正常。

4.血常规 WBC 5.8×10^9/L,RBC 3.9×10^{12}/L,Hb 110 g/L,PLT 212×10^9/L,Neut% 56%。

(三)治疗后 2 周

1.症状 咳嗽、咳痰明显好转,体温正常,出汗明显减轻。

2.体格检查 较入院时无明显变化,无新的阳性发现。

3.肝功能、肾功能、电解质、血糖 正常。

4.血常规 WBC 4.6×10^9/L,RBC 3.7×10^{12}/L,Hb 111 g/L,PLT 202×10^9/L,Neut% 60%。

5.CRP、ESR CRP 30.32 mg/L;ESR 25 mm/h。

6.治疗 2 周后行 ART 加用 TDF 300 mg po qd,拉米夫定片 0.3 g po qd,依非韦伦片 0.6 g po qn。

(四)出院医嘱

(1)TDF 300 mg po qd,拉米夫定片 0.3 g po qd,依非韦伦片 0.6 g po qn,ART。

(2)利福布汀 0.3 g po qd,异烟肼 300 mg po qd,乙胺丁醇 1.0 g po qd,吡嗪酰胺 0.5 g po tid,抗结核治疗。

(3)复方磺胺甲噁唑 1 片/次 po qd,一级预防 PCP。

(4)干扰素喷雾剂,一天 3 次外用,治疗肛周及肛内尖锐湿疣。

(5)1 个月后门诊复查血常规、肝功能、肾功能、血糖、电解质、胸部 CT。

四、思考与讨论

HIV/AIDS 患者的诊断需结合流行病学史(包括不安全性生活史、静脉注射毒品史、输入未经抗 HIV 抗体检测的血液或血液制品、HIV 抗体阳性者所生子女或职业暴露史等)、临床表现和实验室检查等进行综合分析,慎重做出诊断。HIV 抗体和 HIV RNA 检测是确诊 HIV 感染的依据;CD4$^+$T 淋巴细胞检测和临床表现是 HIV 感染分期诊断的主要依据;AIDS 的指征性疾病(各种机会性感染甚至肿瘤,如本例中的多部位结核)是 AIDS 诊断的重要依据。

从初始感染 HIV 到 AIDS 终末期是一个较为漫长复杂的过程,在病程的不同阶段,与 HIV 相关的临床表现也是多种多样的。根据感染后的临床表现,HIV 感染的全过程可分 3 期,即急性期、无症状期和艾滋病期。

成人及青少年一旦确诊 HIV 感染,无论处于哪一期,无论 CD4$^+$T 淋巴细胞水平高低,均建议立即启动 ART。治疗目标最大限度地抑制病毒复制,使病毒载量降低至检测下限,并减少病毒变异;重建免疫功能;降低异常的免疫激活;减少病毒的传播、预防母婴传播;降低 HIV 感染的发病率和病死率,减少非艾滋病相关疾病的发病率和病死率,使患者获得正常的预期寿命,提高生活质量。

在开始 ART 前,一定要取得患者的配合和同意,教育好患者服药的依从性;有条件患者可考虑快速启动 ART 或确诊当天启动 ART。在启动前需要对患者进行全面评估,排除细菌、病毒、真菌、结核(特别是结核性脑膜炎)、中枢神经系统感染(特别是隐球菌脑膜炎)等机会性感染和肿瘤,再启动治疗;如患者存在严重的机会性感染(特别是肺结核、结核性脑膜炎、隐球菌脑膜炎、肺孢子菌肺炎)和肿瘤(淋巴瘤、卡波西肉瘤)或处于慢性疾病急性发作期,应首先控制机会性感染、肿瘤,待病情稳定后再开始治疗。启动 ART 后,需终身治疗。

该患者是艾滋病合并结核感染,治疗 HIV/AIDS 患者结核病的治疗原则与普通患者相同,但抗结核药物使用时应注意与抗病毒药物之间的相互作用及配伍禁忌。抗结核治疗药物主要有异烟肼、利福平、利福布汀、乙胺丁醇和吡嗪酰胺。如果结核分枝杆菌对一线抗结核药物敏感,则使用异烟肼+利福平(或利福布汀)+乙胺丁醇+吡嗪酰胺进行 2 个月的强化期治疗,然后使用异烟肼+利福平(或利福布汀)进行 4 个月巩固期治疗。对于合并结核病的患者,需密切监测药物不良反应并注意药物间相互作用,必要时调整抗病毒或抗结核药物的剂量,或进行血药浓度监测(TDM)以指导治疗。

五、练习题

1. 本例艾滋病合并结核患者启动 ART 1 周后,全身出现皮疹,再次出现发热,应如何处理?

2. 本例艾滋病合并结核的患者启动 ART 后如果出现 IRIS,应如何处理?

3. 可用于艾滋病合并结核的抗 HIV 药物有哪些?

六、推荐阅读

[1]DENNIS L. KASPER,ANTHONY S. FAUCI. 哈里森感染性疾病[M]. 胡必杰,潘珏,高晓东,译. 上

海:上海科学技术出版社,2019:715-790.

[2]中华医学会感染病学分会艾滋病学组,中华医学会热带病与寄生虫学分会艾滋病学组.HIV合并结核分枝杆菌感染诊治专家共识[J].中华临床感染病杂志,2017,10(2):81-90.

[3]中华医学会感染病学分会艾滋病丙型肝炎学组,中国疾病预防控制中心.中国艾滋病诊疗指南(2021年版)[J].中国艾滋病性病,2021,27(11):1182-1200.

（高海丽　朱　斌）

案例 17　肾综合征出血热

概要

43岁男性患者因"发热伴腰痛5d"就诊,完善检查后被确诊为"肾综合征出血热",住院期间患者经历发热期、少尿期、多尿期、恢复期,给予利巴韦林注射液、平衡盐溶液(复方乳酸钠林格注射液)、呋塞米等综合治疗后好转出院。

一、病历资料

（一）门诊接诊

1. 主诉　发热伴腰痛5d。

2. 问诊重点　应聚焦患者流行病学资料、主要症状特点、疾病演变过程、诊治经过、治疗效果及伴随症状。关注肝功能、肾功能、电解质、血常规、尿常规、凝血系列、免疫学、炎症指标等辅助检查的动态变化。

3. 问诊内容

(1)诱发因素:有无与类似患者密切接触史,周围有无类似疾病出现;近期有无免疫力下降,有无受凉;生活及工作区有无老鼠出没或与老鼠及其排泄物有无接触;有无牛羊接触史;有无蚊虫、蜱虫叮咬史等。

(2)主要症状:发热及腰痛的起病时间、起病情况(缓急)、程度、频率(间歇性或持续性),有无加重或缓解的因素。

(3)伴随症状:有无乏力、厌食、恶心、呕吐、腹胀、腹泻、头痛、眼眶痛、咳嗽、咳痰、尿急、尿痛等伴随症状。

(4)诊治经过:是否用药,何时开始用药,用何种药物、具体剂量和疗程,效果如何。

(5)既往史:有无高血压、糖尿病、心脏疾病、结核等病史,预防接种情况,有无手术、外伤、输血史,有无药物和食物过敏史。

(6)个人史:生于何地,在何地久居,有无疫区、疫情、疫水接触史,有无职业相关有害物质接触史,有无吸烟、饮酒、冶游史等。

(7)家族史:家族成员健康状况,有无家族遗传病史。

问诊结果

患者为43岁男性,农民,5 d前无明显原因及诱因出现发热,当时测体温37.6 ℃,腰痛明显,伴有轻微头痛、眼周胀痛,并明显乏力,在当地诊所按"感冒"给予口服"感康、三九感冒灵颗粒"药物治疗,症状未见明显缓解。后进一步在当地县医院门诊就诊,仍考虑"普通感冒",继续口服药物治疗(具体用药不详),但症状仍未见明显好转,体温波动在37.5～39.6 ℃,后头痛较前有所加重,随即在当地县医院住院治疗。住院期间查血常规:WBC 13.57×10⁹/L,Neut% 80.60%,淋巴细胞百分比(Lymph%)12.70%,Hb 180 g/L,PLT 32×10⁹/L;尿常规示尿蛋白(++);肾功能电解质示 Cr 94 μmol/L、BUN 15.40 mmol/L、Na⁺ 129 mmol/L;肝功能 ALB 28.80 g/L、ALT 27 U/L、AST 45 U/L、TBil 6.32 μmol/L、DBil 3.75 μmol/L;PCT 35.26 ng/mL;胸部CT未见异常。当地医院建议前往上一级医院进一步就诊。既往史:无特殊。个人史:偶饮酒,有吸烟史20年,20支/d。家族中无遗传病史。流行病学史:家中经常有老鼠出没。

4. 思维引导　①总体印象方面,患者5 d前出现发热,热型为弛张热,腰痛明显,伴有头痛、眼周胀痛,血常规提示白细胞及中性粒细胞百分比高、血红蛋白高、血小板低,尿常规示尿蛋白阳性,有肝功能及肾功能损伤,追问流行病学资料得知家中有老鼠出没,提示肾综合征出血热的可能性大。②病因方面:肾综合征出血热是由汉坦病毒引起的,以鼠类为主要传染源的一种自然疫源性疾病,故建议患者进一步行免疫学检查,一般在发病第2天即能检出特异性 IgM 抗体,有助于早期诊断。③严重程度方面:肾综合征出血热典型病例的病程分为5期,包括发热期、低血压休克期、少尿期、多尿期和恢复期。患者的预后与临床类型、治疗迟早及措施有关,此病例为单独的发热期患者,还是重叠低血压休克期、少尿期,有无合并肠道出血、肺水肿、中枢神经系统并发症,这需要进一步详细监测生命体征、系统查体、追问尿量及监测肾功能电解质等指标。

(二)体格检查

1. 重点检查内容及目的　重点检查有无毛细血管损害如"三红":颜面部、颈部和上胸部皮肤充血潮红,有无球结膜水肿,有无皮肤出血点,双肾区有无叩痛。患者为发热待查的病例,还需与上呼吸道感染、布鲁氏菌病、流行性脑脊髓膜炎、流行性斑疹伤寒、伤寒等疾病进行鉴别诊断,故查体应系统、有序。

体格检查结果

T 37.6 ℃,R 20 次/min,P 80 次/min,BP 130/80 mmHg。

发热面容,面部潮红,全身皮肤及巩膜无黄染,球结膜轻度水肿,咽部无充血,扁桃体不大,颈部及前胸皮肤潮红,颈、胸、腋下抓痕样出血点,双肺呼吸音清,未闻及干、湿啰音及胸膜摩擦音,腹微隆,腹围89 cm,腹壁柔软,全腹无压痛及反跳痛,肝、脾肋下未触及,肝区叩痛阴性,双肾区叩痛阳性,腹移动性浊音阴性,双下肢无水肿。

2. 思维引导　患者流行性病学资料显示家中经常有老鼠出没,临床症状及体征有发热,"三红",面红、颈红、前胸红,"三痛",头痛、腰痛、眼眶痛,球结膜水肿、皮肤散在抓痕样出血点,实验室检查血常规示白细胞及中性粒细胞百分比高、血红蛋白高、血小板低,尿常规示尿蛋白阳性,肝功能、肾功能损害,故提示肾综合征出血热的可能性较大。需进一步完善特异性抗体等相关检查明确诊断。

（三）辅助检查

1. 临时化验及辅助检查医嘱及目的

（1）血、尿、粪常规检查：入院常规检查,血常规中如白细胞及中性粒细胞比例高、异性淋巴细胞比例高、血红蛋白高、血小板水平低即"三高一低"现象可协助明确有无血浆外渗、血液浓缩等;尿常规有助于判断有无蛋白尿、管型尿;粪常规有助于判断有无大便潜血等。

（2）肝功能、肾功能、电解质、心肌酶谱：明确患者肝功能损伤程度,明确肾功能的损害程度、内环境是否紊乱,明确是否有心肌损伤。

（3）肾综合征出血热特异性抗体：协助明确病因诊断。在病程的第 2 天即能检测出特异性 IgM 抗体 1∶20 为阳性,IgG 抗体 1∶40 为阳性,1 周后滴度上升 4 倍或以上有诊断价值。

（4）PCT、CRP：可协助判断患者病情的轻重,且对是否合并其他部位的细菌感染有一定的辅助诊断价值。

（5）凝血功能：检测患者的出凝血时间,协助明确患者的凝血功能状态。

（6）肥达反应及外斐反应：协助诊断伤寒和副伤寒以及斑疹伤寒、恙虫病等急性传染病,有利于明确病因。

（7）呼吸道八项：明确是否有嗜肺军团菌、肺炎支原体、立克次体、肺炎衣原体、呼吸道合胞病毒、甲型流感病毒、乙型流感病毒、副流感病毒等感染,有利于明确病因。

（8）虎红平板及试管凝集试验：明确是否为布鲁氏菌病,有利于明确病因。

（9）肝、胆、胰、脾及双肾彩超：有助于判断患者肝、胆、胰、脾及双肾情况,特别是肾脏有无肿大、有无破裂出血,有利于进一步评估病情。

（10）心电图：有助于判断患者是否有心肌缺血、心律失常等。

（11）胸部 CT：有助于判断患者有无肺部感染病变。

辅助检查结果

（1）血、尿、粪常规检查：WBC $15.03×10^9$/L,Neut% 78.70% ,Lymph% 16.80% ,RBC $4.98×10^{12}$/L,Hb 177 g/L,PLT $36×10^9$/L;异型淋巴细胞百分比 20%;尿常规示尿蛋白(++);粪常规无异常。

（2）肝功能、肾功能、电解质、心肌酶谱：ALB 25.3 g/L、ALT 64 U/L、AST 145 U/L、TBil 10.2 μmol/L、DBil 7.4 μmol/L;Cr 254 μmol/L、BUN 21.60 mmol/L、Na^+ 125 mmol/L;乳酸脱氢酶(LDH)313 U/L、α 羟基丁酸脱氢酶(HBDH)333 U/L、肌酸激酶(CK)65 U/L、肌酸激酶 MB 同工酶(CK-MB)32 U/L。

（3）肾综合征出血热特异性抗体：IgG(-)、IgM(+)。

（4）PCT、CRP：PCT 9.04 ng/mL、CRP 35.77 mg/L。

（5）凝血功能：PTA 83.5%、PT 13 s、APTT 146.6 s、血浆 D-二聚体定量 11.89 mg/L。

（6）肥达反应及外斐反应：阴性。

（7）呼吸道八项：阴性。

（8）虎红平板及试管凝集试验：阴性。

（9）肝、胆、胰、脾及双肾彩超：肝周少量积液,双肾未见明显异常。

（10）心电图：未见异常。

（11）胸部 CT：双侧少量胸腔积液。

2. 思维引导　结合患者流行病学资料(病前生活区有鼠类出没)、临床特征(发热中毒症状、"三红""三痛"、球结膜水肿、皮肤有抓痕样出血点)、实验室检查(血常规中白细胞及中性粒细胞百分比高、异型淋巴细胞比例高、血红蛋白高、血小板水平低即"三高一低"现象,肝功能损害及肾功能电解质紊乱、特异性抗体IgM阳性),患者肾综合征出血热可诊断,下一步一定要密切监测病情,此病易热退病进,特别是患者发病后曾应用"感康",此药含有对乙酰氨基酚(APAP),有发汗作用,可降低有效循环血量,诱发或加重休克,且患者已出现血红蛋白高等血液浓缩的临床表现,需密切监测血压,以防进入低血压休克期。

(四)初步诊断

①肾综合征出血热;②急性肾损伤;③低蛋白血症;④电解质紊乱;⑤胸腔积液、腹水。

二、治疗与复查方案

(一)长期治疗医嘱及目的

(1)一般治疗:卧床休息,避免劳累;给予营养丰富、易于消化的饮食。

(2)监测生命体征,记录24 h尿量。

(3)10%葡萄糖注射液500 mL+利巴韦林注射液500 mg ivgtt bid抗病毒治疗;10%葡萄糖注射液250 mL+维生素C注射液2 g ivgtt qd减轻外渗及抗出血治疗、平衡盐溶液(复方乳酸钠林格注射液)500 mL ivgtt bid减轻外渗;地塞米松磷酸钠注射液5 mg ivgtt qd改善中毒症状(一般2~3 d);为预防弥散性血管内凝血(DIC)发生,改善血流动力学,给予双嘧达莫0.1 g po tid;5%葡萄糖注射液250 mL+异甘草酸镁注射液150 mg ivgtt qd保护肝功能,因其有类激素作用,故可降低毛细血管通透性。

(二)复查间隔

发热末期后疾病容易出现进展,故此时应频繁检测,必要时可随时复查。

(三)临时复查医嘱及目的

血常规、尿常规、粪常规、肝功能、肾功能、电解质、心肌酶谱、凝血功能、降钙素原等指标的变化,重点监测血常规、肝功能、肾功能、电解质、血凝系列。

(四)思维引导

①患者的病因为RNA病毒汉坦病毒所致,所以对因治疗即抑制汉坦病毒RNA复制至关重要,及时给予抗病毒治疗,可减轻病情、缩短病程。利巴韦林注射液可抑制汉坦病毒的复制,故而选择该药对因治疗。②本病的基本病理改变为毛细血管和小血管损害,为降低血管通透性,给予维生素C注射液、平衡盐溶液及异甘草酸镁注射液,同时维生素C注射液有抗出血作用。③血浆的大量渗出会导致血液的黏滞性增加,为预防DIC的出现,给予双嘧达莫。④患者高热,以防大汗导致血容量的减少,考虑到常用的退热药阿司匹林有抗血小板作用,可加重出血;布洛芬、对乙酰氨基酚可导致出汗,有效循环血量减少,诱发或加重休克,故给患者应用地塞米松磷酸钠注射液。⑤患者肝功能损害明显,甘草酸制剂可抑制多种细胞因子的生成和释放、抑制炎症,减轻肝细胞的损害,故给患者应用异甘草酸镁注射液。⑥患者的核心异常指标为血常规、尿常规、肝功能、肾功能、电解质、血凝系列,所以应重点复查。发热后期密切监测脉搏、血压、尿量、肾功能、电解质及血红蛋白浓度的变化,渗出明显者,及早应用胶体溶液以防低血压休克的发生。

三、治疗经过和效果

(一)治疗期间病情变化

患者入院第3天上午9点,出现恶心,呕吐1次,呕吐物为胃内容物,无血液成分。查体生命体征平稳,伴有上腹部有轻微压痛。给予溴米那普鲁卡因注射液后,恶心症状有所缓解,但患者仍感腹痛。

1.病情变化的可能原因及应对措施

(1)可能原因:患者恶心、呕吐、腹痛,一般止吐药物不能改善患者症状,当日上午主管医师查房,详细询问患者呕吐及腹痛情况,尚不能排除合并急性胰腺炎的可能。

(2)应对措施:立即行上腹部 CT 增强扫描示胰腺周围液性渗出,考虑胰腺炎;急查血淀粉酶 502 U/L(参考范围:0~220 U/L)、脂肪酶 1123 U/L(参考范围:1~60 U/L)。故急性胰腺炎诊断明确,给予患者暂禁饮食,胃肠减压,10% 葡萄糖注射液 500 mL+注射用生长抑素 6 mg ivgtt q 12 h 持续静脉滴注抑制胰腺的内分泌和外分泌;0.9% 氯化钠注射液 100 mL+泮托拉唑钠注射液 40 mg ivgtt bid 抑制胃酸分泌;0.9% 氯化钠注射液 100 mL+注射用头孢曲松钠 2.0 g ivgtt q 12 h 抗感染治疗。密切观察病情变化。

2.处理结局　经过暂禁饮食、胃肠减压、抑酸、抑制胰腺分泌、抗感染等综合治疗 1 周后,患者腹胀、腹痛、恶心症状明显缓解,复查血淀粉酶、脂肪酶恢复正常,逐渐给予拔出胃肠减压管,再次嘱患者进食,停用治疗急性胰腺炎的药物,直至出院,患者未再出现呕吐、腹痛,复查血淀粉酶、脂肪酶处于正常范围。

3.思维引导　急性胰腺炎是常见急腹症之一,由胰酶在胰腺内被激活后引起胰腺组织自身消化、水肿、出血等急性化学性炎症反应。引起急性胰腺炎的病因很多,多数与胆道疾病和饮酒有关。继发传染性疾病也可引起急性胰腺炎,但汉坦病毒引起急性胰腺炎很少见。可能的原因是出血热病毒直接作用、激活免疫反应以及细胞因子和介质诱发胰腺组织充血、水肿、炎性渗出或导致胰腺缺血坏死引发胰腺炎。

在临床上,如果患者突然出现腹痛伴有恶心、呕吐,应警惕急性胰腺炎发生的可能,及时完善相关辅助检查资料,明确诊断,及早治疗,以降低病死率,否则容易误诊,导致病情加重。本例患者出现上述症状后,立即检查上腹部 CT、血淀粉酶、脂肪酶后考虑肾综合征出血热合并急性胰腺炎,及早给予暂禁饮食、胃肠减压、抑制胰酶分泌、抑酸、抗感染等综合治疗后,患者病情好转。

(二)治疗后 1 周

1.症状　入院第 2 天即第 6 天后未再发热,仍感腰痛、头痛、眼眶痛,入院第 3 天出现恶心、呕吐、腹痛等症状(前已记录)。

2.体格检查　生命体征平稳,球结膜轻度水肿,上腹部压痛阳性,双肾区叩痛阳性。

3.24 h 尿量　第 8 天 500 mL,后开始应用呋塞米注射液用量 100~200 mg/d,尿量可达1500 mL。

4.血、尿、粪常规检查　WBC 10.03×10^9/L,Neut% 69%,Lymph% 22.70%,RBC 4.53×10^{12}/L,Hb 145 g/L,PLT 45×10^9/L;尿常规示尿蛋白(++);粪常规无异常。

5.肝功能、肾功能、电解质、心肌酶谱　ALB 27.1 g/L、ALT 54 U/L、AST 78 U/L、TBil 8.7 μmol/L、DBil 6.5 μmol/L;Cr 713 μmol/L、BUN 30.4 mmol/L、Na^+ 129 mmol/L;LDH 397 U/L、HBDH 424 U/L、CK 34 U/L、CK-MB 13.6 U/L。

6.PCT、CRP　PCT 9.31 ng/mL、CRP <10 mg/L。

7.血淀粉酶、脂肪酶　血淀粉酶 613 U/L、脂肪酶 995 U/L。

8.凝血功能　PTA 129.6%、PT 10.4 s、APTT 49.3 s、血浆 D-二聚体定量 28.5 mg/L。

(三)治疗后 2 周

1.症状　无发热、头痛、眼眶痛、腰痛及腹痛等症状,稍感腹胀。

2.体格检查　上腹部压痛阳性,双肾区叩痛阳性。

3.24 h 尿量　6100 mL。

4.血、尿、粪常规检查　WBC 7.77×10^9/L,Neut% 69.70%,Lymph% 19.4%,RBC 3.43×10^{12}/L,Hb 116 g/L,PLT 115×10^9/L;尿常规示尿蛋白(+);粪常规无异常。

5.肝肾功能、电解质、心肌酶谱　ALB 27.9 g/L、ALT 43 U/L、AST 36 U/L、TBil 11.9 μmol/L、DBil 6.6 μmol/L;Cr 226 μmol/L、BUN 17.7 mmol/L、Na$^+$ 137 mmol/L;LDH 300 U/L、HBDH 313 U/L、CK 30 U/L、CK-MB 11.1 U/L。

6.PCT　2.21 ng/mL。

7.血淀粉酶、脂肪酶　血淀粉酶 301 U/L、脂肪酶 503.9 U/L。

(三)治疗后 3 周

1.症状　无发热、头痛、腰痛及腹痛等症状。

2.体格检查　阳性体征消失。

3.24 h 尿量　1500 mL。

4.血、尿、粪常规检查　WBC 5.43×10^9/L,Neut% 49.70%,Lymph% 38.7%,RBC 3.63×10^{12}/L,Hb 115 g/L,PLT 129×10^9/L;尿常规、粪常规无异常。

5.肝功能、肾功能、电解质、心肌酶谱　ALB 40.1 g/L、ALT 53 U/L、AST 26 U/L、TBil 10.7 μmol/L、DBil 6.7 μmol/L;Cr 102 μmol/L、BUN 4.4 mmol/L、Na$^+$ 142 mmol/L;LDH 213 U/L、HBDH 165 U/L、CK 26 U/L、CK-MB 0.6 U/L。

6.PCT　<0.05 ng/mL。

7.血淀粉酶、脂肪酶　血淀粉酶 218 U/L、脂肪酶 50 U/L。

8.凝血功能　PTA 80.5%、PT 12 s、APTT 28.5 s、血浆 D-二聚体定量 0.45 mg/L。

9.肾综合征出血热特异性抗体　IgG(±)、IgM(+)。

10.心电图　未见异常。

11.上腹部 CT　未见异常。

(四)出院医嘱

(1)卧床休息,清淡易消化饮食。

(2)2 周后门诊复查血常规、尿常规、肝功能、肾功能、电解质、血凝系列、血尿淀粉酶。

四、思考与讨论

肾综合征出血热典型病例的病程分为 5 期,包括发热期、低血压休克期、少尿期、多尿期和恢复期。

发热期的临床表现是发热、全身中毒症状("三痛":头痛、腰痛、眼眶痛)、毛细血管损害征("三红":颜面部、颈部和上胸部皮肤充血潮红、球结膜水肿)、肾损害(蛋白尿、管型尿)。治疗原则是抗病毒、减轻外渗、改善中毒症状和预防 DIC。本例患者发热期应用利巴韦林注射液 1000 mg 分 2 次静脉滴注抗病毒治疗,维生素 C 注射液、平衡盐溶液减轻外渗,地塞米松 5 mg 改善中毒症状以及予双嘧达莫预防 DIC。发热期每日摄入糖量一般不低于 150~200 g,以保证热量。对乙酰氨基酚等退热药物可引起患者出汗,有可能加重有效循环血量不足,故慎用。

发热末期或热退的同时应警惕低血压休克。低血压休克期的治疗原则是补充血容量、纠正酸中毒、血管活性药物和肾上腺糖皮质激素的应用。要求早期、快速、适量,争取 4 h 内血压稳定。本例患者没有经历低血压休克期直接进入少尿期,即所谓的越期现象。

少尿期是指 24 h 尿量少于 400 mL 为少尿,少于 100 mL 为无尿。主要表现是尿毒症、酸中毒和水电解质紊乱,严重者可出现高血容量综合征和肺水肿。主要治疗原则:稳定机体内环境、促进利尿以及血液净化。本例患者在少尿期肌酐及尿素氮持续性升高,肌酐 713 μmol/L、尿素氮

30.4 mmol/L,当时患者一般状况可,无明显的高血容量综合征(体表静脉充盈、收缩压增高、脉压增大、脸部胀满、心率增快),故未给患者行透析治疗,在稳定内环境的基础上给予大剂量呋塞米 100～200 mg/d 后患者症状缓解,肾功能明显好转。

多尿期后尿量逐渐增多,分为移行期(尿量由 400 mL 增至 2000 mL)、多尿早期(每天尿量超过 2000 mL)、多尿后期(尿量每天超过 3000 mL)。治疗原则是维持水和电解质平衡,防治继发感染和各种并发症的出现。本例患者进入多尿期后每天最多尿量可达 6000 mL,积极补液后未见明显电解质紊乱。

进入恢复期后患者尿量可恢复为 2000 mL 以下,精神食欲基本恢复,一般尚需 1~3 个月体力才能完全恢复。此期嘱患者应注意休息,逐渐增加活动量。加强营养,补充高蛋白、高热量和高维生素饮食。

出院的标准:主要症状消失,尿量基本恢复正常;血、尿常规化验及生化检查正常或基本正常或仅有轻度贫血及蛋白尿,心电图基本正常;可在床上活动,无需吸氧。出院后可根据病情恢复情况,一般建议休息 1~3 个月。

五、练习题

1. 肾综合征出血热低血压休克期治疗原则是什么?
2. 肾综合征出血热少尿期的透析指征是什么?
3. 肾综合征出血热患者出现肾破裂的临床表现是什么? 如何治疗?

六、推荐阅读

[1]李兰娟,任红.传染病学[M].9 版.北京:人民卫生出版社,2018:92-101.
[2]中华预防医学会感染性疾病防控分会,中华医学会感染病学分会.肾综合征出血热防治专家共识[J].中华传染病杂志,2021,39(5):257-265.
[3]姜泓,黄长形,白雪帆,等.《肾综合征出血热防治专家共识》要点解读[J].中华传染病杂志,2021,39(8):461-463.
[4]黄长形,姜泓,白雪帆.肾综合征出血热诊疗陕西省专家共识[J].陕西医学杂志,2019,48(3):275-288.

(刘　娜　徐光华)

案例 18　传染性单核细胞增多症

概要

19 岁女性被确诊为"传染性单核细胞增多症并肝损伤",给予注射用更昔洛韦、注射用复方甘草酸苷、注射用还原型谷胱甘肽抗病毒、保肝治疗后治愈出院。

一、病历资料

(一)门诊接诊

1. 主诉　发热、咽痛 1 周。

2.问诊重点　发热的热峰、频次、规律及伴随症状、咽痛的特点,流行病学史。

3.问诊内容

(1)诱发因素:有无熬夜、劳累、受凉等导致机体抵抗力降低的因素。

(2)主要症状:发热的热峰、规律、热型。咽痛与发热的先后关系,咽痛的性质,是隐痛、钝痛、刺痛,吞咽时咽痛有无加重。

(3)伴随症状:有无畏寒、寒战、头痛、咳嗽、咳痰、关节及肌肉疼痛等伴随症状。

(4)诊治经过:是否用药,何时开始用药、用何种药物、具体剂量、效果如何。

(5)既往史:有无高血压、糖尿病、心脏疾病、结核等病史,预防接种情况,有无手术、外伤、输血史,有无药物和食物过敏史。

(6)个人史:生于何地,在何地久居,有无疫区、疫情、疫水接触史,有无职业相关有害物质接触史,有无吸烟、饮酒、冶游史等。重点询问流行病学史,同学、家庭成员有无类似疾病发作史。

(7)家族史:家族成员健康状况,有无家族性传染病史及遗传病史。

问诊结果

　　患者为19岁女性,学生,1周前无明显诱因出现发热、咽痛,体温最高39.6 ℃,伴畏寒、头痛、乏力,无咳嗽、咳痰、尿频、尿急、腹痛、腹泻、心慌、胸闷等伴随症状;至社区卫生院检查血常规:WBC 19.32×10^9/L,Lymph% 72.9%,淋巴细胞绝对值(Lymph #) 14.08×10^9/L,Hb 126 g/L,PLT 135×10^9/L;口服"布洛芬混悬液10 mL prn,连花清瘟胶囊4粒/次、3次/d"3 d,效果差。既往史无特殊。个人史:2个同班同学有类似症状。

4.思维引导　①总体印象方面:患者为青年女性,起病急,病程短,主要症状为发热、咽痛,同班同学也有类似症状,总体考虑为急性传染性疾病可能性较大。②病因方面:患者的主要症状为发热、咽痛,可以从发热方面进行排查,在感染性疾病中发热伴咽痛的疾病有多种,例如急性化脓性扁桃体炎、流行性感冒、传染性单核细胞增多症、新冠肺炎等。非感染性疾病如成人斯蒂尔病、亚急性甲状腺炎等也可以出现发热伴咽痛的症状,以上疾病是下一步排查的重点。③传染性方面:在不能排除呼吸道传染性疾病以前,需要将患者按传染性疾病置于留观病房,医护人员做好防护措施。

(二)体格检查

1.重点检查内容及目的　患者的主要症状为发热伴咽痛,应重点检查咽腔及扁桃体情况,查看扁桃体是否肿大、是否有分泌物,同时注意全身情况,有无皮疹、浅表淋巴结肿大、肝脾肿大等,尚需要注意心肺听诊有无异常,通过详细的体格检查为寻找病因提供重要依据。

体格检查结果

　　T 38.7 ℃,R 19次/min,P 82次/min,BP 111/72 mmHg。

　　急性面容,全身皮肤未见皮疹,双侧颈部可以触及多枚肿大淋巴结,最大的约黄豆大小,质地软,活动度好,有压痛。双眼睑水肿,咽腔充血发红,双侧扁桃体Ⅱ度肿大,扁桃体上覆有乳白色分泌物。腹部平软,肝脾肋下未触及。

2.思维引导　患者体格检查阳性体征包括:双眼睑水肿、咽腔充血发红、双侧扁桃体肿大并有白色分泌物、颈部浅表淋巴结肿大,提示患者化脓性扁桃体炎及传染性单核细胞增多症可能性较大,这两种疾病是下一步重点排查的对象。

（三）辅助检查

1.临时辅助检查医嘱及目的

（1）血、尿、粪常规检查：入院常规检查，血常规中白细胞水平用于初步区分感染性发热和非感染性发热，尿常规有助于判断有无泌尿系感染及肾脏器质性病变，粪常规有助于判断有无大便潜血等。

（2）传染病四项：入院常规检查，判断患者有无常见的传染性疾病。

（3）血糖、血脂、肝功能、肾功能、电解质：入院常规检查，判断患者有无肝功能、肾功能等生化指标异常。

（4）甲型和乙型流感病毒抗原及核酸检测：判断患者是否有流感病毒感染，进一步明确病因诊断。

（5）外周血细胞形态分析：判断有无异常形态的血细胞，进一步明确病因。

（6）病毒全套：有助于判断患者是否有病毒、支原体、衣原体等病原体感染，特别是容易引起单核细胞增多的 EBV、CMV、风疹病毒、腺病毒等病毒感染。

（7）EBV DNA、CMV DNA：在病毒全套的基础上进一步全面判断患者有无活动性 EBV、CMV 感染。

（8）CRP、血沉（ESR）、PCT：发热患者的常规检查，初步判断发热的大致原因，尤其是 PCT 及 CRP 用于判断有无细菌感染及感染的程度。

（9）结缔组织病全套：用于筛查有无结缔组织病的可能。

（10）甲状腺及全身浅表淋巴结彩超：有助于判断患者有无甲状腺疾病及有无浅表淋巴结肿大。

（11）肝、胆、胰、脾彩超：有助于判断患者有无肝脾肿大，有利于进一步明确病因。

（12）泌尿系统彩超：有助于判断患者有无肾脏器质性病变及泌尿系统感染，有利于进一步明确病因诊断。

（13）心脏彩超：有助于判断患者有无心内结构异常、心脏瓣膜上有无赘生物等，有利于进一步明确病因诊断。

辅助检查结果

（1）血、尿、粪常规检查：RBC 28.66×10^9/L，Lymph% 86%，Lymph# 24.65×10^9/L，Hb 121 g/L，PLT 174×10^9/L；尿常规无异常；粪常规无异常。

（2）传染病四项：乙肝、丙肝、梅毒、HIV 均为阴性。

（3）血糖、血脂、肝肾功能、电解质：ALT 217 U/L，AST 168 U/L，GGT 101 U/L，ALP 160 U/L；血糖、血脂、肾功能、电解质均正常。

（4）甲型和乙型流感病毒抗原及核酸检测：均为阴性。

（5）外周血细胞形态分析：淋巴细胞占53%，异型淋巴细胞占15%。

（6）病毒全套：抗 EBV-VCA-IgM、抗 EBV-VCA-IgG、抗 EBV-EA-IgG 均为阳性，抗 CMV-IgG 阳性，余项目均为阴性。

（7）EBV DNA、CMV DNA：EBV DNA 2.56×10^3 cp/mL，CMV DNA <500 cp/mL。

（8）CRP、ESR、PCT：CRP 12.86 mg/L，ESR 10 mm/h，PCT 0.355 ng/mL。

（9）结缔组织病全套：均为阴性。

(10) 甲状腺及全身浅表淋巴结彩超：双侧颈部淋巴结肿大，甲状腺及其他部位浅表淋巴结彩超正常。

(11) 肝、胆、胰、脾彩超：肝内钙化灶，脾大。

(12) 泌尿系统彩超：正常。

(13) 心脏彩超：正常。

2. 思维引导　患者辅助检查结果显示白细胞计数明显升高，淋巴细胞百分比及绝对计数明显升高，中性粒细胞百分比及计数降低，外周血细胞形态分析显示异型淋巴细胞百分比>10%，EBV VCA-IgM、EBV-EA-IgG 等多项抗体及 EBV DNA 阳性，结合患者上述检查结果，可以排除化脓性扁桃体炎、甲流、乙流等疾病，但尚需要与急性淋巴细胞白血病等肿瘤性疾病进行鉴别，骨髓细胞学检查有助于鉴别。实验室检查提示肝功能异常，患者发热伴肝损伤，尚需要排查急性病毒性肝炎如 HAV、HEV 等嗜肝病毒感染以及 EBV、CMV 等非嗜肝病毒感染，实验室检查有助于鉴别。

结合症状、体征、实验室检查：患者具有"发热、咽峡炎、颈部淋巴结肿大、脾大"等典型的临床表现；EBV 感染的实验室检查抗 EBV-VCA-IgM、抗 EBV-VCA-IgG（低亲和力）、抗 EBV-EA-IgG 阳性、EBV-DNA 阳性；以及外周血异型淋巴细胞比例>10%，综合分析本例患者传染性单核细胞增多症诊断明确，同时伴有 EBV 相关性肝损伤。

(四)初步诊断

①传染性单核细胞增多症；②肝损伤。

二、治疗与复查方案

(一)长期治疗医嘱及目的

1. 一般治疗　按照急性传染病给予接触隔离，二级护理，卧床休息，加强护理，维持水、电解质平衡。

2. 抗病毒治疗　0.9%氯化钠注射液 100 mL+注射用更昔洛韦 250 mg ivgtt q 12 h，疗程 7～10 d。

3. 对症治疗　退热治疗，布洛芬混悬液 10 mL po prn；保肝治疗，5%葡萄糖注射液 250 mL+注射用还原型谷胱甘肽 1.2 g+注射用复方甘草酸苷 80 mL ivgtt qd。

(二)复查间隔

一般复查间隔为每周复查 1 次，如治疗期间有病情变化可随时复查。

(三)临时复查医嘱及目的

1. 第 1 周复查项目　血常规、肝功能、外周血细胞形态分析、炎症指标，判断病情变化。

2. 第 2 周复查项目　血常规、肝功能、外周血细胞形态分析、炎症指标、EBV DNA 定量。

三、治疗经过和效果

(一)治疗后 1 周

1. 症状　体温正常，咽痛减轻。

2. 体格检查　较入院时眼睑水肿减轻，双侧颈部肿大淋巴结数目较前减少并且淋巴结体积较前减小，双侧扁桃体表面分泌物较前减少。

3. 血常规　WBC 15.27×10⁹/L, Lymph% 86%, Lymph# 13.38×10⁹/L, Hb 119 g/L, PLT

$217 \times 10^9/L$。

4. 肝功能　ALT 134 U/L,AST 84 U/L,GGT 124 U/L,ALP 208 U/L。

5. CRP、PCT　CRP 0.63 mg/L,PCT 0.163 ng/mL。

6. 外周血细胞形态分析　淋巴细胞占47%,异型淋巴细胞占8%。

(二)治疗后2周

1. 症状　体温正常,咽痛消失。

2. 体格检查　眼睑水肿消失,双侧颈部肿大淋巴结数目较前减少,双侧扁桃体体积Ⅰ度肿大,表面分泌物消失。

3. 血常规　WBC $6.37 \times 10^9/L$, Lymph% 82.6%, Lymph # $5.26 \times 10^9/L$, Hb 122 g/L, PLT $221 \times 10^9/L$。

4. 肝功能　ALT 87 U/L,AST 70 U/L,GGT 73 U/L,ALP 142 U/L。

5. CRP、PCT　均正常。

6. 外周血细胞形态分析　淋巴细胞占32%,异型淋巴细胞占3%。

7. EBV DNA　EBV DNA <500 cp/mL。

(三)思维引导

①传染性单核细胞增多症为EB病毒感染引起的急性传染病,该病具有自限性,以对症支持治疗为主,抗病毒治疗可以降低病毒复制的水平和咽部排泌病毒的时间。早期应用更昔洛韦有明确疗效,故本例患者确诊后给予注射用更昔洛韦250 mg+0.9%氯化钠注射液100 mL ivgtt q 12 h抗病毒治疗,疗程10 d。②发热是传染性单核细胞增多症的常见临床症状,根据患者体温高低可以采取物理降温或者适当应用非甾体抗炎药,注意患者退热时及时补液,避免出现血容量不足引起低血压等情况发生。③肝损伤属于传染性单核细胞增多症的并发症,故对症应用保肝药物促进肝功能复常。

(四)出院医嘱

(1)甘草酸二胺胶囊 150 mg po tid。

(2)谷胱甘肽片 0.4 g po tid。

(3)1个月后门诊复查血常规、外周血细胞形态分析、肝功能。

四、思考与讨论

传染性单核细胞增多症是由EBV感染引起的急性传染病,其典型的临床三联征为发热、咽峡炎和淋巴结肿大,也可有肝脾肿大、皮疹、眼睑水肿等,特异性的实验室检查包括EBV感染的血清学指标及外周血淋巴细胞比例增高以及异型淋巴细胞比例>10%。传染性单核细胞增多症多见于儿童,但是成人病例在临床上也时有发生。本病经口密切接触传播(口—口传播),属于自限性疾病,绝大多数预后良好。传染性单核细胞增多症的治疗以对症支持治疗为主,急性期应注意休息,辅以更昔洛韦或阿昔洛韦等抗病毒药物,合并细菌感染的患者可以加用敏感的抗菌药物,发生脑炎、脑膜炎、心肌炎、血小板减少性紫癜等并发症的重症病例可以短期应用糖皮质激素。少数病例可以出现噬血细胞淋巴组织细胞增生症等严重并发症。

EBV属于疱疹病毒科,是一种嗜人类淋巴细胞的疱疹病毒。EBV感染人体可以引起多种疾病,除传染性单核细胞增多症之外,EBV感染还可以引起慢性活动性EB病毒感染(CAEBV)、EBV相关噬血细胞性淋巴组织细胞增生症(HLH)、EBV相关淋巴瘤(如NK/T细胞淋巴瘤、间变性大细胞淋巴瘤)等。人群中EBV感染率很高,90%以上的成人血清EBV抗体阳性。区分急性感染和既往感染,除了依据临床表现之外,实验室检查也是常用的鉴别手段。EB病毒感染的实验室检查包括 EBV 特异性的抗体检测和 EBV 核酸检测。EBV 编码产生多种抗原,包括病毒衣壳抗原(VCA)、早期抗原(EA)、核抗原(NA)等,对应的特异性抗体分别为 EBV-VCA-IgM/IgG、EBV-EA-IgG、EBV-NA-IgG。不同 EBV 相关抗体及其亲和力有助于鉴别 EBV 原发感染和既往感染。EBV-VCA-IgM、低亲合力 EBV-VCA-IgG、EBV-EA-IgG 阳性均提示 EBV 近期感染。EBV-NA-IgG 和高亲合力 EBV-VCA-IgG 阳性提示既往感染。此外,血清或血浆中 EBV DNA 升高或者外周血单个核细胞(PBMC)中 EBV DNA 升高提示患者体内存在活动性 EBV 感染或罹患与 EBV 感染密切相关的疾病,如原发 EBV 感染早期、EBV-HLH、CAEBV、EBV 相关肿瘤等,具体情况需要结合临床综合判断。

五、练习题

1. 哪些 EBV 的血清学指标提示急性 EBV 感染?
2. 如何鉴别传染性单核细胞增多症和慢性活动性 EB 病毒感染?

六、推荐阅读

[1] 中华医学会儿科学分会感染学组,全国儿童 EB 病毒感染协作组. 儿童 EB 病毒感染相关疾病的诊断和治疗原则专家共识[J]. 中华儿科学杂志,2021,59(11):905-911.
[2] 全国儿童 EB 病毒感染协作组,中华实验和临床病毒学杂志编辑委员会. EB 病毒感染实验室诊断及临床应用专家共识[J]. 中华实验和临床病毒学杂志,2018,32(1):2-8.

（李　华　梁红霞）

案例 19　发热伴血小板减少综合征

概要

47 岁男性患者以"发热 5 d,嗜睡 3 d"为主诉入院,经血清特异性抗体及病毒核酸检测被确诊为"发热伴血小板减少综合征",给予患者卧床休息、利巴韦林抗病毒、提升血小板、保肝、补充热量、纠正酸碱平衡失调及电解质紊乱等综合治疗后好转出院。

一、病历资料

(一)门诊接诊

1. 主诉　发热 5 d,嗜睡 3 d。

2. 问诊重点　应聚焦患者发热的诱因、主要症状特点、疾病演变过程、诊治经过、治疗效果,发作前环境温度和湿度,是否有服药史(尤其是影响排汗机制、导致肌肉过度活动和体温调节的药物),还需要询问系统疾病史。以及有无与传染病患者、动物的接触史,是否有山区、丘陵地带和林区等地工作、生活或旅游史,发病前 2 周内是否有蜱虫、蚊虫叮咬史,是否有不洁饮食或与菌痢患者接触史,是否有伤寒病史、近期是否有与伤寒患者接触史等。以往有无类似症状发作病史。

3.问诊内容

（1）诱发因素：发作前环境温度和湿度，有无受凉、淋雨、进食不洁食物等诱发因素。有无情绪激动、跌倒或外伤等。

（2）主要症状：发热起病时间、季节、病程、热程、热型。意识障碍（嗜睡）起病时间、发病前后情况、病程、程度。

（3）伴随症状：常见全身症状如有无畏寒、寒战、大汗或盗汗、消瘦、皮疹、皮肤颜色；呼吸系统有无咽痛、流涕、咳嗽、咳痰、咯血、气急、胸闷、胸痛等；循环系统有无心悸、期前收缩、水肿等；消化系统有无食欲缺乏、吞咽困难、恶心、呕吐、呕血、口腔及肛门溃疡、咽痛、腹胀、腹痛、腹泻、便秘、黑便等；泌尿生殖系统有无排尿困难、腰背痛、尿频、尿急、尿痛、血尿、尿量、生殖器水肿等；内分泌系统有无多饮、多食、多尿、生长发育、男性乳房发育等；血液系统有无瘀点、瘀斑或紫癜、淋巴结肿大；运动系统有无肌肉酸痛、骨痛、肌无力、关节疼痛、关节僵硬等；神经系统有无头痛、头晕、喷射性呕吐等伴随症状，有无感觉与运动障碍等相关伴随症状，如对声、光刺激的反应，对疼痛刺激反应，有无答话含糊或答非所问等。

（4）诊治经过：是否用药，何时开始用药，用何种药物、具体剂量、效果如何。

（5）既往史：有无高血压、糖尿病、心脏疾病、结核等病史，预防接种情况，有无手术、外伤、输血史，有无药物和食物过敏史。有无服毒及毒物接触史。以往有无类似发作。

（6）个人史：生于何地，在何地久居，有无疫区、疫情、疫水接触史，有无职业相关有害物质接触史，有无吸烟、饮酒、冶游史等。

（7）家族史：有无乙肝、丙肝等传染病家族史，家族成员健康状况，有无家族遗传病史。

问诊结果

患者为47岁男性，农民，5 d前无明显诱因出现发热，体温最高39 ℃，伴肌肉酸痛、肢体无力，无咳嗽、咳痰、胸闷、气喘、呼吸困难、胸痛、咯血、皮疹、头晕、头痛、恶心、呕吐、腹痛、腹泻、尿频、尿急、尿痛等，未予以治疗。3 d前出现全身肢体无力，伴嗜睡，唤醒后答话含糊，至当地医院就诊，完善检查：①血常规示 WBC $1.8×10^9$/L，PLT $52×10^9$/L。②胸部 CT，心肺未见明显异常。③头颅 CT+上腹部 CT 平扫，脑实质未见明显异常；脾大。给予抗感染治疗（具体药物不详）后，症状缓解不明显。既往史无特殊，以往无类似疾病发作。无免疫抑制药物应用史。13 d前回老家山区扫墓，有灌木丛逗留史。无家族遗传性疾病史。

4.思维引导

（1）总体印象方面：患者出现急性发热伴有全身肌肉酸痛症状，随后出现嗜睡，检验发现白细胞及血小板下降，提示中枢神经系统及血液系统受累及。

（2）病因方面：①首先需要鉴别感染性疾病与非感染性疾病。各种病原体如病毒、细菌、真菌、支原体、立克次体、螺旋体等均可以引起感染性发热，常见感染包括肺部感染、泌尿系统感染、肠道感染、胆道感染等，多具有对应的局部症状，尤其不要遗漏感染性心内膜炎、结核、局灶感染等；非感染性疾病分为结缔组织病、肿瘤性疾病及其他类疾病，多为全身累及，少有局部定位表现，需要根据患者临床表现、实验室及辅助检查推论。肿瘤中最常见的为淋巴瘤，结缔组织病中最常见为系统性红斑狼疮（SLE）、成人斯蒂尔病等，其他疾病包括药物热、神经源性发热等。②根据患者伴随症状（嗜睡），提示颅内疾病（感染、肿瘤、血管病变）、颞动脉炎等，包括重症急性感染（如败血症、肺炎、流行性乙型脑炎、伤寒、斑疹伤寒、流行性脑脊髓膜炎、中毒性菌痢、脑型疟疾等）、颅脑非感染性疾病（如脑血管疾病、脑占位性疾病、颅脑损伤、癫痫等）、内分泌及代谢障碍（如尿毒症、肝性脑病、甲状腺危象、糖尿病性昏迷、低血糖等）、外源性中毒（如安眠药、有机磷中毒、酒精和吗啡等中毒）、水电解质紊乱、物理性及缺氧性损害（如高温中暑、热射病等）。③患者 CT 检查示脾大,常见于 EB 病毒感染、巨细胞病毒感染、心内膜炎、伤寒、播散性结核感染、组织胞浆菌病、疟疾、布鲁菌病、立克次体病、猫抓病、兔热病、回归热、淋巴瘤、白血病、骨髓增生异常综合征、家族性地中海热、费尔蒂综合征、SLE、成人斯蒂尔病、结节病等,可完善对应的检查进行排除。④患者提供的临床检查结果提示白细胞及血小板下降,可能存在于白血病、淋巴瘤、骨髓增殖性疾病、多发性骨髓瘤、肝硬化、药物热、结节性动脉周围炎/显微镜下多动脉炎、SLE、伤寒、疟疾、巴贝虫病、布鲁氏菌病、回归热、粟粒型结核、组织胞浆菌病、内脏利什曼病、埃里希体病等。⑤患者心肺、头颅影像学检查无明显异常,病史无高热环境逗留史,无明显中毒、药物史,无免疫缺陷相关疾病史,无免疫抑制药物应用史,发热后 2 d 即出现嗜睡,考虑感染引起发热及意识障碍的可能性大,但是仍然不能排除结缔组织病、血液系统疾病、内分泌及代谢疾病等,需要根据获得的病史有重点地进行细致体格检查,寻找诊断线索。患者有灌木丛逗留史,尤其需要注意排查该季节通过蜱虫、蚊虫叮咬等传播的传染病,如重症流行性乙型脑炎、流行性脑脊髓膜炎、发热伴血小板减少综合征等,这将是下一步检查的重点。

（3）诱因方面:未发现明显诱因,但是不排除患者本次发热与白细胞、血小板减少是两个毫无关联的独立事件。

（4）严重程度方面:患者高热、意识障碍、白细胞及血小板下降,提示疾病影响多个系统、进展较快,可能迅速进展为噬血细胞性淋巴组织细胞增生症（hemophagocytic lymphohistiocytosis,HLH）或出现休克等,这需要密切监测生命体征,完善炎症指标、肝功能、肾功能、凝血功能、血氨、血培养等检查。

（二)体格检查

1.重点检查内容及目的　患者为发热伴有意识障碍、血小板减少,应注重全身检查,尤其是神经系统及出血情况。①一般检查及生命体征:观察患者发育、面容、表情和意识,测量体温、呼吸、脉搏、血压、BMI。注意体温与脉搏变化是否一致。②头颅五官:有无颅脑外伤证据,眼睑、结膜、巩膜、瞳孔、乳突/鼻旁窦压痛、口腔（溃疡、牙龈）、牙、舌、咽喉。③颈部:甲状腺、淋巴结,颞动脉（老年人）、有无脑膜刺激征。④肺部:呼吸音,有无啰音及胸膜摩擦音。⑤心脏:心率、心律,心脏杂音。⑥腹部:有无腹肌紧张,腹胀,压痛,反跳痛,肠鸣音,肝脾触诊,外阴及肛门（包括肛门指检）、女性盆腔检查。⑦皮肤:皮肤颜色、湿度,浅表淋巴结,甲床,皮疹、皮下出血、肝掌、蜘蛛痣,有无水肿、肌肉震颤。⑧神经系统:意识状态,定向力、计算力,神经病理征及脑膜刺激征等。

体格检查结果

T 37.5 ℃,R 22 次/min,P 88 次/min,BP 125/80 mmHg,身高 175 cm,体重 68 kg,BMI 22.2 kg/m^2。

神志模糊,急性面容。全身皮肤黏膜无黄染,无皮疹、皮下出血,无肝掌、蜘蛛痣。全身浅表淋巴结未触及。头颅无畸形、压痛、包块。结膜无充血、水肿、出血。巩膜无黄染。双侧瞳孔等大等圆,直径 3 mm,对光反射灵敏,调节反射正常。颈软、稍抵抗。甲状腺无肿大,无压痛、震颤、血管杂音。胸廓对称,呼吸运动正常,双肺呼吸音清,未闻及明显啰音。心率 88 次/min,律齐,心脉率一致,未闻及杂音。腹平软,无压痛及反跳痛,肝脾肋下未触及。四肢肌张力正常,上肢肌力Ⅴ级,下肢肌力Ⅳ级,感觉功能正常。生理反射存在,病理反射未引出。

2.思维引导　①患者体格检查神志模糊,颈软、稍抵抗,提示中枢系统感染可能,但也需要与代谢性疾病、脑血管疾病、水电解质紊乱等进行鉴别,需要完善血氨、血糖、电解质、头颅 MRI、腰椎穿刺

（患者血小板低,腰穿需要排除禁忌证后考虑)等检查。②患者白细胞及血小板下降,提示血液系统疾病可能,也不排除是重症感染所致骨髓抑制,下一步需要进行血小板减少原因鉴别,完善骨髓穿刺,排除 HLH。警惕内脏、皮下出血可能性。③患者近期在信阳光山县有草丛逗留史,需要进一步筛查当地流行性疾病。

(三)辅助检查

1. 临时辅助检查医嘱及目的

(1)血、尿、粪常规检查:入院常规检查,血常规中白细胞计数及分类用于判断感染严重性、感染的倾向类型等,尿常规有助于判断有无泌尿系统感染、糖尿病酮症,粪常规有助于判断有无肠道感染及出血。

(2)传染病四项:入院常规检查,判断患者有无 HBV、HCV、HIV、梅毒螺旋体感染。

(3)肝功能、肾功能、血脂、心肌酶、电解质、血气分析:判断患者有无肝、肾、心肌损伤,有无血脂代谢异常,明确是否有内环境及电解质紊乱。

(4)CRP、PCT、ESR、血培养:判断是否存在感染及感染可能类型,血培养有助于寻找血液中病原体,联合药敏试验协助抗生素选择。

(5)结缔组织病全套及免疫球蛋白、补体:判断患者是否合并系统性红斑狼疮等结缔组织病。

(6)病毒全套:有助于判断患者是否存在病毒感染。

(7)凝血功能、血氨:判断患者是否存在凝血功能障碍及肝性脑病。

(8)葡萄糖测定、糖化血红蛋白:有助于发现近期血糖波动情况。

(9)骨髓穿刺+骨髓培养:有助于判断患者是否有血液系统疾病、寄生虫感染、败血症等。有助于发现患者是否合并噬血现象。

(10)腰椎穿刺+脑脊液检测:有助于发现患者是否有脑膜炎。

(11)发热全套:伤寒、登革热、布鲁氏菌抗体、流行性乙型脑炎、出血热抗体及核酸、布尼亚病毒抗体及核酸等,有助于判断患者是否存在伤寒、登革热、布鲁氏菌病、流行性出血热、布尼亚病毒感染等传染病。

(12)血小板抗体、血型:有助于判断是否合并原发性免疫性血小板减少症。血型检查为危急情况需要输注血制品时做准备。

(13)肿瘤标志物全套、铁蛋白:有助于肿瘤性疾病、HLH 等的判断。

(14)NK 细胞活性、可溶性白细胞介素-2 受体(sCD25):联合血脂有助于判断患者是否合并 HLH。

(15)肝、胆、胰、脾、心脏彩超:有助于判断患者有无肝硬化、脾大、肝脓肿、心脏器质性病变、心脏瓣膜赘生物等。

(16)心电图:有助于判断患者是否有心肌缺血、心律失常等。

辅助检查结果

(1)血、尿、粪常规检查:WBC 2.26×10^9/L, RBC 5.35×10^{12}/L, Hb 161 g/L, PLT 6×10^9/L,Neut% 1.25×10^9/L;尿隐血(+++),尿蛋白(+++),尿白细胞(±);粪常规无异常。

(2)传染病四项:HBsAb 阳性、HCV 抗体阴性、HIV 抗体阴性、梅毒抗体阴性。

（3）肝功能、肾功能、血脂、电解质、心肌酶、血气分析：ALT 119 U/L，AST 608 U/L，ALP 39 U/L，ALB 31.4 g/L，UA 180 μmol/L，甘油三酯 3.54 mmol/L，K^+ 3.36 mmol/L，Na^+ 123.3 mmol/L，Cl^- 88.0 mmol/L，Ca^{2+} 1.97 mmol/L，P 0.74 mmol/L，CK-MB 27.00 U/L，肌红蛋白（Mb）1419.00 ng/mL，BNP 116.6 pg/mL。血气全项：酸碱度 7.48，二氧化碳分压 32.10 mmHg，氧分压 81.10 mmHg，K^+ 3.22 mmol/L，Na^+ 121.80 mmol/L，Cl^- 87.60 mmol/L，离子钙 0.94 mmol/L，标准离子钙 0.98 mmol/L，葡萄糖 8.20 mmol/L，乳酸 2.30 mmol/L，标准碱剩余 1.00 mmol/L，实际碱剩余 1.60 mmol/L，标准碳酸氢根 25.20 mmol/L，阴离子间隙 13.80 mmol/L，全血总二氧化碳 20.10 mmol/L。

（4）CRP、PCT、ESR、血培养：CRP 1.41 ng/mL，PCT 0.88 ng/mL，ESR 21.0 mm/h；血培养阴性。

（5）结缔组织病全套及免疫球蛋白、补体：均阴性。

（6）病毒全套：各病原体 IgM 均阴性。EBV DNA<500 cp/mL，CMV DNA<500 cp/mL。

（7）凝血功能、血氨：PT 10.60 s，PTA 111%，FIB 2.2 g/L，D-二聚体 0.65 mg/L，血氨 34.5 μmol/L。

（8）葡萄糖测定、糖化血红蛋白：均在正常值范围。

（9）骨髓涂片+骨髓培养：①取材、涂片、染色良好；髓小粒（+），脂肪滴（+）。②骨髓增生活跃。③粒系增生活跃，各阶段细胞比值及形态大致正常。④红系增生降低，各阶段幼红细胞比值降低或缺如，形态大致正常。成熟红细胞大小基本一致，血红蛋白充盈可。⑤淋巴细胞占 28.0%，部分淋巴细胞核形不规则、偏位，胞浆中可见紫红色颗粒。⑥浆细胞占 16.4%，其胞体中等、核偏位、染色质细致，核仁隐现，可见双核浆细胞。⑦全片见巨核细胞 176 个，分类 50 个，其中幼巨核细胞 3 个，颗粒巨核细胞 40 个，产板巨核细胞 3 个，裸巨核细胞 4 个，可见过分叶巨核细胞，血小板少见，体积偏大。⑧浏览全片可见吞噬细胞，其内吞噬有中性粒细胞、红细胞、血小板等。⑨建议结合临床做流式细胞学分析，进一步鉴别淋巴细胞、浆细胞性质。⑩有核细胞分类偶见不典型淋巴细胞，性质难以确定。红细胞及血小板同髓。骨髓培养阴性。

（10）腰椎穿刺+脑脊液检测：因患者 PLT $6×10^9$/L，未做。

（11）发热全套：布尼亚病毒 IgM 阳性，IgG 阴性，发热伴血小板减少综合征布尼亚病毒核酸 $3.6×10^4$ cp/mL。

（12）血小板抗体、血型：血小板抗体阴性，A 型 Rh 阳性血。

（13）肿瘤标志物全套、铁蛋白：肿瘤标志物阴性，铁蛋白 13982 g/L。

（14）NK 细胞活性、sCD25：NK 细胞活性 1.2%（下降），sCD25 正常。

（15）肝、胆、胰、脾、心脏彩超：未见明显异常。

（16）心电图：大致正常。

2. 思维引导　①患者发热、意识障碍，怀疑中枢系统感染，应早期行腰椎穿刺及脑脊液检查，但患者 PLT $6×10^9$/L，是腰穿禁忌证，暂不考虑此侵入性检查。可先完善骨髓涂片+培养、外周血布氏杆菌抗体、流行性出血热抗体及核酸、布尼亚病毒抗体及核酸等寻找发热原因。患者病情进展快，为避免漏诊及尽早寻找病原体，可与家属沟通后考虑行宏基因组学第二代测序（mNGS）检测。②依据流行病学史（夏秋季流行季节，灌木丛逗留史）、临床表现（发热、嗜睡）和实验室检测结果（白细胞及血小板下降、骨髓穿刺三系增生正常、布尼亚病毒 IgM 及病毒核酸阳性），患者诊断明确为新型布尼亚病毒感染所致发热伴血小板减少综合征。③血小板减少原因考虑为布尼亚病毒感染所致，可排除原发性血小板减少性紫癜、结缔组织病、再生障碍性贫血等。④发热患者，骨髓穿刺可见噬血现象,结合高甘油三酯血症、血清铁蛋白升高、NK细胞活性降低,疑似HLH,尚不能确诊,仍须警惕向HLH发展,需密切监测血常规。⑤患者嗜睡原因考虑可能为布尼亚病毒感染累及神经系统以及重度低钠血症所致,可去除诱因后观察神志的改变。

(四)初步诊断

①发热伴血小板减少综合征(发热伴血小板减少综合征布尼亚病毒感染);②电解质紊乱:低钠血症(重度),低钾血症,低钙血症,低氯血症,低磷血症;③噬血细胞淋巴组织细胞增生症? ④白细胞减少;⑤呼吸性碱中毒;⑥肝功能不全;⑦急性心肌炎。

二、治疗与复查方案

(一)治疗医嘱及目的

(1)卧床休息,密切监测生命体征及尿量等,给予氧气吸入、心电监护、书面告病危,避免磕碰、防止跌伤,定期监测病情变化(如出血、休克等),避免跌伤所致内脏出血。

(2)0.9%氯化钠注射液100 mL+利巴韦林0.5 g ivgtt q12h,0.9%氯化钠注射液100 mL+哌拉西林他唑巴坦4.5 g ivgtt q8h,抗病毒治疗及广谱抗生素抗感染治疗。

(3)钠钾镁钙葡萄糖针250 mL ivgtt qd,碳酸氢钠林格注射液250 mL ivgtt qd,3%高渗盐水150 mL ivgtt st,对症补液,纠正水、电解质紊乱治疗;重度低钠血症需根据血钠水平补钠(参考《2014年欧洲低钠血症诊疗临床实践指南》)。

(4)0.9%氯化钠注射液100 mL+注射用还原型谷胱甘肽1.2 g ivgtt qd,对症保肝治疗,减轻肝脏炎症,保护肝脏的合成、解毒功能。

(5)申请并输注机采血小板,重组人血小板生成素注射液(特比澳)300 U/kg H qd,刺激巨核细胞生长及分化,提升血小板数目。

(6)静脉滴注人免疫球蛋白针0.4 g/(kg · d),提高机体抗感染能力,减轻体内炎症、细胞因子风暴。

(7)0.9%氯化钠注射液100 mL+磷酸肌酸钠针0.5 g ivgtt qd,营养心肌,保护心肌。

(二)复查间隔

发热期及极期可1~2 d复查1次,其他指标一般5~6 d复查1次,如治疗期间有病情变化可随时复查。

(三)临时复查医嘱及目的

1.第1~3天复查项目　血气分析、血常规、肝功能、肾功能、心肌酶、凝血功能、CRP、PCT、ESR。判断病情变化,肝功能、肾功能、心肌酶、凝血功能恶化提示出现多脏器损伤,血小板进行性下降提示病情加重,反之指标改善提示病情好转。

2.第1周复查项目　血气分析、血常规、肝功能、肾功能、心肌酶、凝血功能、CRP、PCT、ESR。判断病情变化,复查目的同上。

(四)思维引导

①患者出现中枢神经系统症状(嗜睡),考虑为重症患者,进展快,需要提前告知家属患者的病情及可能的最严重的结局。PLT $6×10^9$/L,皮肤出血、颅内出血、内脏出血风险较大,需要绝对卧床,申请血小板输注并注射提升血小板药物。②患者病因为发热伴血小板减少综合征布尼亚病毒感染,目前尚无有效抗病毒药物,可选择利巴韦林抗病毒治疗。主要为对症支持治疗,给予营养支持,维持水、电解质平衡。患者PCT升高,伴有白细胞及血小板低下,为避免病情急剧进展,可经验性给予广谱抗生素治疗,如后期无细菌感染证据,可停用哌拉西林他唑巴坦。③患者转氨酶显著升

高,考虑给予保肝治疗。④患者出现呼吸性碱中毒合并代谢性酸中毒及电解质紊乱,需要监测血气分析及电解质,避免体液紊乱使疾病加重。⑤患者肝功能、肾功能、凝血功能、心肌酶谱出现异常,需要监测,以及时发现多脏器衰竭可能,重症患者检查间隔需要缩短。

三、治疗经过和效果 »»

(一)治疗后3 d

1. 症状　体温正常,意识好转。

2. 体格检查　神志清,鼻导管吸氧3 L/min,双侧瞳孔等大等圆,直径2 mm,对光反射灵敏,双肺呼吸音清,未闻及干啰音,腹部平坦,肠鸣音正常,双侧巴宾斯基征(Babinski 征)阴性。

3. 血常规、凝血功能　WBC $10.95×10^9$/L,RBC $4.81×10^{12}$/L,Hb 144.0 g/L,PLT $33×10^9$/L。PT 10.20 s,PTA 115%,FIB 2.46 g/L,D-二聚体 0.35 mg/L,血氨 34.5 μmol/L。

4. CRP+PCT+ESR　PCT 0.98 ng/mL,CRP 2.81 mg/L,ESR 30 mm/h。

5. 血气分析　酸碱度 7.537,二氧化碳分压 30.40 mmHg,氧分压 84.4 mmHg,总血红蛋白 149.00 g/L,氧饱和度 97.30%,K^+ 3.40 mmol/L,Na^+ 131.0 mmol/L,Cl^- 102.00 mmol/L,Ca^{2+} 1.08 mmol/L,葡萄糖 6.30 mmol/L,乳酸 2.0 mmol/L,标准碱剩余 3.20 mmol/L,实际碱剩余 3.900 mmol/L,标准碳酸氢根 27.90 mmol/L,阴离子间隙 2.9 mmol/L。

6. 肝功能、肾功能、电解质、心肌酶　UA 61 μmol/L,ALT 59 U/L,AST 103 U/L,ALB 29 g/L,CK-MB 20.0 U/L,Mb 180.00 ng/mL,BNP 105.0 pg/mL。

(二)治疗后1周

1. 症状　体温正常,意识清晰。

2. 体格检查　无阳性发现。

3. 血常规、凝血功能　WBC $6.28×10^9$/L,RBC $4.54×10^{12}$/L,Hb 138.0 g/L,PLT $186×10^9$/L。

4. CRP+PCT+ESR　PCT 0.055 ng/mL,CRP 2.81 mg/L,ESR 30 mm/h。

5. 血气分析　酸碱度 7.539,二氧化碳分压 36.70 mmHg,氧分压 99.4 mmHg,总血红蛋白 148.00 g/L,氧饱和度 98.20%,K^+ 3.40 mmol/L,Na^+ 136.0 mmol/L,Cl^- 103.00 mmol/L,Ca^{2+} 1.21 mmol/L,葡萄糖 6.00 mmol/L,乳酸 1.2 mmol/L,标准碱剩余 -2.80 mmol/L,实际碱剩余 -0.800 mmol/L,标准碳酸氢根 23.70 mmol/L,阴离子间隙 7.7 mmol/L。

6. 肝功能、肾功能、电解质、心肌酶　UA 135 μmol/L,ALT 45 U/L,AST 42 U/L,ALB 32.1 g/L,电解质正常。CK-MB 14.90 U/L,Mb 25.20 ng/mL,BNP 90 pg/mL。

(三)出院医嘱

(1)谷胱甘肽片 0.4 g po tid,疗程 1 个月。

(2)1~2 月后门诊复查肝功能、肾功能、凝血功能、血常规。

(3)户外活动时注意个人防护,防止蜱虫叮咬。

四、思考与讨论 »»

发热伴血小板减少综合征(SFTS)是由我国 2011 年首次发现和命名的发热伴血小板减少综合征布尼亚病毒(SFTSV)引起的一种主要经蜱虫叮咬传播的自然疫源性疾病。SFTSV 是一种 RNA 病毒,属于布尼亚病毒科白蛉病毒属。SFTS 多发于春夏季,主要分布在中国东部和中部,以河南、湖北和山东的病例数最多,河南省 97.6% 的报告病例来自信阳市,而信阳市 88.9% 的报告病例来自该市的光山县、商城县、浉河区、平桥区和新县。在丘陵、山地及森林等地区生活生产的居民以及赴该类地区户外活动的旅游者感染风险较高。人群普遍易感,老年人、免疫力低下人群更易感染 SFTSV。

SFTSV 具有泛嗜性,可感染人、动物和蜱等多种宿主,也可同时感染人和动物的多种器官,包括肝、肺、肾、子宫和卵巢等。目前,SFTSV 的致病机制尚不清楚。在鼠动物模型中只有脾脏中发现病毒复制,肝脏内发现大片坏死,外周血血小板的减少可能是由于脾源性巨噬细胞清除了被 SFTSV 黏附的血小板。此外,亦有研究表明,"细胞因子风暴"为 SFTS 的主要致病机制。

SFTS 病情严重程度不一,临床表现可从无症状感染到多脏器功能衰竭甚至死亡。蜱虫咬痕通常不会出现焦痂(和恙虫病鉴别),临床表现无特异性,多数患者有发热、胃肠道表现(如恶心、呕吐、腹痛、腹泻)和神经系统症状(如精神状态改变)。重症患者以中枢神经系统症状(包括淡漠、嗜睡、昏迷等意识障碍,肌肉抖动、抽搐、烦躁不安,以及其他神经系统症状)、出血症状(主要包括皮肤瘀点、口腔出血、肺出血、DIC、颅内出血、消化道出血等)、肺部症状(呼吸困难、呼吸衰竭、重症肺部感染等)为主要表现,少数重症患者可出现横纹肌溶解、血压下降、高热(T>39 ℃)。大多数 SFTS 患者的实验室检查结果为血小板减少[大部分(30~60)×10⁹/L,重症患者更低]和白细胞减少[(1~3)×10⁹/L],伴转氨酶水平升高和急性肾损伤。此外,也可出现乳酸脱氢酶和铁蛋白水平升高、活化部分凝血活酶时间延长、蛋白尿伴或不伴血尿。严重 SFTS 患者多在发病 2 周内死于多器官功能衰竭,包括发病第 2 周发生急性肾损伤、心肌炎、心律失常和脑膜脑炎。研究发现 2010 年至 2016 年 SFTS 患者的平均病死率为 5.3%,而重症患者病死率最高可达 25.0%。重症患者病死率高且该病不能及早确诊,与临床医生不能及时识别重症患者、未能早期进行干预治疗有关。

SFTS 是一种隐匿性较强的疾病,临床医生对该病的误诊率较高,有时需要进行多项检查来与肾综合征出血热、登革热、血小板减少症、伤寒、钩端螺旋体病及人嗜粒细胞无形体病相鉴别。若患者在流行地区(如中国中东部、韩国农村地区和日本南部)有蜱叮咬史,则应高度怀疑该病。特异的实验室诊断技术有以下几种。①核酸检测:采用聚合酶链反应(PCR)方法在患者血清中扩增到特异性核酸,可确诊 SFTSV 感染。②血清 SFTSV IgG 抗体:SFTSV IgG 抗体阳转或恢复期滴度较急性期 4 倍以上增高者,可确认为新近感染。SFTSV IgM 抗体检查方法尚在研究中。③血清中分离 SFTSV:可利用早期 SFTS 患者急性期血清标本,接种 Vero、Vero E6 等细胞或其他敏感细胞进行代传,采用酶联免疫吸附分析(ELISA)、免疫荧光或实时荧光定量 PCR 病毒核酸检测等方法,在患者血清中分离到病毒即可确诊。SFTS 的治疗主要为支持治疗,尚无特异性的抗病毒治疗,抗病毒药物(包括利巴韦林、法匹拉韦、六氯苯、钙通道阻滞剂、2-氟-2-脱氧胞苷、咖啡酸、阿莫地喹和干扰素等)均有文献报道,但仍需进一步评估其对 SFTSV 抑制效力。本例患者入院时有重症倾向,关注患者山区草丛、灌木丛逗留史,并及时进行当地流行病筛查,迅速诊断清楚并及时对症治疗,患者恢复较快,住院时间短。对于重症患者早期诊断、及时对症治疗可有效降低病死率。

本例患者疑似 HLH,但确诊证据不足。HLH 是一种免疫介导的危及生命的疾病。HLH 可以影响各个年龄段人群,不仅发生在先天性遗传易感性免疫缺陷患者,也越来越多出现在自身免疫性疾病、持续性感染、恶性肿瘤或免疫抑制的患者中,因此涉及多学科交叉。临床以持续发热、肝脾肿大、全血细胞减少以及骨髓、肝、脾、淋巴结组织发现噬血现象为主要特征。HLH 是一种进展迅速的高致死性疾病,因此,及时发现 HLH 疑似病例并正确诊断至关重要。当患者出现持续发热、血细胞减少、肝脾肿大或不明原因的严重肝功能损伤时应当怀疑 HLH 的可能;同时,根据 HLH-2004 诊断标准,完善与诊断相关的检查,如血常规、甘油三酯、纤维蛋白原、铁蛋白、sCD25、NK 细胞活性及骨髓、淋巴结、脾脏或肝脏穿刺等。目前广泛应用的标准治疗方案是 HLH-1994 或 HLH-2004 方案。支持治疗包括静脉补充免疫球蛋白、防范中性粒细胞减少症和预防卡式肺孢子菌肺炎及真菌感染等。本病例符合 HLH-2004 诊断标准 8 项指标内的 4 项,尚不足以诊断 HLH,可能是病毒诱发的噬血现象,及时给予对因治疗及静脉补充免疫球蛋白,患者预后较好。

五、练习题

1.发热伴血小板减少综合征危重症患者的表现有哪些？

2.发热伴血小板减少综合征在流行季节如何及时发现、诊断？

3.户外如何防护避免蜱虫叮咬？被蜱虫叮咬后怎么处理？

六、推荐阅读

[1]中华人民共和国卫生部.发热伴血小板减少综合征防治指南(2010版)[J].中华临床感染病杂志,2011,4(4):193-194.

[2]李兰娟,任红.传染病学[M].9版.北京:人民卫生出版社,2018:137-141.

[3]SPASOVSKI G,VANHOLDER R,ALLOLIO B,et al. Clinical practice guideline on diagnosis and treatment of hyponatraemia[J]. Eur J Endocrinl,2014,170(3):G1-G47.

[4]ZHAN J,WANG Q,CHENG J,et al. Current status of severe fever with thrombocytopenia syndrome in China[J]. Virol Sin,2017,32(1):51-62.

[5]中国医师协会血液科医师分会,中华医学会儿科学分会血液学组,噬血细胞综合征中国专家联盟.中国噬血细胞综合征诊断与治疗指南(2022年版)[J].中华医学杂志,2022,102(20):1892-1901.

[6]TROTTESTAM H,HORNE A,ARICÒ M,et al. Chemoimmunotherapy for hemophagocytic lymphohistiocytosis:long-term results of the HLH-94 treatment protocol[J]. Blood,2011,118(17):4577-4584.

[7]《中华传染病杂志》编辑委员会.发热待查诊治专家共识[J].中华传染病杂志,2017,35(11):641-655.

[8]陈广,陈韬,舒赛男,等.重症发热伴血小板减少综合征诊治专家共识[J].传染病信息,2022,35(5):385-393.

（吕　君　梁红霞）

案例20　麻疹

概要

7岁男童以"发热4 d,面部及躯干出疹1 d"为主诉入院,入院后被确诊为"麻疹",给予对症支持治疗后好转出院。

一、病历资料

（一）门诊接诊

1.主诉　发热4 d,面部及躯干出疹1 d。

2.问诊重点 应聚焦患儿发热的诱因、主要症状特点、伴随症状、疾病演变过程、诊治经过、治疗效果,发作前环境温度和湿度,是否有服药史(尤其是影响排汗机制、导致肌肉过度活动和体温调节的药物),还需要询问系统疾病史。以及有无与类似症状患者、传染病患者、动物的接触史。

3.问诊内容

(1)诱发因素:发病前环境温度和湿度,有无受凉、进食不洁食物等诱发因素,是否过敏体质,有无接触易致敏物质。

(2)主要症状:发热起病时间、季节、起病缓急、病程、程度(热度高低)、频度(间歇性或持续性)。出疹时间、不同部位出疹的顺序,出疹后体温变化情况。

(3)伴随症状:有无畏寒、寒战、大汗或盗汗,有无咽痛、流涕、咳嗽、咳痰、咯血、胸痛等,有无心悸、胸闷、呼吸困难等,有无腹痛、腹泻、恶心、呕吐,有无腰痛、尿频、尿急、尿痛、血尿等,有无肌肉关节痛、头痛、头晕、抽搐等伴随症状。有无皮肤瘙痒、破溃、出血、脱屑等。

(4)诊治经过:是否用药,何时开始用药、用何种药物、具体剂量、效果如何。

(5)既往史:有无高血压、糖尿病、心脏疾病、结核等病史,预防接种情况,特别是有无接种麻疹疫苗,有无手术、外伤、输血史,有无药物和食物过敏史。

(6)个人史:生于何地,在何地久居,有无疫区、疫情、疫水接触史,有无与麻疹患者接触史,有无毒物、粉尘等有害物质接触史,有无吸烟、饮酒等不良嗜好。

(7)家族史:家族成员健康状况,家族中有无类似疾病患者,有无麻疹、结核等传染病家族史,有无家族遗传病史。

问诊结果

患儿为7岁男童,学生,4 d前无明显诱因出现发热,体温最高达39 ℃,伴干咳、咽痛、打喷嚏、流涕,伴眼红、流泪、畏光,伴头痛、乏力,无咳痰、胸闷、胸痛、腹痛、腹泻、恶心、呕吐、尿频、尿急、尿痛等其他伴随症状,就诊于当地诊所,予以药物口服(具体药物不详),效果差,患儿仍反复发热。1 d前患儿逐渐出现红色皮疹,初见于面部,后逐渐蔓延至胸背部、腹部,无皮肤瘙痒、破溃等。既往史无特殊,个人史:半个月前邻居家幼儿有发热、出疹等类似情况,曾与其玩耍。家族史无特殊。

4.思维引导 ①总体印象方面:患儿急性发热,伴有上呼吸道卡他症状,眼部症状流泪、畏光,后全身自上而下逐渐出现皮疹,且个人史中曾有与类似症状患者接触史,提示可能为发热伴出疹性传染性疾病。②病因方面:各种病原体如病毒、细菌、真菌、支原体、立克次体、螺旋体等均可以引起感染性发热,结缔组织病、血管性疾病、肿瘤性疾病、血液系统疾病亦可引起发热。皮疹可见于各种细菌、病毒、真菌感染(如麻疹病毒、风疹病毒、水痘-带状疱疹病毒、溶血性链球菌、伤寒沙门菌、金黄色葡萄球菌等),亦可见于食物药物过敏、结缔组织病等。先发热后逐渐出现全身皮疹常见于麻疹、风疹、幼儿急疹、猩红热等感染性疾病,但患儿出疹前有服药史,亦须考虑发热性疾病合并药物疹的可能性。根据患儿家属提供的出疹特点及有与类似症状患者接触史,皮疹为药物疹可能性较小,考虑感染引起发热、出疹可能性大,这将是下一步检查的重点。③诱因方面:未发现明显诱因,但不排除发热与出疹是两个独立疾病所导致。④严重程度方面:患儿反复高热,伴明显的呼吸道症状及眼部症状,且伴迅速出现的全身皮疹,须警惕疾病引起全身多系统病变、导致多脏器功能受损可能,须密切监测患儿生命体征,积极完善血常规、CRP、PCT、ESR、肝功能、肾功能、电解质、凝血功能、血培养、胸部CT等检查。

（二）体格检查

1. 重点检查内容及目的　患儿为发热伴有皮疹、眼部症状，应注重全身检查，尤其是皮肤及黏膜的检查。①一般检查及生命体征：观察患儿发育、面容、表情和意识，测量体温、呼吸、脉搏、血压。注意体温与脉搏是否一致。②皮肤黏膜：观察皮肤色泽，皮疹类型及分布，皮肤湿度与温度，皮下出血，有无水肿等。③淋巴结：全身浅表淋巴结有无肿大。④头部：眼睑、结膜、巩膜、口腔黏膜、舌、扁桃体、咽等。⑤颈部：甲状腺。⑥胸部：双肺的呼吸音，有无啰音及胸膜摩擦音；心脏，心率、心律，有无心脏杂音及心包摩擦音。⑦腹部：有无腹肌紧张、压痛、反跳痛，有无肝脾大，肝肾区叩击痛，肠鸣音等。⑧神经系统：脑膜刺激征、病理反射等。

体格检查结果

T 38.7 ℃，R 25 次/min，P 106 次/min，BP 102/60 mmHg。

神志清，精神差，面部及躯干散在红色斑丘疹，压之褪色，疹间皮肤正常。颌下淋巴结肿大，眼结膜充血，口腔黏膜充血，扁桃体Ⅰ度肿大，表面未见脓性分泌物。双肺呼吸音粗，未闻及明显干、湿啰音。心脏、腹部及神经系统查体未见阳性体征。

2. 思维引导　①患儿体格检查可见散在斑丘疹、眼结膜充血、口腔黏膜充血、扁桃体肿大，且有与类似疾病患者接触史，提示麻疹可能性大，但需与风疹、幼儿急疹、猩红热及肠道病毒感染等进行鉴别。②患者有咳嗽，查体双肺呼吸音粗，需注意有无肺部感染，需完善胸部 CT 进一步明确。

（三）辅助检查

1. 临时辅助检查医嘱及目的

（1）血、尿、粪常规检查：入院常规检查，血常规中白细胞及分类有助于判断感染的类型及严重性，尿常规有助于判断有无泌尿系统感染，粪常规有助于判断有无肠道感染。

（2）传染病四项：入院常规检查，判断患儿有无 HBV、HCV、HIV、梅毒螺旋体感染。

（3）肝功能、肾功能、心肌酶、电解质、血气分析：判断患儿有无肝、肾、心肌损伤，明确是否有内环境紊乱。

（4）CRP、PCT、ESR、血培养：判断是否存在感染及感染可能类型，血培养有助于确定细菌感染，其药敏试验结果可协助抗生素选择。

（5）结缔组织病全套及免疫球蛋白、补体：判断患儿是否合并系统性红斑狼疮、血管炎等结缔组织病。

（6）病毒全套：有助于判断患儿是否存在病毒感染。

（7）凝血功能：判断患儿是否存在凝血功能障碍。

（8）葡萄糖测定：判断患儿血糖情况。

（9）发热全套：伤寒、登革热、布鲁氏菌抗体、肾综合征出血热抗体及核酸等，有助于相关疾病的诊断。

（10）浅表淋巴结、肝、胆、胰、脾、心脏彩超：有助于判断患儿有无浅表淋巴结肿大、肝脾大、肝脓肿、心脏器质性病变、心脏瓣膜赘生物等。

（11）胸部 CT：有助于判断患儿有无肺部感染。

（12）心电图：有助于判断患儿是否有心肌炎等。

辅助检查结果

(1)血、尿、粪常规检查：WBC 3.29×10^9/L,Neut% 44.4%,Neut# 1.46×10^9/L,Lymph% 47.4%,Lymph# 1.56×10^9/L。尿常规、粪常规无异常。

(2)传染病四项：HBsAb 阳性、丙肝抗体阴性、HIV 抗体阴性、梅毒抗体阴性。

(3)肝功能、肾功能、电解质、心肌酶、血气分析：K$^+$ 3.0 mmol/L,Na$^+$ 132.6 mmol/L,余均无异常。

(4)CRP、PCT、ESR、血培养：CRP 8 mg/L,PCT<0.1 ng/mL,ESR 25 mm/1 h 末;血培养阴性。

(5)结缔组织病全套及免疫球蛋白、补体:均阴性。

(6)病毒全套:麻疹病毒 IgM 抗体阳性。

(7)凝血功能:无异常。

(8)葡萄糖测定:在正常值范围。

(9)发热全套:均阴性。

(10)浅表淋巴结、肝、胆、胰、脾、心脏彩超:颈部浅表淋巴结肿大,余无异常。

(11)胸部 CT:双肺纹理稍增粗。

(12)心电图:大致正常。

2.思维引导　结合患儿病史特点及上述检查结果,可排除肠道病毒感染、伤寒、猩红热等病毒和细菌感染引起发热可能,引起患儿发热、皮疹的原因首先考虑麻疹病毒感染。

(四)初步诊断

①麻疹;②电解质紊乱(低钾血症、低钠血症)。

二、治疗与复查方案

(一)治疗医嘱及目的

(1)患儿单人单间隔离,避免交叉感染;卧床休息,保持室内空气新鲜,温度适宜;眼、鼻、口腔保持清洁,多饮水;密切监测患儿生命体征。

(2)物理降温,必要时口服布洛芬混悬液退热治疗。

(3)美敏伪麻溶液 4 mL po tid。

(4)0.9% 氯化钠注射液 250 mL+10% 氯化钾 5 mL ivgtt qd。

(二)复查间隔

发热期可 2～3 d 复查一次,如治疗期间有病情变化可随时复查。

(三)临时复查医嘱及目的

1.第 1～3 天复查项目　血常规、肝功能、肾功能、电解质、心肌酶、凝血功能、CRP、PCT、ESR,判断病情变化;若血常规白细胞、中性粒细胞及 CRP、PCT、ESR 进行性升高提示继发感染可能,若均趋于正常值范围,提示病情好转。若心肌酶升高,提示并发心肌炎可能。

2.第 1 周复查项目　血常规、肝功能、肾功能、电解质、心肌酶、凝血功能、CRP、PCT、ESR,判断病情变化,复查目的同上。

(四)思维引导

①患儿的病因为麻疹病毒感染,目前对麻疹病毒尚无特效抗病毒药物,主要为对症治疗、加强

护理、预防和治疗并发症,由于该病是经呼吸道飞沫传播的传染病,应单间病室呼吸道隔离至体温正常或至少出疹后 5 d。②患儿有干咳,在对症治疗基础上,须密切监测患儿咳嗽、咳痰情况,一旦出现咳嗽加重、咳脓痰,血常规白细胞、中性粒细胞及炎症指标明显升高,须警惕继发细菌感染,并发肺炎可能,及时予以抗生素抗感染治疗。③患儿低血钾、低血钠,需密切监测电解质,避免内环境紊乱促使疾病恶化。④患儿淋巴细胞减少,需密切监测血常规,若淋巴细胞严重减少,提示预后不好。

三、治疗经过和效果

(一)治疗后 3 d

1.症状　仍发热,最高体温 38.5 ℃,较前稍下降,咳嗽、流涕、咽痛、流泪症状减轻,皮疹较前增多,遍及全身。

2.体格检查　神志清,精神好转,面部、躯干、四肢、手掌、足底均可见皮疹。眼结膜充血减轻,口腔黏膜仍充血,无糜烂,扁桃体仍肿大,表面未见脓性分泌物。双肺呼吸音稍粗,未闻及干、湿啰音。

3.血常规　WBC 3.58×10^9/L,Neut% 47.5%,Neut# 1.67×10^9/L,Lymph% 43%,Lymph# 1.59×10^9/L。

4.ESR、CRP、PCT　均在正常范围。

5.肝功能、肾功能、电解质、心肌酶　均无异常。

(三)治疗后 1 周

1.症状　体温正常,咳嗽、流涕、咽痛、流泪等症状缓解,全身皮疹逐渐减少。

2.体格检查　全身皮疹明显变少,部分有脱屑,眼结膜无充血,口腔黏膜无充血、糜烂,扁桃体未见肿大,双肺呼吸音清,未闻及干、湿啰音。

3.血常规　无异常。

4.ESR、CRP、PCT　均在正常范围。

5.肝功能、肾功能、电解质、心肌酶　均无异常。

6.其他　病情好转,符合出院标准,办理出院。

(四)出院医嘱

(1)注意休息。

(2)1 个月后门诊复查血常规、肝功能、肾功能、电解质。

四、思考与讨论

麻疹是由麻疹病毒引起的病毒感染性传染病,属于我国法定传染病中的乙类传染病。主要症状为发热、流涕、咳嗽等上呼吸道卡他症状及眼结膜炎,皮肤斑丘疹,口腔麻疹黏膜斑。麻疹患者是唯一的传染源,急性期的患者是最重要的传染源。发病前 2 d 至出疹后的 5 d 内均具有传染性,前驱期传染性最强,出疹后传染性逐渐减低,皮疹消退时无传染性。该病主要经过呼吸道飞沫传播,人群普遍易感,病后可获得持久免疫力,以冬、春季节高发。该患儿在发病前有与类似疾病患者接触史,且存在相关临床表现,因此首先考虑麻疹。

典型麻疹临床过程分为前驱期、出疹期、恢复期。前驱期,指从发热到出疹的过程,一般持续 3～4 d,主要症状为上呼吸道及眼结膜炎症所致的卡他症状,表现为发热、咳嗽、流涕、流泪、眼结膜充血、畏光、咽痛、全身乏力等,部分年长儿童可诉头痛,婴幼儿可出现呕吐、腹泻等胃肠道症状。90% 以上患者口腔内可出现麻疹黏膜斑(科氏斑),是麻疹前驱期的特征性体征,具有诊断价值,但往往持续时间较短,2～3 d 后很快消失。该患儿在发病 4 d 左右入院,科氏斑出现的短暂性也恰恰解释了该患儿入院时的体格检查为何未见到科氏斑。出疹期,起于病程的第 3 ~ 4 天,持续 1 周左右。该期的主要特点是开始出现皮疹,同时患者体温持续升高,呼吸道等感染中毒症状可明显加重。皮疹主要为淡红色或暗红色斑丘疹,首先见于耳后、发际,渐及前额、面、颈部,自上而下至胸、腹、背及四肢,2 ~ 3 d 遍及全身,最后达手掌与足底。而幼儿急疹与其不同的是热骤降后出疹,且皮疹多位于躯干。风疹与猩红热往往在起病第 1 天即出现皮疹。该患儿入院时可见面部及躯干部位皮疹,表明其已进入出疹期,且随着病程发展,患儿热未退,且皮疹逐渐蔓延及全身。恢复期,该期的主要特点是“疹消热退”,皮疹达高峰且持续 1 ~ 2 d,开始逐渐消散,体温开始下降,呼吸道症状及眼部症状等明显减轻。但部分患者可出现肺炎、心肌炎、脑炎等并发症,这类患者预后往往较差。麻疹患者血常规中白细胞总数减少,淋巴细胞比例相对增加,且 IgM 抗体阳性,恢复期 IgG 抗体较早期增高 4 倍以上,有诊断意义。根据患儿有与麻疹患者的接触史,典型麻疹的临床表现,如急性发热、上呼吸道卡他症状、结膜充血、畏光、典型的皮疹即可诊断。但有时由于患者的年龄和机体免疫状态不同、病毒毒力不同和是否接种过麻疹疫苗等因素,临床上可出现非典型麻疹,包括轻型麻疹、重型麻疹、异型麻疹。轻型麻疹多见于曾接种过麻疹疫苗或 6 个月内的婴儿,该类人群对麻疹有部分免疫力,临床症状往往较轻,且不典型。重型麻疹多见于免疫力低下及全身状况差的人群,患者全身感染中毒症状重,病死率高。异型麻疹多见于接种麻疹疫苗后 4 ~ 6 年,表现为高热、头痛、腹痛等,呼吸道症状不典型,皮疹出现顺序多从四肢远端开始,逐渐扩散至躯干。对于非典型患者的诊断,可依赖于实验室检查。

针对麻疹的治疗,目前尚无特效抗病毒药物,主要以对症支持治疗及预防、治疗并发症为主。无并发症的单纯麻疹预后良好,但重症麻疹病死率较高。预防该病的关键措施是对易感者接种麻疹疫苗,提高其免疫力。

五、练习题

1. 重型麻疹的表现有哪些?

2. 非典型麻疹如何诊断?

3. 如何预防麻疹?

六、推荐阅读

[1] 中华人民共和国国家卫生和计划生育委员会. 麻疹诊断[J]. 传染病信息,2017,30(4):181-189.
[2] 李兰娟,任红. 传染病学[M]. 9 版. 北京:人民卫生出版社,2018:81-85.

(赵绘霞 和振坤)

案例 21 水痘

概要

男童,8 岁,冬季发热 1 d 后,前胸及背部出现数枚疱疹,周围有红晕,被确诊为“水痘”,予以对症支持治疗,阿昔洛韦抗病毒治疗,水痘全部结痂后出院。院外密切观察病情变化,必要时随诊。

一、病历资料

（一）门诊接诊

1. 主诉　发热 1 d，出疹 5 h。

2. 问诊重点　应注意发热与出疹时间间隔，注意皮疹的形态、最早出现的部位，演变过程、诊治经过、是否在外院予以治疗，治疗方案，效果如何，还需要询问系统疾病史。以及有无与传染病患者、动物的接触史，以往有无类似症状发作，是否有山区、丘陵地带和林区等地生活或旅游史。发病前是否有蜱虫叮咬史，是否有蚊虫叮咬史，是否有不洁饮食史。同时还要问诊最近是否接触过类似的患者，既往是否进行该疾病的疫苗注射。

3. 问诊内容

（1）诱发因素：发作前周围环境的温度，有无受凉、淋雨、进食不洁水源和食物史，有无应用免疫抑制剂药物史。

（2）主要症状：发热伴随皮疹，发热起病的时间、季节、骤然发热还是体温呈阶梯样上升；皮疹的数量、分布部位、特点（是疱疹、斑丘疹还是荨麻疹）等，注意发热与皮疹出疹时间间隔，有利于疾病诊断。

（3）主要伴随症状：有无畏寒、寒战、大汗或盗汗，有无咳嗽、咳痰、咯血，有无心悸、胸闷、呼吸困难等，有无腹痛、腰痛、尿频、尿急、尿痛、血尿，有无恶心、呕吐、腹痛、腹泻、便秘，有无肌肉关节痛、出血、头痛、头晕，有无皮肤黏膜出血点、瘀斑或紫斑表现，躯干及四肢皮肤是否有疖肿等伴随存在，有无皮疹、瘙痒、黄疸，有无头痛、喷射性呕吐等，有无意识障碍等相关伴随症状，如对声、光刺激的反应异常、对疼痛刺激反应异常、有无答话含糊或答非所问等。

（4）诊疗经过：是否用药，何时开始用药、用何种药物、具体剂量、效果如何。

（5）既往史：有无先天性心脏疾病史、有无患结核等其他传染病病史，预防接种情况，有无手术、外伤、输血史，有无药物和食物过敏史。既往有无类似症状和体征出现，有无免疫抑制剂应用史。

（6）个人史：生于何地，在何地久居，有无疫区、疫情、疫水接触史，有无职业相关有害物质接触史等。

（7）家族史：家族成员健康状况，有无家族遗传病史。

问诊结果

男童，8 岁，1 d 前无明显诱因出现发热，无寒战，体温最高 39 ℃，家人予以布洛芬混悬液 10 mL 口服后，体温可恢复到正常，今晨体温 37.8 ℃。5 h 前，家长发现其前胸及背部出现数枚疱疹，周围有红晕，伴随痒感。立即来我院感染科门诊就诊，无咳嗽、头痛等不适，今晨未进食。外院血常规提示 WBC 3.5×10^9/L，Lymph# 2.9×10^9/L，PLT 200×10^9/L。既往史无特殊，因过敏未注射水痘疫苗。个人史无特殊。家族中无类似患者及遗传病史，但学校班级有同学因"水痘"请假。

4. 思维引导　①总体印象方面：患儿为未成年人，发病季节在冬季，发热与出疹时间间隔 1 d，皮疹形态为疱疹，主要分布部位在前胸及背部。患儿白细胞总数低于正常值，血小板计数正常，符合病毒感染性疾病的特点。②病因方面：各种病原体如病毒、细菌、真菌、立克次体、支原体、衣原体、螺旋体等均可以引起感染性发热，结缔组织病、血管性疾病、肿瘤性疾病、血液系统疾病亦可引起发热。发热伴随出疹性疾病常见的有伤寒（玫瑰疹，淡红色小斑丘疹，分布于胸、腹部及肩背部,四肢罕见)、水痘(为分批出现的疱疹,为单房性,椭圆形,周围有红晕,直径 3～5 mm,先出现在躯干和头部,后蔓延至面部及四肢)、麻疹(淡红色斑丘疹,先出现在耳后、颈部,后遍布前胸后背,最后出现在四肢及手掌与足底)、流行性出血热(鞭击样或搔抓样皮疹,常见腋下及胸背部)、流行性脑脊髓膜炎(瘀斑、瘀点,四肢、软腭、眼结膜及臀部)等。发热和出疹时间间隔对于疾病的诊断也很重要,一般发热和出疹间隔 1 d 的多为水痘和风疹,从发热到出疹间隔 2 d 的多为猩红热,从发热到出疹间隔 3 d 的多为麻疹。患儿未曾接种水痘疫苗,发热与出疹时间间隔为 1 d,且血常规提示白细胞总数低于正常,符合病毒感染性疾病特点,患者皮疹为疱疹,患儿有同学因患"水痘"已请假,有水痘患儿接触史,分析为水痘-带状疱疹病毒感染。③诱因方面:曾接触到"水痘"患儿,未予以呼吸道隔离。④并发症方面:患儿无咳嗽,无头痛,需进一步密切观察是否有合并水痘肺炎及脑炎的可能。

(二)体格检查

1. 重点检查内容及目的 患儿为发热伴随出疹性疾病,所以应观察皮疹的形态特点,最先出疹的部位,皮疹有无破溃。部分患儿可合并病毒性脑炎,要注意神经系统体格检查,尤其是是否存在病理征。①一般检查及生命体征:观察患者发育、面容、表情和意识,测量体温、呼吸、脉搏、血压。注意体温与脉搏是否一致,患者发热的热型。②头颅五官:有无颅脑外伤证据,结膜有无充血,巩膜有无黄染,瞳孔是否等大等圆,昏迷患者还要注意对光反射是否灵敏,口腔黏膜、牙、舌、咽喉也要查看。③颈部:甲状腺、淋巴结是否肿大,有无脑膜刺激征。④肺部:听诊呼吸音时,注意有无啰音及胸膜摩擦音。⑤心脏:心率、心律是否正常,有无心脏杂音。⑥腹部:有无腹肌紧张、腹胀、压痛、反跳痛,肠鸣音、肛门指检有无异常。⑦皮肤:皮肤颜色、湿度,四肢淋巴结是否肿大,有无皮疹、皮下出血、瘀点瘀斑,有无水肿、肌肉震颤。⑧神经系统:意识状态,病理征是否阳性。

体格检查结果

T 37.8 ℃,R 22 次/min,P 91 次/min,BP 100/60 mmHg,体重 35 kg。

神志清楚,自主体位,查体合作。全身皮肤黏膜无黄染,无皮下出血,无肝掌、蜘蛛痣,胸背部散在成簇疱疹,周围有红晕,直径约 3 mm,椭圆形。无化脓性病灶。全身浅表淋巴结未触及。头颅无畸形、压痛、包块。结膜无充血、水肿、出血。双侧瞳孔等大等圆,直径 3 mm,对光反射灵敏,调节反射正常。颈软,无抵抗。甲状腺无肿大、无压痛、震颤、血管杂音。胸廓对称,呼吸运动正常,双肺呼吸音清,未闻及明显啰音。心率 91 次/min,律齐,心脉率一致,未闻及杂音。腹部平坦,肝脾肋下未触及,双下肢无水肿。四肢肌张力正常。生理反射存在,病理反射未引出。

---

2. 思维引导 ①该患儿为发病初期,可能的并发症尚未表现出来,且患儿有搔抓皮疹的可能,注意是否存在皮疹继发的感染,如蜂窝织炎、丹毒等化脓性的表现。患儿胸背部散在成簇疱疹,周围有红晕,直径约 3 mm,椭圆形,为疱疹,符合水痘的皮疹形态。②患儿双侧瞳孔等大等圆,对光反射灵敏,调节反射正常,颈软,无抵抗,生理反射存在,病理反射未引出,无颅内感染的体征。③患儿呼吸运动正常,双肺呼吸音清,未闻及明显啰音,需要结合影像学检查明确是否合并肺部感染。

(三)辅助检查

1. 临时辅助检查医嘱及目的

(1)血、尿、粪常规检查:入院常规检查,血常规中白细胞及其分类细胞数目,白细胞及中性粒细胞增高符合细菌感染性疾病的特点,而病毒感染性疾病则可以出现白细胞降低,部分患者出现淋巴细胞数增高的现象,血红蛋白水平用于判断有无贫血。尿常规有助于初步判断有无尿路感染。粪常规有助于初步判断有无虫卵及潜血。

（2）肝功能、电解质:了解是否存在感染引起的肝损伤及不思饮食诱发的电解质紊乱。

（3）病毒全套:属于免疫学检测内容,了解是否合并其他病毒感染,如麻疹、巨细胞病毒、EB 病毒等。

（4）肺部 CT:了解患儿是否合并肺部感染。

辅助检查结果

（1）血、尿、粪常规检查:WBC 3.2×10^9/L,RBC 5.1×10^{12}/L,Hb 130 g/L,PLT 240×10^9/L,Lymph#为 3.0×10^9/L。尿常规和粪常规无异常。

（2）肝功能、电解质:ALT 30 U/L,AST 21 U/L,ALP 126 U/L,ALB 40.6 g/L,电解质正常。

（3）病毒全套:麻疹、巨细胞病毒、EB 病毒及其他病毒抗体全阴性。

（4）肺部 CT:双肺肺纹理清晰,无渗出、条索影。肺门淋巴结无肿大,心影无增大。

---

2. 思维引导　①结合患儿上述检查结果,以及患儿起病前曾有"水痘"患儿接触史,诊断为水痘。②患儿肺部 CT 无异常,提示患儿未合并肺炎,白细胞总数降低,提示患儿未合并细菌继发感染。③患儿病毒学全套结果阴性,提示未合并其他常见病毒感染。

(四)初步诊断

水痘。

二、治疗与复查方案

(一)长期治疗医嘱及目的

1. 一般治疗和对症治疗　予以呼吸道隔离。发热期需要卧床休息,予以易消化食物和注意补充水分。密切观察病情变化及皮疹的形态。可用炉甘石洗剂涂抹皮疹,减轻患儿的瘙痒等不适。疱疹破裂后可涂抗生素软膏。

2. 抗病毒治疗　可应用阿昔洛韦,600~800 mg qd,分次口服,疗程 10 d。

(二)临时复查医嘱及目的

如患者有发热,体温超过 38 ℃时可予以布洛芬混悬液,每次 5~10 mL 口服。

(三)思维引导

水痘患者主要的症状为发热伴随皮疹,首先予以呼吸道隔离。一般治疗,在卧床休息时应注意予以易消化食物和补充水分,保持内环境稳定,对症治疗应注意皮疹结痂与否,同时避免因搔抓引起的感染,必要时可予以炉甘石洗剂对症治疗。发热体温超过 38 ℃时,可以予以布洛芬混悬液口服,对症处理,低热可予以温水擦拭面部、颈部、腋窝及四肢皮肤起到物理降温的作用。在疾病的治疗过程中,阿昔洛韦是治疗水痘-带状疱疹病毒的首选药物,可以起到抗病毒的作用。如合并肺部感染或者皮肤感染,可予以抗生素抗感染治疗,但本病例未合并细菌感染,故未予以抗生素应用。同时,还需要对患儿进行呼吸道隔离至出疹后 6 d 或者水痘全部结痂后。

三、治疗经过和效果

(一)治疗5 d

体温已恢复正常2 d,最先出现的皮疹已结痂,后出现的皮疹还未完全结痂,仍存在疱疹液。进食量较入院时明显增加,无咳嗽、咳痰、头痛、厌油腻等不适。复查血常规,提示白细胞计数已恢复正常。

(二)治疗后10 d

患儿未再出现发热,未有新的皮疹出现,最先出现的皮疹已结痂脱落,其余皮疹均已结痂。无不适。

(三)出院医嘱

(1)多饮温水,避免受凉。

(2)予以呼吸道隔离至全部疱疹结痂。

四、思考和讨论

水痘为水痘-带状疱疹病毒感染所引起的一种呼吸道传染病,多见于儿童,病毒经呼吸道侵入人体后,在呼吸道黏膜细胞中增殖,2～3 d后入血液,形成第一次病毒血症,该病毒在单核巨噬细胞系统增殖后可再次入血,从而形成第二次病毒血症,主要的靶器官为皮肤。

水痘的临床特征是同时出现的全身性丘疹、水疱及结痂。水痘患者是水痘唯一的传染源,传播途径可以经呼吸道飞沫传播和直接接触传播。该病传染性极强,易感儿童感染后90%均可发病。

该病临床表现阶段分为前驱期和出疹期两个时期,前驱期可以有畏寒、发热、头痛、乏力、咽痛、咳嗽、食欲缺乏等症状。出疹期皮疹首先出现在躯干和头部,以后延及面部及四肢。发病初始为红色斑疹,数小时后转变为丘疹并发展成疱疹。疱疹为单房性,椭圆形,周围有红晕。疱疹直径3～5 mm,疱疹液初为透明后变混浊,伴随瘙痒。发病1～2 d后疱疹从中心开始结痂,1周左右痂皮脱落,一般不留瘢痕。水痘多为自限性疾病,10 d左右可以自愈。除上述典型水痘外,还有病情较为危重的出血性水痘。

水痘的并发症有:①皮疹继发细菌感染,如丹毒、蜂窝织炎等;②肺炎,原发性水痘肺炎多见于成人患者或免疫缺陷者,继发性肺炎多为继发细菌感染所致;③脑炎,发生率低于1%,临床表现同病毒性脑炎;④肝炎,多表现为丙氨酸转氨酶升高。

该患儿为典型水痘患者,病史简单,就诊及时,且未出现并发症。入院后,予以呼吸道隔离,对症支持治疗,密切观察皮疹变化,用炉甘石洗剂涂于皮疹,治疗瘙痒,予以阿昔洛韦抗病毒治疗,整个治疗过程顺利,皮疹全部结痂后出院。

五、练习题

1. 水痘的发热与出疹时间间隔是多少? 典型水痘的皮疹形态如何?

2. 水痘患者如何隔离? 隔离期多久?

六、推荐阅读

李兰娟,任红.传染病学[M].9版.北京:人民卫生出版社,2018:85-89.

(李志勤　梁红霞)

案例 22　流行性腮腺炎

概要

　　15 岁男性学生因"发热伴左侧耳垂下肿痛 4 d"被确诊为"流行性腮腺炎",住院后单间隔离,嘱患者卧床休息,给予流质或半流质饮食,给予利巴韦林注射液抗病毒等治疗后好转出院。

一、病历资料

(一)门诊接诊

1. 主诉　发热伴左侧耳垂下肿痛 4 d。

2. 问诊重点　应聚焦患者流行病学资料、血常规、血尿淀粉酶、脂肪酶等核心检测和检查指标情况、主要症状特点、疾病演变过程、诊治经过、治疗效果,特别应追问有无头痛、睾丸胀痛、腹痛、恶心、呕吐等症状排查有无出现并发症如脑膜炎、睾丸炎、胰腺炎等。

3. 问诊内容

(1)诱发因素:周围同学有无类似疾病出现,近期有无免疫力下降等诱发因素。

(2)主要症状:发热的时间,起病情况(缓急)、程度、频率(间歇性或持续性);脸颊胀痛的具体部位,波及范围,演变过程,有无加重或缓解的因素。

(3)伴随症状:有无头晕、头痛、恶心、呕吐、畏寒、寒战、大汗、盗汗、乏力、食欲减退、嗜睡、上腹部疼痛、睾丸疼痛等症状。

(4)诊治经过:是否用药,何时开始用药、用何种药物、具体剂量和疗程、效果如何。

(5)既往史:有无水痘、结核、糖尿病、心脏疾病等病史,预防接种情况,有无手术、外伤、输血史,有无药物和食物过敏史。

(6)个人史:生于何地,在何地久居,有无疫区、疫情、疫水接触史,有无有害物质接触史,有无吸烟、饮酒、冶游史等。

(7)家族史:家族成员健康状况,有无家族遗传病史。

问诊结果

　　患者为 15 岁男性,学生,4 d 前无明显原因及诱因出现发热,最高体温达 38.9 ℃,左侧耳垂下肿痛,触痛阳性,饮用水蜜桃饮料后出现疼痛加重,乏力,食欲减退,无头晕、头痛,无恶心、呕吐,无腹痛、腹泻;在当地诊所给予静脉滴注"头孢类抗生素"治疗(具体不详),并口服"抗病毒颗粒",自觉发热较前有所好转。1 d 前左侧耳垂下肿痛较前缓解,但右侧耳垂下出现肿痛,遂来诊。既往史、个人史、家族史无特殊。流行病学史:2 周前 2 位同学因患"流行性腮腺炎"在当地医院住院治疗。

---

　　4. 思维引导　①总体印象方面:患者为 15 岁的少年,4 d 前出现发热,并先出现左侧耳垂为中心

的腮腺胀痛,后出现右侧耳垂为中心的腮腺胀痛,进食酸性饮料后出现疼痛加重,特别是近期2位同学因患"流行性腮腺炎"在当地医院住院治疗,提示流行性腮腺炎的可能性大。②病因方面:流行性腮腺炎是由流行性腮腺炎病毒引起的急性呼吸道传染病,因特异性抗体要在病程第2周后方可检出,结合临床特征(发热和以耳垂为中心的腮腺肿大)和实验室检查(血、尿淀粉酶增高)即可作出临床诊断。③严重程度方面:流行性腮腺炎大多预后良好,病死率为0.5%~2.3%,主要死于合并病毒性脑炎,这需要进一步详细监测生命体征、系统查体,以了解病情变化情况。

(二)体格检查

1. 重点检查内容及目的　重点检查耳垂为中心的腮腺是否肿大,边缘是否清楚,皮肤是否发亮,有无触痛,皮温有无增高,腮腺管口有无红肿,挤压腮腺时是否有脓性分泌物流出,浅表淋巴结有无肿大,有无腹痛,睾丸区有无肿胀、疼痛,有无脑膜刺激征。还需与急性化脓性腮腺炎、局部淋巴结炎、其他病毒所致的腮腺肿大等疾病进行鉴别诊断,故查体应系统、有序,以利于诊断及鉴别诊断。

体格检查结果

T 38.4 ℃,R 20 次/min,P 90 次/min,BP 110/65 mmHg。

全身皮肤及巩膜无黄染,以耳垂为中心的双侧腮腺区皮肤肿胀,皮温高,有压痛,腮腺导管开口有红肿,挤压腮腺区时无脓性分泌物流出,咽部略充血,下颌可触及1 cm大小的淋巴结,质中等,有触痛,活动可,心肺无明显异常。腹平坦,全腹无明显压痛及反跳痛,肝、脾肋下未触及,双下肢无水肿。睾丸区触痛阳性。神经系统查体未见异常。

---

2. 思维引导　患者发热,以耳垂为中心的双侧腮腺区皮肤肿胀,皮肤灼热,触痛阳性,腮腺导管开口有红肿,挤压腮腺区时无脓性分泌物流出,伴有睾丸区触痛阳性。有流行性腮腺炎接触病史,流行性腮腺炎诊断基本明确。需进一步完善血常规、尿常规、粪常规、血淀粉酶、尿淀粉酶、脂肪酶、肝功能、肾功能、电解质、血糖、心肌酶、心电图、腹部及泌尿系统彩超等检查以协助诊断。

(三)辅助检查

1. 临时化验及辅助检查医嘱及目的

(1)血、尿、粪常规检查:入院常规检查,血常规中白细胞及中性粒细胞水平可鉴别流行性腮腺炎(不高)及化脓性腮腺炎(高),有睾丸炎者白细胞可升高;尿常规有助于判断有无尿蛋白及管型,有无肾脏损伤;粪常规有利于筛查有无肠道感染。

(2)血、尿淀粉酶及脂肪酶:淀粉酶的升高程度往往与腮腺肿胀程度成正比,血脂肪酶增高有助于胰腺炎的鉴别诊断。

(3)肝功能、肾功能、电解质、心肌酶谱:明确患者肝功能损伤程度,明确是否有肾功能的损害、内环境紊乱及心肌损伤。

(4)PCT及CRP:明确是否存在细菌感染。

(5)腮腺及颈部超声:明确腮腺声像,有无炎症表现;明确颈部淋巴结有无肿大。

(6)阴囊超声:明确双侧睾丸大小形态。

(7)腹部CT:明确胰腺形态学有无异常征象。

(8)心电图:有助于判断患者是否有心肌缺血、心律失常等。

辅助检查结果

(1)血、尿、粪常规检查：WBC $8.8×10^9$/L，Neut% 63.3%，Lymph% 30.8%；尿常规无异常；粪常规无异常。

(2)血、尿淀粉酶及脂肪酶：血淀粉酶 578 U/L(参考范围：0~220 U/L)、血脂肪酶 29 U/L(参考范围：1~60 U/L)；尿淀粉酶 3395 U/L(参考范围：0~800 U/L)。

(3)肝功能、肾功能、电解质、心肌酶谱：ALB 39.5 g/L、ALT 30 U/L、AST 25 U/L、TBil 27 μmol/L、DBil 10.8 μmol/L；肝功能、肾功能、电解质、心肌酶未见异常。

(4)PCT 及 CRP：PCT<0.05 ng/mL、CRP 93.52 mg/L。

(5)腮腺及颈部超声：腮腺和颌下腺表现为体积增大，以厚度增加为主，回声增粗、分布不均匀，腮腺内可见增粗的血管纹理，腮腺内血流丰富；左侧颈部淋巴结增大，右侧颈部淋巴结可显示。

(6)阴囊超声：双侧睾丸普遍性增大，表面整齐光滑，睾丸实质回声不均匀。

(7)腹部 CT：未见异常。

(8)心电图：未见异常。

2.思维引导　患者发热，以耳垂为中心的双侧腮腺区皮肤肿胀，皮温增高，触痛阳性，腮腺导管开口有红肿，挤压腮腺区时无脓性分泌物流出，伴有睾丸区触痛阳性，结合患者血常规未见异常，血、尿淀粉酶明显异常，特别是近期 2 位同学因患"流行性腮腺炎"在当地医院住院治疗，故流行性腮腺炎诊断明确。下一步要密切监测病情，注意有无神经系统并发症、生殖系统并发症以及胰腺炎、肾炎的发生。

(四)初步诊断

①流行性腮腺炎；②睾丸炎。

二、治疗与复查方案

(一)长期治疗医嘱及目的

(1)隔离：呼吸道传染病消毒隔离，隔离至腮腺消肿后 5 d。

(2)一般治疗：适当休息，清淡饮食，忌酸性(避免酸、硬、甜等刺激性)饮食，做好口腔护理；可用棉花垫和丁字带托起阴囊，减轻坠胀感，若红肿明显，可局部间歇性冷敷。

(3)5% 葡萄糖注射液 500 mL+利巴韦林注射液 500 mg ivgtt qd 抗病毒治疗，10~15 mg/(kg·d)，抑制腮腺炎病毒 RNA 的复制进而缓解腮腺炎症。

(4)蒲地蓝消炎口服液 10 mL po tid；其成分蒲公英、板蓝根、苦地丁、黄芩有清热解毒、软坚散结的作用。

(5)复方氨基酸注射液(18AA)250 mL ivgtt qd 对症支持治疗。

(二)复查间隔

标准住院日为 3~7 d，故一般复查间隔为 3~7 d/次，如治疗期间有病情变化可随时复查。

(三)临时复查医嘱及目的

第 3~7 天复查项目：血常规、肝功能、肾功能、电解质、血淀粉酶、尿淀粉酶。尤其是患者的血、尿淀粉酶水平，如患者症状缓解，血、尿淀粉酶正常则可安排出院。如出现恶心、呕吐及腹痛，结合血脂肪酶的升高则提示出现胰腺炎；特别是患者出现剧烈呕吐、头痛，则要考虑是否合并脑膜炎，则需进一步行腰椎穿刺。

(四)思维引导

①患者的病因为流行性腮腺炎病毒 RNA 的复制,所以对因治疗即抑制 RNA 复制。利巴韦林注射液可抑制流行性腮腺炎病毒 RNA 的复制,故而选择该药对因治疗。②患者腮腺区胀痛不适,故积极给予蒲地蓝消炎口服液,其成分中蒲公英、板蓝根、苦地丁、黄芩有清热解毒、软坚散结的作用。③患者食欲较差,给予复方氨基酸补充能量,以减轻症状。④患者的核心异常指标为血、尿淀粉酶高,所以应重点复查血、尿淀粉酶。但是不排除治疗期间累及胰腺,所以加查血脂肪酶。临床症状消失以及血、尿淀粉酶正常是出院的标准,所以 3 ~ 7 d 后可复查血、尿淀粉酶明确病情。

三、治疗经过和效果

(一)治疗后1周

1. 症状 发热、耳垂为中心的腮腺区肿痛、乏力、食欲减退等症状消失。
2. 体格检查 腮腺区压痛消失,皮肤恢复正常,腹部查体未见异常,睾丸区触痛阴性。
3. 血常规检查 WBC $8.27×10^9/L$,Neut% 43.4%,Lymph% 48.9%。
4. 血、尿淀粉酶及脂肪酶 血淀粉酶99 U/L、血脂肪酶27 U/L、尿淀粉酶617 U/L。
5. PCT、CRP PCT<0.05 ng/mL、CRP 3.52 mg/L。

(二)出院医嘱

(1)注意休息,清淡易消化饮食。
(2)1 ~ 2 周后门诊复查血常规,血、尿淀粉酶、脂肪酶。

四、思考与讨论

流行性腮腺炎是由流行性腮腺炎病毒引起的急性呼吸道传染病。以腮腺非化脓性炎症、腮腺区肿痛为临床特征,主要发生在儿童和青少年。流行性腮腺炎病毒除侵犯腮腺外,尚能侵犯神经系统及各种腺体组织,引起儿童脑膜炎、脑膜脑炎,青春期后可引起睾丸炎、卵巢炎和胰腺炎等。一年四季均可发病,4 ~ 7 月和11 月至次年1 月为发病高峰期。流行性腮腺炎的诊断一般不难,主要根据有发热和以耳垂为中心的腮腺肿大,特别是2 ~ 3 周前有与流行性腮腺炎患者接触史的流行病学资料尤为重要,所以问诊时特别要注意追问流行病学史,本例患者有明确的接触史。因特异性抗体一般要在病程第2 周后方可检出,故临床上诊断一般不依据抗体检测。血、尿淀粉酶能协助诊断,本例患者入院后检测血、尿淀粉酶明显异常。流行性腮腺炎患者易合并胰腺炎,故临床中一般需要加查脂肪酶,如升高,则有助于胰腺炎的诊断。患者入院后检查脂肪酶正常,且无恶心、呕吐及腹痛等症状,上腹部 CT 也未发现胰腺形态的异常,故不支持胰腺炎的诊断。患者入院后查体发现双侧睾丸触痛阳性,进一步行睾丸超声提示睾丸炎,故查体应特别注意;女性患者应注意有无卵巢炎的发生。

流行性腮腺炎的病因治疗一般是利巴韦林注射液抗病毒治疗。利巴韦林因其可抑制 RNA 的复制,故目前作为治疗流行性腮腺炎的首选药物;治疗过程中需监测血常规的变化,因其可引起溶血性贫血、白细胞减少等毒副作用,故中西医结合治疗方案逐步应用到流行性腮腺炎的治疗当中。本例患者应用利巴韦林及蒲地蓝消炎口服液后症状改善明显。合并睾丸胀痛可局部冷敷或用棉花垫和丁字带托起,本例患者给予局部冷敷后症状消失。

五、练习题

1. 本例患者如果合并脑膜炎该如何处理?

2. 如何预防睾丸炎的出现?

六、推荐阅读

[1] 李兰娟,任红. 传染病学[M]. 9 版. 北京:人民卫生出版社,2018:89-92.

[2] 赵霞,秦艳虹,董盈妹,等. 中医儿科临床诊疗指南·流行性腮腺炎(修订)[J]. 中医儿科杂志,2017,13(1):1-5.

[3] PICKERING L K, BAKER C J, FREED G L, et al. Immunization programs for infants, children, adolescents, and adults: clinical practice guidelines by the Infectious Diseases Society of America[J]. Clin Infect Dis, 2009, 49(6): 817-840.

（刘　娜　徐光华）

案例 23　巨细胞病毒感染

> ### 概要
>
> 　　65 岁男性被确诊为"艾滋病合并巨细胞病毒感染",给予更昔洛韦、艾考恩丙替片抗病毒、对症支持等治疗后好转出院。

一、病历资料

（一）门诊接诊

1. 主诉　发现 HIV 抗体阳性 1 个月,乏力伴视力下降半个月。

2. 问诊重点　应聚焦患者基础疾病、流行病学、CD4$^+$T 淋巴细胞计数、血常规、肝功能、肾功能、眼科相关检查等核心检测和检查指标情况,主要症状特点、疾病演变过程、诊治经过、治疗效果,老年患者还要注意了解视力下降的时间与艾滋病分期的关系以及原发性眼科相关疾病情况等。

3. 问诊内容

（1）诱发因素:有无引起免疫力下降的原因、用眼过度,是否有细菌、弓形虫、巨细胞病毒（CMV）、真菌等感染的诱发因素。

（2）主要症状:有无典型的症状包括飞蚊症、漂浮物、盲点或外周视野缺损,快速视力下降。

（3）伴随症状:有无艾滋病期的常见症状如消瘦、乏力、发热、腹泻、咳嗽、气短等伴随症状。

（4）诊治经过:是否用药,何时开始用药、用何种药物,具体剂量和疗程、效果如何。

（5）既往史:既往有无高血压、糖尿病、心脏疾病、结核等病史,预防接种情况,有无手术、外伤、输血史,有无药物和食物过敏史。

（6）个人史:生于何地,在何地久居,有无疫区、疫情、疫水接触史,有无职业相关有害物质接触史,有无男男性行为史,有无吸烟、饮酒、文身、静脉药瘾史、冶游史等。

（7）家族史:有无乙肝、丙肝、梅毒等传染病家族史,家族成员健康状况,有无家族遗传病史。

问诊结果

患者为 65 岁男性,退休职工,1 个月前因头晕、呕吐、乏力住院时确诊为艾滋病;半个月前无明显诱因及原因出现右眼视物模糊、视力下降,眼科就诊考虑视网膜炎,对症治疗后无明显改善;我科查 HIV RNA 10^5 cp/mL,CD4$^+$T 淋巴细胞计数 16 个/μL,考虑为艾滋病并发症;伴随乏力,既往史无特殊。个人史:否认吸烟饮酒史,为男男同性恋者。有"头孢"过敏史。否认传染病及其他疾病家族史。

4. 思维引导　①总体印象方面:患者为男男同性恋者,1 个月前确诊为艾滋病,但 CD4$^+$T 淋巴细胞计数仅 16 个/μL,考虑感染时间较长,疾病已进展为艾滋病晚期,免疫功能极差,容易合并各种机会性感染及肿瘤,患者出现视物模糊、视力下降。②病因方面:HIV RNA 高水平复制,CD4$^+$T 淋巴细胞计数极低,且患者有男男性行为史,巨细胞病毒感染性视网膜炎是晚期艾滋病患者最容易出现机会性感染之一,此外如其他病毒、细菌、弓形虫等感染均可引起视网膜炎,结核分枝杆菌、梅毒螺旋体、眼弓形虫感染也可引起视网膜炎,这将是下一步检查的重点。③诱因方面:患者 1 个月前确诊为艾滋病,精神压力较大,可出现免疫功能低下,导致机会性感染发生风险增加;患者 65 岁,合并眼科基础疾病可能性亦不能排除。④严重程度方面:目前患者 HIV RNA 高水平复制,CD4$^+$T 淋巴细胞计数极低,存在各种机会性感染及肿瘤风险发生,是否合并其他感染,须行相关检查;患者 65 岁,合并症较多,需进一步行眼科专科相关检查。

(二)体格检查

1. 重点检查内容及目的　患者为艾滋病合并眼部疾病,应重点检查患者全身一般情况、心肺腹部体征及眼科专科检查。

体格检查结果

T 36.4 ℃,R 18 次/min,P 90 次/min,BP 100/78 mmHg,身高 169 cm,体重 55 kg,BMI 19.26 kg/m^2。

神志清,精神一般,体形消瘦,心、肺、腹部查体无特殊异常发现。视力:右眼 0.4,左眼 0.8,右眼结膜未见明显充血,角膜清,角膜后有沉着物,前房中深,房闪阴性,瞳孔约 3.5 mm,对光反射可,晶体清。

2. 思维引导　患者体格检查视力明显下降,考虑存在眼科相关疾病。

(三)辅助检查

1. 临时化验及检查医嘱及目的

(1)血、尿、粪常规检查:入院常规检查,血常规中白细胞判断有无感染、血红蛋白水平用于判断有无贫血,尿常规有助于判断有无泌尿系统感染,粪常规有助于判断有无大便潜血等。

(2)传染病四项:入院常规检查,判断患者有无梅毒、丙肝和乙肝血清标志物状态。

(3)肝功能、肾功能、电解质:患者是否合并肝功能损伤,白蛋白评估营养状态,明确是否有肾功能损害、内环境紊乱。

(4)甲肝、戊肝、丁肝抗体:判断患者是否合并甲肝、戊肝或丁肝。

(5)ESR、PCT、CRP、T-SPOT、结核分枝杆菌基因(TB DNA)、结核菌素纯蛋白衍生物(PPD)试验、隐球菌夹膜多糖抗原、弓形虫、G 试验:判断患者是否存在细菌感染、结核感染、隐球菌感染,进一步明确病因诊断。

(6)其他病毒检测:有助于判断患者是否合并其他病毒感染,特别是易引起视网膜炎的 CMV 和 EBV 感染。

(7)凝血功能:判断患者的凝血功能。

(8)心电图:有助于判断患者是否有心肌缺血、心律失常等。

(9)胸部 CT、颅脑 MRI:有助于判断患者是否存在肺部感染、颅脑病变。

(10)肝、胆、胰、脾彩超:有助于判断患者有肝脏、胆囊、胰腺基础疾病及肿瘤筛查。

(11)光学相干断层成像(OCT)检查及眼底检查:明确患者眼部病变所在的具体位置和层次、程度。

辅助检查结果

(1)血、尿、粪常规检查:WBC $1.22×10^9$/L,RBC $3.16×10^{12}$/L,Hb 112 g/L,PLT $124×10^9$/L;尿常规无异常;粪常规无异常。

(2)传染病四项:丙肝抗体阴性、梅毒抗体阴性、HIV 抗体阳性,HBsAb 阳性。

(3)肝功能、肾功能、电解质:ALB 28.8 g/L,Na^+ 129 mmol/L,Cl^- 96 mmol/L,肾功能正常。

(4)甲肝、戊肝、丁肝抗体:均阴性。

(5)ESR、PCT、CRP、T-SPOT、TB DNA、PPD 试验、隐球菌夹膜多糖抗原、弓形虫、G 试验:均阴性。

(6)其他病毒检测:EB 抗体阴性;EB DNA<500 cp/mL,CMV DNA $1.93×10^4$ cp/mL。

(7)凝血功能:PTA 80%(正常)。

(8)心电图:正常。

(9)胸部 CT、颅脑 MRI:双肺支气管扩张,右肺下叶小结节;颅脑 MRI 正常。

(10)肝、胆、胰、脾彩超:无特殊异常,无脂肪肝。

(11)OCT 及眼底检查:双眼黄斑区视网膜厚度大致正常,右眼玻璃体混浊。眼底检查表现为"番茄炒鸡蛋样"改变,沿血管分布的浓厚的黄白色视网膜损伤,不伴视网膜内出血,符合巨细胞视网膜炎改变。

2.思维引导   ①综合患者上述检查结果,晚期艾滋病合并巨细胞病毒性视网膜炎临床诊断成立,可排除结核、弓形虫、梅毒等引起的视网膜炎。②引起患者乏力、视物模糊、视力下降的原因首先考虑为艾滋病合并巨细胞病毒感染。

(四)初步诊断

艾滋病合并巨细胞病毒性视网膜炎。

二、治疗与复查方案

(一)长期治疗医嘱及目的

1.艾考恩丙替片或比克恩丙诺片 1 片 po qd   对因治疗,用于抑制 HIV RNA 的复制进而延缓疾病进展;注射用更昔洛韦 5 mg/kg ivgtt q12h,连续 14~21 d,然后更昔洛韦片 1.0 po tid,抑制 CMV DNA 复制;更昔洛韦眼用凝胶,右眼外用,3 次/d。

2.0.9% 氯化钠注射液 100 mL+人血白蛋白 10 g ivgtt qd   纠正低蛋白血症,10% 氯化钠注射液纠正低钠、低氯血症。

(二)复查间隔

一般复查间隔为每周 1 次,如治疗期间有病情变化可随时复查。

（三）临时复查医嘱及目的

1. 第1周复查项目　血常规、肝功能、电解质。肝功能、电解质特别是低蛋白血症、低钠血症、低氯血症是否纠正。

2. 第2周复查项目　肝功能、凝血功能、CMV DNA 定量。判断病情变化,复查肝功能和电解质功能的目的同上;判断病情变化,CMV DNA 定量是否下降,评估抗病毒治疗是否有效,CMV DNA 显著降低提示抗病毒治疗有效。

（四）思维引导

①患者的病因为 CMV DNA 的复制,所以对因治疗即抑制 CMV DNA 复制至关重要,也是保障后续病情持续缓解的根本;更昔洛韦是明确对 CMV 有效的药物,选择该药对因治疗。②患者已经出现视力下降、视物模糊、视野缺损等巨细胞视网膜炎表现,考虑给予局部抗病毒治疗。③患者合并低蛋白血症、电解质紊乱,应重点复查肝功能、电解质;CMV DNA 定量亦是重要异常项目和疗效评价指标,抗病毒治疗1周、2周时初步复查 CMV DNA 定量。

三、治疗经过和效果

（一）治疗后1周

1. 症状　视物模糊较前明显改善。

2. 体格检查　较入院时无明显变化,无阳性发现。

3. 血常规　WBC $1.4×10^9$/L,RBC $3.4×10^{12}$/L,Hb 116 g/L,PLT $128×10^9$/L。

4. 肝功能、电解质　ALB 29.9 g/L;Na^+ 134 mmol/L,Cl^- 99 mmol/L。

5. CMV DNA 定量　$9.71×10^3$ cp/mL。

（三）治疗后2周

1. 症状　视物模糊较前明显改善,视力有所恢复。

2. 体格检查　较入院时无明显变化,无阳性发现。

3. 血常规　WBC $1.6×10^9$/L,RBC $3.3×10^{12}$/L,Hb 113 g/L,PLT $124×10^9$/L。

4. 肝功能、电解质　ALB 33.9 g/L;Na^+ 136 mmol/L,Cl^- 99 mmol/L。

5. CMV DNA 定量　<500 cp/mL。

（四）出院医嘱

（1）艾考恩丙替片或比克恩丙诺片 1 片 po qd。

（2）更昔洛韦片 1.0 g po tid。

（3）更昔洛韦眼用凝胶右眼外用 3 次/d。

（4）1 个月后门诊复查 CMV DNA 定量、肝功能及电解质、血常规。

四、思考与讨论

CMV 感染是 HIV/AIDS 患者最常见的疱疹病毒感染,可分为 CMV 血症和器官受累的 CMV 病。CMV 感染初次感染多为潜伏性感染,但在免疫功能缺陷患者中,其新发感染或潜伏感染再激活可快速进展为 CMV 病,具有高致残性和高致死性的特点。CMV 可侵犯患者多个器官系统,包括眼、肺、消化系统、中枢神经系统等,其中 CMV 视网膜脉络膜炎最常见,约占 HIV/AIDS 患者合并 CMV 病的85%。

CMV 视网膜炎的诊断方面。CMV 视网膜炎多为单侧起病,且早期多无症状,治疗不及时可进展为双侧,其进展期典型的症状包括飞蚊症、漂浮物、盲点或外周视野缺损,患者常表现为快速视力下降,眼底检查表现为"番茄炒鸡蛋样"改变,沿血管分布的浓厚的黄白色视网膜损伤,伴或不伴视网膜内出血,眼底病变持续进展可出现全层视网膜坏死,视网膜脱离,视神经萎缩,甚至失明;80%的 CMV 视网膜炎患者玻璃体液中可检测到 CMV DNA;确诊有赖于眼底镜检查,对眼底病变不典型者,可取房水或玻璃体液检测 CMV DNA。

CMV 视网膜炎的治疗方面。全身治疗常用药物为缬更昔洛韦、更昔洛韦或者膦甲酸钠,不但可以改善患眼的临床症状,同时还可有效减少对侧眼感染及其他器官播散性感染的风险。局部治疗采用更昔洛韦或膦甲酸钠玻璃体腔内注射,可在患眼局部迅速达到有效药物浓度,及时控制感染。故推荐更昔洛韦玻璃体腔内注射联合全身治疗。

(1)全身治疗方案:①更昔洛韦 5 mg/kg ivgtt q12h,连续 14~21 d,然后 5 mg/kg ivgtt qd;②更昔洛韦 5 mg/kg ivgtt q12h,连续 14~21 d,然后缬更昔洛韦 900 mg po qd,或更昔洛韦 1.0 g po tid;③缬更昔洛韦 900 mg po q12h,治疗 14~21 d,然后 900 mg po qd,或更昔洛韦 1.0 g po qd。替代治疗方案可选择:膦钾酸钠 60 mg/kg ivgtt q8h 或 90 mg/kg ivgtt q12h,14~21 d,而后改为 90~120 mg/kg ivgtt qd,或更昔洛韦 1.0 g po tid。

(2)局部治疗:需要眼科医生参与,玻璃体内注射更昔洛韦(2 mg/针)或膦甲酸钠(2.4 mg/针),每周重复一次,疗程到视网膜病变被控制、病变不活动为止。

CMV 视网膜炎的预防方面:在 CMV 视网膜炎疾病控制病变不活动之后需继续预防用药,通常采用更昔洛韦(1.0 g po tid)预防复发,其间应至少每月进行一次眼底检查以及时发现复发病灶及并发症。在经抗反转录病毒治疗后 CD4$^+$T 淋巴细胞计数>100 个/μL 且持续 3~6 个月以上时可以考虑停止预防用药。治疗停止后,仍需每 1~3 个月进行一次眼底检查以监测是否复发。

五、练习题

本例巨细胞病毒感染如果合并巨细胞肺炎,应如何管理?

六、推荐阅读

[1]中华医学会感染病学分会艾滋病丙型肝炎学组,中国疾病预防控制中心.中国艾滋病诊疗指南(2021年版)[J].中华传染病杂志,2021,39(12):715-735.

[2]"十三五"国家科技重大专项艾滋病机会性感染课题组.艾滋病合并巨细胞病毒病临床诊疗的专家共识[J].西南大学学报(自然科学版),2020,42(7):20-37.

（张萍萍　徐光华）

案例 24　中枢神经系统病毒性感染

概要

31 岁女性因"发热伴头痛 1 周"就诊,通过详细体格检查、血液、脑脊液常规检查及影像学检查考虑中枢神经系统感染,经脑脊液 mNGS 检测被确诊为"单纯疱疹病毒性脑炎",给予阿昔洛韦注射液抗病毒、甘露醇注射液脱水降颅压等综合治疗后好转出院。

一、病历资料

（一）门诊接诊

1. 主诉　发热伴头痛1周。

2. 问诊重点　应聚焦发热、头痛主要症状特点，如热型、热程，伴随症状；发病诱因，加重或缓解因素，周围有无类似症状患者接触史，发热与头痛时序关系，发病季节，当地有无类似病例流行，疾病演变过程、诊治经过、治疗效果等。

3. 问诊内容

（1）诱发因素：有无受凉、劳累、不洁饮食史，有无类似症状患者接触史等。

（2）主要症状：发热，热型（体温峰值、波动范围、能否降至正常），有无畏寒、寒战。头痛部位、性质、剧烈程度，持续性或间歇性，诱发或加重因素，与发热关系（体温下降后头痛是否缓解），有无喷射性呕吐。

（3）伴随症状：有无精神症状、意识障碍、呼吸速率、呼吸节律、呼吸幅度改变、咳嗽、咳痰、胸闷、腹痛、腹泻、尿频、尿急、尿痛等伴随症状。

（4）诊治经过：是否用药，何时开始用药，用药具体名称、剂量、疗程、效果如何。

（5）既往史：有无高血压、糖尿病、心脏疾病、结核等病史，预防接种情况，有无手术、外伤、输血史，有无药物和食物过敏史。

（6）个人史：生于何地，在何地久居，有无疫区、疫情、疫水接触史，有无职业相关有害物质接触史，有无吸烟、饮酒、冶游史等。

（7）家族史：有无传染病家族史，家族成员健康状况，有无家族遗传病史。

问诊结果

31岁女性患者，1周前无明显诱因出现发热，伴畏寒、寒战，体温峰值39.7 ℃，伴有头痛、头晕，以额部及双颞部胀痛为主，进行性加重，偶有咳嗽，就诊于当地医院，查血常规：WBC 6.1× 10^9/L、Neut% 54.5%、RBC 4.19×10^{12}/L、Hb 137 g/L、PLT 231×10^9/L、CRP 0.2 mg/L、ESR 10 mm/h，PCT 0.06 ng/mL。给予"布洛芬颗粒、泼尼松片、复方氨酚烷胺胶囊、奥司他韦胶囊、盐酸多西环素"药物治疗（具体不详），症状未见明显缓解；治疗期间出现抽搐一次，表现为意识丧失，四肢肌肉强直，无大、小便失禁，约5 min后自行缓解，发病以来乏力，精神差，睡眠欠佳，进食量少。既往史、个人史、家族史无特殊。

4. 思维引导　①总体印象方面：患者急性起病，临床表现为高热、头痛，对症治疗效果不佳，其间出现抽搐1次，伴意识丧失，结合症状考虑感染性发热可能性大，感染部位考虑中枢神经系统可能性大。②病因方面：病毒、细菌、结核、寄生虫、真菌等病原体感染，均可导致感染性发热。其他非感染性疾病如结缔组织病、血管性疾病、肿瘤性疾病、血液系统疾病亦可引起发热。明确有无感染，感染部位及查找病原体等是下一步检查的重点。抽搐常见于脑部疾病，如感染（各种病原体感染所致脑炎、脑膜炎、脑脓肿及脑结核瘤、脑型疟疾等）、外伤（产伤、颅脑外伤等）、肿瘤（原发性脑肿瘤、脑转移瘤）、血管疾病（脑出血、脑梗死等）。全身性疾病，如中毒类（肝性脑病、酒精、苯、有机磷等中毒）、代谢障碍（低血糖、急性间歇性血卟啉病等）、风湿免疫性疾病（系统性红斑狼疮、脑血管炎等）、其他类（如热射病、溺水等）。患者年轻女性，既往体健，结合病史症状特点，实验室检查结果提示感染相关指标正常，考虑中枢感染引起发热、头痛、抽搐的可能性大，但是仍然不能排除中毒、代谢、肿瘤等疾病，也有可能是其他部位或血流感染中毒症状表现，须重点排查，这将是下一步检查的重点。

③诱因方面:患者此次发病无明显诱因,不排除抽搐与发热是毫无关联的两种独立疾病。④严重程度方面:患者病程中已有抽搐发作 1 次,治疗过程中有无可能再次出现? 有无可能病情进展出现意识障碍? 需关注患者目前生命体征、意识状态等,立即完善腰椎穿刺术检测脑脊液、脑部 MRI 明确诊断。

(二)体格检查

1. 重点检查内容及目的　患者为发热类疾病,目前病程 1 周,病因不明确,应注重全身检查,重点检查有无淋巴结肿大、皮疹、神经系统查体中有无脑膜刺激征。①一般检查及生命体征:观察患者发育、面容、表情和意识。测量体温、呼吸、脉搏、血压。②头颅五官:结膜,巩膜,瞳孔,口腔黏膜、咽喉。③颈部:甲状腺、淋巴结,有无抵抗。④肺部:呼吸音,有无啰音及胸膜摩擦音。⑤心脏:心率,心律,有无心脏杂音。⑥腹部:有无腹肌紧张、压痛、反跳痛,肠鸣音,肝脾有无肿大。⑦皮肤:皮肤颜色、湿度,四肢淋巴结,皮疹、皮下出血、瘀点瘀斑,有无水肿。⑧神经系统:意识状态,肌力、肌张力,脑膜刺激征。

体格检查结果

T 39 ℃,R 26 次/min,P 95 次/min,BP 127/83 mmHg。

神志清,急性病容,全身皮肤未见皮疹,全身浅表淋巴结未触及肿大,呼吸浅快,双肺呼吸音清晰,未闻及干、湿啰音;心律齐,各瓣膜听诊区未闻及杂音;腹软,无压痛、反跳痛、肌紧张,Murphy 征阴性,双肾叩击痛阴性;颈略有抵抗,克尼格征(Kernig 征)、布鲁津斯基征(Brudzinski 征)未引出,四肢肌力、肌张力正常。

---

2. 思维引导　患者体格检查神志清,颈略有抵抗,余无阳性体征,提示中枢神经系统感染可能,但也需要与代谢性疾病、水电解质紊乱、风湿病等进行鉴别,需要完善血糖、电解质、免疫抗体、头颅 MRI、腰椎穿刺等检查以明确。

(三)辅助检查

1. 临时辅助检查医嘱及目的

(1)血、尿、粪常规检查:入院常规检查,血常规中白细胞计数、中性粒细胞比率升高常提示细菌感染,血红蛋白水平用于判断患者有无贫血,尿常规有助于判断有无泌尿系统感染,粪常规有助于判断是否存在寄生虫感染,有无粪便潜血等。

(2)CRP、PCT、ESR、血培养:判断是否存在感染及感染可能类型,血培养有助于寻找血液中病原体。

(3)外周血形态及性质分析:判断患者是否合并感染或血液系统疾病,进一步明确病因诊断。

(4)病毒全套:有助于判断患者是否合并其他病毒感染,特别是易引起中枢神经系统感染的疱疹病毒。

(5)传染病四项:入院常规检查,判断患者有无艾滋病、梅毒等可侵犯神经系统的传染性疾病,用于鉴别诊断。

(6)肝功能、肾功能、生化全项:明确患者是否有肝功能、肾功能的损害,内环境紊乱,血糖水平。

(7)结缔组织病全套及免疫球蛋白、补体:判断患者是否合并自身免疫性疾病,进一步明确病因诊断。

(8)凝血功能:判断患者凝血功能有无异常。

(9)腰椎穿刺+脑脊液检测+mNGS:有助于判断有无脑膜炎及寻找病原体。病原微生物宏基因组测序有助于早期、快速判断患者脑脊液中是否存在病原体及病原体种类。

（10）肝、胆、胰、脾、泌尿系统彩超：有助于判断患者肝脏、脾脏大小，有无结石、结构异常等泌尿系感染的高危因素，有利于进一步明确病因诊断。

（11）胸部 CT：判断有无合并肺部感染。

（12）头颅 MRI：有助于判断是否存在脑实质受累。

（13）脑电图：有助于判断有无异常脑电波。

（14）心电图：有助于判断患者是否有心肌缺血、心律失常等。

辅助检查结果

（1）血、尿、粪常规检查：WBC 10.2×10^9/L，Neut% 64.5%，Hb 129 g/L，PLT 273×10^9/L，尿、粪常规正常。

（2）CRP、PCT、ESR、血培养：CRP 1.4 mg/L，PCT 0.13 ng/mL，ESR 8 mm/h，血培养阴性。

（3）外周血形态及性质分析：正常。

（4）病毒全套：无 IgM 阳性。

（5）传染病四项：丙肝抗体阴性、梅毒抗体阴性、HIV 抗体阴性，HBsAg 阴性。

（6）肝功能、肾功能、生化全项：均正常。

（7）结缔组织病全套+免疫球蛋白及补体：均阴性。

（8）凝血功能：无异常。

（9）腰椎穿刺+脑脊液检测+mNGS：结果如下。①颅内压：225 mmH_2O；②脑脊液常规：无色，透明，细胞总数 150×10^6/L，单核细胞比例 80%，潘氏试验阳性；③脑脊液生化：氯 119.6 mmol/L，葡萄糖 2.46 mmol/L，脑脊液蛋白 495 mg/L，结核分枝杆菌基因（脱氧核糖核酸）（TBDNA）阴性，抗酸染色阴性，墨汁染色阴性；④宏基因组测序结果：单纯疱疹病毒 2 型，特异序列数 4，相对丰度 100%。

（10）肝、胆、胰、脾、泌尿系统彩超：正常。

（11）胸部 CT：正常。

（12）头颅 MRI：额叶内侧、岛叶皮质、扣带回可见局灶性水肿。

（13）脑电图：弥漫性高波幅慢波。

（14）心电图：正常。

---

2. 思维引导　①结合患者上述化验检查结果可排除细菌、结核感染，及其他疾病如代谢性、中毒性疾病、水电解质紊乱、脑血管疾病，并可排除肺部感染、泌尿系统感染、败血症引起的感染性疾病。结缔组织疾病抗体均阴性，目前考虑风湿性疾病可能性小。②患者腰椎穿刺脑脊液提示细胞数轻度升高、蛋白轻度升高，提示病毒性感染可能性大；脑脊液宏基因组测序结果发现单纯疱疹病毒 2 型，脑部 MRI 提示脑实质损害，综合病史及化验检查结果考虑诊断单纯疱疹病毒性脑膜脑炎。③对于一般发热性疾病，辅助检查本着先常规、多见病检查，后少见病、价格高的检查，然后再行侵入性检查。但对于中枢神经系统感染性疾病则不同，一旦拟诊，应最短时间行腰椎穿刺查脑脊液，并争取多留标本，常规检查、培养不能确定病原时，应尽快行宏基因测序以争取早期明确病原，尤其对于细菌性感染，是改善预后的关键。

（四）初步诊断

单纯疱疹病毒性脑炎。

二、治疗与复查方案

(一)长期治疗医嘱及目的

(1)注射用阿昔洛韦0.5 g+5%葡萄糖注射液250 mL ivgtt q8h,病因治疗,针对性抗单纯疱疹病毒。

(2)甘露醇注射液250 mL ivgtt q8h,对症治疗,脱水降低颅内压、清除自由基。

(3)5%葡萄糖氯化钠注射液500 mL+氯化钾注射液10 mL ivgtt qd,补液维持水、电解质平衡。

(二)复查间隔

一般检查为每周复查1次,如治疗期间有病情变化可随时复查。

(三)临时复查医嘱及目的

1. 第1周复查项目　血常规、CRP、PCT、肝功能及生化全项、脑脊液常规、脑脊液生化判断治疗效果。血常规、CRP、PCT判断有无合并其他感染,肝、肾功能及生化全项了解有无肝、肾功能损害、电解质紊乱,脑脊液化验观察脑炎变化情况。

2. 第2周复查项目　血常规、CRP、PCT、肝功能及生化全项、脑脊液常规、脑脊液生化,脑电图、脑部MRI。化验项目复查目的同上。脑电图复查了解有无异常脑电波,脑部MRI了解脑部病变吸收情况、评估抗病毒治疗效果。

(四)思维引导

①患者病因为单纯疱疹病毒感染,所以对因治疗即抗病毒治疗至关重要。阿昔洛韦注射液能够抑制病毒DNA合成,有很强的抗单纯疱疹病毒的作用,故选该药对因治疗。②患者有头痛,腰椎穿刺提示颅内压偏高,故给以对症脱水降颅压治疗,改善症状,促进疾病恢复。③患者中枢神经系统感染,脑脊液化验异常,需要定期复查,判断病情变化及评估抗病毒治疗效果。④患者使用甘露醇脱水降颅内压,需要复查肾功能及电解质,了解有无肾功能损害及电解质紊乱。

三、治疗经过和效果

(一)治疗后1周

1. 症状　体温降至正常,头痛减轻,无恶心、呕吐、抽搐发作。

2. 体格检查　颈软,无抵抗,余无阳性体征。

3. 血常规　WBC $6.3×10^9$/L,Neut% 60%,Hb 129 g/L,PLT $273×10^9$/L。

4. C反应蛋白、降钙素原　均正常。

5. 肝功能及生化全项　均正常。

6. 脑脊液常规、生化、培养　①脑脊液常规:压力160 mmH_2O,无色,透明,细胞总数 $130×10^6$/L,有核细胞76/mm^3,多核细胞85%,潘氏试验阳性;②脑脊液生化:氯112 mmol/L,葡萄糖3.28 mmol/L,脑脊液蛋白429 mg/L;③脑脊液培养:无致病菌生长。

7. 治疗方案调整　甘露醇注射液调整为250 mL ivgtt q12h,其他不变。

(二)治疗后2周

1. 症状　未再发热,头痛减轻,无恶心、呕吐、抽搐发作。

2. 体格检查　颈软,无抵抗,余无阳性体征。

3. 血常规　WBC $6.9×10^9$/L,Neut% 63%,Hb 131 g/L,PLT $236×10^9$/L。

4. CRP、PCT　均正常。

5. 肝功能及生化全项　均正常。

6.脑脊液常规、生化、培养　①脑脊液常规:压力 165 mmH$_2$O,无色,透明,细胞总数 120×10^6/L,有核细胞75/mm^3,多核细胞80%,潘氏试验阳性;②脑脊液生化:氯 113 mmol/L,葡萄糖 3.21 mmol/L,脑脊液蛋白 403 mg/L;③脑脊液培养:无致病菌生长。

7.脑电图　无异常脑电波。

8.脑部 MRI　未见明显异常。

(三)出院医嘱

(1)1 周门诊复诊,复查血常规、肝功能及生化全项、脑电图。

(2)注意休息,如有病情变化及时复诊。

四、思考与讨论

单纯疱疹病毒性脑炎是由单纯疱疹病毒(HSV)感染引起的一种急性中枢神经系统感染性疾病,又称为急性坏死性脑炎,是中枢神经系统最常见的病毒感染性疾病,占病毒性脑炎20%~68%,最常侵及大脑颞叶、额叶及边缘系统,引起脑组织出血性坏死和/或变态反应性脑损害。未经治疗者病死率高达70%以上。

HSV 是一种嗜神经 DNA 病毒,有两种血清型,即 HSV-1 和 HSV-2,在人类大约90%由 HSV-1 引起,仅 10%由 HSV-2 所致,且 HSV-2 所引起的 HSE 主要发生在新生儿通过产道时被 HSV-2 感染者。HSV 感染后病理改变主要是脑组织水肿、出血、坏死,双侧大脑半球均可弥漫性受累,常呈不对称分布,以颞叶内侧、边缘系统和额叶眶回最常见。其中脑实质出血性坏死是一重要病理特征。神经细胞和胶质细胞核内可见嗜酸性包涵体,电镜下包涵体内含有疱疹病毒的颗粒和抗原,是其最有特征性的病理改变。

单纯疱疹病毒性脑炎发病无季节性,任何年龄均可患病,约 2/3 的病例发生于 40 岁以上的成人。多急性起病,约1/4 患者有口唇疱疹史,病程为数日至 1~2 个月。临床常见症状包括发热、头痛、呕吐及轻微的意识和人格改变、记忆丧失、轻偏瘫、偏盲、失语、共济失调等局灶神经系统症状,约 1/3 的患者出现全身性或部分性癫痫发作。需要指出的是部分患者首发症状为精神行为异常或全身性、部分性癫痫发作,因此对于不能解释的精神行为异常、癫痫发作患者需考虑该病可能。需要引起重视的是部分患者在疾病早期即出现昏迷,重症患者可因广泛脑实质坏死和脑水肿引起颅内压增高,甚至脑疝形成而死亡。

本病治疗上应用阿昔洛韦注射液或更昔洛韦注射液特异性抗病毒,使多数患者得到有效治疗,病死率明显下降。近年发现有对阿昔洛韦耐药的毒株,可选用膦甲酸钠注射液抗病毒。本病预后取决于疾病的严重程度和治疗是否及时,如未经抗病毒治疗、治疗不及时或不充分、病情严重,则预后不良,病死率可高达 60%~80%。发病数日内及时给以足量抗病毒药物治疗或病情较轻者,多数可治愈,需要注意的是仍有 10%的患者可能遗留不同程度的认知障碍、癫痫等并发症,临床医师应警惕。

本例患者年轻女性,临床表现不典型,发病前无口唇或生殖器疱疹史,脑脊液宏基因组测序技术及时发现单纯疱疹病毒早期明确诊断,为后续有效的治疗奠定基础,给予及时、足量、足疗程的抗病毒及对症治疗获得良好的治疗结局。

五、练习题

1.单纯疱疹病毒性脑炎是否能用肾上腺皮质激素治疗? 适应证有哪些?

2.临床上单纯疱疹病毒性脑炎治疗失败可能的原因有哪些?

六、推荐阅读

[1]饶明俐,吴江,贾建平.神经病学[M].9 版.北京:人民卫生出版社,2018:220-223.

[2]中华医学会神经病学分会感染性疾病与脑脊液细胞学学组.中枢神经系统感染性疾病的脑脊液宏基因组学第二代测序应用专家共识[J].中华神经科杂志,2021,54(12):1234-1240.

（许俊钢　张国强）

案例 25　流行性乙型脑炎

> ### 概要
>
> 44 岁男性被确诊为"流行性乙型脑炎重型",给予抗病毒、退热、吸氧、脱水降颅压、抗感染、气管插管及气管切开等综合治疗后好转出院;出院后继续回当地医院康复治疗。

一、病历资料

（一）门诊接诊

1. 主诉　发热 3 d,意识障碍 2 d。

2. 问诊重点　应仔细询问患者发热有无诱因、主要症状特点、疾病演变过程、诊治经过、治疗效果,询问有无系统性疾病,有无与传染病患者、动物的接触史,有无宠物或家畜接触史,以往有无类似发作,是否有蚊虫叮咬史(夏季),是否有不洁饮食或与细菌性痢疾患者接触史。

3. 问诊内容

(1)诱发因素:起病急缓,有无受凉感冒、不洁饮食等。有无情绪激动、跌倒或外伤等。

(2)主要症状:体温高低、热程、意识障碍的程度,有无惊厥或抽搐等。

(3)伴随症状:有无畏寒、寒战、大汗或盗汗,有无咽痛、流涕、咳嗽、咳痰、咯血、胸痛等,有无心悸、胸闷、呼吸困难等,有无腹痛、腰痛、尿频、尿急、尿痛、血尿等,有无腹泻、便秘、恶心、呕吐等,有无肌肉关节痛、出血等,有无皮疹、瘙痒等,有无呼吸缓慢、皮肤黏膜出血点、瘀点或瘀斑表现,有无头痛、喷射性呕吐等伴随症状,有无感觉与运动障碍等相关伴随症状,如对声、光刺激的反应、对疼痛刺激反应、有无答话含糊或答非所问等。

(4)诊治经过:是否用药、何时开始用药、用何种药物、具体剂量和疗程、效果如何。

(5)既往史:有无高血压、糖尿病、心脏疾病、结核病、肝硬化、慢性阻塞性肺疾病等病史,预防接种情况,有无手术、外伤、输血史,有无药物和食物过敏史。

(6)个人史:生于何地,在何地久居,有无疫区、疫情、疫水接触史,家中蚊虫情况及有无养猪史,有无职业相关有害物质接触史,有无吸烟、饮酒、冶游史等。

(7)家族史:有无乙肝、丙肝等传染病家族史,家族成员健康状况,有无家族遗传病史。

问诊结果

患者为 44 岁男性,农民,入院 3 d 前出现发热,体温最高 40 ℃,伴头痛、恶心,表现为全头部胀痛,并出现呕吐 1 次,非喷射性呕吐,呕吐物为胃内容物,伴全身肌肉酸痛,到当地人民医院,行头颅 CT 检查未见明显异常,给予退热、止吐及抗感染等治疗,效差,体温仍反复升高,39 ℃ 左右,伴头痛、间断恶心。2 d 前出现意识障碍,烦躁,不能辨认事物,住院期间出现抽搐 1 次,表现为四肢肌肉强直抽搐,伴意识丧失、口吐白沫、双眼上翻,出现小便失禁,持续 1 min 左右,给予地西泮肌内注射后抽搐停止。既往史无特殊,以往无类似疾病发作。无家族遗传性疾病史。居住地蚊子较多。

4.思维引导

(1)总体印象方面:患者急性起病,以发热、头痛、抽搐为主要表现,伴有意识障碍、恶心、呕吐,考虑中枢神经系统病变可能,亦不排除其他系统疾病累及中枢神经系统可能,结合头颅 CT 结果,初步排除脑出血。

(2)病因方面:各种病原体如病毒、细菌、真菌、支原体、立克次体、螺旋体等均可以引起感染性发热,结缔组织病、自身免疫性疾病、肿瘤性疾病、血液系统疾病亦可引起发热。意识障碍常见于重症急性感染(如败血症、肺炎、中毒性菌痢、伤寒、脑炎、脑膜炎、脑型疟疾等)、颅脑非感染性疾病(如脑血管疾病、脑占位性疾病、颅脑损伤、癫痫等)、内分泌及代谢障碍(如尿毒症、肝性脑病、肺性脑病、甲状腺危象、糖尿病酮症酸中毒、低血糖等)、外源性中毒(如安眠药、有机磷、酒精和吗啡等中毒)、水电解质紊乱及物理性及缺氧性损害(如高温中暑、热射病等)。先发热后昏迷者常见于流行性乙型脑炎、斑疹伤寒、流行性脑脊髓膜炎、中毒型细菌性痢疾、中暑等。根据患者提供的临床资料提示中枢神经系统感染及缺血性脑血管疾病引起的可能性大,但是仍然不能排除内分泌及代谢疾病等,这将是下一步检查的重点。针对中枢神经系统感染,结核分枝杆菌、细菌、真菌、乙脑病毒、单纯疱疹病毒、肠道病毒(常见柯萨奇病毒、埃可病毒)、腮腺炎病毒等均可引起中枢神经系统感染。但结核性脑膜炎无季节性,起病缓慢,病程长,常有结核病史或与结核病患者密切接触史;细菌感染中脑膜炎球菌所致者多发生在冬春季,皮肤黏膜常出现瘀点、瘀斑,其他化脓菌所致者多可找到原发病灶;真菌感染中常见隐球菌性脑膜炎,该病多继发于有严重基础疾病或免疫功能异常者(如糖尿病、肾功能衰竭、肝硬化、恶性淋巴瘤、白血病、结节病、系统性红斑狼疮、器官移植以及长期大量使用糖皮质激素和其他免疫抑制剂等人群)。病毒感染引起的脑膜脑炎临床表现相似,不易区分,其中乙型脑炎病毒感染引起的脑炎多见于夏秋季,临床以高热、意识障碍、惊厥、呼吸衰竭和脑膜刺激征为特征,病死率较高,存活者可有精神神经后遗症,确诊依靠血清或脑脊液中特异性 IgM 抗体阳性,或分离出乙型脑炎病毒,或检测出乙型脑炎病毒的特异性核酸。单纯疱疹病毒性脑炎多急性起病,约 1/4 患者有口唇疱疹史,临床常见症状包括发热、头痛、呕吐、轻微的意识和人格改变、记忆丧失、轻偏瘫、偏盲、失语、共济失调、多动、脑膜刺激征等,病情常在数日内快速进展,多数患者有意识障碍,随病情进展可出现嗜睡、昏迷或去皮质状态,重症患者可因广泛脑实质坏死和脑水肿引起颅内压增高甚至脑疝而死亡。肠道病毒性脑炎多见于夏秋季,呈流行性或散发性,临床表现与其他脑炎相比无特异性,病情相对轻,一般恢复较快,病程初期的胃肠道症状有助于诊断,确诊需要脑脊液中 PCR 检出病毒核酸。腮腺炎病毒感染引起的脑膜脑炎多有腮腺肿大的情况,但部分患者可自始至终无腮腺肿大表现。另外还应考虑有无中毒型细菌性痢疾的可能,该病起病更急,常在发病 24 h 内出现高热、抽搐与昏迷,并有中毒性休克。

(3)诱因方面:未发现明显诱因。

（4）严重程度方面：患者高热、意识障碍，伴抽搐，提示疾病进展较快，可能迅速进展为呼吸衰竭、休克等。需要密切监测生命体征，完善炎症指标如血常规、血沉、C反应蛋白、降钙素原、血糖、血氨、血培养、血气分析、肝肾功能、凝血功能、心肌酶、心电图等检查。

（二）体格检查

1. 重点检查内容及目的　考虑患者为中枢神经系统疾病，应重点检查神志、脑神经、肌力、肌张力、浅反射、深反射、病理征、脑膜刺激征等，协助病变定位诊断。对于昏迷者注意检查有无大、小便失禁或尿潴留。

体格检查结果

T 38.4 ℃，P 94 次/min，R 20 次/min，BP 145/87 mmHg。

神经系统专科查体：浅昏迷，精神差，无言语，双眼裂等大，双上睑无下垂，双眼球可见活动，无眼震及凝视，双瞳孔等大等圆，直径3 mm，对光反射灵敏。双侧鼻唇沟对称，口角无偏斜，角膜反射存在，下颌反射正常。肌力检查不配合，四肢肌张力正常，四肢肌容积正常，无不自主运动，双侧查多克征（Chaddock 征）阴性、巴宾斯基征（Babinski 征）阴性；脑膜刺激征：颈抵抗，Kernig 征阴性，Brudzinski 征阳性；自主神经系统：无泌汗障碍，留置导尿管，近2 d 未排大便；其余神经系统查体不配合。

2. 思维引导　患者体格检查浅昏迷，颈抵抗，提示中枢神经系统感染可能性大，但也需要与缺血性脑血管疾病、代谢性疾病、水电解质紊乱等进行鉴别，需要完善血常规、血氨、血糖、电解质、头颅 MRI、腰椎穿刺+脑脊液等检查。头颅 CT 检查简便快捷，但对于脑组织病变的显示不如 MRI 精准。

（三）辅助检查

1. 临时辅助检查医嘱及目的

（1）血、尿、粪常规检查：入院常规检查，血常规中白细胞及分类用于判断感染严重性，血红蛋白值有助于了解是否贫血，尿常规有助于判断有无泌尿系统感染、糖尿病酮症，粪常规有助于判断有无肠道感染。

（2）传染病四项：入院常规检查，判断患者有无 HBV、HCV、HIV、梅毒螺旋体感染。

（3）肝功能、肾功能、电解质、心肌酶谱、血气分析：判断患者有无肝、肾、心肌损伤，明确是否有内环境紊乱失衡。

（4）CRP、PCT、ESR、血培养：判断是否存在感染及感染可能类型，血培养有助于寻找血液中病原体，药敏试验可指导抗生素选择。

（5）血氨：判断患者是否存在肝性脑病。

（6）葡萄糖测定、糖化血红蛋白：判断患者是否存在糖尿病及近期血糖波动情况。

（7）病毒全套：有助于判断患者是否存在病毒感染，特别是易引起中枢神经系统感染的单纯疱疹病毒、柯萨奇病毒、埃可病毒、腮腺炎病毒等。

（8）凝血功能：判断患者是否存在凝血功能障碍。

（9）肿瘤标志物、铁蛋白：有助于肿瘤性疾病、感染等的判断。

（10）腰椎穿刺+脑脊液检测：有助于诊断中枢神经系统感染及初步判断感染的病原菌种类。

（11）血清和脑脊液特异性乙脑 IgM 抗体检查：病原菌特异性 IgM 抗体阳性有助于早期诊断疾病。

（12）心脏、肝、胆、胰、脾彩超：有助于了解患者有无肝硬化、脾大，评估心脏功能，有无心脏器质性病变、心脏瓣膜赘生物等。

（13）心电图：有助于判断患者是否有心肌缺血、心律失常等。

（14）PPD 试验：有助于判断患者是否有结核分枝杆菌感染。

（15）头颅 MRI 平扫+增强：有助于判断颅内病变部位及性质。

辅助检查结果

（1）血、尿、粪常规检查：血常规 WBC 17.2×10^9/L，RBC 4.11×10^{12}/L，Hb 133 g/L，PLT 160×10^9/L，Neut% 89%；尿常规无异常；粪常规无异常。

（2）传染病四项：乙肝五项全阴性，抗-HCV 阴性、抗-HIV 阴性、抗-TP 阴性。

（3）肝功能、肾功能、电解质、心肌酶谱、血气分析，肝功能、肾功能正常；电解质，钠 134 mmol/L，氯 96.3 mmol/L；心肌酶谱，LDH 917 U/L，CK 1197 U/L，CK-MB 48 U/L；血气分析正常。

（4）CRP、PCT、ESR、血培养：CRP 60.60 mg/L，PCT、ESR 均正常，血培养无细菌生长。

（5）血氨：正常。

（6）葡萄糖测定、糖化血红蛋白：均在正常值范围内。

（7）病毒全套：各病原体 IgM 均阴性。

（8）凝血功能：均正常。

（9）肿瘤标志物、铁蛋白：均正常。

（10）腰椎穿刺+脑脊液检测：压力 240 mmH_2O。常规：外观无色透明，有核细胞计数 70×10^6/L，单个核细胞百分比 85%，多叶核细胞百分比 15%。生化：脑脊液蛋白 924.60 mg/L，氯 125.80 mmol/L，葡萄糖 2.85 mmol/L，腺苷脱氨酶 4.00 U/L。墨汁染色：未找到新型隐球菌。脑脊液 IgG 116 mg/L。

（11）血清和脑脊液特异性乙脑 IgM 抗体检查：血清和脑脊液中特异性乙脑 IgM 抗体阳性。

（12）心脏、肝、胆、胰、脾彩超：正常。

（13）心电图：正常。

（14）PPD 试验：阴性。

（15）头颅 MRI 平扫+增强：①右侧海马-丘脑异常信号，考虑脑炎可能，建议结合临床；②鼻窦炎，双侧乳突炎，左侧上颌窦囊肿。

2.思维引导　①结合患者上述检查结果，明确诊断为流行性乙型脑炎，可排除结核性、化脓性脑膜炎、隐球菌性脑膜炎及其他病毒感染相关性脑膜炎，不考虑缺血性脑血管疾病、中毒型细菌性痢疾。②头颅 MRI 结果支持脑炎诊断。

（四）初步诊断

流行性乙型脑炎普通型。

二、治疗与复查方案

（一）长期治疗医嘱及目的

1.一般治疗　入住隔离间，病室应有防蚊和降温设备；保护呼吸道通畅，定时翻身、侧卧、拍背、吸痰，防治继发性肺部感染；保持皮肤清洁，防止压疮发生；昏迷抽搐患者应设床栏，以防坠床，备压舌板防止咬伤舌头,注意口腔清洁。注意水及电解质平衡,密切监测生命体征及出入水量,给予氧气吸入(可选用鼻导管或面罩给氧)、心电监护、留置胃管、留置导尿管、书面告病危,及时监测病情变化(如呼吸衰竭、循环衰竭等)。

2. 早期抗病毒治疗　0.9%氯化钠注射液 500 mL+利巴韦林注射液 0.5 g ivgtt q 12 h。

3. 处理高热　采用物理降温,效差时可用药物降温:萘普生片 0.2 g 鼻饲,或者吲哚美辛栓 1/2～1 粒,肛塞。

4. 脱水降颅内压　20%甘露醇 250 mL 快速 ivgtt q 8～6 h,根据脑水肿情况可联合地塞米松磷酸钠注射液 5 mg iv q 12 h。

5. 抽搐　首选地西泮,每次 10～20 mg iv;或水合氯醛鼻饲或灌肠,成人每次 1～2 g。

6. 静脉滴注人免疫球蛋白 0.4 g/(kg·d)　提高机体免疫力,中和病毒血症,减轻细胞因子风暴。临床可根据病情轻重选择应用。

7. 抑酸、补液,维持水电解质平衡　0.9%氯化钠注射液 100 mL+注射用奥美拉唑 40 mg ivgtt qd,重症患者有出现应激性胃黏膜病变的可能,可应用抑酸剂;钠钾镁钙葡萄糖注射液 250 mL ivgtt qd,根据电解质结果补充含钾、含钠液体。

(二)复查间隔

极期可 1～2 d 复查一次,其他指标一般 3～6 d 复查一次,如治疗期间有病情变化可随时复查。

(三)临时复查医嘱及目的

1. 第 1～3 天复查项目　血气分析、脑脊液检查、血常规、肝功能、肾功能、心肌酶、电解质、血糖、凝血功能、CRP+PCT+ESR。判断病情变化,血气分析出现低氧血症、呼吸衰竭提示病情加重,脑脊液颅内压升高提示病情加重,肝功能、肾功能、心肌酶、凝血功能恶化提示出现多脏器损伤,反之指标改善提示病情好转。

2. 第 1 周复查项目　血气分析、脑脊液检查、血常规、肝功能、肾功能、心肌酶、电解质、血糖、凝血功能、CRP+PCT+ESR。判断病情变化,复查目的同上。

(四)思维引导

①患者诊断流行性乙型脑炎,出现高热、意识障碍、抽搐,临床分型考虑为普通型,如果疾病进展加重可出现呼吸衰竭,需要气管插管或气管切开治疗,应提前告知患者家属病情及可能的结局和预后。②患者的病因为乙型脑炎病毒,目前尚无特效的抗病毒药物,早期可使用利巴韦林、干扰素等,应采取积极的对症和支持治疗,维持体内水和电解质的平衡,高热、抽搐及呼吸衰竭是危及患者的 3 种主要临床表现,且可互为因果,形成恶性循环,必须及时给予处理。降低病死率和减少后遗症的发生。

三、治疗经过和效果 ▶▶▶

(一)治疗期间病情变化

患者入院后昏迷,自行咳嗽、咳痰能力差,当日晚上出现呼吸微弱,急查血气分析:pH 7.32,PaO_2 54 mmHg,$PaCO_2$ 55 mmHg,HCO_3^- 24.5 mmol/L,出现 II 型呼吸衰竭,给予经鼻高流量吸氧、吸痰及应用呼吸兴奋剂等药物,呼吸无改善,给予气管插管连接呼吸机辅助呼吸,次日复查血气分析结果提示呼吸衰竭好转。

1. 病情变化的可能原因及应对措施

(1)可能原因:由于脑实质炎症引起病变进展,脑水肿加重引起中枢性呼吸衰竭。

(2)应对措施:急查血气分析,给予经鼻高流量吸氧、吸痰及呼吸兴奋剂等药物应用,呼吸无改善,给予气管插管连接呼吸机辅助呼吸。

2. 处理结局 次日复查血气分析:pH 7.42,PaO_2 74 mmHg,$PaCO_2$ 37 mmHg,HCO_3^- 24.3 mmol/L,呼吸衰竭好转。

3. 思维引导

(1)流行性乙型脑炎为乙型脑炎病毒引起的脑实质病变,脑组织病理改变为脑水肿、神经细胞变性、炎性细胞浸润、血管充血渗出等,导致颅内压增高、意识障碍、抽搐,甚至呼吸衰竭。

(2)脑水肿、高颅内压可以引起呕吐、意识障碍,严重者可出现脑疝,如果处理不及时可以引起呼吸衰竭、呼吸骤停等严重临床症状,导致患者死亡。

(3)通过神经系统检查可以快速做出判断,并给予及时正确处理。由于患者意识障碍、昏迷,呕吐时容易引起呼吸道误吸;同时由于呼吸道痰液增多、黏稠,可以合并外周性呼吸衰竭,要及时吸痰、湿化呼吸道,根据呼吸困难缓解和缺氧状态,可给予呼吸机辅助呼吸。如脑干型呼吸衰竭或呼吸肌麻痹、深昏迷者经过一般吸痰、雾化吸入等不能改善通气状态者;假性延髓性麻痹,吞咽功能不全,唾液不能排出者;年老体弱患者,有心血管功能不全,病情发展快,或有肺不张和缺氧时,应适当放宽气管切开的指征。

(4)中枢性呼吸衰竭有呼吸表浅、节律不整或发绀时,可用呼吸兴奋剂,首选洛贝林,成人每次 3~6 mg,静脉注射或静脉滴注。亦可用尼可刹米、哌甲酯、二甲弗林等,可交替使用。若较明显缺氧时,可经鼻导管使用高频呼吸器治疗(送氧压力 0.4~0.8 kg/cm^2,频率 80~120 次/min),临床和动物实验证明能明显改善缺氧。

(5)改善微循环,减轻脑水肿,可用血管扩张药如东莨菪碱,成人每次 0.3~0.5 mg,稀释于葡萄糖溶液静脉注射或静脉滴注,能改善微循环,并有兴奋呼吸中枢和解痉作用,15~30 min 重复使用,用药 1~5 d。

(6)患者病程中出现呼吸衰竭,诊断修改为流行性乙型脑炎重型。

(二)治疗后 1 周

1. 症状 体温下降,呕吐症状好转,浅昏迷,对声音、疼痛刺激有反应,留置导尿管,留置胃管,气管插管状态。

2. 体格检查 双侧 Babinski 征阳性,颈抵抗,余同入院体格检查。

3. 血气分析 pH 7.38,PaO_2 84 mmHg,$PaCO_2$ 37 mmHg,HCO_3^- 23.9 mmol/L。

4. 脑脊液检查 压力 220 mmH_2O。常规:外观无色透明;有核细胞计数:$30×10^6$/L,单个核细胞百分比 90%,多叶核细胞百分比 10%。生化:脑脊液蛋白 558.5 mg/L,氯 130.0 mmol/L,葡萄糖 4.28 mmol/L,腺苷脱氨酶 3.00 U/L。

5. 血常规 WBC $17.3×10^9$/L,RBC $3.70×10^{12}$/L,Hb 122 g/L,PLT $260×10^9$/L,Neut% 85.2%。

6. 胸部 CT 考虑两肺坠积性肺炎。

应对措施:患者浅昏迷,自主咳嗽、咳痰能力差,吞咽功能障碍,气道保护力差,胸部 CT 示坠积性肺炎,加用 0.9% 氯化钠注射液 100 mL+注射用头孢他啶 2 g ivgtt q 12 h 抗感染治疗;目前已留置气管导管 7 d,考虑患者短期内无法拔除气管导管,行气管切开术(有研究建议留置气管导管 10 d 后仍无法拔除气管导管,行气管切开术)。

(三)治疗后 2 周

1. 症状 体温恢复正常,意识障碍进一步好转,能自主睁闭眼,对呼唤其姓名有头部倾向性转动,并做出表情反应,言语尚不能清晰表达。留置导尿管,留置胃管,气管切开状态。

2. 体格检查 双侧 Babinski 征阳性,颈抵抗,余同入院体格检查。

3. 血气分析 pH 7.39,PaO_2 86 mmHg,$PaCO_2$ 36 mmHg,HCO_3^- 25 mmol/L。

4. 脑脊液检查　压力 215 mmH$_2$O。常规:外观无色透明。有核细胞计数:7×10^6/L,单个核细胞百分比 0,多叶核细胞百分比 0。生化:脑脊液蛋白 559.2 mg/L,氯 125.0 mmol/L,葡萄糖 2.93 mmol/L,腺苷脱氨酶 3.00 U/L。

5. 血常规　WBC 8.8×10^9/L,RBC 3.61×10^{12}/L,Hb 120 g/L,PLT 249×10^9/L,Neut% 79.8%。

6. 胸部 CT　考虑两肺坠积性肺炎。

(四)治疗后3周

1. 症状　体温持续正常,意识逐渐恢复,言语吐字不清,导尿管拔除,留置胃管,气管切开状态。

2. 体格检查　双侧 Babinski 征阳性,颈稍抵抗,肌力检查约 3 级,余同入院体格检查。

3. 血气分析　pH 7.42,PaO$_2$ 84 mmHg,PaCO$_2$ 36 mmHg,HCO$_3^-$ 23.5 mmol/L。

4. 脑脊液检查　压力 170 mmH$_2$O。常规:外观无色透明。有核细胞计数:10×10^6/L,单个核细胞百分比 0,多叶核细胞百分比 0。生化:脑脊液蛋白 596.6 mg/L,氯 120.9 mmol/L,葡萄糖 3.08 mmol/L,腺苷脱氨酶 3.00 U/L。

5. 血常规　WBC 7.8×10^9/L,RBC 3.72×10^{12}/L,Hb 127 g/L,PLT 268×10^9/L,Neut% 76.4%。

6. 胸部 CT　考虑两肺坠积性肺炎病变较前好转。

(五)出院医嘱

(1)出院后继续康复治疗。
(2)建议做高压氧促进神经系统功能恢复。
(3)定期门诊复查。

四、思考与讨论

流行性乙型脑炎简称乙脑,属于《中华人民共和国传染病防治法》中规定的乙类传染病,属于法定报告传染病。乙脑是人畜共患的自然疫源性疾病,猪是主要传染源,通过蚊虫叮咬传播,主要传播蚊种是三带喙库蚊。近年由于儿童和青少年广泛接种乙脑疫苗,故成人和老年人的发病率相对增高。主要流行在亚洲地区,我国除东北部地区、青海、新疆、西藏外均有本病流行和散发,在温带和亚热带地区其流行有严格的季节性,主要为夏秋季,这是由于蚊虫的繁殖、活动及病毒在蚊体内的增殖均需要一定的温度所致。而在热带地区则全年均可出现流行和暴发。

乙脑的诊断应根据流行病学资料和临床表现及实验室检查,综合分析后做出疑似诊断、临床诊断,确定诊断需依靠血清学或病原学检查。本例患者夏季发病,居住地蚊子较多,急性起病,以发热、头痛、恶心、呕吐为主要表现,并出现意识障碍、抽搐,入院查体浅昏迷,颈稍抵抗,结合血常规白细胞、中性粒细胞百分比升高、病毒性脑炎的脑脊液改变及血和脑脊液中特异性乙脑 IgM 抗体阳性,符合乙脑确诊病例。乙脑的临床分型主要有轻型、普通型、重型、极重型(包括暴发型),临床表现以轻型和普通型为多见,约占总病例数的 2/3,流行初期重型较多,后期则以轻型较多。本例患者入院时考虑普通型,入院后病情加重,出现呼吸衰竭,诊断为重型。轻、中型乙脑患者血清中特异性 IgM 抗体检出率高(95.4%),而重型或极重型患者血清中检出率较低,可能与患者免疫功能低下,产生抗体较晚有关;在临床上高度怀疑乙脑时,若血清或脑脊液特异性 IgM 抗体阴性,可于 2～3 d 后再次复查血清或脑脊液抗体。

乙脑的病变范围较广,可累及脑及脊髓,但以大脑皮质、间脑和中脑最为严重,部位越低病变越轻。MRI 由于其极高的软组织分辨率,可早期发现病灶,并显示影像特征,在诊断及鉴别诊断方面具有重要价值。在疾病早期行头颅 MRI 检查可以帮助诊断。

乙脑目前尚无特效的抗病毒治疗药物,早期可试用利巴韦林、干扰素等。主要采取积极的对症和支持治疗,维持体内水和电解质的平衡,重点处理好高热、抽搐、控制脑水肿和呼吸衰竭等危重症状,降低病死率和减少后遗症的发生。对高热的处理:积极给予物理降温,同时药物降温的综合性治疗措施,使体温控制在38 ℃以下。降温不宜过快、过猛,防止用药过量至大量出汗而引起循环衰竭;持续高热伴反复抽搐者,可用亚冬眠疗法:氯丙嗪和异丙嗪每次各0.5～1.0 mg/kg,肌内注射,每4～6 h/次,配合物理降温,疗程一般为3～5 d,用药过程中要注意有无呼吸衰竭。对抽搐的处理:抽搐一般由高热、脑水肿或脑实质病变引起,应针对病因给予治疗。高热所致者,以降温为主;脑水肿所致者以降颅内压为主,可用20%甘露醇静脉滴注或注射,每次1～2 g/kg,根据病情每4～6 h重复应用,同时可合用糖皮质激素、利尿剂、50%葡萄糖注射液、3%氯化钠注射液,均可脱水降颅内压;如因脑实质病变引起的抽搐,可使用镇静剂。常用的镇静剂有地西泮,成人每次10～20 mg,儿童每次0.1～0.3 mg/kg(每次不超过10 mg),肌内注射或缓慢静脉注射;还可用水合氯醛鼻饲或灌肠,伴有高热者可采用亚冬眠疗法。对于呼吸衰竭,可选用氧疗(经鼻高流量通气),通过增加吸入氧浓度来纠正缺氧状态;加强吸痰、翻身拍背、雾化吸入,经上述处理无效,病情危重者,可采用气管插管建立人工气道。气管导管留置7～10 d,仍不能拔除气管导管时,建议及时气管切开,考虑乙脑病程长,脑功能损害重,因而必要时应适当放宽气管切开的指征。目前对激素在治疗中的使用还没有统一的意见。激素有抗炎、退热、降低毛细血管通透性和渗出,降低颅内压、防治脑水肿等作用,但也有可能抑制机体的免疫功能、增加继发感染机会,不主张常规使用。临床上可根据具体情况在重型患者的抢救中酌情使用。静脉用免疫球蛋白也是重型乙脑患者临床经验性治疗中常用药物,能快速分布于全身各组织中,提高机体免疫力,减轻细胞因子风暴。临床可根据病情轻重选择是否应用。

恢复期及后遗症期的治疗主要是加强护理,防止压疮和继发感染的发生;进行语言、智力、吞咽和肢体的功能锻炼。

由于乙脑目前尚无特效的抗病毒药物治疗,应以预防为主。应采取以防蚊、灭蚊及预防接种为主的综合措施。2008年我国将乙脑疫苗正式纳入国家免疫规划疫苗,采用的是我国自主研制的乙脑病毒减毒活疫苗(SA14-14-2株),疫苗接种应在流行前1个月完成。

五、练习题

1. 本例乙脑患者临床分型的依据有哪些?
2. 本例乙脑患者呼吸衰竭如何鉴别是中枢性还是外周性?
3. 乙脑患者的血常规有哪些特点?还有哪些病毒性感染?有类似的白细胞升高改变吗?

六、推荐阅读

[1]贾建平,陈生弟.神经病学[M].8版.北京:人民卫生出版社,2018:284-289.
[2]李兰娟,任红.传染病学[M].9版.北京:人民卫生出版社,2018:102-108.

(李伟伟　朱　斌)

案例 26 狂犬病

概要

患者 50 岁男性,左下肢被家狗咬伤,未消毒处理,1 个月后出现乏力、发热、烦躁、肌肉痉挛和抽搐、恐水、怕风等症状和体征,诊断为狂犬病,治疗无效死亡。

一、病历资料

(一)门诊接诊

1. 主诉 乏力 4 d,恐水、怕风、烦躁、抽搐 2 d。

2. 问诊重点 详细询问流行病学史,特别是有无犬或其他动物咬伤、抓伤史,咬伤程度及伤口有无处理,有无使用狂犬病毒免疫球蛋白局部封闭,有无及时、全程、足量注射狂犬病疫苗,咬伤部位有无出现麻、痒、痛等异常感觉,恐水、怕风等主要症状特点、疾病演变过程、诊治经过、治疗效果。

3. 问诊内容

(1)诱发因素:有无被犬及其他动物咬伤史,有无外伤史。如有,需进一步询问犬只的状况,是家养还是野狗、流浪狗?是否接种疫苗?是否存活?咬伤的具体情况如部位、深度、有无出血等,当时的处理情况。

(2)主要症状:有无狂犬病的常见表现,如早期咬伤部位出现麻、痒、痛异常感觉等,对声光刺激敏感致喉头紧缩感;高度兴奋、恐惧不安、恐水、怕风、咽肌痉挛、大量流涎、多汗等。

(3)伴随症状:有无发热、头痛、精神异常、幻视、幻听、抽搐、发绀、呼吸困难等伴随症状。

(4)诊治经过:是否就诊,伤口是否处理,处理措施,是否使用狂犬病毒免疫球蛋白局部封闭,有无及时、全程、足量注射狂犬病疫苗。

(5)既往史:有无高血压、糖尿病、心脏疾病、结核等病史,预防接种情况,有无手术、外伤、输血史,有无药物和食物过敏史。

(6)个人史:生于何地,在何地久居,有无疫区、疫情、疫水接触史,有无职业相关有害物质接触史,有无吸烟、饮酒、冶游史等。

(7)家族史:家族成员健康状况,有无家族遗传病史。

问诊结果

患者为 50 岁男性,农民,1 个月前左下肢被狗咬伤,局部有少量出血,未经消毒处理,狗已死亡。4 d 前感乏力、全身酸痛不适,伴有低热、咽喉异物感,在当地诊所按"上呼吸道感染"处理,效果不佳。2 d 前左下肢伤口处发痒、蚁行感,逐渐出现下肢无力、不能站立,全身肌肉阵发性抽搐,遇风、饮水可诱发咽、喉肌痉挛,进食无法吞咽,呕吐 1 次,伴皮肤瘙痒,间断出现紧张、恐惧、烦躁不安。既往史无特殊。个人史、家族史无特殊。

---

4. 思维引导 ①总体印象方面:患者有被狗咬伤史,伤口异样感,开始有乏力、全身酸痛不适症

状,随后出现恐水、怕风、紧张、恐惧、全身肌肉抽搐、下肢无力,不能站立等狂犬病典型的临床表现,因此诊断首先考虑狂犬病。②病因方面:患者1个月前左小腿被狗咬伤,未特殊处理,狗已死亡,考虑狂犬病毒感染可能性最大。③严重程度方面:狂犬病病死率100%,发病后病程一般不超过6 d。患者病程4 d,出现紧张、恐惧、烦躁、全身肌肉抽搐处于兴奋期,可迅速进入全身弛缓性瘫痪、呼吸循环衰竭而死亡,需监测生命体征、动脉血气、血氧饱和度,必要时气管插管呼吸机辅助呼吸。

(二)体格检查

1. 重点检查内容及目的　患者为狂犬病,主要侵犯神经系统,因此重点检查神经系统:脑神经、运动功能检查、感觉功能检查、神经反射及有无脑膜刺激征,感觉检查重点咬伤部位有无异常,观察患者见水、闻水声、饮水后是否出现咽、喉肌痉挛,或朝患者面部轻轻扇风是否引起咽肌痉挛。①一般检查及生命体征:观察患者面容、表情和意识,有无惊恐面容。测量体温、呼吸、脉搏、血压。②头颅五官:结膜,巩膜,瞳孔,口腔黏膜,咽喉。③颈部:甲状腺、淋巴结,有无颈部抵抗。④肺部:呼吸音强弱,有无啰音及胸膜摩擦音。⑤心脏:心率,心律,有无心脏杂音。⑥腹部:有无腹肌紧张、压痛、反跳痛、肠鸣音,肝脾有无肿大。⑦皮肤:皮肤颜色、湿度,浅表淋巴结,皮疹、皮下出血、瘀点瘀斑,有无水肿。⑧神经系统:意识状态,肌力、肌张力,生理反射、病理反射,有无脑膜刺激征。

体格检查结果

T 38.6 ℃,R 25 次/min,P 100 次/min,BP 134/86 mmHg,身高170 cm,体重60 kg,BMI 20.8 kg/m²。

神志清,烦躁不安,遇风遇水全身痉挛,颈软,脑膜刺激征(-),左下肢感觉异常,四肢肌力、肌张力正常,生理反射存在。余无有重要临床价值的阳性体征。

2. 思维引导　①患者发热、乏力伴阵发抽搐应重点与中枢神经系统感染相鉴别,体格检查脑膜刺激征(-),无神经系统定位体征,考虑中枢神经系统感染可能性小。②患者体型匀称、其他查体无特殊,精神烦躁不安,遇风、饮水出现咽肌痉挛,呛咳症状,结合病史提示狂犬病可能性大。下一步需要完善相关的辅助检查。

(三)辅助检查

1. 临时辅助检查医嘱及目的

(1)血、尿、粪常规检查:入院常规检查,血常规中白细胞总数、中性粒细胞比例有助于判断有无合并细菌或病毒感染,血红蛋白水平用于判断有无贫血,尿常规有助于判断有无泌尿系统感染,粪常规有助于判断有无粪便潜血等。

(2)传染病四项:入院常规检查,判断患者有无HBV、HCV、HIV和梅毒螺旋体感染。

(3)肝功能、肾功能、电解质:判断患者有无肝功能损伤,明确是否有肾功能的损害、内环境紊乱失衡。

(4)CRP、PCT、ESR、血培养:判断是否存在感染及感染可能类型、感染严重程度,血培养寻找血液中病原体。

(5)动脉血气分析:判断有无呼吸衰竭及酸碱平衡情况。

(6)凝血功能:有助于判断患者的病情严重程度。

(7)腰椎穿刺+脑脊液检测、培养、墨汁染色、革兰染色:判断患者颅内压力情况,脑脊液性质有助于判断可能的病原体,脑脊液涂片免疫荧光法检测狂犬病毒抗原。

辅助检查结果

(1)血、尿、粪常规检查:WBC 22.11×10^9/L,NE% 56.7%,RBC 5.4×10^{12}/L,Hb 137 g/L,PLT 445×10^9/L;尿常规、粪常规无异常。

(2)传染病四项:丙肝抗体阴性、梅毒抗体阴性、HIV 抗体阴性,HBsAg 阴性。

(3)肝功能、肾功能、电解质:肝功能、肾功能、电解质正常。

(4)CRP、PCT、ESR、血培养:CRP 10.8 mg/L,PCT 0.23 ng/mL,ESR 9 mm/h,血培养阴性。

(5)动脉血气分析:pH 7.3,PaO$_2$ 55 mmHg,乳酸(Lac)8.0 mmol/L,碱剩余(BE)10.40 mmol/L,余正常。

(6)凝血功能:凝血正常。

(7)腰椎穿刺+脑脊液检测、培养、墨汁染色、革兰染色:无色、透明,潘氏试验(−)、细胞数150×10^9/L,单核细胞72%,脑脊液蛋白、糖和氯化物均正常,革兰染色、墨汁染色均阴性。免疫荧光法检测狂犬病毒抗原呈阳性。

2.思维引导 ①结合患者上述检查结果,排除中枢神经系统感染中隐球菌性脑膜炎、化脓性脑膜炎;患者起病急,结合病史特点考虑结核性脑膜炎可能性小。②化验白细胞虽然明显升高,但CRP、PCT 正常,提示合并细菌感染可能性小。病毒感染中引起白细胞升高常见于流行性乙型脑炎、肾综合征出血热、EB 病毒感染及狂犬病。③综合病史及化验检查结果可确诊为狂犬病。

(四)初步诊断

①狂犬病;②Ⅰ型呼吸衰竭;③乳酸酸中毒。

二、治疗与复查方案

(一)长期治疗医嘱及目的

(1)吸氧、心电监护,隔离患者,单室严格隔离患者,防止唾液污染,尽量保持患者安静,减少光、风、声等刺激。

(2)利巴韦林注射液 0.4 g+5% 葡萄糖注射液 250 mL ivgtt q12h,膦钾酸钠注射液 250 mL ivgtt qd,抗病毒治疗,试用于抑制狂犬病毒。

(3)艾司奥美拉唑注射液 40 mg+0.9% 氯化钠注射液 100 mL ivgtt qd,抑制胃酸分泌,改善消化道症状。

(4)异丙嗪注射液 50 mg im st,氯丙嗪注射液 25 mg im st,苯巴比妥钠注射液 0.1 g im st,镇静对症治疗。

(5)纠正电解质紊乱和酸中毒,5% 碳酸氢钠注射液 250 mL ivgtt q12h。

(二)复查间隔

每天复查 1 次,治疗期间有病情变化可随时复查。

(三)临时复查医嘱及目的

1.第 1 天复查项目 血常规、肝功能、生化全项、电解质、动脉血气。判断病情变化,了解有无肝肾功能损害、电解质紊乱、酸碱失衡程度、缺氧程度。

2.第 2 天复查项目 血常规、肝功能、生化全项、电解质、动脉血气。判断病情变化,复查目的同上。

3.第 3 天复查项目 血常规、肝功能、生化全项、电解质、动脉血气。判断病情变化,复查目的同上。

(四)思维引导

①目前狂犬病无特效治疗,发病后主要是予对症处理,给予吸氧、心电监护;避免风、声、光刺激。②目前无有效的抗病毒治疗药物,主要予以解除痉挛、镇静缓解症状,监测氧饱和度及血气分析,如出现呼吸衰竭,必要时气管切开;维持水、电解质及酸碱平衡,纠正酸中毒,稳定血压。③患者可因呼吸衰竭和心律失常而突然死亡,需和患者家属充分沟通,对死亡结局要有充分心理准备。

三、治疗经过和效果

(一)治疗期间病情变化

患者入院第2天,出现精神异常逐渐加重,不配合治疗,无法输液及采取其他治疗措施,医务人员无法靠近。上午9点突发呼吸心跳停止,立即予心肺复苏抢救治疗,抢救1h后,呼吸、心跳未恢复,宣告临床死亡。

1. 病情变化的可能原因及应对措施

(1)可能原因:患者1个月前被狗咬伤,伤口未及时处理,未注射疫苗,根据临床表现及实验室检查诊断为狂犬病。该病无特效治疗药物,一旦发病,病死率100%,发病后病程不超过6d。入院时病程已有4d,病情已进入迅速进展期。

(2)应对措施:需与患者家属深入沟通,告知该病的危重性,一旦诊断,病死率100%且进展迅速。同时治疗上积极予以对症治疗改善症状,维持患者呼吸、循环稳定,及时抢救。

2. 处理结局 入院后第2天出现呼吸、心跳停止,经抢救无效死亡。

3. 思维引导 ①由于医患双方医学知识不对称,常会导致误解甚至纠纷等,应充分沟通狂犬病的结局。②狂犬病病死率100%,因此狂犬病重在预防。对于已经发病的患者,目前尚缺乏有效的特异性治疗措施,主要予以对症处理。③狂犬病的预防:首先管理传染源,主要是犬,处理野犬、管理家犬,对家犬应及时注射疫苗。被犬或其他动物咬伤后,伤口立即用20%肥皂水或0.1%苯扎溴铵(新洁尔灭)彻底冲洗伤口至少半小时,挤出污血。彻底清洗后用2%碘酒或75%酒精涂擦伤口,一般不予缝合或包扎,以便排血引流。如有抗狂犬病免疫球蛋白或免疫血清,则应尽早在伤口底部或周围行局部浸润注射。此外尚须注意预防破伤风及细菌感染。之后尽可能早注射狂犬病疫苗。

(二)出院医嘱

无。

四、思考与讨论

狂犬病是由狂犬病毒感染引起的一种侵犯中枢神经系统为主的急性人兽共患传染病,狂犬病毒通常由病兽通过唾液以咬伤方式传染人。临床表现常见有狂躁型,表现为特有的恐水、怕风、恐惧不安、咽肌痉挛、进行性瘫痪等。尚有部分患者表现为麻痹型(静型),无上述典型的临床表现,主要表现为高热、头痛、呕吐、腱反射消失、肢体软弱无力、共济失调等,最终因全身弛缓性瘫痪而死亡。本病发病后病程不超过6d,进展迅速。

狂犬病毒感染后临床表现比较有特征性,主要由于病毒的嗜神经性,病毒先在伤口附近的肌细胞小量增殖,再入侵近处的末梢神经,沿神经轴突至脊髓很快到达脑部,主要侵犯脑干、小脑等处神经细胞,最后从中枢神经向周围神经扩散,侵入各器官组织,尤以唾液腺、舌部味蕾、嗅神经上皮等处病毒量较多。由于迷走、舌咽及舌下脑神经核受损,致吞咽肌及呼吸肌痉挛,出现恐水、吞咽和呼吸困难症状。交感神经受累时出现唾液分泌和出汗增多。迷走神经节、交感神经节和心脏神经节受损时,可引起患者心血管功能紊乱或者猝死。

　　狂犬病是所有传染病中最凶险的病毒性疾病,一旦发病,病死率100%。目前无有效的治疗办法,故重在预防。暴露后除了规范、及时地处理伤口,疫苗接种也是一项重要预防措施。疫苗接种可用于暴露后预防,也可用于暴露前预防。我国为狂犬病流行地区,凡被犬咬伤者,或被其他可疑动物咬伤、抓伤者,或医务人员的皮肤破损处被狂犬病患者唾液污染时均须做暴露后预防接种。暴露前预防主要用于高危人群,即兽医、山洞探险者、从事狂犬病毒研究人员和动物管理人员。暴露前预防:接种3次,每次1 mL,肌内注射,于0、7、28 d进行;1~3年加强注射一次。暴露后预防:接种5次,每次2 mL,肌内注射,于0、3、7、14和28 d完成,如严重咬伤,可全程注射10针,于当天至第6天每天一针,随后于10、14、30、90 d各注射一针。幼儿可在左右大腿前外侧区各肌内注射一剂(共两剂),7 d、21 d各注射本疫苗1剂,全程免疫共注射4剂,儿童用量相同。对下列情形之一的建议首剂狂犬病疫苗剂量加倍给予:①注射疫苗前1个月内注射过免疫球蛋白或抗血清者;②先天性或获得性免疫缺陷患者;③接受免疫抑制剂(包括抗疟疾药物)治疗的患者;④老年人及患慢性病者;⑤暴露后48 h或更长时间后才注射狂犬病疫苗的人员。免疫球蛋白注射常用的制剂有人抗狂犬病毒免疫球蛋白和抗狂犬病马血清两种,以人抗狂犬病免疫球蛋白为佳。抗狂犬病马血清使用前应做皮肤过敏试验。

　　本例患者被犬咬伤后,未规范处理伤口,也未接种狂犬病疫苗,是导致患者感染狂犬病毒、发病的主要原因。狂犬病潜伏期大多3个月,潜伏期长短与年龄、伤口部位、伤口深浅、病毒入侵数量及毒力等因素有关,被咬伤的部位靠近头部、咬伤的部位广、伤口深者潜伏期较短。一旦发病后病情进展快,目前尚无治疗方法。本例患者症状典型,发病4 d入院后不足48 h即死亡,符合狂犬病的发病规律。该病有待于研发有效的抗病毒药物。

五、练习题 ▶▶▶

　　1.何为狂犬病暴露?

　　2.狂犬病暴露后如何接种狂犬病疫苗?

　　3.可用于狂犬病发病期的药物有哪些?

六、推荐阅读 ▶▶▶

[1]李兰娟,任红.传染病学[M].9版.北京:人民卫生出版社,2018:118-121.

[2]陈灏珠,林果为.实用内科学[M].13版.北京:人民卫生出版社,2009:415-418.

[3]刘茜,朱武洋.狂犬病治疗方法及抗病毒药物应用的研究进展[J].中国人兽共患学报,2021,37(5):444-449.

[4]殷文武,王传林,陈秋兰,等.狂犬病暴露预防处置专家共识[J].中华预防医学杂志,2019,53(7):668-679.

（靳晓利　张国强）

案例 27　新型冠状病毒感染

========== 概要 ==========

55 岁男性以"隔离后发热、咳嗽 2 d"为主诉入院,入院后被确诊为新型冠状病毒肺炎(简称"新冠",英文简称为 COVID-19),给予单间隔离、对症支持治疗后治愈出院。

一、病历资料

(一)门诊接诊

1. 主诉　隔离后发热、咳嗽 2 d。

2. 问诊重点　应聚焦患者流行病学史,发热的诱因、热度、热型等,咳嗽的特征、性质等,发热和咳嗽的伴随症状、体征、演变过程、诊治经过、治疗效果等,还需要询问系统疾病史。

3. 问诊内容

(1)诱发因素:发热前环境温度和湿度,有无受凉、淋雨、进食不洁食物等诱发因素。

(2)主要症状:发热起病时间、起病缓急、病程、程度(热度高低)、频度(间歇性或持续性)。咳嗽的性质、时间与规律、咳嗽的音色,痰的性质和痰量。

(3)伴随症状:有无畏寒、寒战、大汗或盗汗,有无咽痛、鼻塞、流涕、咯血、胸痛等,有无心悸、胸闷、呼吸困难等,有无腹痛、腹泻、恶心、呕吐,有无腰痛、尿频、尿急、尿痛、血尿等,有无肌肉关节痛、头痛、头晕、抽搐等伴随症状。

(4)诊治经过:是否用药,何时开始用药,用何种药物、具体剂量和疗程、效果如何。

(5)既往史:有无高血压、糖尿病、心脏疾病、肝炎、结核等病史,预防接种情况,有无手术、外伤、输血、献血史,有无药物和食物过敏史。

(6)个人史:生于何地,在何地久居,有无疫区、疫情、疫水接触史,有无职业相关有害物质接触史,有无吸烟、饮酒、冶游史等。

(7)家族史:家族成员健康状况,家族中有无类似疾病患者,有无结核等传染病家族史,有无家族遗传病史。

问诊结果

患者为 55 岁男性,货车司机,3 d 前由于"新冠密接"在指定隔离点隔离,2 d 前出现发热,最高体温 39.2 ℃,伴咳嗽、畏寒、乏力,无咳痰、鼻塞、流涕、咽痛、腹痛、腹泻、恶心、呕吐、尿频、尿急、尿痛等其他症状,未治疗;2 h 前检测新冠病毒核酸阳性[具体循环阈值(Ct)值不详],闭环转运至某新冠定点收治医院进一步诊疗。既往史:已完成两针剂型新冠疫苗的注射及加强针注射。个人史:吸烟 30 余年,1 包/d。家族史无特殊。

4. 思维引导　①总体印象方面:患者被判定为新冠密接者,存在新冠流行病学史,隔离期间出现发热,伴有呼吸道症状,后新冠病毒核酸检测结果阳性,因此诊断首先考虑新冠。②病因方面:患者被判定为新冠密接,表明其存在与新冠病毒感染者接触的流行病学史,隔离期间出现发热、咳嗽等症状,且新冠病毒核酸检测阳性,考虑新冠病毒感染引起。③严重程度方面:患者高热,伴咳嗽,且存在长期吸烟史,须警惕肺功能基础差、病情迅速进展引起呼吸衰竭可能,密切监测患者生命体征,积极完善血常规、CRP、PCT、ESR、血气分析、肝功能、肾功能、电解质、凝血功能、胸部CT等检查。

(二)体格检查

1.重点检查内容及目的　患者发热伴有咳嗽,应注重全身检查,尤其是胸部的检查。①一般检查及生命体征:观察患者面容、表情和意识,测量体温、呼吸、脉搏、血压、血氧饱和度。注意体温与脉搏是否一致。②皮肤黏膜:观察皮肤色泽,皮肤湿度与温度,皮下出血,有无肝掌、蜘蛛痣,有无水肿等。③淋巴结:全身浅表淋巴结有无肿大。④头部:眼、耳、鼻、口腔黏膜、舌、扁桃体、咽等。⑤颈部:甲状腺。⑥胸部:双肺的呼吸音,有无啰音、胸膜摩擦音、捻发音;心脏,心率,心律,有无心脏杂音及心包摩擦音。⑦腹部:有无腹肌紧张、压痛、反跳痛,有无肝脾肿大,肝肾区叩击痛,肠鸣音等。⑧神经系统:脑膜刺激征、病理反射等。

体格检查结果

T 38.9 ℃,R 20 次/min,P 95 次/min,BP 118/70 mmHg,SaO$_2$ 98%。

神志清,精神欠佳,查体合作。全身皮肤黏膜无黄染,无皮疹、皮下出血,无肝掌、蜘蛛痣。全身浅表淋巴结未触及。头颅无畸形、压痛、包块。结膜无充血、水肿、出血。巩膜无黄染。双侧瞳孔等大等圆,直径3 mm,对光反射灵敏,调节反射正常。甲状腺无肿大、无压痛、震颤、血管杂音。胸廓对称,呼吸运动正常,双肺呼吸音粗,未闻及明显干、啰音及胸膜摩擦音。心率95 次/min,律齐,未闻及杂音及心包摩擦音。腹平软,无压痛及反跳痛,肝脾肋下未触及。神经系统查体未见阳性体征。

2.思维引导　①患者有新冠流行病学史,发热伴有呼吸道症状,新冠病毒核酸检测阳性,首先考虑新冠,但需要与其他病毒引起的呼吸道感染以及非感染性疾病如血管炎、皮肌炎等疾病进行鉴别。②患者咳嗽,查体可闻及双肺呼吸音粗,需要警惕有无肺部受累,完善相关辅助检查,评估病情轻重。

(三)辅助检查

1.临时辅助检查医嘱及目的

(1)血、尿、粪常规检查:入院常规检查,血常规中白细胞及分类可初步用于判断感染的类型及严重性,尿常规有助于判断有无泌尿系统感染,粪常规有助于判断有无肠道感染和潜血。

(2)传染病四项:入院常规检查,判断患者有无HBV、HCV、HIV、梅毒螺旋体感染。

(3)肝功能、肾功能、心肌酶、电解质、葡萄糖、血气分析:判断患者有无肝、肾、心肌损伤,明确是否有内环境紊乱,评估患者血糖情况及是否存在低氧血症。

(4)CRP、PCT、ESR:判断是否存在感染及感染的可能类型。

(5)新冠病毒核酸:验证新冠病毒感染、判断病情转归。

(6)凝血功能:判断患者是否存在凝血功能障碍。

(7)胸部CT:有助于判断患者有无肺部感染。

(8)心电图:有助于判断患者是否有心肌损伤等。

辅助检查结果

(1)血、尿、粪常规检查:WBC 3.95×10^9/L,Neut# 3.5×10^9/L,Lymph# 0.29×10^9/L;尿常规、粪常规无异常。

(2)传染病四项:HBsAg 阴性/HBsAb 阳性、丙肝抗体阴性、HIV 抗体阴性、梅毒抗体阴性。

(3)肝功能、肾功能、心肌酶、电解质、葡萄糖、血气分析:均无明显异常。

(4)CRP、PCT、ESR:CRP 98.5 mg/L,PCT 0.15 ng/mL,ESR 50 mm/1~2 h。

(5)新型冠状病毒核酸:N 基因和 ORF 基因,阳性,Ct 值分别为 25、23。

(6)凝血功能:正常。

(7)胸部 CT:未见明显异常。

(8)心电图:大致正常。

2.思维引导　结合患者流行病学史、新冠相关的临床表现(发热伴有呼吸道症状,白细胞总数减少、淋巴细胞计数减少)、新冠病毒核酸检测阳性,明确诊断为新冠。

(四)初步诊断

新型冠状病毒感染,轻型。

二、治疗与复查方案

(一)治疗医嘱及目的

(1)医学隔离,避免传染。

(2)卧床休息,加强营养,密切监测患者生命体征,特别是血氧饱和度,必要时吸氧。

(3)物理降温,必要时口服布洛芬混悬液退热治疗。

(二)复查间隔

每日进行新冠病毒核酸检测,如治疗期间有病情变化可随时复查血常规、血气分析、胸部CT 等。

(三)临时复查医嘱及目的

(1)每日进行新冠病毒核酸检测,协助判断患者是否达到出院标准。若轻型病例连续两次(采样时间至少间隔 24 h)新冠病毒核酸检测 N 基因和 ORF 基因 Ct 值均≥35(阴性),可解除隔离。若患者核酸检测符合上述标准,且体温连续正常 3 d 以上,呼吸道症状好转,可出院。

(2)是否复查血常规、肝功能、肾功能、电解质、血气分析、胸部 CT 等辅助检查,根据患者病情变化情况决定,若患者症状加重,随时复查相关检查;若患者症状逐步好转,无须复查。

(四)思维引导

①患者的病因为新冠病毒感染,当时新冠口服药物奈玛特韦-利托那韦不可及,针对新冠的治疗以对症支持治疗为主。②患者既往有长期吸烟史,需警惕病情进展、出现肺炎甚至呼吸衰竭的可能,需提前告知患者家属病情及可能的最严重的结局,密切监测患者血氧饱和度变化。

三、治疗经过和效果

(一)治疗后3 d

1. 症状　发热逐渐好转,最高体温较前逐渐下降,咳嗽症状减轻。
2. 体格检查　神志清,精神好转。双肺呼吸音稍粗,未闻及干、湿啰音。
3. 新冠病毒核酸检测 N 基因和 ORF 基因　阳性,Ct 值分别为 28、27。

(二)治疗后1周

1. 症状　连续 3 d 体温正常,咳嗽明显减轻。
2. 体格检查　神志清,精神佳。双肺呼吸音清,未闻及干、湿啰音。
3. 连续 2 d 新冠病毒核酸检测结果　均阴性。
4. 其他　办理出院。

(三)出院医嘱

建议 7 d 居家健康监测,佩戴口罩,注意个人卫生。

四、思考与讨论

　　新型冠状病毒肺炎由严重急性呼吸综合征冠状病毒 2 型(SARS-CoV-2)感染所引起的新发、急性呼吸道传染病。自 2019 年底至今,新冠疫情仍在世界范围内持续流行;同其他病毒一样,SARS-CoV-2 亦会发生变异,目前被世界卫生组织列为需要关切的变异株主要有五大类,分别是阿尔法(alpha)、贝塔(beta)、伽马(gamma)、德尔塔(delta)和奥密克戎(omicron)。而奥密克戎毒株的传播能力更强,传播速度更快,感染剂量更低,致病力有所减弱,具有更强的免疫逃逸能力。新型冠状病毒属于 β 属的冠状病毒,对紫外线和热敏感,除氯己定外,56 ℃ 30 min、乙醚、75% 酒精、含氯消毒剂、过氧乙酸和氯仿等脂溶剂均可有效灭活病毒。

　　新冠的传染源主要是新冠病毒感染者,在潜伏期即有传染性,发病后 5 d 内传染性较强。该病的传播途径有以下几种:呼吸道飞沫传播、密切接触传播、气溶胶传播;此外,接触被病毒污染的物品后也可造成感染。人群普遍易感,但接种疫苗后可获得一定的免疫力及降低发病时的严重程度。新冠的临床表现多样,大部分以发热、干咳、乏力为主要表现,也有一些患者以鼻塞、流涕、咽痛、嗅觉味觉减退、结膜炎、肌痛和腹泻等为主要表现。大部分患者预后良好,但对于老年人、有慢性基础疾病者、晚期妊娠和围产期女性、肥胖及重度吸烟者等高危人群,病情容易发展为重症。目前,奥密克戎病例的住院风险、死亡风险较其他毒株病例显著降低。在该病的发病早期,患者外周血白细胞总数正常或减少,淋巴细胞计数减少,部分患者可出现转氨酶、乳酸脱氢酶、肌酶、肌红蛋白、肌钙蛋白和铁蛋白增高。多数患者 CRP 和 ESR 升高,PCT 正常。重型、危重型患者可见 D-二聚体升高,外周血淋巴细胞进行性减少,炎症因子升高。胸部影像学检查早期可表现为多发小斑片影及间质改变,以肺外带明显。根据患者的临床表现和影像学表现,临床可分为轻型、普通型、重型、危重型。轻型患者,临床症状较轻,无肺炎表现。普通型患者,具有新冠的临床表现及肺炎的影像学表现。重型患者,存在呼吸困难、低氧血症,且肺部影像学可见病变进展迅速。危重型患者,存在呼吸、循环衰竭或其他器官功能衰竭,需入住重症监护室。该患者起病以发热、干咳为主要症状,胸部 CT 未见肺炎表现,因此诊断为轻型新冠。但患者有长期吸烟史,属于重型/危重型的高危人群,因此临床上需密切关注患者的病情变化,警惕其发展为重症或危重症的可能。新冠的诊断需结合患者流行病学史、临床表现及病原学检测,患者新冠病毒核酸检测结果阳性可明确诊断。未接种新型冠状病毒疫苗者,新型冠状病毒特异性抗体检测也可作为诊断的参考依据。由于该病的临床表现无特异性,因此,需要注意与其他病毒引起的呼吸道感染相鉴别,以及与非感染性疾病,如血管炎、皮肌炎和机化性肺炎等鉴别。

对于该病的处理措施,坚持做到"五早",即早发现、早隔离、早报告、早诊断、早治疗。预防为主,防治结合。治疗措施以对症支持治疗为主,主要包括:卧床休息,密切监测患者生命体征,特别是血氧饱和度,必要时吸氧;加强营养支持,维持水、电解质平衡;高热者,可予以物理降温,必要时予以退热药物处理,亦可对症治疗改善患者咳嗽等症状;根据病情监测相关实验室指标及肺部影像学情况,积极防治并发症。目前针对该病的预防,除了勤洗手、戴口罩、保持"一米线"等做好个人防护之外,我国还研制出了针对该病毒的疫苗,主要有3类:灭活疫苗、腺病毒载体疫苗、重组亚单位疫苗。通过接种疫苗,可减少新冠感染和发病,降低重症和死亡的发生率。

国产疫苗有效性方面,2022年5月12日,国际知名微生物期刊 *Frontiers in Microbiology* 在线发表研究论著,这项前瞻性、单中心队列研究观察了2022年1月8日至29日发生于河南省安阳市的我国早期最大规模的接种国产新冠疫苗后感染奥密克戎变异株新冠病毒患者群体的临床特征。该研究共纳入了380例患者(全程国产新冠疫苗接种率为97.1%),中位年龄为18岁,四分位间距(IQR)17~35岁,其中女性219例(57.6%)、学生247例(65.0%)。在确诊奥密克戎变异株新冠病毒感染前3 d(IQR 2~4 d),40.3%的患者出现了干咳,26.3%患者出现了鼻塞,26.3%的患者出现了咽喉痛。入院后检查发现,294例(77.4%)患者胸部CT正常。住院期间308例(81.1%)和72例(18.9%)患者分别被诊断为轻型和普通型,无重型、危重型、死亡病例发生,患者奥密克戎变异株新冠病毒转阴(编者注:当时国家指南规定Ct值>40为阴性)时间和住院时间分别为17 d(IQR 12~22 d)和19 d(IQR 15~24 d)。该研究发现接种国产新冠疫苗虽然不能使这些患者免于感染奥密克戎变异株新冠病毒,但是这些接种国产新冠疫苗的感染人群无重症、危重症以及死亡的发生,且绝大多数感染后为轻型。虽然本研究存在缺乏未接种疫苗感染奥密克戎对照组的局限性,但本研究仍提示在奥密克戎变异株新冠病毒流行时,接种国产新冠疫苗是重要和必要的。

五、练习题 ❯❯❯

重型/危重型新型冠状病毒肺炎的高危人群有哪些?

六、推荐阅读 ❯❯❯

[1] 中华人民共和国国家卫生健康委员会. 新型冠状病毒肺炎诊疗方案(试行第九版)[J]. 中华临床感染病杂志,2022,15(2):81-89.

[2] 国务院应对新型冠状病毒肺炎疫情联防联控机制综合组. 新型冠状病毒肺炎防控方案(第九版)[J]. 中华病毒病杂志,2022,12(5):331-338.

[3] ZENG QL,LV YJ,LIU XJ,et al. Clinical characteristics of Omicron SARS-CoV-2 variant infection after non-mRNA-based vaccination in China[J]. Front Microbiol,2022,13:901826.

(赵绘霞 和振坤)

案例28 **败血症**

概要

38 岁男性,以"发热 1 d,头晕伴站立晕厥半天"为主诉入院,并出现血压降低等感染性休克表现,经病原体培养诊断为"败血症、感染性休克",经过积极抗感染、纠正休克等治疗后痊愈出院。

一、病历资料

（一）门诊接诊

1. **主诉** 发热 1 d,头晕伴站立晕厥半天。

2. **问诊重点** 患者发热的诱因、主要症状、热峰、体温变化特点、疾病演变过程、诊疗经过、治疗效果、药物服用史。要关注患者有无传染病、动物接触史,是否有山区、丘陵、牧区等地区旅居史。近期内生活环境中是否有类似疾病接触史。

3. **问诊内容**

（1）诱发因素:发病前环境的温度、湿度,有无受凉、饮食不洁,是否存在引起头晕、晕厥的基础疾病,如高血压、颈椎疾病、良性位置性眩晕等,近期有无手术、外伤史。

（2）主要症状:着重于患者的发热时间、热峰的持续时间、发热的频次、变化特点、缓解方式。头晕的特点,是否体位改变时发生或加重,是否存在物体旋转的感觉。血压、心率等生命体征的变化趋势。

（3）伴随症状:有无畏寒、寒战、鼻塞、流涕、咽痛,有无咳嗽、咳痰、咯血、胸痛、胸闷,有无腹痛、腰痛、尿频、尿痛、腹泻、血便、恶心、呕吐,有无肌肉关节疼痛、活动受限、头痛、头晕、恶心、喷射性呕吐、视物模糊等,有无皮疹、瘙痒及皮疹与发热的相关性,有无意识障碍、感觉、运动功能异常。

（4）诊治经过:是否用药,何时开始用药、用何种药物、具体剂量、效果如何。是否采取过其他治疗措施等。

（5）既往史:有无高血压、糖尿病、心脏疾病、结核等病史,预防接种情况,有无手术、外伤、输血史,有无药物和食物过敏史、毒物接触史。

（6）个人史:生于何地,在何地久居,有无疫区、疫情、疫水接触史,有无职业相关有害物质接触史,有无吸烟、饮酒、冶游史等。

（7）家族史:家族成员健康状况,有无乙肝、丙肝等传染病家族史,有无家族遗传病史。

问诊结果

患者男性,38 岁,1 d 前无明显诱因出现发热,体温最高38 ℃,伴恶心、畏寒,无寒战;无呕吐、腹泻;无咳嗽、咳痰、胸痛、胸闷、咯血;无腹痛、腰痛、排便异常。半天前出现乏力、头晕,站立摔倒,一过性意识丧失,很快恢复后神志清楚,无头痛,无物体旋转感,应用布洛芬缓释胶囊

0.4 g后,体温有所下降,来我院就诊,急诊测血压72/45 mmHg,血常规提示:WBC 36.2×10⁹/L;急诊医师给予抗感染、扩容、补液、多巴胺应用等对症处理后血压回升。今为求进一步诊治,门诊以"感染性休克"收入院。自发病以来,神志清,精神差,睡眠差,饮食差,大小便正常,体重无减轻。1个月前在我院诊断"强直性脊柱炎",给予司库奇尤单抗(300 mg H qw)、阿西美辛(90 mg po qd)进行治疗。父母、1哥、1子、1女健康状况良好,无与患者类似疾病,无家族性遗传病史。

4. 思维引导　①总体印象方面:患者病程1 d,急性起病,体温高,并出现乏力、恶心,白细胞明显升高,血压降低、头晕、乏力,给予抗感染、升压、扩容等治疗后,症状缓解,提示存在感染并有休克征象。②病因方面:发热的病因中,感染性发热最为常见,各种病原体如细菌、病毒、真菌、支原体等均可引起;其次为非感染性发热,包括血液系统疾病、结缔组织病、肿瘤性疾病、精神心理疾病等。感染性休克常见于重症急性感染如败血症。患者白细胞明显升高,且以中性粒细胞升高为主,首先应考虑细菌感染的存在,由于患者有强直性脊柱炎的病史,结缔组织病也要考虑在内。判断致病菌、发热与其基础疾病的相关性,是进一步诊断治疗的关键。③诱因方面:1个月前发现"强直性脊柱炎",应用司库奇尤单抗进行治疗,该药可以抑制免疫功能,增加感染的风险。④严重程度方面:明显的症状、血压降低,存在严重的全身炎症反应综合征(SIRS)反应,休克征象,有危及生命的风险,应密切监测生命体征、电解质水平、内环境平衡等相关指标。

(二)体格检查

1. 重点检查内容及目的　患者发热并伴白细胞明显升高、血压下降,提示存在感染,应关注患者全身有无存在感染灶,如疖、皮肤脓肿、足部真菌感染等。①一般检查及生命体征:观察患者发育、面容、表情和意识,测量体温、呼吸、脉搏、血压、BMI。注意体温与脉搏是否一致。②头颅五官:有无颅脑外伤证据,结膜、巩膜、瞳孔、视网膜 Roth 斑、口腔黏膜、牙、舌、咽喉。③颈部:甲状腺、淋巴结。④肺部:呼吸音,有无啰音及胸膜摩擦音。⑤心脏:心率,心律,有无心脏杂音。⑥腹部:有无腹肌紧张、腹胀、压痛、反跳痛,肠鸣音,肛门指检。⑦皮肤:皮肤颜色、湿度,四肢淋巴结,皮疹、皮下出血、瘀点瘀斑,有无脓肿、破溃,有无水肿、肌肉震颤。⑧神经系统:意识状态、神经反射、有无脑膜刺激征、感觉运动反射。

体格检查结果

T 38.7 ℃,P 110 次/min,R 24 次/min,BP 72/45 mmHg,身高165 cm,体重60 kg,BMI 22.0 kg/m²。

发育正常,急性病容,神志清楚,精神差,自由体位,查体合作。全身皮肤及巩膜无黄染,全身无水肿,未发现蜘蛛痣。头颅无外伤,结膜无充血,瞳孔等大等圆,对光反射灵敏。咽腔无充血红肿,扁桃体未见肿大。颈部淋巴结未触及肿大。心率110 次/min,律齐。呼吸音清,未闻及干湿啰音;腹部平坦,无压痛、反跳痛,肝脾肋下未及。右侧踝关节内侧可见2处皮下脓肿,已有破溃,无液体渗出,皮肤色红,局部皮温正常,部分结痂;左侧第4脚趾趾甲下有一脓肿破溃结痂。神经系统:肌力5级,活动自如,生理反射存在,病理反射未引出。

2. 思维引导　①患者体格检查提示乏力,精神差,双侧足部均有脓肿破溃后的结痂,考虑为感染原发病灶。患者出现血压下降,心率增快、尿量少,提示存在休克、肾脏灌注减少,同时也要考虑到是否存在其他引起血压下降原因,如出血等。②患者体温38.7 ℃,脉搏110 次/min,呼吸

24次/min,存在全身反应综合征,除病原菌感染之外,还有急性胰腺炎、恶性肿瘤等多种非感染因素,也是下一步鉴别的重点,需要完善血培养、肝功能、肾功能、凝血功能、肿瘤标志物、胸部CT及淋巴结彩超等检查,判断病情危重程度。

(三)辅助检查

1. 临时辅助检查医嘱及目的

(1)血、尿、粪常规检查:入院常规检查,血常规中白细胞对于感染的判断尤为重要,当白细胞明显升高,且以中性粒细胞为主时,提示细菌感染;淋巴细胞升高为主,提示病毒感染。尿常规有助于判断有无泌尿系统感染、肾脏损伤(肾脏损伤最初表现为尿蛋白阳性)。粪常规有助于判断有无血便、脓性便,是否肠道感染。

(2)外周血细胞计数及分类:对血常规的进一步分析,可观察到是否存在原始细胞,对于血液系统疾病的判断尤为重要。

(3)原发及继发病灶脓液、分泌物培养或涂片:很重要,可以提高病原菌的阳性检出率。

(4)肝功能、肾功能、电解质、血气分析:判断是否存在多脏器的损害、内环境紊乱。

(5)凝血功能:判断患者的凝血情况,严重感染时会出现凝血功能障碍。

(6)降钙素原、C反应蛋白、红细胞沉降率:CRP、ESR判断感染敏感性高,PCT判断细菌感染特异性强。

(7)血培养、骨髓培养:是确定感染病原体的金指标,并可根据培养结果进行药敏检测,指导临床用药。如果能及时采样,则先采集血样进行培养;患者的标本来源包括血液、脑脊液、尿液、伤口、呼吸道分泌物及其他体液,临床检查明确提示感染部位,则不需要对其他部位进行采样。

(8)肝、胆、胰、脾、肾彩超:有助于判断患者有无肝脓肿、胆道系统的感染、肾脏疾病等。

(9)淋巴细胞亚群绝对值:判断是否存在免疫缺陷,从而增加感染的风险,加快病情的进展。

(10)肺部CT:判断是否存在肺部感染,且根据肺部影像学特点进一步判断细菌、病毒、真菌感染的可能。

(11)病毒血清学检查:判断是否存在病毒感染。

(12)G试验、GM试验:用于协助判断是否存在真菌感染。

(13)心电图:有助于判断患者是否有心肌缺血、心律失常、电解质紊乱等,对患者身体状况进行评估。

(14)ENA酶、免疫球蛋白补体:判断是否存在风湿免疫类疾病。

(15)浅表淋巴结彩超:包括颈部淋巴结、腋窝淋巴结、锁骨下淋巴结、腹股沟淋巴结。判断是否存在淋巴结肿大的相关疾病(淋巴瘤、淋巴结核、坏死性淋巴结炎等)。若存在肿大淋巴结,评估进一步穿刺或切除活检的必要性。

(16)传染病四项:入院常规检查,便于进行侵入性操作。

(17)T-SPOT:用于结核感染的诊断。

(18)病原微生物高通量测序:有助于早期、快速判断患者是否存在血流感染,并分析病原体,尤其是疑难、少见及不易培养甚至无法分离培养的菌属的鉴定。血培养阴性,病情仍然在加重,不能排除感染性疾病时加测,根据感染部位选择合适标本进行检测。

(19)动脉血气分析:患者出现休克倾向,动态监测乳酸水平,作为液体复苏目标。

辅助检查结果

(1) 血、尿、粪常规检查:WBC 23.40×10^9/L,RBC 3.81×10^{12}/L,Hb 116 g/L,PLT 174×10^9/L;Neut% 95.0%,Neut# 22.23×10^9/L;尿常规无异常;粪常规无异常。

(2) 外周血细胞计数及分类:提示中性粒细胞比值升高,未见异常淋巴细胞及原始细胞。

(3) 原发及继发病灶脓液、分泌物培养或涂片:患者足部病灶无明显渗出,未进行标本采集。

(4) 肝功能、肾功能、电解质、血气分析:ALT 27 U/L,AST 28 U/L,GGT 11 U/L,ALP 52 U/L,ALB 32.5 g/L,TBil 12.00 μmol/L,DBil 6.6 μmol/L;肾功能正常、电解质、血气分析正常。

(5) 凝血功能:PT 16.2 s,PTA 58.00%(稍有降低),D-二聚体 0.37 mg/L。

(6) PCT、CRP、ESR:PCT 1.240 ng/mL,CRP 93.65 mg/L,ESR 135 mm/h。

(7) 血培养、骨髓培养:奇异变形杆菌生长,MIC 值,左氧氟沙星=0.5、厄他培南≤0.5(抽取 4 瓶血标本,需氧培养提示)。

(8) 肝、胆、胰、脾、肾彩超:未见异常。

(9) 淋巴细胞亚群绝对值:淋巴细胞总数 1027 μL,CD$^+$ 385/μL。

(10) 肺部 CT:提示双肺轻微炎症。

(11) 病毒血清学检查:EBV-IgG、CMV-IgG 阳性。

(12) G 试验、GM 试验:阴性。

(13) 心电图:正常。

(14) ENA 酶、免疫球蛋白补体:正常。

(15) 浅表淋巴结彩超:双侧颈部、腋窝、锁骨下、腹股沟未见肿大淋巴结。

(16) 传染病四项:HBsAg、丙肝抗体、梅毒螺旋体抗体均为阴性。

(17) T-SPOT:抗原 A 孔 0;抗原 B 孔 0,结果提示阴性。

(18) 病原微生物高通量测序:由于血培养已提示奇异变形杆菌生长,具有临床意义,未再进行该项检查(若血培养未提示病原体,可取分泌物、体液标本及血液标本进行该项检查)。

(19) 动脉血气分析:pH 7.38,PaO$_2$ 95 mmHg,PaCO$_2$ 42 mmHg,Lac 1.2 mmol/L。

2. 思维引导　①结合上述的检查检验结果:白细胞明显升高,以中性粒细胞为主,PCT、CRP、ESR 均明显升高,血培养提示奇异变形杆菌生长。患者发热、血压下降。查体,右侧踝关节内侧可见 2 处皮下脓肿、左侧第 4 脚趾趾甲下有一破溃结痂等情况,明确诊断为败血症和感染性休克。②患者入院时右侧踝关节内侧可见 2 处皮下脓肿,已有破溃,左侧第 4 脚趾趾甲下有一破溃结痂,考虑患者外周感染后病原体从外周入血导致。③患者 1 个月前在我院诊断"强直性脊柱炎",给予司库奇尤单抗、阿西美辛进行治疗。司库奇尤单抗说明书中提到:接受本品治疗的患者中有 47.5% 的患者报告了感染,1.2% 的患者报告了严重感染,此药可增加感染的风险。此患者应用司库奇尤单抗治疗可能是出现皮肤感染的诱因。

(四)初步诊断

①败血症;②感染性休克;③强直性脊柱炎;④双足脓肿;⑤低蛋白血症;⑥肺部感染。

二、治疗与复查方案

(一)治疗医嘱及目的

1. 一般治疗 卧床休息,密切监测生命体征及出入水量等,给予氧气吸入、心电监护、书面告知病危,绝对卧床,防止跌伤,及时监测病情变化,避免出现多脏器功能衰竭。

2. 补液 快速建立静脉通路,补液量应根据《中国脓毒症/脓毒症休克急诊治疗指南》3 h内输入至少30 mL/kg晶体溶液,同时根据血流动力学指导补液。0.9%氯化钠注射液500 mL、碳酸氢钠林格液250 mL,人血白蛋白针10 g ivgtt qd,给予充分的血容量支持,保证组织灌注,快速扩容以增加心排血量和运输氧的能力,保证脑组织及各器官组织氧的供给,迅速恢复循环血容量,减少器官血流灌注不足,避免发生多器官功能衰竭。根据血压、尿量、乳酸水平、血流动力学监测指标掌握输液的速度及量。复苏目标:①中心静脉压(CVP)8~12 mmHg;②平均动脉压(MAP)≥65 mmHg;③尿量>30 mL/h;④中心静脉血氧饱和度(ScvO$_2$)≥0.70或混合静脉血氧饱和度(SvO$_2$)≥0.65。对以乳酸水平升高作为组织低灌注指标的患者,以乳酸水平降至正常作为复苏目标。

3. 0.9%氯化钠注射液100 mL+注射用比阿培南0.3 g ivgtt q8h 根据血培养药敏试验提示碳青霉烯类抗生素敏感,疗程一般用至体温正常及感染症状、体征消失后5~10 d。患者的病因为细菌感染引起的败血症、感染性休克,抗感染为治疗的重要措施,尽快尽早地应用敏感抗生素是去除病因、控制感染、改善症状的关键。

4. 改善血流灌注 根据指南推荐去甲肾上腺素作为首选血管加压药(强推荐,中等证据质量);对于快速性心律失常风险低或心动过缓的患者,可将多巴胺作为替代药物(弱推荐,低等证据质量),0.9%氯化钠注射液50 mL+盐酸多巴胺注射液180 mg微量泵泵注(3 mL/h起泵,根据血压调整),盐酸多巴胺可以持续应用纠正休克,在经过充分液体复苏血压仍不达标或者出现组织灌注不足的表现[如意识改变、皮肤花斑、尿量<0.5 mL/(kg·h)、乳酸>2 mmol/L]时使用,可改善组织器官的血流灌流,恢复细胞的功能与代谢。

5. 右踝关节碘伏消毒擦拭 处理原发病灶,局部皮肤清洁护理,促进脓肿吸收愈合、避免再次感染。

(二)复查间隔

发热期血常规、炎症指标PCT、CRP可1~3 d复查一次,其他指标一般6~7 d复查一次,如治疗期间有病情变化可随时复查。

(三)临时复查医嘱及目的

1. 第1~3天复查项目 血气分析、血常规、肝功能、肾功能、心肌酶、凝血功能、CRP、PCT,判断病情变化。肝功能、肾功能、心肌酶、凝血功能恶化提示出现多脏器损伤,WBC、PCT、CRP明显下降提示病情好转,反之指标升高提示病情加重。

2. 第1周复查项目 血气分析、血常规、肝功能、肾功能、心肌酶、凝血功能、CRP、PCT。判断病情变化,复查目的同上。

(四)思维引导

①患者出现了血压下降,考虑感染性休克,需要告知家属病情发展和可能出现的结局。感染性休克会引起机体的急性微循环灌注不足,导致组织缺氧、细胞损害、代谢和功能障碍,甚至出现多器官功能衰竭,危及生命。②患者为皮肤细菌感染入血引起的败血症,进而发生感染性休克,治疗方案为液体复苏、抗生素抗菌治疗和血管活性药物应用、局部病灶的及时处理、营养支持,以及维持水、电解质、酸碱平衡等。③需要监测患者血流动力学和血气分析,有变化可及时调整治疗方案。④患者肝功能、肾功能、凝血功能、心肌酶谱尚未出现明显异常,仍需要监测,及时发现多器官功能

衰竭可能。

三、治疗经过和效果 ▶▶▶

（一）治疗后 3 d

患者体温正常，血压 120/78 mmHg，神志清，精神可。血常规 WBC $15.0×10^9$/L，Neut% 84.0%；PCT 0.754 ng/mL、CRP 68.65 mg/L，Lac 1.8 mmol/L。

（二）治疗后 1 周

患者体温正常，血压 120/70 mmHg，神志清，精神可。血常规 WBC $5.6×10^9$/L，Neut% 68.0%；PCT 0.075 ng/mL、CRP 18.45 mg/L；右侧踝关节内侧脓肿吸收；左侧第 4 脚趾趾甲下皮肤结痂，无红肿，皮温不高。Lac 1.0 mmol/L。

（三）治疗后 2 周

体温正常，血压正常，血常规 WBC $4.5×10^9$/L，Neut% 52.0%；PCT 0.014 ng/mL、CRP 13.0 mg/L；治愈出院。

（四）出院医嘱

(1) 注意监测血常规、PCT、CRP；关注血压变化。

(2) 建议专科就诊治疗强直性脊柱炎，评估是否可以继续应用免疫抑制剂类药物。

四、思考与讨论 ▶▶▶

败血症是病原菌侵入血液循环，并在其中生长繁殖产生大量毒素，同时诱发全身炎症反应综合征（SIRS）的急性全身性感染。同时还要关注其他几个概念。菌血症（bacteriemia）是病原菌进入血液循环后迅速被人体免疫功能清除，未引起明显全身炎症反应。病原菌在侵入的局部组织中生长繁殖，其产生的毒素侵入血液循环，而病原菌不入血者称为毒血症（toxemia）。若病原菌与机体防御系统之间失去平衡，在菌血症基础上发展并出现毒血症即为败血症。因此两者并不是完全独立不同，而是密切相关，统称为血流感染。当败血症患者存在原发性/迁徙性化脓性病灶则称为脓毒败血症（septicopyemia）。

病因方面：引起败血症的病原体包括细菌、真菌及细菌与真菌等多种病原菌混合感染。革兰阳性球菌，主要是葡萄球菌、肠球菌和链球菌；而以金黄色葡萄球菌最为常见，由于临床上抗生素的滥用，耐甲氧西林金黄色葡萄球菌，耐万古霉素金黄色葡萄球菌，耐药凝固酶阴性葡萄球菌等多种耐药菌感染率升高。在革兰氏阴性杆菌中，以肠杆菌科细菌为常见，其次还包括厌氧菌，如脆弱类杆菌、梭状芽孢杆菌。近年来产广谱 β-内酰胺酶、多重耐药、泛耐药及全耐药细菌检出率呈现逐年增长趋势。

临床症状方面：当机体被病原体侵入血液循环后，是否会引起败血症，取决于机体的免疫功能及病原体的种类、数目及毒力。机体免疫功能下降或缺陷是败血症的主要原因。疾病、药物等各种原因引起的中性粒细胞下降，中性粒细胞计数<$0.5×10^9$/L 时败血症的发生率明显增高，如急性白血病、骨髓移植后、恶性肿瘤化疗后、再障等应用免疫抑制剂、广谱抗生素、放疗、细胞毒性药物、大手术。各种破坏局部屏障防御功能的因素，如气管插管、气管切开、人工呼吸器的应用；各种导管的留置（静脉、动脉、导尿管）以及烧伤创面；各种插管检查（内镜、插管造影、引流）；严重的基础疾病：如肝硬化、结缔组织病、糖尿病、尿毒症、慢性肺病等。本例患者因为强直性脊柱炎应用司库奇尤单抗，该药物与白细胞介素-17 特异性结合，抑制其生物学效应，抑制免疫功能，增加了败血症发生的风险。

病原体方面，革兰阳性菌生长过程中分泌外毒素等蛋白质，对机体靶细胞起毒性作用。不同的病原体引起的临床症状特点不同，在细菌学结果之前，我们可以根据不同患者的症状特点，经验性选择抗生素的应用。另一方面革兰阴性菌往往伴随着 SIRS,关于 SIRS 的诊断,临床上有下列 2 项或 2 项以上表现:①体温>38 ℃或<36 ℃;②心率>90 次/min;③呼吸急促,呼吸频率>20 次/min;或通气过度,PaCO$_2$<4.27 kPa(32 mmHg);④WBC>12×10^9/L 或<4×10^9/L;或白细胞总数正常但中性杆状核粒细胞(未成熟中性粒细胞)>10%。该患者符合 4 项中的 3 项,存在 SIRS。临床要注意 SIRS 的发生,及时处理。

血培养和骨髓培养可作为确诊的依据,至关重要。提高血培养阳性率方法如下。

在应用抗菌药物前检测;在寒战、高热时抽取;每次采血量 5～10 mL,多次反复足量血送检;作全套培养(L-型、厌氧菌、真菌、普通);已应用抗菌药物者,宜于培养基中加入硫酸镁、β-内酰胺酶、对氨苯甲酸等以破坏某些抗菌药物;骨髓培养阳性者,应做药敏试验,以测定最低抑菌浓度、最低杀菌浓度。病原微生物高通量测序不受抗生素应用的干扰,更精确地检测到病原体,包括细菌、病毒、支原体、真菌等。血常规、PCT、CRP、ESR 用于检测炎症反应的变化,也可以对治疗效果进行判断。严重的败血症出现感染性休克,病死率平均高达 42.9%,早期识别并启动治疗可降低严重感染和感染性休克的病死率。当存在各种原因引起机体免疫防御功能受损、缺陷和局部屏障破坏,且不能以原发感染灶或原发疾病解释的急性发热,白细胞及中性粒细胞升高,有皮疹、肝脾肿大、迁徙性脓肿,血和骨髓培养阳性时可确诊败血症。血培养阴性不能排除败血症。诊断的同时需要对其他相关疾病进行鉴别诊断,包括成人斯蒂尔病、恶性组织细胞病、伤寒、其他血液系统疾病、肿瘤性疾病、结缔组织病等。

败血症的治疗有基础治疗和对症治疗:易消化、高热量、适量营养,维生素 B、维生素 C,维持水、电解质、酸碱平衡,抗菌药物的及时应用对于感染的控制、临床症状的改善至关重要,在血培养结果回示之前可进行经验性用药。感染性休克危急重症,应及时进行静脉补液(先快后慢、先晶体后胶体的原则)。按病情需要进行相应的输血、血浆、白蛋白、丙球加强支持治疗。严重毒血症症状者,可给短程(3～5 d)中等剂量激素(在足量、有效抗菌药物应用的同时),对于脓毒症休克患者,在经过充分的液体复苏及血管活性药物治疗后,如果血流动力学仍不稳定,建议静脉使用氢化可的松,剂量为每天 200 mg(弱推荐,低证据质量)。加强护理,观察血压、尿量、心肾功能。病原治疗是败血症最重要的治疗,在诊断初步确立、留取标本送检未获病原菌之前立即开始经验性治疗,随后根据药敏试验结果调整用药。对病原未明危重患者、多重细菌引起败血症联合用药可少耐药菌株的出现。对于可能存在耐药菌株时,两种有效抗菌药物联合,杀菌剂、静脉给药、开始剂量宜大,疗程宜长≥3 周(用至体温正常,并发症或迁徙性感染症状和体征消失后 5～10 d,如有脓肿者,疗程宜更长)。如果抗菌治疗 48 h 疗效欠佳,需要调整抗菌药物。病原菌不明确时需要兼顾革兰氏阳性菌、革兰氏阴性菌抗菌药物联合抗假单胞菌青霉素(哌拉西林、替卡西林)/三代头孢+氨基糖苷类。免疫功能低下者的院内感染(金黄色葡萄球菌、假单胞菌)可应用万古霉素+头孢他啶。原发感染病灶和迁徙性病灶的治疗尽早穿刺、切开引流。胆道、泌尿道感染伴梗阻,手术去除梗阻病灶。停用或减量使用免疫抑制药或有效治疗基础疾病,如白血病。静脉留置导管引起的败血症建议拔除导管并做导管尖端培养。

败血症的早期诊断、及时治疗、足够疗程,对于疾病的恢复、预后至关重要。合理使用肾上腺皮质激素、广谱抗菌药物;防止真菌、耐药菌感染;各种手术、诊疗器械、导管应严密消毒,严格遵守无菌操作。尽量减少血管内装置使用时间和频率。静脉插管及时替换。疖痈、皮肤感染忌用挑、挤、压是避免病原体进入血流发生败血症的关键。

五、练习题

1. 简述败血症、菌血症、脓毒血症的概念。
2. SIRS 的诊断标准是什么?

3. 为了提高血培养等病原体检测的阳性率,我们需要注意哪些?

六、推荐阅读

[1] 王仲,魏捷,朱华栋,等. 中国脓毒症早期预防与阻断急诊专家共识[J]. 临床急诊杂志,2020,21 (7):517-529.

[2] EVANS L, RHODES A, ALHAZZANI W, et al. Surviving sepsis campaign: international guidelines for management of sepsis and septic shock 2021[J]. Intensive Care Med, 2021, 47(11):1181-1247.

（何 平 梁红霞）

案例29 感染性休克

概要

55 岁女性被确诊为"感染性休克",给予补液、"亚胺培南西司他丁钠"抗感染及右肾脓肿穿刺引流后好转出院。

一、病历资料

（一）门诊接诊

1. 主诉 发热伴腰痛 8 d,加重伴少尿 1 d。

2. 问诊重点 应聚焦主要症状特点、伴随症状、疾病演变过程、诊治经过、治疗效果,同时应关注基础疾病史。

3. 问诊内容

(1)诱发因素:有无受凉、腰部外伤等。

(2)主要症状:热峰、热型,腰痛的部位、性质、持续时间,加重或缓解因素。

(3)伴随症状:有无畏寒、咳嗽、咳痰、胸闷、气短、恶心、呕吐、尿频、尿急、尿痛等伴随症状。

(4)诊治经过:是否用药,何时开始用药、用何种药物、具体剂量和疗程、效果如何。

(5)既往史:有无泌尿系结石病史,有无高血压、糖尿病、心脏疾病、肝炎、结核等病史,预防接种情况,有无手术、外伤、输血史,有无药物和食物过敏史。

(6)个人史:生于何地,在何地久居,有无疫区、疫情、疫水接触史,有无职业相关有害物质接触史,有无吸烟、饮酒、冶游史等。

(7)家族史:家族成员健康状况,有无家族遗传病史。

问诊结果

患者为55岁女性,农民,8 d 前无明显诱因出现发热,体温最高39 ℃,伴畏寒、寒战,伴右侧腰部胀痛,无恶心、呕吐,无尿频、尿急、尿痛,自行服用退热药物治疗,效果欠佳,病情进行性加重;1 d 前尿量较前明显减少,尿液呈酱油色,伴血压下降,为求进一步诊治至我院。既往右肾结石未治疗。个人史无特殊。

4. 思维引导　①总体印象方面,患者发热伴腰痛,考虑泌尿系统感染可能性大,需进一步完善检查明确是否有结石、肿瘤、脓肿形成。②患者出现血压下降、少尿,考虑为感染性休克,有效循环血量不足导致肾脏灌注减少。③严重程度方面,患者其他脏器功能是否受到影响?

(二)体格检查

1. 重点检查内容及目的　患者感染性休克,应重点检查神志有无改变、皮肤有无花斑、口唇肢端有无发绀、四肢有无厥冷、有无出冷汗,同时应检查肾区有无叩击痛。

体格检查结果

T 37.8 ℃,R 22 次/min,P 100 次/min,BP 86/55 mmHg。

神志淡漠,嗜睡状态,精神差,急性面容,全身皮肤无花斑,口唇无发绀,四肢末梢皮温低,双肺呼吸音清,未闻及干、湿啰音,腹软,无压痛、反跳痛,右肾区叩击痛,双下肢无水肿。

---

2. 思维引导　①患者体格检查提示休克早期表现,需尽快给予抗感染、补液等对症支持治疗。②肾区叩击痛,需要完善影像学检查进一步明确诊断。

(三)辅助检查

1. 临时辅助检查医嘱及目的

(1)血常规:白细胞、中性粒细胞水平用于判断有无感染,初步判断病原学类别。

(2)CRP、PCT:炎症指标用于判断感染严重程度。

(3)肝功能、肾功能、电解质:明确患者肝功能、肾功能损伤程度、有无内环境紊乱。

(4)心肌酶谱:判断有无心肌损伤。

(5)凝血功能:有助于判断有无凝血功能紊乱。

(6)动脉血气分析:pH、HCO_3^-、Lac 水平有助于判断疾病严重程度。

(7)尿常规:有助于判断有无泌尿系统感染。

(8)血培养、尿培养:寻找病原体,有助于后期针对性调整抗感染方案。

(9)腹部 CT:明确肾脏、肾周、输尿管及腹腔其他脏器情况。

(10)心电图:有助于判断患者是否有心肌缺血、心律失常等。

辅助检查结果

(1)血常规:WBC $21.5×10^9$/L,Neut% $17.6×10^9$/L,Hb 130 g/L,PLT $120×10^9$/L。

(2)CRP、PCT:CRP 186 mg/L,PCT 22 ng/mL。

(3)肝功能、肾功能、电解质:ALT 35 U/L,AST 30 U/L,ALB 30 g/L,TBil 19.0 μmol/L,DBil 10.6 μmol/L,Cr 125 umol/L,尿素(Urea)10 mmol/L,K^+ 5.7 mmol/L,Na^+ 137 mmol/L,Ca^{2+} 1.2 mmol/L。

(4)心肌酶谱:均阴性。

(5)凝血功能:PT 15 s,APTT 33 s,FLB 1.5 g/L,D-二聚体 6.2 μg/mL。

(6)动脉血气分析:pH 7.25,$PaCO_2$ 33 mmHg,PaO_2 86 mmHg,HCO_3^- 16 mmol/L,BE -8 mmol/L,Lac 2.9 mmol/L。

---

(7)尿常规:白细胞(+++),隐血(+),蛋白(+),白细胞计数 652/μL,红细胞计数 88/μL,细菌计数 2140/μL。

(8)血培养、尿培养:大肠埃希菌(入院 3 d 后回示)。

(9)腹部 CT(图 3):右肾内及肾周包膜下异常密度影,考虑炎性感染性病变可能,右肾结石可能。

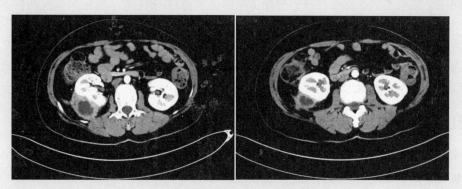

图3　患者治疗前腹部 CT 表现

(10)心电图:窦性心动过速。

2.思维引导　患者发热伴腰痛,白细胞、CRP、PCT 明显升高,乳酸升高,CT 示右肾脓肿,血培养示大肠埃希菌,患者出现神志改变、血压下降、尿量减少,根据《脓毒症定义及诊断标准》,该患者可诊断为脓毒症休克。泌尿系统感染最常见致病菌为大肠埃希菌,目前临床上大肠埃希菌的耐药性越来越严重,对环丙沙星、庆大霉素、哌拉西林、磺胺的耐药率接近或高于 50%,对碳青霉烯类的耐药率仍然较低,患者休克状态,初始经验性给予碳青霉烯类抗感染治疗。

(四)初步诊断

①感染性休克;②右肾脓肿;③急性肾功能不全;④低蛋白血症;⑤电解质紊乱;⑥右肾结石;⑦窦性心动过速。

二、治疗与复查方案

(一)长期治疗医嘱及目的

1.抗感染　0.9%氯化钠注射液 100 mL+亚胺培南西司他丁钠 0.5 g ivgtt q 6 h,对因治疗,抗感染。

2.补液　休克早期给予大量补液扩容,补液先晶体后胶体,先快后慢,在复苏的前 3 h 内至少静脉输注 30 mL/kg 的晶体溶液,晶体溶液可用平衡晶体溶液,胶体溶液可用人血白蛋白及血浆,目的是补充有效循环血容量,维持重要脏器灌注,需动态评估补液是否足量。

3.穿刺引流　右肾脓肿穿刺引流,对因治疗,充分引流感染灶,对于感染的控制至关重要。

(二)复查间隔

循环不稳定时一般复查间隔为每天复查 1 次,循环稳定后可每周复查 1 次。

(三)临时复查医嘱及目的

1.循环不稳定时复查项目　血常规、CRP、PCT、动脉血气分析、肝功能、肾功能、凝血功能。判断病情变化,炎症指标及乳酸、肌酐持续下降,提示病情好转;反之为病情进展。

2.循环稳定后复查项目　血常规、CRP、PCT、肾功能、电解质、凝血功能、尿常规、腹部 CT。

(四)思维引导

①患者的根本病因为右肾脓肿,对因治疗清除感染灶至关重要,是保障后续病情持续缓解的根本。②患者感染性休克,病情危重,在病原学未明确时需根据发病部位常见病原体进行经验性抗感染治疗,该患者为泌尿系统感染,常见致病菌为大肠埃希菌,也可见屎肠球菌、粪肠球菌、厌氧菌,亚胺培南西司他丁钠为碳青霉烯类抗生素,可广覆盖革兰氏阴性菌、革兰氏阳性菌、厌氧菌,对于尽快控制感染同样至关重要。③感染性休克早期需要液体复苏,根据《脓毒症定义及诊断标准》,需同时补充晶体溶液和胶体溶液,在充分液体复苏的基础上可给予血管活性药物应用维持血压,保证重要脏器的灌注,维持器官功能。④患者为感染性休克,应用抗感染治疗,需复查血常规、CRP、PCT判断抗感染是否有效,复查乳酸评估循环改善情况,复查肾功能、电解质评估肾功能及电解质紊乱是否纠正,复查腹部CT明确病灶范围是否缩小,引流是否充分。

三、治疗经过和效果 ➤➤➤

(一)治疗后1周

1.症状　未再出现发热、腰痛,尿量恢复正常。

2.体格检查　神志清,精神可,生命体征稳定,右肾区叩击痛较前减轻。

3.血常规　WBC $12.5×10^9$/L,Neut# $9.8×10^9$/L,PLT $130×10^9$/L。

4.CRP、PCT　CRP 56 mg/L,PCT 0.65 ng/mL。

5.肾功能、电解质　Cr 85 μmol/L,Urea 6.2 mmol/L,K^+ 4.5 mmol/L,Na^+ 140 mmol/L,Ca^{2+} 1.8 mmol/L。

6.凝血功能　正常。

7.尿常规　正常。

8.腹部CT　右肾脓肿穿刺引流术后,右肾结石(图4)。

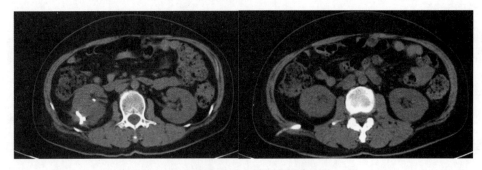

图4　患者治疗后腹部CT表现

(二)治疗后2周

1.症状　持续10 d无发热、腰痛,未诉特殊不适。

2.体格检查　神志清,精神可,生命体征稳定,右肾区叩击痛阴性。

3.血常规、CRP、PCT、肝功能、肾功能、凝血功能、尿常规　均正常。

(三)出院医嘱

(1)拔除右肾脓肿穿刺引流管。

(2)监测体温变化。

(3)1个月后复查血常规、CRP、PCT、肝功能、肾功能、尿常规,腹部CT或泌尿系统彩超。

四、思考与讨论

感染性休克亦称脓毒症休克,是急危重症医学面临的重要临床问题,全球每年脓毒症患病人数超过 1900 万,其中有 600 万患者死亡,病死率超过 25%,存活的患者中约 300 万人存在认知功能障碍。早期识别与恰当处理可改善脓毒症患者的预后。近年来,国内外对脓毒症领域的研究不断深入,临床实践及证据不断增加,2016 年美国重症医学会与欧洲重症医学会联合发布《脓毒症定义及诊断标准》,新定义的出现及临床证据的积累都会对临床决策产生重要影响。

《拯救脓毒症运动:国际脓毒症和脓毒症休克管理指南》还建议对怀疑脓毒症的成年患者进行血乳酸测定。此外,对于怀疑脓毒症或脓毒症休克患者,在不显著延迟启动抗菌药物治疗的前提下,应常规进行微生物培养(至少包括两组血培养)。该指南从早期诊治、识别和控制感染、血流动力学管理、合理的机械通气、适当的辅助治疗及必要的长期治疗管理 6 个方面,对脓毒症和脓毒症休克患者的临床治疗做出了全面的推荐。

对于脓毒症和脓毒症休克患者而言,早期诊治主要包括:液体复苏和维持初始平均动脉压,一旦诊断应立刻开始治疗和复苏,并使用包括每搏输出量、每搏量变异度、脉压变异率或超声心动图、对被动抬腿或补液的反应在内的动态措施来指导液体复苏,而不能仅参照体格检查或其他静态参数。对于脓毒症所致的低灌注或脓毒症休克的患者,在复苏的前 3 h 内,应至少为患者静脉输注 30 mL/kg 的晶体溶液。推荐使用晶体溶液作为复苏的首选液体,而不推荐使用羟乙基淀粉及明胶等人工胶体溶液进行复苏或容量替代治疗。在早期复苏及随后的容量替代治疗阶段,当需要输注大量的晶体溶液时,可同时加用白蛋白。

对于可能患有脓毒症休克,或脓毒症可能性高的成年患者,应立即使用抗菌药物(最好在疾病诊断后 1 h 内即开始使用)。在患者首次诊断脓毒症后,抗菌药物的使用最晚不应延迟超过 3 h。对于可能患有脓毒症,但确定不存在休克的成年患者,推荐快速评估可能的感染性与非感染性病因;一旦评估发现患者罹患脓毒症的可能性很高时,应及时提供抗菌治疗。

除液体复苏治疗外,常需使用血管活性药物及正性肌力药物,来维持脓毒症和脓毒症休克患者的血流动力学稳定。国内外指南均推荐使用去甲肾上腺素作为脓毒症和脓毒症休克患者的一线升压药物。除常规治疗外,糖皮质激素、红细胞、免疫球蛋白的输注,应激性溃疡、静脉血栓的预防,以及血液净化、肾脏替代治疗等辅助治疗手段也是脓毒症和脓毒症休克患者临床治疗的重要组成部分,应根据患者的病情,明确治疗指征后合理使用。虽然目前的文献和指南为脓毒症患者管理提供了重要信息,但对于脓毒症休克患者的管理仍面临许多挑战。

五、练习题

1. 本例患者如果出现多器官功能衰竭,应如何处理?
2. 本例患者如果出现血小板下降,考虑为哪些原因?

六、推荐阅读

[1]中国医师协会急诊医师分会,中国研究型医院学会休克与脓毒症专业委员会. 中国脓毒症/脓毒性休克急诊治疗指南(2018 年)[J]. 临床急诊杂志,2018,19(9):567-588.

[2]中华医学会急诊医学分会. 脓毒症液体治疗急诊专家共识(2018 年)[J]. 中华急诊医学杂志,2018,27(1):30-38.

[3]LEVY W M,EVANS L E,RHODES A. The surviving sepsis campaign bundle:2018 update[J]. Intensive Care Med,2018,44(6):925-928.

(翁鑫鑫　康　谊)

结核性腹膜炎

概要

55 岁男性因"发现 HBsAg 阳性 18 年,腹胀 2 周"被确诊为"慢性乙型肝炎合并结核性腹膜炎",给予利福平、异烟肼、乙胺丁醇、吡嗪酰胺抗结核治疗及恩替卡韦抗乙型肝炎病毒治疗后好转出院。

一、病历资料

(一)门诊接诊

1. **主诉**　发现 HBsAg 阳性 18 年,腹胀 2 周。

2. **问诊重点**　应聚焦患者流行病学资料、肝功能、肾功能、电解质、感染指标、心功能、肿瘤等核心指标情况以及起病的过程、主要症状特点、疾病演变过程、伴随症状、诊治经过、治疗效果等。

3. **问诊内容**

(1)诱发因素:有无未按医嘱停用抗病毒药物、服用其他可能导致肝损伤的药物、饮酒、饮食不当、劳累、抵抗力下降、感染等诱发因素。

(2)主要症状:注意起病的急缓,进展的快慢,持续的时间,程度如何;有无加重及缓解的因素。

(3)伴随症状:有无恶心、呕吐、腹泻、便秘、呼吸困难、心悸、午后低热、盗汗、黄疸、体重下降或明显超重、下肢水肿等。

(4)诊治经过:是否用药,何时开始用药、用何种药物、具体剂量和疗程、效果如何。

(5)既往史:有无结核、糖尿病、高血压、心脏疾病等病史,预防接种情况,有无接种过肝炎疫苗、卡介苗,有无手术、外伤、输血史,有无药物和食物过敏史。

(6)个人史:生于何地,在何地久居,有无疫区、疫水接触史,如有无肺结核接触史,有无职业相关有害物质接触史,有无吸烟、饮酒、冶游史等。

(7)家族史:家族成员健康状况,特别是家庭成员有无乙肝病史、结核病史,有无家族遗传病史。

问诊结果

患者为 55 岁男性,退休教师,18 年前体检时发现乙肝血清标志物 HBsAg 阳性,未行正规诊疗。2 周前无明显原因及诱因出现轻微腹胀,无乏力、食欲缺乏,无心慌、气短,无低热、盗汗,无体重下降,未处置,症状无缓解,为进一步诊治于门诊查上腹部彩超示:脂肪肝;腹水(中量)。既往史:有高血压病史 2 年,最高血压 150/90 mmHg,目前应用苯磺酸氨氯地平片治疗,血压控制平稳。个人史无特殊。父亲因 HBV 相关性肝癌去世。

---

4. **思维引导**

(1)总体印象方面:患者有乙肝家族史,其父亲因 HBV 相关性肝癌去世;18 年前体检时发现 HBsAg 阳性,后未正规诊治,近期因腹胀在门诊查上腹部彩超提示脂肪肝、腹水形成,但上腹部彩超未提示有肝表面不光滑、门静脉宽、脾大等肝硬化征象,故腹水的原因尚不能明确。

(2)病因方面:腹水可由多种疾病引起,根据产生原因及性质的不同,将其分为漏出液和渗出液两大类。漏出液为非炎性积液,其形成的主要原因:①血浆胶体渗透压降低,当血浆白蛋白降低时易引起腹水形成,常见于晚期肝硬化、肾病综合征、重度营养不良等。②毛细血管内液体静脉压升高,常见于慢性充血性心力衰竭、静脉栓塞。③淋巴管阻塞,常见于丝虫病或肿瘤压迫等,此时可出现乳糜样漏出液。渗出液为炎性积液,微生物的毒素、缺氧以及炎性介质刺激血管活性物质增高、癌细胞浸润、外伤、化学物质刺激等因素作用使血管内皮细胞受损,导致血管通透性增加,以致血液中大分子物质如白蛋白、球蛋白、纤维蛋白原等各种细胞成分渗出血管壁。渗出液形成的主要原因有感染性和非感染性。感染性如结核与其他细菌感染等。非感染性如外伤、化学性刺激(血液、胰液、胆汁、胃液),此外有恶性肿瘤,如肝癌、胃癌、转移性肺癌等。通过问诊尚不能明确诊断,下一步需系统查体及进行相关辅助检查特别是行腹腔穿刺术明确诊断,因其为有创检查,需经患者签署知情同意书方可实施。

(3)严重程度方面:目前可获取的临床资料为患者有慢性乙型肝炎病史,腹部彩超示脂肪肝及腹水形成,肝功能、肾功能、电解质怎么样?心脏有无问题?有无肺外结核?有无消化道肿瘤?有无血管病变?这需要进一步详细监测生命体征、系统查体、全面评估相关指标后方可明确。

(二)体格检查

1.重点检查内容及目的　患者慢性乙型肝炎诊断明确,应重点检查有无肝病面容,全身皮肤及巩膜是否黄染,全身有无水肿,有无肝掌,面、颈、胸有无蜘蛛痣以及上腹部的专科检查;特别注意有针对性的阳性体征,如腹壁有无柔韧感,对结核性腹膜炎的诊断有一定的价值。此外,患者有高血压病史,应注意心脏查体,是否有心尖搏动消失、心音减弱、第二心音分裂和心包叩击音等。

体格检查结果

T 36.6 ℃,R 20 次/min,P 64 次/min,BP 120/80 mmHg,身高 170 cm,体重 78 kg,BMI 27.0 kg/m²。

正常面容,全身皮肤及巩膜无黄染,全身无水肿,未见肝掌及蜘蛛痣,听诊双肺呼吸音清,未闻及干、湿啰音及胸膜摩擦音,心前区无异常隆起,心尖搏动位于左侧第 5 肋间锁骨中线内 1.0 cm 处,心界不大,心率 64 次/min,律齐,各瓣膜听诊区未闻及病理性杂音。腹微隆,腹围 94 cm,腹壁稍韧,全腹无压痛及反跳痛,肝、脾肋下未触及,肝区叩痛阴性,腹移动性浊音阳性,双肾区叩痛阴性,双下肢无水肿。

2.思维引导　①患者体格检查腹移动性浊音阳性,父亲因 HBV 相关性肝癌去世,患者肝硬化或肝癌尚不能排除。②患者有高血压病史,心源性腹水也不能被排除。③患者年龄稍大,恶性肿瘤尚不能排除。④患者目前查体腹壁有柔韧感,结核性腹膜炎也不能排除。需进一步完善相关检查明确诊断。

(三)辅助检查

1.临时化验及辅助检查医嘱及目的

(1)血、尿、粪常规检查:入院常规检查,血常规中白细胞、血小板水平有助于判断有无潜在肝硬化,尿常规有助于判断有无尿蛋白,粪常规有助于判断有无大便潜血等。

(2)肝功能、肾功能、电解质、心肌酶谱:明确患者肝功能损伤程度,明确是否有肾功能的损害、内环境紊乱;明确患者有无心肌损伤等。

（3）乙肝五项、HBV DNA 定量：判断患者慢性 HBV 感染自然史阶段及病毒复制情况，进一步明确病因和预后判断。

（4）TB DNA、ESR、T-SPOT、PPD 试验：判断患者是否合并结核分枝杆菌感染，进一步明确病因及病变活动与否。

（5）自身免疫性肝病抗体及免疫球蛋白、补体：判断患者是否合并自身免疫性肝病，进一步明确病因诊断。

（6）其他嗜肝病毒：有助于判断患者是否合并其他病毒感染，如甲肝、丙肝、丁肝、戊肝、CMV 及 EBV 感染。

（7）凝血功能：判断患者的病情严重程度。

（8）消化道肿瘤标志物及甲胎蛋白：协助明确有无消化道肿瘤，特别要筛查是否存在肝癌。

（9）肝、胆、胰、脾及双肾彩超+心脏彩超：有助于判断肝、胆、胰、脾情况、有无腹水及腹水量、有无缩窄性心包炎及慢性右心功能不全。

（10）心电图：有助于判断患者是否有心肌缺血、心律失常等。

（11）胸部、腹部 CT：有助于判断患者有无肺结核或肺部炎症等病变及肝硬化、肝癌等。

（12）胃镜、肠镜：有助于判断患者有无食管下段、胃底静脉曲张及消化道肿瘤。

（13）腹水检查：通过腹水常规、生化、细菌培养等检查有助于明确腹水性质和下一步治疗方案。

辅助检查结果

（1）血、尿、粪常规检查：WBC $3.57×10^9$/L，RBC $3.62×10^{12}$/L，Hb 124 g/L，PLT $190×10^9$/L；尿常规无异常；粪常规无异常。

（2）肝功能、肾功能、电解质、心肌酶谱：ALB 43.4 g/L、ALT 11 U/L、AST 15 U/L、ALP 108 U/L、GGT 14 U/L、TBil 12.5 μmol/L、DBil 6.6 μmol/L；肾功能、电解质未见异常；LDH 160 U/L、HBDH 153 U/L、CK 66 U/L、CK-MB 7 U/L。

（3）乙肝五项、HBV DNA 定量：HBsAg 63.82 IU/mL、HBsAb 0.14 mIU/mL、HBeAg 0.36 S/CO、HBeAb 0.01 S/CO、HBcAb 8.69 S/CO；HBV DNA 220 IU/mL。

（4）TB DNA、ESR、T-SPOT、PPD 试验：结核分枝杆菌 DNA 阴性，ESR 56 mm/h，T-SPOT 阳性，PPD 试验(−)。

（5）自身免疫性肝病抗体、免疫球蛋白及补体：未见异常。

（6）其他嗜肝病毒：甲肝、丙肝、丁肝、戊肝血清标志物未见异常；CMV DNA、EBV DNA 阴性。

（7）凝血功能：PT 11.7 s，PTA 84%。

（8）消化道肿瘤标志物及 AFP：未见异常。

（9）肝、胆、胰、脾及双肾彩超+心脏彩超：脂肪肝；腹水(7.0 cm)；静息状态下，心内结构未见异常，左室舒张功能、收缩功能正常，彩色血流主动脉及二尖瓣未见反流。

（10）心电图：未见异常。

（11）胸部、腹部 CT：胸部 CT 未见明显异常；上腹部 CT 示腹水，肝脏外形欠佳，不排除慢性肝损害，请结合相关实验室检查，胰腺、脾脏、肾脏未见异常。

（12）胃镜、肠镜：胃镜示未见食管-胃底静脉曲张，反流性食管炎、慢性非萎缩性胃炎、十二指肠未见异常。肠镜示盲肠及升结肠肠腔未见异常，横、降、结、乙状结肠及直肠未见异常。

(13)腹水检查:有以下几个项目。①腹水常规。颜色为黄色,透明度为混浊,凝固性示无凝块,比重 1.04,蛋白质阳性,细胞总数 $22.32 \times 10^9/L$,WBC $8.132 \times 10^9/L$,多叶核细胞 3.6%,单叶核细胞 96.4%。②腹水细胞学。涂片查见较多量淋巴细胞及蜕变的间皮细胞。③腹水生化。腹水总蛋白 56 g/L、腹水白蛋白 35 g/L、腹水葡萄糖 5.9 mmol/L、腹水总胆固醇 2.42 mmol/L、腹水氯 102 mmol/L、腹水腺苷脱氨酶 43 U/L、腹水乳酸脱氢酶 217 U/L。④腹水特殊细菌涂片。未找到抗酸杆菌。⑤腹水一般细菌培养及鉴定+药敏试验,经 5 d 培养无菌生长。

2.思维引导　①结合患者上述检查结果,可排除甲肝、丙肝、丁肝、戊肝、CMV 相关性肝炎、EBV 相关性肝炎、自身免疫性肝病、脂肪性肝病、酒精性肝病、药物肝损伤;再结合患者肾功能、尿常规、心脏相关检查、胃镜、肠镜,尚不考虑肾源性、心源性及肿瘤性疾病导致腹水的形成。②患者红细胞沉降率快,T-SPOT 阳性,故引起患者腹水的原因可能为结核分枝杆菌感染,腹膜活检术明确腹膜的病理改变是诊断金标准,但患者拒绝。患者同意行腹膜腔穿刺术,结合患者腹水的常规及生化结果,参照渗出液及漏出液的鉴别要点,特别是患者血清-腹水白蛋白梯度(SAAG)<11 g/L(SAAG<11 g/L,与门静脉高压无关,可能与腹膜转移癌、无肝硬化的结核性腹膜炎有关),故腹水的性质为渗出液。进一步结合患者查体腹壁有柔韧感,化验红细胞沉降率快,T-SPOT 阳性,腹水的原因已基本明确,初步考虑为结核分枝杆菌感染所致。

(四)初步诊断

①结核性腹膜炎;②病毒性肝炎,乙型,慢性,轻度;③脂肪肝;④高血压病,1 级,低危;⑤反流性食管炎;⑥慢性非萎缩性胃炎。

二、治疗与复查方案

(一)长期治疗医嘱及目的

(1)异烟肼片 0.3 g po qd、利福平片 0.6 g po qd、乙胺丁醇片 750 mg po qd、吡嗪酰胺片 500 mg po tid,抗结核治疗。

(2)ETV 0.5 mg po qd,对因治疗,用于抑制 HBV DNA 的复制进而缓解肝脏炎症、纤维化进展。

(3)苯磺酸氨氯地平 5 mg po qd,控制高血压。

(4)0.9%氯化钠注射液 100 mL+注射用还原型谷胱甘肽 2.4 g ivgtt qd,预防性保肝治疗,保护肝脏的合成、解毒功能,促进胆酸代谢。

(二)复查间隔

一般复查间隔为每周复查 1 次,如治疗期间有病情变化可随时复查。

(三)临时复查医嘱及目的

1.第 1 周复查项目　血常规、肝功能、肾功能、电解质、凝血功能、ESR、彩超探查腹水,因患者有慢性乙肝基础病,而抗结核药有肝毒性,应密切监测肝功能及凝血酶原时间的变化,以防药物性肝损伤的发生。

2.第 2 周复查项目　血常规、肝功能、肾功能、电解质、凝血功能、红细胞沉降率、彩超探查腹水,复查肝功能和凝血功能的目的同上。

(四)思维引导

①患者腹水的病因初步考虑为感染结核分枝杆菌所致,所以应积极抗结核治疗。化学治疗是

现代结核病最主要的基础治疗,目标不仅是杀菌和防止耐药性的产生,而且在于最终灭菌,防止和杜绝复发。当前国际公认的化疗原则是:早期、联合、适量、规律、全程。杀灭结核分枝杆菌至关重要,也是保障后续病情持续缓解的根本。异烟肼、利福平、吡嗪酰胺、乙胺丁醇是明确的一线抗结核药物,疗效好,不良反应少,且联合用药可减少药物的毒副反应,并可降低耐药的发生,故而选择该4种药物对因治疗。②患者肝功能正常,HBV DNA 220 IU/mL,无肝硬化的客观依据,但患者父亲因肝癌去世,符合抗病毒治疗指征,故知情同意后给患者选用了一线抗病毒药物恩替卡韦抗HBV治疗。③异烟肼、利福平、吡嗪酰胺会导致肝损害,且考虑患者有慢性乙肝基础病史,故给予患者应用了还原型谷胱甘肽,它可通过巯基与体内的自由基结合,可以转化成容易代谢的酸类物质从而加速自由基的排泄,有助于减轻化疗、放疗的毒副作用,而且还通过转甲基及转丙氨基反应,保护肝脏的合成、解毒、灭活激素等功能,故而选择该药预防肝损伤。④患者的核心异常为腹水形成,所以应重点复查腹水吸收情况以及评估结核分枝杆菌在体内的炎症控制的程度,如经验性给予抗结核治疗后腹水消退明显,红细胞沉降率也出现明显下降,则可确诊。还需要监测患者服药后的耐受情况即抗结核药物的毒副反应,故需严密监测血常规、肝功能、肾功能、电解质,不排除治疗期间出现肝功能的恶化,所以加查凝血功能。

三、治疗经过和效果

(一)治疗后1周

1. 症状　腹胀较前有所好转。

2. 体格检查　较入院时无明显变化,腹水征阳性。

3. 血常规　WBC 3.54×10^9/L,RBC 3.66×10^{12}/L,Hb 130 g/L,PLT 189×10^9/L。

4. 肝功能、肾功能、电解质　ALB 42.1 g/L、ALT 15 U/L、AST 20 U/L、ALP 108 U/L、GGT 15 U/L,TBil 10.5 μmol/L、DBil 5.8 μmol/L;肾功能、电解质未见异常。

5. 凝血功能　PT 12 s,PTA 97%。

6. 红细胞沉降率　64 mm/h。

7. 彩超探查腹水　腹水(6.5 cm)。

(二)治疗后2周

1. 症状　腹胀消失。

2. 体格检查　腹水征阴性。

3. 血常规　WBC 3.57×10^9/L,RBC 3.62×10^{12}/L,Hb 124 g/L,PLT 190×10^9/L。

4. 肝功能、肾功能、电解质　ALB 40.8 g/L, ALT 9 U/L, AST 15 U/L, ALP 116 U/L, GGT 10 U/L,TBil 7.2 μmol/L,DBil 4 μmol/L。肾功能、电解质:UA 748 μmol/L,余未见异常。

5. 凝血功能　PT 11 s,PTA 90.4%。

6. 红细胞沉降率　26 mm/h。

7. 彩超探查腹水　腹水(2.9 cm)。

(三)出院医嘱

(1)异烟肼片 0.3 g po qd、利福平片 0.6 g po qd、乙胺丁醇片 750 mg po qd、吡嗪酰胺片 500 mg po tid。

(2)ETV 0.5 mg po qd。

(3)双环醇片 25 mg po tid。

(4)苯磺酸氨氯地平片 5 mg po qd。

(5)苯溴马隆片 50 mg po qd。

(6)1周后门诊复查肝功能、肾功能、电解质、血常规、腹水探查。

四、思考与讨论 »»

结核性腹膜炎(tuberculous peritonitis,TBP)是常见肺外结核之一,也是不明病因腹水的常见病因之一,与肝硬化腹水、卵巢恶性肿瘤、原发性腹膜癌及其他腹腔内肿瘤等鉴别有一定困难,目前尚缺乏特异性的诊断手段,临床上容易漏诊或误诊。

使用腹水的抗酸染色涂片法敏感度仅0% ~ 6%,并且抗酸杆菌阳性仅能证实结核分枝杆菌属感染,不能鉴别结核及非结核分枝杆菌。结核分枝杆菌培养一般需要4 ~ 8周的时间才能得到结果,且阳性检出率20% ~ 35%,难以满足快速、准确诊断。结核菌素试验基于Ⅳ型变态反应的原理,使用PPD作为变应原,使局部形成皮丘,一般72 h观察反应,以局部硬结直径为依据:<5 mm阴性反应,5 ~ 9 mm一般阳性反应,10 ~ 19 mm中度阳性反应,≥20 mm或不足20 mm但有水疱或坏死为强阳性反应。但该变应原与卡介苗和环境中的非结核分枝杆菌存在部分共同抗原,因此特异性低。PCR是一种利用核酸扩增技术检测人体组织中结核分枝杆菌的技术,但TB DNA阳性率仍比较低。积液常规、生化检查一般只能定性不能定量,很难准确地将其与其他疾病导致的腹水鉴别,故误诊、漏诊发生的风险高,容易导致病情的延误。腹膜活体组织病理检查对结核性腹膜炎诊断的准确性较高,但是该项检查的有创性不被多数患者接受,本例患者也未配合,所以寻求其他的检测方法很有必要。随着结核分枝杆菌基因组学及免疫学的发展,作为一种新型的诊断方法逐渐兴起,如γ干扰素释放试验(interferon-γ release assay,IGRA),其诊断结核分枝杆菌感染的原理是被结核分枝杆菌抗原刺激而致敏的T细胞,再遇到同类抗原(结核分枝杆菌 RDl 基因区编码的特异性ESAT-6和CFP-10抗原,两者多不存在于非结核分枝杆菌以及卡介苗当中,所以IGRA有着相对高的特异度)时能产生γ干扰素。

T-SPOT通过酶联免疫斑点技术对分离的全血或单个核细胞在特异性抗原刺激后产生的干扰素进行检测,当阴性对照孔斑点数0 ~ 5时,任意一实验孔的斑点数减去阴性对照孔斑点数≥6,结果判为阳性;当阴性对照孔斑点数为6 ~ 10时,任意一实验孔的斑点数≥阴性对照孔斑点数的两倍,结果判定为阳性。如果上述标准不符合且阳性对照孔正常时,结果则判读为阴性。T-SPOT试验阳性反映患者体内存在结核分枝杆菌特异的效应T细胞,结合临床上是否存在结核感染的症状和病灶,可辅助诊断潜伏性结核感染或活动性结核感染。本例患者T-SPOT阳性,结合红细胞沉降率、腹水性质结果后临床诊断为结核性腹膜炎,且经抗结核治疗后患者腹水消退明显,红细胞沉降率明显下降,反过来也印证了结核性腹膜炎的初步诊断是正确的。

结核性腹膜炎的抗结核治疗原则也是早期、规律、全程、适量、联合。常用的一线抗结核药物有异烟肼(H)、利福平(R)、吡嗪酰胺(Z)、乙胺丁醇(E)。结核性腹膜炎治疗一般强化期为3个月,巩固期6 ~ 9个月,总疗程9 ~ 12个月。异烟肼片,0.3 ~ 0.4 g/d,顿服,不良反应一般有周围神经炎和肝毒性。利福平片0.45 ~ 0.60 g/d,顿服,不良反应一般有肝毒性以及大小便、唾液、痰液、泪液等可呈橘红色。吡嗪酰胺片1.5 g/d,分2 ~ 3次服用,主要不良反应为关节痛(由高尿酸血症引起,常呈轻度,有自限性)、消化道不良反应。乙胺丁醇片,15 mg/kg,顿服,不良反应多表现为视神经炎。本例患者应用后出现高尿酸血症,遂给予苯溴马隆片(50 mg,早餐后服用1次),其作用的机制主要是抑制肾小管对尿酸的重吸收,从而降低血中尿酸的浓度,为促尿酸排泄药。

五、练习题 »»

1.本例患者如果抗结核治疗期间出现肝功能异常,应如何管理?

2.诊断结核性腹膜炎的检测方法有哪些,具体机制是什么? mNGS在诊断肺外结核方面与传统检测方法比较有何优势?

3.如果本例患者是在乙型肝炎肝硬化失代偿期(腹水)合并结核性腹膜炎(腹水),如何选择抗结核药物?

六、推荐阅读

[1]李兰娟,任红.传染病学[M].9版.北京:人民卫生出版社,2018:212-219.

[2]万学红,卢雪峰.诊断学[M].9版.北京:人民卫生出版社,2018:324-328.

[3]中华医学会,中华医学会临床药学分会,中华医学会杂志社,等.肺结核基层合理用药指南[J].中华全科医师杂志,2020,19(10):891-899.

[4]中华医学会结核病学分会.抗结核药物性肝损伤诊治指南(2019年版)[J].中华结核和呼吸杂志,2019,42(5):343-356.

[5]中华医学会感染病学分会,中华医学会肝病学分会.慢性乙型肝炎防治指南(2019年版)[J].中华肝脏病杂志,2019,27(12):938-961.

(刘　娜　徐光华)

案例31　布鲁氏菌病

<hr>

概要

52岁男性以"间断发热伴腰痛4月余"为主诉入院,入院后明确诊断为布鲁氏菌病,给予多西环素、利福平、头孢曲松治疗后好转出院。院外继续按疗程应用多西环素、利福平抗感染治疗。

<hr>

一、病历资料

(一)门诊接诊

1.**主诉**　间断发热伴腰痛4月余。

2.**问诊重点**　应聚焦患者流行病学史、发热及相关伴随症状,诊治经过、治疗效果。

3.**问诊内容**

(1)诱发因素:有无呼吸系统、消化系统、泌尿系统、中枢神经系统感染征象。

(2)主要症状:发热,详细询问发热的热程、热型、最高体温、热退情况。

(3)伴随症状:有无多汗、关节痛、神经痛等伴随症状。

(4)诊治经过:是否用药,何时开始用药、用何种药物、具体剂量、效果如何。

(5)既往史:有无高血压、糖尿病、心脏疾病、结核等病史,预防接种情况,有无手术、外伤、输血史,有无药物和食物过敏史。

(6)个人史:生于何地,在何地久居,有无疫区、疫情、疫水接触史,有无职业相关有害物质接触史,有无流行病学接触史,包括饲养、屠宰、加工、销售、购买整个流程。有无吸烟、饮酒、冶游史等。

(7)家族史:家族成员健康状况,有无家族遗传病史。

问诊结果

患者为 52 岁男性,羊肉汤馆老板,4 个多月前出现发热伴腰痛,体温最高为 39 ℃,多于下午及夜间为主,呈波状热,伴畏寒、多汗、乏力、腰部及双侧髋关节疼痛,性质难以描述,活动及体位改变时疼痛加重,伴双侧睾丸肿大、疼痛,无头晕、头痛,无恶心、呕吐,无胸闷、胸痛,无咳嗽、咳痰,无尿频、尿急、尿痛,当地诊所按"椎间盘突出"治疗(具体用药不详),症状不缓解,门诊查胸腰段 MRI:①胸腰段退行性病变;②L_2 ~ L_4 椎体内及椎旁软组织异常信号,考虑感染性病变;③T_8 ~ T_9、L_3 ~ L_4、L_4 ~ L_5 椎间盘突出。泌尿系统彩超:①右侧睾丸异常所见,考虑炎性改变;②左侧睾丸肿大,考虑炎性改变。血常规:WBC 12.43×10^9/L, RBC 4.7×10^{12}/L, Hb 147 g/L, Neut# 10.93×10^9/L, Neut% 87.9%。收入院,患者发病以来,精神差,饮食尚可,大、小便无异常。既往史无特殊。个人史无特殊。家族史无特殊。

4.思维引导 ①总体印象方面:患者间断发热病史较长(热程 4 月余),发病过程中热退伴多汗,腰部、髋关节等大关节疼痛及泌尿生殖系统症状,无呼吸系统、消化系统、中枢神经系统感染症状。②流行病学方面:羊肉汤馆老板,有加工羊肉等接触史,该类患者询问病史时需重点询问发病有无季节性,有无牧区居住或旅行史;家中是否饲养牲畜等动物;当地是否有类似病例;从事什么工作,有无接触牲畜,如接生羊羔、屠宰牲畜、剥皮、挤奶等;有无进食病畜乳制品、被污染的肉类及其他不洁饮食史。

(二)体格检查

1.重点检查内容及目的 患者为发热患者,考虑感染性发热,应重点检查有无浅表淋巴结及腹部肝脾大。此外,可以对病变累及部位和脏器进行评估与判断。

体格检查结果

T 38.5 ℃,R 21 次/min,P 95 次/min,BP 130/70 mmHg。

慢性病容,全身浅表淋巴结未触及肿大,全身皮肤及巩膜无黄染,全身无水肿,肝脾肋下未触及。双侧髋关节局部压痛,腰背部叩击痛,左侧睾丸肿大。

2.思维引导 腰痛、髋关节疼痛,90% 以上的布鲁氏菌病患者有关节病变,骨关节系统损害是慢性布鲁氏菌病最主要的临床表现。其中布鲁氏菌性脊柱炎是主要表现之一,在布鲁氏菌病中的发生率为 2% ~53%,多发生于胸椎和腰椎。因此脊柱四肢的查体结合影像学检查对判断布鲁氏菌病的病程及临床分期至关重要。

(三)辅助检查

1.临时辅助检查医嘱及目的

(1)血、尿、粪常规检查:入院常规检查,血常规中白细胞、中性粒细胞有无感染征象,尿常规有助于判断有无泌尿系统感染,粪常规有助于判断有无大便潜血等。

(2)感染指标:CRP、ESR、PCT。

(3)肝功能、肾功能、电解质:明确是否有肝功能损伤、肾功能的损害、内环境紊乱。

(4)布鲁氏菌凝集试验:阳性可以初筛或诊断布鲁氏菌病。

(5)肥达反应、外斐反应:排查伤寒、斑疹伤寒。

(6)风湿免疫指标:抗 O 排查风湿热及风湿性关节炎、*HLA-B*27 结合骶髂关节及腰椎影像学变化可进一步排除强直性脊柱炎。

（7）心肌酶：判断有无心肌损伤。

（8）血培养：明确病原学诊断。

（9）腹部彩超：有助于判断是否合并肝脾肿大。

（10）腰椎磁共振：有助于判断病变是否累及腰椎，是否合并椎体的骨质破坏，有无局部脓肿形成，是否合并神经根及脊髓受压。

辅助检查结果

（1）血、尿、粪常规检查：WBC 9.51×10^9/L，RBC 5.14×10^{12}/L，Hb 150 g/L，PLT 316×10^9/L；尿常规无异常；粪常规无异常。

（2）感染指标：CRP 22.5 mg/L，ESR 40 mm/h，PCT 0.58 ng/mL。

（3）肝功能、肾功能、电解质：ALT 17.2 U/L，AST 16 U/L，GGT 154 U/L，ALP 172 U/L，ALB 39.7 g/L，TBil 11.5 μmol/L，DBil 4.2 μmol/L；肾功能正常、电解质正常。

（4）布鲁氏菌凝集试验：虎红平板凝集试验（RBPT）（+++）。试管凝集试验（SAT）1∶160。

（5）肥达反应、外斐反应：均阴性。

（6）风湿免疫指标：抗O（−），$HLA-B27$（−）。

（7）心肌酶：CK 20 U/L，CK−MB 16 U/L，LDH 202 U/L，HBDH 188 U/L。

（8）血培养：未回报。

（9）腹部彩超：①肝实质弥漫性损伤；②脾大。

（10）腰椎 MRI：①胸腰段退行性变；②$L_3 \sim L_4$ 椎体内及椎旁软组织异常信号，考虑结核；③$T_8 \sim T_9$、$L_3 \sim L_4$、$L_4 \sim L_5$ 椎间盘突出。

---

2. 思维引导　①患者从事羊肉加工工作；②临床表现为高热、多汗、肝脾肿大、腰部及髋关节疼痛呈被动体位；③患者检验结果提示布鲁氏菌凝集试验 1∶200 阳性；④腰椎 MRI：腰椎退行性改变，$L_3 \sim L_4$ 椎体内及椎旁软组织异常信号，考虑感染病变。以上临床特点，结合实验室及影像学检查，患者可诊断为布鲁氏菌病，待血培养结果回报可进一步验证。

（四）初步诊断

①布鲁氏菌病；②布鲁氏菌性脊柱炎。

二、治疗与复查方案

（一）长期治疗医嘱及目的

（1）多西环素 100 mg po bid+利福平胶囊 900 mg po qd+链霉素 1.0 g im qd。

（2）甘草酸二铵肠溶胶囊 150 mg po tid：保肝治疗。

（二）复查间隔

一般复查间隔为每周复查 1 次，如治疗期间有病情变化可随时复查。

（三）临时复查医嘱及目的

复查项目：血常规、CRP、ESR、PCT、肝功能、肾功能，了解抗感染治疗效果及检测药物不良反应。

（四）思维引导

①有关布鲁氏菌病的治疗原则早期、联合、足量、足疗程（6 周）用药，必要时延长疗程，防止复发

及慢性化。合并脊柱病变时,多西环素、利福平疗程至少3个月。②治疗方案常用四环素类、利福霉素类药物,亦可使用喹诺酮类、磺胺类、氨基糖苷类及三代头孢类药物。③治疗过程中注意监测血常规、肝功能、肾功能等。

三、治疗经过和效果

(一)治疗期间病情变化

患者入院治疗后3d体温降至正常,腰部疼痛无明显改善且活动受限,入院1周后血培养结果显示布鲁氏菌阳性。

1.病情变化的可能原因及应对措施

(1)可能原因:出现神经受损和/或椎旁软组织脓肿形成。

(2)应对措施:复查腰椎MRI,请骨科会诊,是否有外科手术治疗指征。

2.处理结局 ①骨科会诊意见:继续抗感染治疗;卧床休息,加强营养支持;若病情进行性加重,建议手术治疗。②继续抗感染治疗:加用止痛药物对症治疗。

3.思维引导 对于初治的没有椎间盘损害的布鲁氏菌病患者,如病灶仅局限于椎体前上下缘,没有神经受损症状和椎旁软组织脓肿的病例,用抗生素治疗即已足够,保守治疗预后较好,如有椎间盘破坏及脓肿形成,导致患者出现顽固性剧烈腰痛,应在药物治疗基础上联合手术治疗,可明显缩短疗程。

(二)治疗后1周

1.症状 体温降至正常,仍有腰痛及活动受限。

2.体格检查 较入院时无明显变化。

3.肝功能 ALT 13 U/L,AST 18 U/L,GGT 175 U/L,ALP 192 U/L,ALB 36 g/L,TBil 6.9 μmol/L,DBil 2.3 μmol/L。

4.血常规 WBC 7.37×10⁹/L,RBC 4.81×10¹²/L,Hb 138 g/L,Neut# 4.39×10⁹/L,Neut% 59.9%。

5.ESR 41 mm/h。

6.CRP 22.5 mg/L。

(三)治疗后2周

1.症状 体温正常,腰痛逐步减轻,止痛药物用量逐步减少。

2.体格检查 较入院时无明显变化。

3.肝功能 ALT 8 U/L,AST 17 U/L,GGT 198 U/L,ALP 196 U/L,ALB 39 g/L,TBil 6.6 μmol/L,DBil 2.2 μmol/L。

4.血常规 WBC 9.15×10⁹/L,RBC 4.01×10¹²/L,Hb 152 g/L,Neut# 5.99×10⁹/L,Neut% 65.4%。

5.ESR 26 mm/h。

6.CRP 27.2 mg/L。

(四)出院医嘱

(1)多西环素 100 mg po bid+利福平胶囊 900 mg po qd。

(2)1个月后门诊复查血常规、肝功能、肾功能、CRP、ESR。

(3)1个月后复查腰椎及髋关节 MRI。

四、思考与讨论

布鲁氏菌病近年来发病率逐年增高,随着临床医生对于疾病的重视,检出率、诊断率也明显增加,因此需要掌握布鲁氏菌病的诊断标准。

2017 年《布鲁菌病诊疗专家共识》中的诊断标准:综合患者的流行病学资料、临床表现和辅助检查,可做出诊断。由于该病临床表现的非特异性、病原体培养的低阳性率,血清学检查在诊断中发挥主要作用,同时流行病学资料对协助诊断有重要价值。

(一)实验室诊断标准

1.筛查试验　RBPT 阳性者应通过下述提及的确诊试验以证实。

2.确诊试验

(1)由血或其他临床标本中分离得到布鲁氏杆菌属。

(2)在上述基于凝集抗体检测的筛查试验基础上,加以下基于非凝集抗体的检测:①ELISA IgG 阳性;②库姆斯试验(Coomb 试验)IgG 效价 1∶400,并出现显著凝集及以上。

(3)不少于 2 周间隔获取的双份血清标本抗体效价升高不低于 4 倍。

(4)补体结合试验(complement fixation test,CFT):效价 1∶10 并出现显著凝集及以上。

(5)SAT:国内作为确诊试验,效价为 1∶100 并出现显著凝集及以上或病程 1 年以上,效价 1∶50 并出现显著凝集及以上;或半年内有布鲁氏菌疫苗接种史,效价达 1∶100 并出现显著凝集及以上者。

(二)人布鲁氏菌病临床诊断标准

1.疑似诊断　符合临床表现(有发热、多汗、关节痛、头痛、乏力、厌食、肌痛、关节炎、脊椎炎、脑膜炎或局灶器官累及心内膜炎、肝脾肿大、睾丸炎/附睾炎等),且流行病学相关,如疑似或确诊动物、患者或污染动物制品、培养物有接触史、生活在布鲁氏菌病流行区、与菌苗的生产、使用和研究有密切关系等。

2.临床诊断　疑似病例基础上有筛查试验阳性。

3.确诊病例　疑似或临床诊断病例基础上有确诊试验阳性。

4.隐性感染　有流行病学史,符合确诊病例免疫学和病原学检查标准,但无临床表现。

5.血清学阴性病例　值得注意的是,犬布鲁氏菌细胞膜表面的抗原不同,用普通血清学方法可能导致假阴性。因此临床强烈提示布鲁氏菌感染者,即使血清学阴性,也需排除犬型布鲁氏菌病的可能,此时可以通过培养或者 PCR 确诊。

五、练习题

1.本例患者在出现何种情况下需外科手术干预?

2.布鲁氏菌病的不同并发症选择何种治疗方案,一线及二线用药分别是什么?

六、推荐阅读

[1]中华人民共和国卫生部.布鲁菌病诊疗指南(试行)[J].传染病信息,2012,25(6):323-324,359.

[2]李兰娟,任红.传染病学[M].9 版.北京:人民卫生出版社,2018:187-190.

[3]《中华传染病杂志》编辑委员会.布鲁菌病诊疗专家共识[J].中华传染病杂志,2017,35(12):705-710.

(和振坤　李圆圆)

案例 32　**感染性心内膜炎**

概要

63 岁男性,因"间断发热 20 d 余"为主诉就诊。入院后经过血培养、心脏超声心动图等检查,被确诊为"感染性心内膜炎",给予万古霉素抗感染治疗,症状好转后转入当地医院继续抗感染治疗。

一、病历资料

(一)门诊接诊

1. 主诉　间断发热 20 d 余。

2. 问诊重点　问诊注意询问起病时间、季节、起病情况。询问相关诱因。应包括多系统症状询问,包括呼吸、泌尿、中枢神经、消化、骨关节等。诊治经过,尤其是抗生素以及退热类药物使用以及疗效。患病以来的一般情况,如精神状态、食欲、体重改变、睡眠以及大、小便情况。

3. 问诊内容

(1)诱发因素:发病前有无受凉、不洁饮食、丛林活动、劳累、动物接触病史。

(2)主要症状:详细询问起病情况(缓急)、病程、程度(热度高低)、频度(间歇性或持续性)。

(3)伴随症状:有无畏寒、寒战、大汗或盗汗。应包括多系统症状询问,是否伴有咳嗽、咳痰、咯血、胸痛;腹痛、恶心、呕吐、腹泻;尿频、尿急、尿痛;皮疹、出血、头痛、肌肉关节痛等。

(4)诊治经过:是否用药,何时开始用药、用何种药物、具体剂量和疗程、效果如何,尤其是抗生素和退热类药物的使用情况。

(5)既往史:有无高血压、糖尿病、心脏疾病、结核等病史,预防接种情况,有无手术、外伤、输血史,有无药物和食物过敏史。

(6)个人史:生于何地,在何地久居,有无传染病接触史、疫水接触史,有无职业相关有害物质接触史,有无吸烟、饮酒、冶游史等。职业特点等。

(7)家族史:家族成员健康状况,有无类似疾病史。

问诊结果

20 d 前无明显诱因出现间歇性发热,体温多于每日上午开始出现升高,最高 39.8 ℃,给予吲哚美辛栓退热后,体温可以维持正常 15 h 左右,此后再次出现体温升高。退热后无其他临床特殊不适。发热时伴乏力、头晕、口干,无寒战、出汗,咳嗽、咳痰,无胸闷、胸前区疼痛,无眼干、口腔溃疡,无皮疹、腹痛、腹泻、尿频、尿急等;遂至当地医院,查血常规示 WBC 13.88×10^9/L; CRP 129.80 mg/L,PCT 5.32 ng/mL;肝、胆、脾、胰、泌尿系统、甲状腺、心脏彩超示:①胆囊壁厚、毛糙;②双肾囊肿;③甲状腺未见明显异常;④左房稍大;⑤二尖瓣钙化并轻度关闭不全;⑥三尖瓣、主动脉瓣及肺动脉瓣轻度反流。胸部 CT 示:①右肺尖小钙化灶;②双肺局限性纤维条索;③冠状动脉走行区钙化。给予"盐酸环丙沙星 0.4 g po qd、头孢哌酮舒巴坦钠 3 g ivgtt q12h"对症治疗 15 d,乏力、头晕症状略有好转,仍间断发热,体温每日峰值波动于 38.0～38.5 ℃,今为求进一步治疗来院,门诊以"发热查因:①感染性发热? ②结缔组织病?"为诊断收入院,自发病以来,神志清,精神可,饮食量可,大、小便正常,睡眠可,体重无明显增减。

4.思维引导　①临床症状分析:患者急性起病,以发热为主要症状,高热,伴随轻微乏力、头晕、口干症状。无呼吸系统、骨关节系统、消化系统症状。②诊疗经过:外院白细胞、CRP、PCT 化验结果提示细菌性感染可能性大。超声、CT 检查进一步排除了肝胆系统、呼吸系统和泌尿系统感染。给予以治疗革兰氏阴性菌为主的抗感染治疗方案后发热无好转。③流行病学史:是否有牛羊、疫区、疫水接触病史。综合患者临床症状以及诊疗经过不能除外感染性心内膜炎(infectious endocarditis,IE)或者胞内菌感染,如伤寒、立克次体病、布鲁氏菌病、结核。其次进一步排除风湿免疫性疾病如血管炎、混合性结缔组织病、成人斯蒂尔病。

(二)体格检查

1.重点检查内容及目的　患者为发热查因,应重点检查全身皮肤黏膜有无皮疹、皮损,浅表淋巴结有无肿大,双肺有无干、湿啰音,心脏各个瓣膜听诊区有无杂音,腹部有无压痛以及反跳痛,肝区、肾区、脾区有无叩击痛,肝脾有无肿大。脊柱有无压痛。

体格检查结果

T 37.5 ℃,R 21 次/min,P 80 次/min,BP 124/72 mmHg。

全身皮肤黏膜无皮疹、皮下出血,全身浅表淋巴结无肿大。肺呼吸音清,无干、湿啰音。心率齐,各瓣膜听诊区未闻及杂音。腹部平坦,无压痛以及反跳痛,肝区、肾区、脾区均无叩击痛。脊柱无叩击痛。双下肢无水肿。神经系统查体未见异常反射。

2.思维引导　患者体格检查无特殊异常发现,这说明患者发热病因隐匿,需要借助超声或 CT 等影像学检查进一步评估系统受累情况和查明病因。外院 CT 检查已经初步排查了肝胆系统以及呼吸系统疾病。感染性心内膜炎的早期由于瓣膜病变较小,极易漏诊,心脏超声检查更依赖于有经验超声检查医师,建议再次预约心脏专科超声医师复查,必要时行经食管心脏超声检查。需要重点考虑早期感染性心内膜炎、布鲁氏菌病、立克次体病、系统性血管炎等疾病。

(三)辅助检查

1.临时辅助检查医嘱及目的

(1)血、尿、粪常规检查:入院常规检查,血常规中白细胞、中性粒细胞、嗜酸性粒细胞、淋巴细胞可以初步协助判断有无感染以及感染类型,比如嗜酸性粒细胞升高主要见于过敏性疾病和寄生虫感染,还可以初步判断有无血液系统疾病。尿常规可以协助排除下尿路感染。粪常规协助判断有无寄生虫感染和消化道出血、胃肠道感染。

(2)传染病四项:入院常规检查,为后续有创性医疗操作提供传染病信息。

(3)肝功能、肾功能、电解质:评估有无肝脏和肾脏的受累。

(4)血培养+药敏试验:排除或确认有无血流感染,明确病原菌和药敏情况。

(5)免疫球蛋白及补体,抗核抗体(ANA)+抗可溶性抗原抗体(ENA),抗中性粒细胞胞质抗体(ANCA):判断患者是否合并自身免疫性疾病和 ANCA 相关性血管炎,进一步明确病因诊断。

(6)病毒全套:有助于判断患者是否合并其他病毒感染,特别是易引起发热的 EBV 感染。

（7）凝血功能：重点关注凝血功能中的纤维蛋白原和D-二聚体,部分反映全身炎症水平。

（8）CRP：判断全身炎症反应状态。

（9）发热九项联检、布鲁氏菌抗体检测：排除或确认有无立克次体以及布鲁氏菌病。

（10）浅表淋巴结、甲状腺、心脏超声：了解有无淋巴结肿大和淋巴结结构有无异常。了解有无亚急性甲状腺炎、Grave病。了解心脏有无瓣膜病变,瓣膜有无赘生物。

（11）心电图：有助于判断患者是否有心肌缺血、心律失常等。

（12）PCT：细菌感染指标。

辅助检查结果

（1）血、尿、粪常规检查：WBC 13.28×10^9/L,Neut# 12.62×10^9/L,Lymph# 0.34×10^9/L,RBC 4.14×10^{12}/L,Hb 131 g/L,PLT 112×10/L;潜血(+++),蛋白(+);粪常规无异常。

（2）传染病四项：丙肝抗体阴性、梅毒抗体阴性、HIV抗体阴性,HBsAg阴性、HBeAg阴性、HBsAb阳性。

（3）肝功能、肾功能、电解质：均正常。

（4）血培养+药敏试验(2次,间隔12 h以上,结果一致)(图5)：金黄色葡萄球菌阳性,头孢西丁筛选试验阳性。

检测结果:金黄色葡萄球菌								
药敏结果:金黄色葡萄球菌								
序	抗生素	KB(mm)	MIC(μg/mL)	敏感度	序	抗生素	KB(mm)	MIC(μg/mL)	敏感度
1	头孢西丁筛选		pos	阳性				
2	左旋氧氟沙星		<=1	敏感				
3	克林霉素		>2	耐药				
4	环丙沙星		1	敏感				
5	红霉素		>4	耐药				
6	庆大霉素		<=1	敏感				
7	利奈唑胺		1	敏感				
8	苯唑西林		>2	耐药				
9	青霉素		0.25	耐药				
10	利福平		<=0.5	敏感				
11	复方磺胺		<=1/19	敏感				
12	奎奴普丁/达福普汀		<=0.5	敏感				
13	四环素		>8	耐药				
14	替考拉宁		<=1	敏感				
15	万古霉素		<=1	敏感				

图5　患者血培养及药敏试验结果

（5）免疫球蛋白及补体，ANA+ENA，ANCA：均阴性。

（6）病毒全套：各病原体 IgM 均阴性。

（7）凝血功能：FIB 4.02 g/L，D-二聚体 7.18 μg/mL。

（8）CRP：67.7 mg/L。

（9）发热九项联检、布鲁氏菌抗体检测：均阴性。

（10）浅表淋巴结、甲状腺超声、心脏超声：左房大，余房室腔内径正常，大血管根部内径及位置关系正常。二尖瓣周可见数个高回声，以后叶瓣周为主，其一大小约 8 mm×6 mm，二尖瓣、主动脉瓣、肺动脉瓣开放可，关闭欠佳，余瓣膜回声光滑，启闭可。房室间隔连续完整。左室壁厚度正常，运动协调。左室收缩功能测值正常，心包腔内可探及液性暗区，右室前壁前方深约 2.3 mm。彩色多普勒血流成像（CDFI）：二尖瓣反流，A 为 11 cm²。主动脉瓣反流，A 为 3.3 cm²。肺动脉瓣反流，A 为 3.0 cm²。甲状腺：甲状腺大小形态正常，轮廓清晰，左侧叶下极可见范围约 6.7 mm×2.6 mm 片状低回声，边界不清，CDFI 未见明显血流信号。余腺体结构清晰，内回声均匀。CDFI 示腺内未见明显异常血流信号。双侧颈部未见明显肿大淋巴结。诊断建议：①二尖瓣瓣周高回声（考虑赘生物）；②左房大；③二尖瓣重度关闭不全；④主动脉瓣、肺动脉瓣轻度反流；⑤左室舒张功能减低；⑥心包积液（少量）；⑦甲状腺左侧叶片状低回声。

（11）心电图：正常。

（12）PCT：18.31 ng/mL。

2. 思维引导

（1）感染性心内膜炎是指因细菌、真菌、立克次体等引起的心脏瓣膜或心壁心内膜的感染，伴赘生物的形成。根据病程分为急性和亚急性。急性感染性心内膜炎的特征：①中毒症状明显；②病程进展迅速，数日至数周引起瓣膜破坏；③感染迁徙多见；④病原体主要为金黄色葡萄球菌。亚急性感染性心内膜炎特征：①中毒症状轻；②病程数周至数月；③感染迁徙少见；④病原体以甲型溶血性链球菌多见，其次为肠球菌。

（2）本例以"间断发热 20 d 余"为主诉就诊。查体未见明显阳性体征。辅助检查提示血培养阳性，可见耐甲氧西林金黄色葡萄球菌生长。心脏超声心动图提示二尖瓣赘生物。符合感染性心内膜炎 Duke 临床标准中 2 项主要诊断标准，也即血培养阳性和心内膜感染的证据。感染性心内膜炎诊断明确。病程进展速度快，考虑是急性感染性心内膜炎。

（四）初步诊断

感染性心内膜炎。

二、治疗与复查方案

（一）长期治疗医嘱及目的

（1）卧床休息：减少活动诱发赘生物脱落风险。

（2）注射用盐酸万古霉素 1.0 g ivgtt q12h：抗感染治疗。

（二）复查间隔

一般复查间隔为每周 1 次，如治疗期间有病情变化可随时复查。

（三）临时复查医嘱及目的

1. 第 1、3 周复查项目　血常规、CRP、PCT。

2. 第 2、4、6 周复查项目　包括后续住院复查或门诊复查时间点，血常规、CRP、PCT、肝功能、肾功能、心脏超声心动图。

3.万古霉素血药浓度检测　建议第3天(首次给药48 h后)开始监测万古霉素血药谷浓度,目标值维持血药浓度在10～20 mg/L。

(四)思维引导

①万古霉素治疗耐甲氧西林金黄色葡萄球菌所致心脏自体瓣膜所致的感染,疗程为6周。②感染性心内膜炎治疗中要动态关注治疗疗效和药物的相关不良反应。治疗过程中要观察体温、CRP、PCT、心脏超声心动图,要观察赘生物的进展,实时根据病情变化评估是否需要外科手术干预。自体瓣膜心内膜炎手术指征:进行性心力衰竭,药物治疗症状控制不满意,特别是有主动脉瓣和二尖瓣关闭不全者;不容易治愈(如真菌、布鲁氏菌和Q热病原体)或对心脏结构破坏力大的病原微生物感染时;尽管积极抗生素治疗情况下,菌血症和发热持续8 d以上。脓肿假性动脉瘤以及1个(多个)瓣叶破裂或瘘引起异常交通的征象表明局部感染扩散时(局部感染没有控制);如果二尖瓣赘生物>10 mm,或抗生素治疗下赘生物体积增大,或赘生物位于二尖瓣闭合边缘时应该尽早手术治疗。本例暂不符合外科手术的指征,故而先行抗感染治疗,密切监测治疗效果。

三、治疗经过和效果 ▶▶▶

(一)治疗后1周

1.症状　体温控制。

2.体格检查　较入院时无明显变化,无阳性发现。

3.血常规、CRP　WBC 5.18×10^9/L,Neut # 3.23×10^9/L,Lymph # 1.05×10^9/L,RBC 4.01×10^{12}/L,Hb 125 g/L,PLT 145×10^9/L;CRP 23 mg/L。

4.尿常规　潜血(++),蛋白阴性。

5.PCT　5.23 ng/mL。

(二)治疗后2周

1.症状　体温控制。

2.体格检查　较入院时无明显变化,无阳性发现。

3.血常规、CRP　WBC 4.34×10^9/L,Neut # 2.98×10^9/L,Lymph # 1.07×10^9/L,RBC 4.32×10^{12}/L,Hb 129 g/L,PLT 159×10^9/L;CRP 15 mg/L。

4.PCT　1.23 ng/mL。

5.超声心动图　①二尖瓣瓣周高回声(考虑赘生物),跟之前对比,赘生物有所减少,缩小;②左房大;③二尖瓣重度关闭不全;④主动脉瓣、肺动脉瓣轻度反流;⑤左室舒张功能减低。

(三)出院医嘱

(1)转当地医院继续给予万古霉素抗感染治疗。

(2)监测体温变化。

(3)2周后复查血常规、CRP、PCT、肝功能、肾功能,心脏超声心动图(第4、6周亦需要复查)。

四、思考与讨论 ▶▶▶

感染性心内膜炎(IE)是由细菌、真菌或其他病原微生物(病毒、衣原体等)感染产生的心脏瓣膜和/或心脏内膜炎症。IE病死率高、预后差。对于怀疑IE的患者,推荐使用改良Duke诊断标准,根据临床表现、血培养和超声心动图检查等,综合分析作出诊断;具体而言,临床确诊IE需满足下列3条之一:①符合2个主要标准;②符合1个主要标准和3个次要标准;③符合5个次要标准。

主要标准:①血培养阳性,2 次血培养检出同样的 IE 典型致病微生物;血培养持续阳性,且至少间隔 12 h 以上取样检出同一致病微生物。②心内膜感染证据:超声心动图、CT、MRI 或 PET/CT 检查发现心内赘生物、脓肿形成或新出现的瓣膜反流。

次要标准:①易感因素,易于患病的心脏状况或静脉药物依赖者;②发热,体温>38 ℃;③血管表现,重要动脉栓塞、脓毒性非梗死性或真菌性动脉瘤、颅内出血、结膜出血或詹韦损害(Janeway 损害);④免疫学表现,肾小球肾炎、奥斯勒结节(Osler 结节)、罗特斑(Roth 斑)或类风湿因子阳性;⑤阳性血培养结果,但未达到主要标准;⑥影像学检查结果未达到主要标准。

IE 的发病机制涉及以下依次发生的事件:①在异常内皮表面形成小血栓;②在血流中短暂循环的细菌造成该病灶继发感染;③细菌增殖导致内皮表面形成赘生物。由于菌血症的发生对 IE 发作的开始至关重要,所以在理论上可以推断,预防或及时治疗一过性菌血症能预防上述事件。然而,由于缺乏对照数据,不能确定其预防性使用抗生素能降低 IE 发生率。因此目前建议,若患者的心脏情况使 IE 引发不良结局的风险最高,建议进行抗生素预防性治疗。最有可能因 IE 而发生不良结局的患者,也即风险最高者才建议预防性应用抗生素。这些情况包括:人工心脏瓣膜或材料;经导管植入人工瓣膜;用装置修复心脏瓣膜;包括瓣环成形术或夹合器左心室辅助装置或心脏植入装置;既往、复燃或复发的 IE;先天性心脏病;未修复的发绀型先天性冠心病,包括姑息性分流和导管;用人工材料或装置(无论是经手术还是经导管放置)完全修复先天性心脏缺损后的最初 6 个月内;先天性心脏病修补后有残余缺损,且缺损位于人工补片或人工装置处或附近;经手术或导管置入肺动脉瓣或导管,如 Melody 瓣膜和 Contegra 导管;发生心脏瓣膜病的心脏移植受者。若存在重要心脏危险因素的患者需要牙科操作时,首选方案是口服阿莫西林(成人:2 g;儿童:50 mg/kg)。一般应在操作前 30~60 min 给予抗生素,但静脉用万古霉素应在操作前 120 min 给予。

五、练习题

1. 感染性心内膜炎鉴别诊断有哪些?
2. 简述感染性心内膜炎的预防措施。

六、推荐阅读

[1] 中华医学会心血管病学分会,中华心血管病杂志编辑委员会. 成人感染性心内膜炎预防、诊断和治疗专家共识[J]. 中华心血管病杂志,2014,42(10):806-816.

[2] 中华医学会胸心血管外科分会瓣膜病外科学组. 感染性心内膜炎外科治疗中国专家共识[J]. 中华胸心血管外科杂志,2022,38(3):146-155.

[3] MURPHY DJ,DIN M,HAGE FG,et al. Guidelines in review:comparison of ESC and AHA guidance for the diagnosis and management of infective endocarditis in adults[J]. Nucl Cardiol,2019,26(1):303-308.

[4] BADDOUR LM,WILSON WR,BAYER AS,et al. Infective endocarditis in adults:diagnosis,antimicrobial therapy,and management of complications:a scientific statement for healthcare professionals from the American Heart Association[J]. Circulation,2015,132(15):1435-1486.

[5] HABIB G,LANCELLOTTI P,ANTUNES MJ,et al. 2015 ESC Guidelines for the management of infective endocarditis:The Task Force for the Management of Infective Endocarditis of the European Society of Cardiology (ESC). Endorsed by:European Association for Cardio-Thoracic Surgery (EACTS),the European Association of Nuclear Medicine (EANM)[J]. Eur Heart J,2015,36(44):3075-3128.

[6] NISHIMURA RA,OTTO CM,BONOW RO,et al. 2014 AHA/ACC guideline for the management of

patients with valvular heart disease：executive summary：a report of the American College of Cardiology/American Heart Association Task Force on Practice Guidelines［J］．J Am Coll Cardiol，2014，129（22）：2440-2492．

（刘俊平　康　谊）

案例 33　细菌性肝脓肿

概要

52 岁男性被确诊为"肝脓肿"，给予比阿培南注射液、超声引导下肝脓肿穿刺引流术治疗后好转出院。院外继续服用莫西沙星片，定期复查腹部超声明确是否可拔出肝脓肿穿刺引流管。

一、病历资料

（一）门诊接诊

1. 主诉　发热 3 d，腹痛 1 d。

2. 问诊重点　应聚焦患者体温、发热类型、有无寒战、腹痛、肝区疼痛等，重点关注患者血常规、肝功能和感染指标等核心检测和腹部影像检查指标情况、主要症状特点、疾病演变过程、诊治经过、治疗效果。仔细询问和筛查是否存在引起免疫力低下的基础疾病，如糖尿病、服用免疫抑制剂等。

3. 问诊内容

（1）诱发因素：应注意询问近期有无血流感染、急性肠道或胆道感染、腹腔感染、手术及外伤史等。

（2）主要症状：有无寒战、高热。有无肝区钝痛，腹痛亦有表现为胀痛、灼痛或绞痛者；疼痛常呈持续性。

（3）伴随症状：有无乏力、食欲缺乏、恶心、呕吐等伴随症状。有无皮肤黏膜黄染。

（4）诊治经过：是否用药，何时开始用药、用何种药物、具体剂量和疗程、效果如何。

（5）既往史：有无高血压、糖尿病、心脏疾病、结核等病史，预防接种情况，有无手术、外伤、输血史，有无药物和食物过敏史。

（6）个人史：生于何地，在何地久居，有无疫区、疫情、疫水接触史，有无职业相关有害物质接触史，有无吸烟、饮酒、冶游史等。

（7）家族史：有无乙肝、丙肝等传染病家族史，类似疾病史，家族成员健康状况，有无家族遗传病史。

问诊结果

患者为 52 岁男性，公务员，3 d 前无明显诱因出现发热，体温最高 38.6 ℃，伴寒战，自行服用"阿莫西林胶囊、连花清瘟胶囊（具体剂量及用法不详）"，无明显好转。1 d 前出现腹痛，右上腹为主，呈持续钝痛。1 d 前当地医院检查血常规结果示 WBC $11×10^9$/L，Neut% 90%，CRP 216 mg/L；肝功能示 ALT 380 U/L，AST 260 U/L，GGT 57 U/L，ALP 100 U/L，为进一步诊治转院。既往史无特殊。个人史无特殊。家族史无特殊。

4.思维引导　①总体印象方面:患者急性起病,病程短,以高热为主,伴有畏寒,辅助检查提示白细胞和中性粒细胞升高,中性粒细胞比例升高,考虑感染性发热,特别是细菌感染可能性大,但需排除非感染性发热。②感染部位方面:患者病程中出现右上腹胀痛及肝功能异常,需排除有无肝脓肿、右膈下脓肿、肝内胆管结石合并感染、肝脏占位性疾病等可能。③诱因方面:糖尿病是感染的高危因素。因此,要重视糖尿病病史的询问,即使患者否认有糖尿病病史,也必须常规对糖尿病进行筛查。④病原体方面:抗菌药物使用前留取标本进行病原学检查,为针对性治疗提供依据。

(二)体格检查

1.重点检查内容及目的　患者考虑感染性疾病,仔细检查各系统体征,尤其是生命体征和腹部体征。应重点检查患者体温、发热类型以及腹部的专科检查。腹部应全面仔细(包括视触叩听),肝脾区有无叩痛、有无肿大,右上腹部有无压痛,有无反跳痛、Murphy征是否阳性、肠鸣音有无活跃等。同时,应进行心脏查体,包括心率、心律、杂音等,以了解有无感染性心内膜炎。

体格检查结果

T 38.5 ℃,R 19 次/min,P 95 次/min,BP 128/60 mmHg。

神志清,精神可,查体合作,皮肤巩膜无黄染,全身浅表淋巴结未触及肿大,心律齐,各瓣膜区病理性杂音未闻及。腹平软,无腹壁静脉曲张,未见手术及外伤瘢痕,全腹无压痛、无反跳痛,肝脾肋下未触及,肝区叩击痛(+),腹部移动性浊音阴性,肠鸣音正常。

2.思维引导　①通过上述体检结果,可以发现患者有如下异常体征:高热、肝叩击痛(+)。②结合患者的症状以及血常规提示白细胞升高,应首先考虑肝脏和胆道系统感染。为进一步明确诊断,进行血常规、炎症指标(CRP、PCT)、尿常规、粪常规、生化(肝功能、肾功能、电解质、血糖、心肌酶)、病原学检查(血培养)、腹部超声、腹部增强 CT 检查。

(三)辅助检查

1.临时辅助检查医嘱及目的

(1)血、尿、粪常规检查:入院常规检查,血常规中白细胞、中性粒细胞百分比水平用于判断感染程度,尿常规有助于判断有无泌尿系统感染,粪常规有助于判断有无大便潜血等。

(2)CRP、PCT:初步判断患者感染程度和类型。

(3)肝肾功能、电解质:验证患者肝功能、肾功能损伤程度,有无内环境紊乱失衡。

(4)血糖、糖化血红蛋白:判断患者是否合并糖尿病,进一步明确病因诊断。

(5)血培养(需氧+厌氧):明确病原体。

(6)心脏、肝、胆、胰、脾彩超:有助于判断患者心脏瓣膜有无赘生物;肝脏形态、有无低回声和胆囊、胰腺、脾脏形态,有利于进一步明确病因诊断。

(7)腹部增强 CT:有助于判断患者肝脏形态、有无占位、增强后有无强化和胆囊、胰腺、脾脏、肾脏形态,有利于进一步明确病因诊断。

辅助检查结果

（1）血、尿、粪常规检查：WBC 17×10^9/L，Neut% 89%，RBC 5.0×10^{12}/L，Hb 140 g/L，PLT 260×10^9/L；尿常规无异常；粪常规无异常。

（2）CRP、PCT：CRP 175 mg/L，PCT 5.2 ng/mL。

（3）肝功能、肾功能、电解质：ALT 390 U/L，AST 230 U/L，GGT 63 U/L，ALP 64 U/L，ALB 39 g/L，TBil 13.0 μmol/L，DBil 6.3 μmol/L；肾功能正常、电解质正常。

（4）血糖、糖化血红蛋白：空腹血糖 8 mmol/L，餐后血糖 20 mmol/L，糖化血红蛋白 8%。

（5）血培养（需氧+厌氧）（图6）：肺炎克雷伯菌肺炎亚种。

检测结果：肺炎克雷伯菌肺炎亚种 菌落计数：四区生长；镜检见大量白细胞
药敏结果：肺炎克雷伯菌肺炎亚种四区生长

序	抗生素	KB(mm)	MIC(μg/mL)	敏感度	序	抗生素	KB(mm)	MIC(ug/mL)	敏感度
1	ESBL		Neg	阴性	17	头孢唑林		<=2	敏感
2	拉丝试验		Pos	阳性	18	头孢吡肟		<=2	敏感
3	头孢呋辛	20		敏感	19	庆大霉素		<=2	敏感
4	替加环素	19		敏感	20	亚胺培南		<=1	敏感
5	比阿培南	26		敏感	21	左旋氧氟沙星		<=0.5	敏感
6	头孢他啶/阿维巴坦	26		敏感	22	美罗培南		<=1	敏感
7	头孢哌酮/舒巴坦	28		敏感	23	哌拉西林		8	敏感
8	氨苄西林		>16	耐药	24	氨苄西林/舒巴坦		8/4	敏感
9	阿莫西林/克拉维酸		<=4/2	敏感	25	复方磺胺		<=0.5/9.5	敏感
10	阿米卡星		<=8	敏感	26	四环素		<=2	敏感
11	氨曲南		<=2	敏感	27	哌拉西林/他唑巴坦		<=4/4	敏感
12	氯霉素		<=4	敏感					
13	头孢他啶		<=1	敏感					
14	环丙沙星		<=0.25	敏感					
15	多黏菌素		<=0.5	敏感					
16	头孢噻肟		<=1	敏感					

图6　患者血培养及药敏试验结果

（6）心脏、肝、胆、胰、脾彩超：心脏瓣膜无赘生物；肝右叶可见一105 mm × 86 mm大小低回声区。

（7）腹部增强CT（图7）：肝脏边缘光滑，各叶大小、比例正常，肝实质内密度均匀减低，肝右后叶见团片状略低密度灶，边缘模糊，增强边缘可见强化，周围可见片状动脉期强化影，静脉期呈等信号。

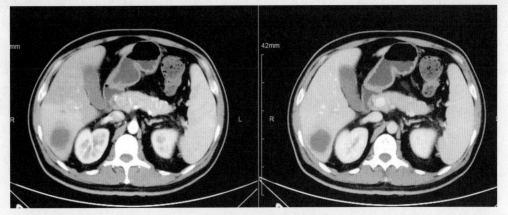

左图：显示肝右叶低密度灶，肝右后叶见团片状略低密度灶，边缘模糊，增强边缘可见强化，周围可见片状动脉期强化影；右图：显示静脉期呈等信号。

图7　患者腹部CT增强

2.思维引导

（1）患者急性起病，白细胞和中性粒细胞高，PCT升高，血培养阳性，腹部增强CT提示肝脓肿，目前诊断考虑细菌性肝脓肿。需要和阿米巴性肝脓肿进行鉴别，如有阿米巴肠病史、起病缓、病情相对较轻、肝脏显著增大、肝脓液呈棕褐色等特点可提示阿米巴肝脓肿可能。

（2）肺炎克雷伯菌肺炎亚种（简称肺炎克雷伯菌）是引起肝脓肿的常见病原菌之一。肺炎克雷伯菌分为高毒力型和经典型肺炎克雷伯菌。拉丝试验阳性是鉴定高毒力肺炎克雷伯菌微生物实验室检测标准。高毒力肺炎克雷伯菌侵袭性较强，可以导致肝脓肿、脑脓肿、细菌性眼内炎，当累及2个系统以上时，称之为侵袭综合征。

（3）肝脓肿最主要的高危因素是糖尿病；高血糖降低中性粒细胞吞噬功能是其机制之一。

（四）初步诊断

①肝脓肿；②2型糖尿病。

二、治疗与复查方案

（一）长期治疗医嘱及目的

（1）0.9%氯化钠注射液100 mL+比阿培南注射液300 mg ivgtt q 6 h，对因治疗。

（2）0.9%氯化钠注射液100 mL+注射用还原型谷胱甘肽2.4 g ivgtt qd，对症保肝降酶治疗，保护肝脏的合成、解毒功能。

（3）监测血糖，请内分泌科会诊。

（二）复查间隔

一般复查间隔为每3~5 d，如治疗期间有病情变化可随时复查。

（三）临时复查医嘱及目的

1.第3天复查项目　肝功能、血常规、CRP、PCT。判断病情变化，血常规特别是白细胞和中性粒细胞百分比降低、CRP及PCT降低，肝功能特别是转氨酶降低和胆红素无升高提示病情好转；反之为病情进展。

2.第1周复查项目　肝功能、血常规、CRP、PCT。判断病情变化，目的同上；腹部超声或CT：明确肝脓肿有无液化或缩小。

（四）思维引导

引起细菌性肝脓肿的病原菌种类较多，多菌种混合感染多于单一菌种感染。致病菌的种类与感染途径和机体状况有关：从胆道和门静脉侵入的多为大肠埃希菌等革兰氏阴性杆菌和厌氧菌；经肝动脉侵入的多为革兰氏阳性球菌，特别是金黄色葡萄球菌；创伤后和处于免疫抑制状态患者的致病菌以链球菌和葡萄球菌较为多见；克雷伯菌、变形杆菌和铜绿假单胞菌是长期住院和使用抗生素治疗的患者发生肝脓肿的重要致病菌。该患者血培养结果提示肺炎克雷伯菌肺炎亚种，根据药敏试验结果，故选用碳青霉烯类抗菌治疗。

三、治疗经过和效果

（一）治疗期间病情变化

患者入院第3天上午10点，出现腹痛，呈持续钝痛，查体发现生命体征平稳，肝区叩击痛。追问病史，患者昨日夜间出现寒战、高热，给予吲哚美辛栓纳肛后缓解，须重新评估治疗方案。

1.病情变化的可能原因及应对措施

（1）可能原因：患者腹痛、高热、寒战，仍为肝脓肿典型临床表现。

（2）应对措施：考虑患者感染控制不佳，超声引导下行肝脓肿穿刺引流术，引流出脓液约100 mL。建议继续原抗感染方案治疗，密切观察病情变化。

2. 处理结局　①二线主管医师综合分析后认为患者腹痛、高热、寒战，感染控制不佳，需超声引导下行肝脓肿穿刺引流出脓性引流液。②患者持续引流出脓液约100 mL，后自觉腹痛减轻，未再出现寒战、高热。

3. 思维引导　除了药物治疗，有创操作的干预也很重要，如肝脓肿较小时，未液化情况下，可用抗菌药物治疗，在抗菌药物治疗的同时，可选择进行血液培养，根据血液培养的结果调整抗生素的治疗方案；如脓肿较大，出现畏寒发热或全身各个器官损害的情况下，需根据情况进行全身的支持治疗，包括液体的补充、营养的支持；根据脓肿大小、液化情况进行相应的治疗，如在超声引导下，进行经皮、经肝穿刺置管引流，同时也可取肝脓肿液进行培养，等待培养的结果，进行全身抗生素的调整；如脓肿是多发的、分房的，考虑一次性无法完全充分引流的情况下，亦可选择复查超声、CT，分次穿刺或调整引流管。

（二）治疗后3 d

1. 症状　腹痛症状稍好转。
2. 体格检查　较入院时无明显变化，肝区叩击痛阳性。
3. 肝功能　ALT 190 U/L，AST 110 U/L，ALB 41.4 g/L，TBil 14.6 μmol/L，DBil 6.1 μmol/L。
4. 血常规　WBC $9.5×10^9$/L，Neut% 78%，RBC $4.2.0×1012$/L，Hb 120 g/L，PLT $100×10^9$/L。
5. CRP、PCT　CRP 65 mg/L，PCT 1.2 ng/mL。

（三）治疗后1周

1. 症状　腹痛明显好转。
2. 体格检查　无阳性发现。
3. 肝功能　ALT 40 U/L，AST 46 U/L，ALB 43.5 g/L，TBil 11.1 μmol/L，DBil 5.5 μmol/L。
4. 血常规　WBC $8.5×10^9$/L，Neut% 70%，RBC $3.2.0×10^{12}$/L，Hb 126 g/L，PLT $101×10^9$/L。
5. CRP、PCT　CRP 13 mg/L，PCT 0.1 ng/mL。

（四）出院医嘱

（1）莫西沙星片 0.4 g po qd。
（2）谷胱甘肽片 0.4 po tid。
（3）2周后门诊复查肝功能、血常规、CRP、腹部超声。

四、思考与讨论

细菌性肝脓肿（pyogenic liver abscess，PLA）是临床常见的肝脏感染性疾病，占所有肝脓肿的80%。目前，肝脓肿的流行病学、病原学和诊疗方法均发生了很大改变，但随着免疫受损人群的增加，如糖尿病、恶性肿瘤，以及多重耐药和高毒力致病菌的产生，PLA 的临床症状和实验室检查均缺乏特异性，导致快速诊断较困难，尤其是一些起病隐匿的患者容易被误诊、漏诊。对于 PLA 的诊断既要结合临床表现、各项实验室结果和影像学检查，也要动态观察病情。

现 PLA 患者常见的实验室异常指标为白细胞计数、中性粒细胞比例、CRP、丙氨酸转氨酶和 ALP 等，中性粒细胞在 PLA 中表达炎性反应的敏感性更高。PLA 患者的 CRP 几乎 100% 升高，因此认为 CRP 在 PLA 中是反应炎症程度和评估抗感染治疗效果的一项简单有效和敏感的指标。超过 50% 的 PLA 患者可发现肝功能异常，其中包括转氨酸和胆红素升高，白蛋白降低。超声和 CT 均可作为 PLA 的影像诊断方法，也可引导经皮穿刺和置管引流。超声检查 PLA 病灶表现为边缘不规则的低回声病变，病变内透声不佳。CT 检查病灶呈片状或分叶状的低密度影，边缘不清，一般增强扫描后边缘可明显强化,而内部无强化。

PLA患者的细菌培养结果革兰阴性菌占70%,其中以克雷伯菌属最常见(54%),其次为埃希杆菌属(29%)、肠杆菌属(9%)、变形杆菌属(6%)。在革兰氏阳性菌中,以葡萄球菌属最常见(13%),其次为链球菌属(8%)和肠球菌属(7%)。PLA,一般共识是患者应当全身早期、足量使用抗生素。在细菌培养结果回报前,通常根据临床经验选择抗生素,并完善相关细菌培养和药敏试验,根据其结果相应调整抗生素。

五、练习题

1. 本例患者如果肝脓肿病灶未完全吸收,应如何管理?
2. 本例患者如果出现血糖控制差,应如何应对?

六、推荐阅读

中华医学会急诊医学分会.细菌性肝脓肿诊治急诊专家共识[J].中华急诊医学杂志,2022,31(3):273-280.

(陈　宁　康　谊)

案例34　破伤风

> **概要**
>
> 42岁男性被确诊为"破伤风",给予破伤风免疫球蛋白、青霉素G注射液、甲硝唑片、地西泮注射液治疗后好转出院。

一、病历资料

(一)门诊接诊

1. 主诉　左足跟外伤20 d,张口困难4 d。
2. 问诊重点　应聚焦患者外伤史、主要症状特点、疾病演变过程、诊治经过、治疗效果,需要注意区分目前是否存在重症表现,如呼吸肌受累等。
3. 问诊内容
(1)诱发因素:有无伤口、伤口处理情况,是否以柴灰、香灰、泥土等敷伤口。
(2)主要症状:肌强直表现,比如苦笑面容、张口困难、牙关紧闭、腹肌坚如木板、角弓反张等。
(3)伴随症状:有无吞咽困难、饮水呛咳、喉头阻塞、发绀、顽固性便秘、尿潴留等伴随症状。
(4)诊治经过:是否用药,何时开始用药、用何种药物、具体剂量和疗程、效果如何。
(5)既往史:有无高血压、糖尿病、心脏疾病、结核等病史,预防接种情况,有无手术、外伤、输血史,有无药物和食物过敏史。
(6)个人史:生于何地,在何地久居,有无疫区、疫情、疫水接触史,有无职业相关有害物质接触史,有无吸烟、饮酒、冶游史等。

(7)家族史:有无乙肝、丙肝等传染病家族史,家族成员健康状况,有无家族遗传病史。

问诊结果

患者为42岁男性,农民,20 d前干农活时左足跟意外碰伤,未在意,未行特殊处理,4 d前无明显诱因出现张口困难,伴腹肌紧张,伴吞咽困难、便秘,无饮水呛咳、喉头阻塞、发绀、尿潴留等伴随症状,未行治疗。既往史无特殊。个人史无特殊。家族史无特殊。

4.思维引导 ①总体印象方面:20 d前意外外伤,伤口未正规处理。②病因方面:扁桃体周围脓肿、咽后壁脓肿、牙或牙龈病变、颞颌关节病、腮腺炎等均可引起张口困难,但这些疾病并不伴有颈肌强直及全身肌肉强直性痉挛,通过查体可排除其可能性;伴手足抽搦症的强直性痉挛主要发生于手足等部位,且血钙常降低。狂犬病虽可有咽肌痉挛及吞咽困难,但一般无全身肌痉挛,有恐水症状而无牙关紧闭。③潜伏期:因伤口与中枢的距离、感染情况和免疫状态而异。④严重程度方面:根据病情可分为轻、中、重三型,详细询问患者病史判断潜伏期时长,肺部是否继发感染,是否存在酸中毒、循环衰竭?需要进一步检测血常规、CRP、血气分析、肺部 CT 等检查。

(二)体格检查

1.重点检查内容及目的 患者为破伤风,应重点检查有无外伤,伤口位置、深度及清洁度,有无肌强直和肌痉挛。此外,患者可出现自主神经失调,表现为不稳定的高血压、心动过速、心律不齐、周围血管收缩、大汗及发热等,所以需要监测患者生命体征,及时测量体温。

体格检查结果

T 36.5 ℃,R 18 次/min,P 75 次/min,BP 115/62 mmHg。

神志清,精神可,苦笑面容,张口困难,腹肌紧张,四肢肌张力增高,左足跟部可见一1.5 cm×2.0 cm 大小破溃,局部已结痂,余体格检查无特殊异常发现。

2.思维引导 ①患者体格检查主要表现为肌强直和肌紧张,注意关注患者有无饮水呛咳、喉头阻塞、发绀、呼吸困难等。②左足跟部可见一 1.5 cm × 2.0 cm 的破溃,需进一步了解伤口是否清创。

(三)辅助检查

1.临时辅助检查医嘱及目的

(1)血、尿、粪常规检查:入院常规检查,血常规中白细胞、中性粒细胞计数及百分比水平用于判断患者有无合并感染、血红蛋白水平有助于判断有无合并贫血,尿常规有助于判断有无泌尿系统感染,粪常规有助于判断有无粪便潜血等。

(2)传染病四项:入院常规检查,判断患者有无乙肝、丙肝、梅毒和 HIV,进一步明确病因诊断和判断预后。

(3)肝功能、肾功能、电解质:验证患者肝功能损伤程度,明确是否有肾功能的损害、内环境紊乱。

(4)CRP、PCT:判断患者是否合并感染,进一步判断预后。

(5)肺部 CT:有助于肺部继发感染的判断。

(6)心电图:有助于判断患者是否有心肌缺血、心律失常等。

辅助检查结果

(1)血、尿、粪常规检查：WBC 3.8×10^9/L，RBC 5.0×10^{12}/L，Hb 135 g/L，PLT 160×10^9/L；尿常规无异常；粪常规无异常。

(2)传染病四项：乙肝表面抗原阴性、丙肝抗体阴性、梅毒抗体阴性、HIV 抗体阴性。

(3)肝功能、肾功能、电解质：ALT 40 U/L，AST 35 U/L，GGT 60 U/L，ALP 66 U/L，ALB 40.3 g/L，TBil 15.0 μmol/L，DBil 6.6 μmol/L；肾功能正常、电解质正常。

(4)CRP、PCT：CRP 6 mg/L，PCT 正常。

(5)肺部 CT：正常。

(6)心电图：正常。

2.思维引导　①结合患者上述检查结果，患者无合并其他并发症，肺部无继发感染。②左足跟部伤口需进一步切开清创。

(四)初步诊断

破伤风。

二、治疗与复查方案

(一)长期治疗医嘱及目的

1.青霉素 G 注射液和甲硝唑片　抗生素在破伤风的治疗中发挥辅助作用，推荐的一线用药有青霉素和甲硝唑。青霉素 G 剂量为 80 万～100 万 U，肌内注射，4～6 h/次，或 200 万～1000 万 U，每日分 2～4 次静脉滴注；甲硝唑剂量为 2.5 g/d，每日分 3～4 次口服或静脉滴注，疗程一般为 7～10 d。

2.地西泮注射液和咪达唑仑　苯二氮䓬类药物具有镇静、抗惊厥、抗焦虑、中枢性肌肉松弛等作用，是控制破伤风肌肉痉挛的标准疗法，常用地西泮和咪达唑仑。镇静、镇痛和肌松控制痉挛，纠正自主神经功能障碍以避免耗竭。

(二)临时治疗医嘱及目的

1.人破伤风免疫球蛋白 3000 U　尽快使用人破伤风免疫球蛋白（human tetanus immunoglobulin，HTIG）、破伤风抗毒素（tetanus antitoxin，TAT）。人破伤风免疫球蛋白剂量为 3000～6000 U，破伤风抗毒素的剂量为 50000～200000 U。破伤风感染不能诱导机体产生免疫力，应给予主动免疫。

2.过氧化氢溶液冲洗伤口　清创，并请手足外科会诊协助诊治。

(三)复查间隔

一般复查间隔为每周 1 次，如治疗期间有病情变化可随时复查。

(四)临时复查医嘱及目的

1.第 1 周复查项目　血常规、CRP、PCT、肝功能、肾功能、电解质。判断病情变化，血常规特别是白细胞、中性粒细胞计数及百分比、CRP、降钙素原无升高提示病情稳定，反之为病情进展。肝功能、肾功能、电解质有助于判断患者有无脏器损伤及了解电解质情况。

2.第 2 周复查项目　血常规、CRP、PCT、肝功能、肾功能、电解质及肺部 CT。判断病情变化，目的同上；肺部 CT 提示有无继发肺部感染。

(五)思维引导

①患者的病因为由经皮肤或黏膜侵入人体的破伤风梭菌分泌的神经毒素引起肌肉痉挛全身强直性发作,从而导致各种并发症,甚至引起死亡,是一种特异性感染。所以伤口务必充分清创,清除坏死组织。②主动免疫也至关重要,尽快使用人破伤风免疫球蛋白,也是保障后续病情持续缓解的根本。③甲硝唑和青霉素是明确在破伤风的治疗中发挥辅助作用,故而选择。④患者持续肌强直及肌紧张,需要镇静镇痛甚至肌松治疗以控制肌肉痉挛,可以使用苯二氮䓬类药物、右美托咪定、芬太尼等。⑤患者无基础疾病,应重点复查血常规、CRP、PCT判断有无继发感染;但因患者长期肌紧张状态、应用镇静镇痛药物,所以应复查肝功能、肾功能、电解质,判断有无合并脏器损害;患者治疗期间有并发感染可能,所以肺部CT亦是重要随访检查项目,根据患者实际情况选择合适复查时机。

三、治疗经过和效果 ▶▶▶

(一)治疗期间病情变化

患者入院第3天上午10点,出现饮水呛咳、角弓反张。查体发现生命体征平稳,无阳性体征。给予加强镇静药物,并与患者家属沟通病情后留置胃管。

1. 病情变化的可能原因及应对措施

(1)可能原因:详细询问患者进食情况,并仔细查体,发现患者张口困难加重,颈项强直,头后仰、背、腹肌收缩,躯干扭曲呈弓形,四肢痉挛,呈角弓反张状态。

(2)应对措施:患者出现饮水呛咳、角弓反张,提示病情进展,给予加强镇静镇痛药物治疗,缓解患者肌紧张状态。因患者饮水呛咳,且张口困难无法饮食,给予留置胃管以喂药、水及食物。

2. 处理结局 ①二线主管医师综合分析后认为患者呈角弓反张提示病情加重,如持续强烈的肌痉挛不缓解,可致肌断裂,甚至骨折;膀胱括约肌痉挛可引起尿潴留;呼吸肌和膈肌痉挛,可造成呼吸停止。②二线主管医师与患者及家属深入沟通,建议转入重症监护病房,在呼吸机支持下可加用肌松药物,患者家属考虑后因费用问题,拒绝转科,继续加强镇静药物,关注患者呼吸,监测生命体征。

3. 思维引导 ①由于破伤风肌肉痉挛持续时间一般为3~4周,需要生长出新的轴突神经末梢后才得以恢复,完全恢复需要月余。痊愈后仍有一段时间存在局部肌肉紧张或反射亢进。医患双方应持续关注患者肌强直及肌痉挛状态。②患者饮水呛咳,存在吸入性肺炎风险,患者因张口困难无法进食,肌紧张能量需求高,留置胃管可解决喂水、食物及药物问题。

(二)治疗后1周

1. 症状 张口困难、腹肌紧张稍好转。

2. 体格检查 较入院时无明显变化,无阳性发现。

3. 血常规 WBC $3.5×10^9$/L,RBC $4.0×10^{12}$/L,Hb 130 g/L,PLT $140×10^9$/L。

4. 肝功能、肾功能、电解质 肝功能、肾功能正常、电解质正常。

5. CRP、PCT CRP 10 mg/L,PCT 正常。

(三)治疗后2周

1. 症状 肌紧张、肌痉挛症状明显好转。

2. 血常规 WBC $4.1×10^9$/L,RBC $3.8×10^{12}$/L,Hb 125 g/L,PLT $130×10^9$/L。

3. 肝功能、肾功能、电解质 肝功能、肾功能正常、电解质正常。

4. CRP、PCT CRP 7 mg/L,PCT 正常。

5. 肺部CT 无明显异常。

（四）出院医嘱

恢复期间可能出现一些精神症状（如幻觉、言语和行动错乱等），但多能自行恢复。嘱患者如有不适，及时就诊。

四、思考与讨论 ▶▶▶

破伤风是由经皮肤或黏膜侵入人体的破伤风梭菌分泌的神经毒素引起，其临床特征是肌肉痉挛，随着病情进展，轻微的刺激也有可能诱发全身强直性发作，从而导致各种并发症，甚至引起死亡，是一种特异性感染。破伤风梭菌属革兰氏阳性专性厌氧菌，芽孢广泛分布土壤及环境中。破伤风梭菌可以通过破损的皮肤进入体内，通常是污染的物体造成的伤口（如被泥土、粪便、痰液污染的伤口，穿刺伤、烧烫伤、挤压伤、烟花爆竹炸伤等），伤口内有坏死组织。厌氧环境下（污染伤口中）芽孢能够迅速生长为增殖体，释放外毒素从而致病。破伤风不会造成人群传播。破伤风梭菌无侵袭力，但可产生毒素引起发病。毒素有两种：溶血素和破伤风痉挛毒素。破伤风痉挛毒素通过阻止囊泡中抑制性神经递质的释放，导致肌肉强直、痛性痉挛和自主神经不稳定。人类对破伤风无自然免疫力，需要进行人工免疫。创伤后早期彻底清创是关键措施之一。被动免疫药物目前有精制 TAT、马破伤风免疫球蛋白及 HTIG。HTIG 过敏反应率低、效价高、体内半衰期长（3～4 周）、使用方便，无须皮试。

伤口务必充分清创，清除坏死组织。镇静镇痛和肌松控制痉挛、纠正自主神经功能障碍以避免耗竭。破伤风痉挛往往需要适度的镇静镇痛甚至肌松治疗，尤其是重度破伤风患者。但是，在人工通气的支持下给予深度镇静和肌松治疗可能会延长气管插管和机械通气的时间，增加呼吸机相关性肺炎、气管狭窄、脱机困难和急性呼吸窘迫综合征的风险。抗生素在破伤风的治疗中发挥辅助作用，建议给予抗生素以抑制伤口中的破伤风梭菌增殖，推荐的一线用药有青霉素和甲硝唑。破伤风患者应注意避免声光刺激，减少不必要的操作，在操作前增加镇静药物的剂量，病情较重者需要入住重症监护病房。需要防治各种并发症，加强心理疏导。破伤风患者出汗多，能量需求高，必须进行早期营养支持（高热量、高蛋白），维持水、电解质平衡。

五、练习题 ▶▶▶

1. 本例破伤风患者如果加强镇静药物后仍效果差，应如何管理？
2. 本例破伤风患者如果继发肺部感染，可以考虑如何治疗？
3. 可用于破伤风的主动免疫及被动免疫如何实施？

六、推荐阅读 ▶▶▶

中国医师协会急诊医师分会，中国人民解放军急救医学专业委员会，北京急诊医学学会，等. 成人破伤风急诊预防及诊疗专家共识[J]. 中华急诊医学杂志，2018，27（12）：1323-1332.

（陈　宁　康　谊）

案例 35 伤寒

░░░░░░░░ 概要 ░░░░░░░░

24 岁青年女性,发热伴腹泻 8 d,肥达反应阳性,血培养提示伤寒沙门菌,确诊为"伤寒普通型",给予左氧氟沙星注射液,500 mg,一日一次,静脉应用 2 周,临床症状消失,连续 2 次大便细菌培养阴性后出院。

一、病历资料

(一)门诊接诊

1. 主诉 发热伴腹泻 8 d。

2. 问诊重点 应聚焦患者发热伴腹泻的诱因、主要症状特点、疾病演变过程、诊治经过、治疗效果等。询问共同进餐人员是否有相关的临床表现,以及其所在地区的发病情况。

3. 问诊内容

(1)诱发因素:发病前环境温度、湿度有无变化,有无受凉,有无不洁饮食、旅行、聚餐情况,有无紧张、焦虑情绪。

(2)主要症状:发热起病时间、季节,起病缓急情况,发热的诱因、病程、程度、频度,发热是否有节律性或者季节性,发热加重、缓解因素等;腹泻次数及大便量,大便的性状及臭味,腹泻加重、缓解的因素,腹泻与进食的关系。

(3)伴随症状:有无畏寒、寒战、大汗或盗汗,有无咽痛、流涕、咳嗽、咳痰、咯血、胸痛等,有无心悸、胸闷、呼吸困难,有无腹痛、里急后重、便秘、恶心、呕吐等,有无腰痛、尿频、尿急、尿痛、血尿等,有无肌肉关节痛、头痛、头晕等,有无皮疹、瘙痒、黄疸等伴随症状。

(4)诊治经过:既往做过哪些检查,是否用药,何时开始用药,用何种药物、具体剂量、效果如何。

(5)既往史:有无高血压、糖尿病、心脏疾病、肝炎结核等病史,预防接种情况,有无手术、外伤、输血及献血史,有无药物和食物过敏史。

(6)个人史:生于何地,在何地久居,有无职业相关有害物质接触史,有无吸烟、饮酒、冶游史等,着重询问有无疫区、疫情、疫水接触史。

(7)家族史:家族成员健康状况,有无家族遗传病史,本病例需要注意同住人员是否有发病的情况,以及所在地区的发病情况。

> 问诊结果
>
> 患者为青年女性,24 岁,餐厅服务员,8 d 前无明显诱因出现发热,呈持续性高热,多为下午达峰,体温波动于 39 ~ 40 ℃,伴有腹泻,大便 5 ~ 6 次/d,呈糊状便,偶有黏液,右下腹隐痛,伴畏寒、乏力、恶心、呕吐,无咳嗽、咳痰,无心慌、胸闷,无皮疹、皮下结节,无关节肌肉疼痛,自行口服"阿莫西林胶囊,500 mg/次,一日三次""布洛芬颗粒,200 mg/次,一日三次"治疗,症状无缓解。个人史及家族史无特殊。

4. 思维引导　①总体印象方面：本例患者发热伴有腹泻，呈稽留热，有畏寒、右下腹隐痛，提示消化系统疾病可能。②病因方面：发热的原因分为感染性与非感染性两大类，以感染性为多见，各种病原体，例如细菌、病毒、支原体、真菌、立克次体、寄生虫等引起的感染均可出现发热。非感染性发热多见于结缔组织疾病、变态反应性疾病、内分泌代谢性疾病，以及各种恶性肿瘤等。而发热伴腹泻多见于急性病毒性肠炎、细菌性痢疾、伤寒或副伤寒、霍乱、炎症性肠病等疾病。本例患者持续高热，腹泻伴有畏寒，大便偶有黏液，右下腹隐痛，考虑感染性腹泻可能性大，确诊有赖于大便病原菌的分离培养及特异性检查。③诱因方面：患者为青年女性，无基础疾病，无明显诱因，职业为餐厅服务员，但是同住同食人员均无相关临床表现，无流行病学史。④严重程度方面：持续高热易诱发抽搐或者惊厥，如抽搐或者惊厥症状持续，严重可能危及生命；而腹泻如果为大量水样便，可能会引起脱水以及电解质紊乱，甚至休克。

（二）体格检查

1. 重点检查内容及目的

（1）一般检查：观察患者发育、面容、表情和意识，测量体温、呼吸、脉搏、血压、注意体温与脉搏是否一致，全身皮肤有无皮疹、黄染、潮红、出血点，浅表淋巴结有无肿大等。

（2）腹部检查：注意腹部外形，有无腹部肿块，有无肝脾大，有无压痛及反跳痛，肠鸣音情况，直肠指诊等。

体格检查结果

T 39.5 ℃，R 20 次/min，P 78 次/min，BP 133/92 mmHg。

神志清楚，表情淡漠，体形消瘦，自主体位，查体合作。全身皮肤黏膜无黄染，无皮疹及皮下出血。全身浅表淋巴结未触及。头颅无畸形，结膜无充血，巩膜无黄染，双侧瞳孔等大等圆，直径 3 mm，对光反射灵敏。颈软、无抵抗，甲状腺无肿大。胸廓对称，呼吸运动正常，双肺呼吸音清，未闻及明显啰音。心率 78 次/min，律齐，心脉率一致，未闻及杂音。腹软，无压痛及反跳痛，无胃肠型及蠕动波，肝肋下未触及，脾脏肋下 2 cm 可触及，质软，无压痛，肠鸣音亢进、6 次/min。

---

2. 思维引导　①本例患者表情淡漠，没有高热患者面色潮红、呼吸急促、面部多汗、表情痛苦的急性面容表现，考虑为伤寒感染的特殊面容。②本例患者体温 39.5 ℃，而心率仅 78 次/min，其脉搏的加快程度与体温升高的程度不成比例，属于相对缓脉，亦常见于伤寒。③本例患者查体无明显皮疹，如果考虑伤寒，典型皮肤表现为玫瑰疹，呈淡红色的小斑丘疹，直径 2～4 mm，压之褪色，主要分布在胸、腹及肩背部。但不是所有患者都会出现皮肤玫瑰疹，一半以上的患者会在病程 7～14 d 出现，2～4 d 内变暗淡、消失。④本例患者诉有右下腹隐痛，查体腹肌无紧张，无压痛及反跳痛，暂不予以考虑腹膜炎及消化道穿孔等急腹症情况。⑤本例患者腹部体格检查提示脾大，常见于急性感染或者肝硬化、血液系统疾病等，具体原因需要下一步完善检查予以明确。

（三）辅助检查

1. 临时辅助检查医嘱及目的

（1）血、尿、粪常规：入院常规检查，血常规中白细胞水平及其分类，有助于初步判断感染类型，其中嗜酸性粒细胞减少对伤寒有诊断价值；尿常规有助于判断有无泌尿系统感染；粪常规有助于判断有无肠道感染。

（2）肝功能、肾功能、血糖、血脂、电解质、心肌酶：入院常规检查，有助于明确心、肝、肾等重要脏器功能。

（3）炎症指标：ESR、CRP、PCT、G 试验和 GM 试验，有助于进一步明确感染类型。

（4）血培养、尿培养、大便培养：有助于明确病原学诊断，根据药敏结果调整治疗方案。

（5）淋巴细胞亚群：有助于明确患者免疫功能状态。

（6）甲状腺功能：有助于明确发热原因，排除甲状腺功能亢进引起的腹泻。

（7）病毒血清学抗体筛查：有助于判断是否有病毒感染，特别是易引起腹泻的轮状病毒、柯萨奇病毒等。

（8）试管凝集试验和肥达反应：有助于明确发热原因，对布鲁氏菌病、伤寒、副伤寒有辅助诊断价值。

（9）心电图：入院常规检查，排除心肌缺血、心律失常等心脏疾病。

（10）全腹部 CT 平扫：有助于明确消化系统是否有解剖异常、炎症性病变、肿瘤占位等，特别是出现便血、腹痛等疑似肠出血或者肠穿孔等情况时必须行腹部 CT 检查。

辅助检查结果

（1）血、尿、粪常规：血常规示 WBC 3.12×10^9/L，中性粒细胞 45.9%，淋巴细胞 43.7%，嗜酸性粒细胞 0%；尿常规无明显异常；粪常规示白细胞计数 6~8 个/HP，潜血阳性。

（2）肝功能、肾功能、血糖、血脂、电解质、心肌酶：均正常范围。

（3）炎症指标：CRP 45 mg/L，ESR 45 mm/h，PCT 0.20 ng/mL，G 试验和 GM 试验均阴性。

（4）血培养、尿培养、大便培养：血培养，伤寒沙门菌生长；尿培养及大便培养，培养 5 d 无细菌生长。

（5）淋巴细胞亚群：$CD4^+$ 343.0/μL，$CD8^+$ 247.0/μL，$CD4^+/CD8^+$ 比值 1.30，B 淋巴细胞 28.10%，NK 细胞 14.60%。

（6）甲状腺功能：游离三碘甲腺原氨酸（FT3）、游离四碘甲腺原氨酸（FT4）、促甲状腺激素（TSH）均正常。

（7）病毒血清学抗体筛查：EBV IgG 阳性，麻疹病毒抗体 IgG 阳性，其余抗体均阴性。

（8）试管凝集试验和肥达反应：试管凝集试验阴性，肥达反应 O 抗体凝集效价 1：160，H 抗体凝集效价 1：640。

（9）心电图：正常心电图。

（10）全腹部 CT 平扫：脾大，腹膜后多发肿大淋巴结影。

---

2. 思维引导　①本例患者持续高热伴腹泻，有右下腹隐痛，排便表现为黏液便，无脓血便，体格检查发现表情淡漠、相对缓脉、脾大，实验室检查提示白细胞总数减低、嗜酸性粒细胞消失、肥达反应 O 和 H 抗体凝集效价升高、血培养结果伤寒沙门菌，故诊断伤寒。②伤寒常见的临床类型包括普通型、轻型、迁延型、逍遥型、暴发型，其中普通型的经典临床表现包括表情淡漠、相对缓脉，皮肤玫瑰疹，肝脾肿大，周围血白细胞总数低下，嗜酸性粒细胞消失，骨髓涂片有伤寒细胞（"戒指样"细胞）等。轻型临床症状轻，多见于早期有效治疗后或接种过疫苗患者；迁延型起病初期表现同普通型，病程长，迁延不愈，多见于免疫功能低下患者；逍遥型早期无明显症状，常以肠出血、肠穿孔等并发症为首发症状；而暴发型起病急，毒血症重，并发症多，不及时抢救可致死亡。本例患者根据其临床表现及实验室检查，诊断为伤寒普通型。③伤寒病程初期（病程 1~2 周）血培养阳性率高，2 周后逐步下降，而粪便培养极期（病程 2~3 周）阳性率开始逐步升高，3~4 周阳性率最高，当病程到缓解期（病程 4 周）和恢复期（病程 5 周）时，血培养及粪便培养阳性率均迅速降低。本例患者血培养提

示伤寒沙门菌,粪便培养阴性,可能是因为患者入院时病程 8 d,处于病程初期到极期过渡阶段,此阶段血培养阳性率高,而粪便培养阳性率低。另外由于骨髓中单核吞噬细胞吞噬伤寒沙门菌较多,存在时间较长,当伤寒病程超过一定期限及临床用药治疗后,如果血培养和粪便培养反复呈阴性结果导致确诊困难,建议行骨髓培养。

(四)初步诊断

伤寒 普通型。

二、治疗与复查方案

(一)长期治疗医嘱及目的

1.一般治疗　按消化道传染病隔离,卧床休息,退热 1 周后逐步过渡至正常活动,流质或无渣半流质饮食,退热 2 周后逐步恢复正常饮食,避免坚硬多渣食物,以免诱发肠出血和肠穿孔。

2.对症治疗　高热时予以物理降温,使用冰袋冷敷或者四肢擦浴,布洛芬混悬液退热;盐酸小檗碱片 0.3 g/次,一日 3 次,口服,缓解腹泻。

3.病原学治疗　左氧氟沙星片,500 mg/次,每日 1 次,口服,疗程 14 d。

(二)复查间隔

一般复查间隔为每周复查 1 次,如治疗期间有病情变化可随时复查。

(三)临时复查医嘱及目的

1.第 1 周复查项目　血常规、粪常规、炎症指标、肝功能、肾功能、电解质、心肌酶、肥达反应、血培养及粪便培养。判断病情变化,及时发现相关并发症,血清特异性抗体 O 抗体和 H 抗体恢复期效价增高 4 倍以上者,可协助诊断。

2.第 2 周复查项目　血常规、粪常规、炎症指标、肝功能、肾功能、电解质、心肌酶、血培养及粪便培养。判断病情变化及解除隔离标准,连续 2 次粪便培养阴性(间隔 5~7 d)可解除隔离。

(四)思维引导

本例患者青年女性,伤寒普通型诊断明确,治疗首选喹诺酮类药物,而对于孕妇、儿童、哺乳期妇女等特殊人群治疗应选择第三代头孢菌素类,有严重毒血症者可在足量有效抗菌治疗配合下使用激素。

伤寒常见的并发症包括肠出血、肠穿孔、中毒性肝炎、中毒性心肌炎等,其中最严重并发症是肠出血和肠穿孔,多见于病程 2~4 周,可发生在经过病原学治疗,病情好转后数天内,多与饮食不当或者活动过多有关,治疗过程中应卧床休息,流质或半流质饮食,监测生命体征、肝功能、心肌酶等指标,如果出现恶心、呕吐、便血、剧烈腹痛,尽早复查腹部 CT 明确病情。

伤寒患病 2~3 周后,体温已下降,但未降至正常,再度上升,症状随之加剧,或者退热 2 周后临床症状再现,血培养、粪便培养阳性,应考虑再燃或者复发,主要与免疫功能低下,病灶内残存细菌再度繁殖入血有关,治疗过程中应延长疗程。

三、治疗经过和效果

(一)治疗后 1 周

1.症状　体温下降,食欲好转,大便恢复正常。

2.体格检查　脾肋下 2 cm 可触及,较入院时变化不大。

3.血常规、粪常规　WBC 3.45×10⁹/L,嗜酸性粒细胞 0.21%;粪便潜血阴性。

4.炎症指标　CRP 112.5 mg/L,ESR 60 mm/h,PCT 0.678 ng/mL。

5. 肝功能、肾功能、心肌酶 均在正常范围。

6. 肥达反应 O 抗体凝集效价 1:640,H 抗体凝集效价 1:1280。

7. 血培养及粪便培养 无细菌生长。

(二)治疗后2周

1. 症状 体温正常,消化道症状消失。

2. 体格检查 脾肋下 2 cm 可触及,较 1 周前无明显变化。

3. 血常规、粪常规 WBC $4.73×10^9$/L,嗜酸性粒细胞 1.8%;粪便潜血阴性。

4. 炎症指标 CRP 26.5 mg/L,ESR 39 mm/h,PCT <0.05 ng/mL。

5. 肝功能、肾功能、心肌酶 均在正常范围。

6. 血培养及粪便培养 无细菌生长。

(三)出院医嘱

1. 出院标准 临床症状完全消失后第 15 天或者临床症状消失后间隔 5~7 d 连续 2 次大便培养阴性方可出院。

2. 注意事项 养成良好的卫生与饮食习惯,注意饭前便后洗手,不饮生水,不吃不洁食物。

四、思考与讨论

伤寒是由伤寒沙门菌感染引起的肠道传染病,人群普遍易感,主要通过受污染的水、食物,以及无症状的带菌者经粪口途径传播。

伤寒全年均可发病,但流行季节以夏秋季为主,在流行地区有持续性高热(40~41 ℃),持续 1~2 周及以上(稽留热),出现表情淡漠、相对缓脉、皮肤玫瑰疹、肝脾肿大、外周血白细胞总数减少、嗜酸性粒细胞消失,骨髓中有伤寒细胞(戒指细胞),可临床诊断为伤寒。确诊需要从血、骨髓、尿、大便、玫瑰疹刮取物等任一种标本分离到伤寒沙门菌,或者肥达反应 O 抗体凝集效价≥1:80,H 抗体凝集效价≥1:160,恢复期效价增高 4 倍以上。

伤寒的临床表现呈不典型化趋势,部分患者仅表现为发热,典型热型为稽留热,热型亦有变化,部分患者呈不规则热或者低热;而表情淡漠、相对缓脉、皮肤玫瑰疹、肝脾大等典型临床表现逐渐减少,多数患者需要依据流行病学史、肥达氏反应和培养结果确诊。血培养及大便培养均需要时间,培养结果未出或者培养结果阴性,易误诊为上呼吸道感染、急性胃肠炎等。因此发热伴有腹泻的患者,有高危地区旅居史、不洁饮食史、免疫功能低下时,伤寒必须被视为重要鉴别诊断予以考虑。

我国伤寒发病率处于较低水平,做好卫生宣教,养成良好的卫生习惯,饭前与便后洗手,不吃不洁食物,为预防本病的关键性措施。目前伤寒疫苗不作为常规疫苗接种,如果计划前往有伤寒暴露风险地区,应当予以疫苗接种。

五、练习题

1. 伤寒的典型临床表现有哪些?

2. 伤寒确诊条件有哪些,首选抗菌治疗方案是什么?

六、推荐阅读

[1]王宇明,李梦东.实用传染病学[M].北京:人民卫生出版社,2017:313-333.

[2]李兰娟,任红.传染病学[M].北京:人民卫生出版社,2018:155-162.

(闫婧雅 梁红霞)

案例 36 细菌性痢疾

概要

23 岁男性以"发热、腹痛、腹泻 1 d"入院,入院后诊断为急性细菌性痢疾,给予环丙沙星抗感染并对症补液治疗后好转出院。

一、病历资料

(一)门诊接诊

1. **主诉** 发热、腹痛、腹泻 1 d。

2. **问诊重点** 腹泻的诱因,有无疫区旅居史,有无进食不洁饮食及饮用可疑污染水病史,有无接触类似发热、腹泻患者。大便性状、次数、持续时间,腹痛与腹泻关系。

3. **问诊内容**

(1)诱发因素:有无进食不洁饮食及饮用可疑污染水病史,有无接触类似发热、腹泻患者。

(2)主要症状:热型、体温峰值,腹痛的部位、性质、程度、加重缓解的因素,大便性状、次数、持续时间等。

(3)伴随症状:有无畏寒、全身不适、里急后重、咳嗽、咳痰、胸闷、气短、头晕、头痛等伴随症状。

(4)诊治经过:是否用药,何时开始用药、用何种药物、具体剂量、效果如何。

(5)既往史:有无高血压、糖尿病、心脏疾病、结核等病史,预防接种情况,有无手术、外伤、输血史,有无药物和食物过敏史。

(6)个人史:生于何地,在何地久居,有无疫区、疫情、疫水接触史,有无职业相关有害物质接触史,有无吸烟、饮酒、冶游史,居所周围有无苍蝇滋生地。

(7)家族史:家族成员健康状况,有无家族遗传病史。家人有无进食同一食物出现相似症状。

问诊结果

23 岁男性,职员,以"发热、腹痛、腹泻 1 d"入院,1 d 前因进食不洁饮食后出现发热,体温最高为 38.5 ℃,服用布洛芬后体温可下降至正常,伴左下腹部疼痛,排便次数增多,初为黄色稀水样便,后为黏液脓血便,10 余次/d,有里急后重感,排便后腹痛症状可减轻。无恶心、呕吐,无咳嗽、咳痰,无尿频、尿急、尿痛;口服小檗碱后,发热、腹痛、腹泻症状无明显改善。既往史无特殊。个人史、家族史无特殊。

---

4. **思维引导** ①总体印象方面:该患者的急性腹泻伴有发热等全身中毒症状,加之大便为黏液脓血便,考虑感染性腹泻可能性较大。②病原学方面:患者起病前先有毒血症症状,发热,继之有腹泻症状,腹泻初为黄色稀水样便,后为黏液脓血便,每天 10 余次至数十次,每次量不多,有里急后重感,伴左下腹腹痛,考虑为志贺菌属在乙状结肠导致的细菌性痢疾。③严重程度方面:患者发热伴腹痛、腹泻,需警惕中毒型痢疾;中毒型痢疾以 2 ~ 7 岁儿童多见,起病急骤,临床以严重毒血症状、休

克和/或中毒性脑病为主,而局部肠道症状轻微或缺如,临床易误诊和漏诊。

(二)体格检查

1. 重点检查内容及目的　患者为肠道疾病,应重点检查生命体征及腹部体征:①体温、脉搏、呼吸、血压是提示患者中毒症状轻重的重要指标,如患者脉搏细数、搏动无力、血压低,提示严重脱水。②观察患者面色、神志、皮肤,如面色苍白、四肢厥冷、皮肤弹性差,提示严重脱水或循环衰竭。③全面仔细进行腹部体检,急性细菌性痢疾患者可有下腹部及左下腹压痛,严重的可有轻度反跳痛,肠鸣音亢进;慢性细菌性痢疾患者左下腹可有轻压痛或可触及增厚的乙状结肠。

体格检查结果

T 38 ℃,P 92 次/min,R 20 次/min,BP 110/60 mmHg。

急性病容,神志清楚,皮肤未见皮疹和出血点,皮肤弹性可,浅表淋巴结未触及肿大。眼睑无水肿,睑结膜无充血,巩膜无黄染,双侧瞳孔等大等圆,对光反射正常。颈软,无抵抗,颈静脉无怒张,肝颈静脉回流征阴性。双肺呼吸音清,未闻及干、湿啰音,心率 92 次/min,律齐,各瓣膜听诊区未闻及病理性杂音。腹平软,左下腹有轻微压痛,无肌紧张和反跳痛,未触及肿块,肝脾肋下未触及,移动性浊音(-),肠鸣音 6 次/min。生理反射存在,病理反射未引出。

---

2. 思维引导　①通过上述体检结果可以发现患者有如下异常体征:发热、左下腹有轻微压痛、肠鸣音稍活跃;结合患者的症状、流行病学史以及体格检查,应首先考虑急性细菌性痢疾的诊断。②为进一步明确诊断,该患者应进行血常规、粪常规、大便培养、血生化(肝功能、肾功能、电解质)等检测。

(三)辅助检查

1. 临时辅助检查医嘱及目的

(1)血常规:急性细菌性痢疾白细胞总数可轻至中度增多,以中性粒细胞为主,可达(10～20)× 10^9/L;慢性患者可有贫血表现。

(2)粪常规和培养:粪便外观多为黏液脓血便,镜检可见白细胞(≥15 个/HP)、脓细胞和少数红细胞,如有巨噬细胞则亦有助于诊断。

(3)感染指标:CRP、ESR、PCT。

(4)肝功能、肾功能、电解质:明确是否有肝功能损伤、肾功能的损害、内环境紊乱失衡。

辅助检查结果

(1)血常规:WBC 16.8×10^9/L,RBC 5.0×10^{12}/L,Hb 140 g/L,PLT 150×10^9/L,N 90%。

(2)粪常规和培养:黏液脓性便,WBC 多数/HP,RBC 4～5 个/HP,可见巨噬细胞;粪便培养可见志贺菌。

(3)感染指标:CRP 79 mg/L,ESR 45 mm/h,PCT 5.5 ng/mL。

(4)肝功能、肾功能、电解质:肝功能正常,肾功能正常,电解质正常。

---

2. 思维引导　急性细菌性痢疾应与下列疾病相鉴别。①急性阿米巴痢疾:阿米巴痢疾常起病缓慢,多不发热,少有毒血症症状,腹痛轻,无里急后重,每天腹泻数次,多为右下腹压痛;大便量多,暗红色果酱样便,腥臭味浓,镜检白细胞少,红细胞多,可找到溶组织内阿米巴滋养体。②其他

细菌性肠道感染：如肠侵袭性大肠埃希菌、空肠弯曲菌等细菌引起的肠道感染也可出现痢疾样症状，鉴别有赖于大便培养检出不同的病原菌。③细菌性胃肠型食物中毒：因进食被沙门菌、金黄色葡萄球菌、副溶血弧菌、大肠埃希菌、肉毒杆菌等病原菌污染的食物引起。有进食同一食物集体发病病史，大便镜检通常白细胞不超过 5 个/HP。确诊有赖于从可疑食物及患者呕吐物、粪便中检出同一细菌或毒素。

（四）初步诊断

急性细菌性痢疾。

二、治疗与复查方案

（一）长期治疗医嘱及目的

1. 消化道隔离　饮食以流食为主，忌食生冷、油腻及刺激性食物。

2. 环丙沙星片　0.5 g po bid。

（1）喹诺酮类药物抗菌谱广，口服吸收好，不良反应小，耐药菌株相对较少，可作为首选药物。首选环丙沙星，其他喹诺酮类如左氧氟沙星等也可酌情选用，不能口服者可静脉滴注。

（2）鉴于喹诺酮类药物可引起未成年动物关节病变，故孕妇禁用，哺乳期妇女应用本品时应暂停哺乳；在婴幼儿及 18 岁以下青少年的安全性尚未确定。但因用于数种幼龄动物时，可致关节病变；因此不宜用于 18 岁以下的小儿及青少年。

（3）匹美西林和头孢曲松可应用于任何年龄，同时对多重耐药菌株有效，阿奇霉素也可用于成人患者治疗。

3. 小檗碱片　0.3 g po tid（因其有减少肠道分泌的作用，在使用抗菌药物时可同时使用）。

4. 口服补液　葡萄糖 20 g，氯化钠 3.5 g，碳酸氢钠 2.5 g，氯化钾 1.5 g，加温开水至 1000 mL。

（二）复查间隔

一般复查间隔为每周复查 1 次，如治疗期间有病情变化可随时复查。

（三）临时复查医嘱及目的

第 1 周复查项目：血常规、CRP、PCT、ESR、粪常规、大便培养。当消化道症状消失，连续 2 次粪便培养阴性，可考虑解除隔离出院。

（四）思维引导

①急性细菌性痢疾的抗感染治疗。轻型细菌性痢疾患者在充分休息、对症处理和医学观察的条件下可不用抗菌药物；严重病例如出血性腹泻等则需应用抗生素，因其既可缩短病程，又可减少带菌时间。②近年来痢疾志贺菌对多种抗菌药物的耐药性逐年增长，并呈多重耐药性，因此，对于急性细菌性菌痢抗菌药物的选择，应依据当地流行菌株药敏试验或粪便培养的结果，合理使用抗菌药物，对于发生耐药的菌株，在一定地区内可轮换用药。抗菌药物治疗的疗程一般为 3~5 d。

三、治疗经过和效果

（一）治疗期间病情变化

患者明确诊断并经过上述治疗后，体温恢复正常，腹泻次数减少，腹痛及里急后重症状缓解，4 d 后发热、腹泻、腹痛消失。入院 1 周复查血常规提示 WBC 6.3×10^9/L，Neut% 62%；粪常规提示黄软，WBC 0 个/HP，RBC 0 个/HP。治疗后第 6 天和第 7 天，连续 2 次粪便培养均阴性。医嘱患者出院。

(二)出院医嘱

(1)养成良好的个人卫生习惯,餐前便后洗手,不饮生水,不吃不洁食物及腐烂变质食物。

(2)在菌痢流行期间,可口服多价痢疾减毒活疫苗,提高机体免疫力。

四、思考与讨论

细菌性痢疾简称菌痢,是由志贺菌属引起的肠道传染病,为国家法定乙类传染病。菌痢主要通过消化道传播,急、慢性菌痢患者和带菌者均可成为传染源。本病终年散发,夏秋季可引起流行。人群普遍易感。其主要病理变化为直肠、乙状结肠的炎症和溃疡。临床表现为腹痛、腹泻、排黏液脓血便以及里急后重等,可伴有发热及全身毒血症状,严重者可出现感染性休克、弥散性血管内凝血(DIC)及重要器官功能衰竭。一般为急性,少数迁延成慢性。细菌性痢疾通常根据流行病学史、症状体征及实验室检查进行综合诊断。实验室检查主要为大便检查。粪便外观多为黏液脓血便,镜检可见白细胞(≥15 个/HP)、脓细胞和少量红细胞,如有巨噬细胞亦有助于诊断,粪便培养出痢疾杆菌可以确诊。急性菌痢的治疗主要是抗感染治疗(喹诺酮类药物为首选药物)和一般对症支持治疗。

五、练习题

1. 如何鉴别感染性腹泻及非感染性腹泻?

2. 细菌性痢疾何时可解除隔离出院?

六、推荐阅读

李兰娟,任红.传染病学[M].9 版.北京:人民卫生出版社,2018:182-187.

(和振坤 李圆圆)

案例 37 细菌感染性腹泻

概要

38 岁女性被确诊为感染性腹泻,给予"左氧氟沙星"抗感染治疗后好转出院;院外继续服用抗菌药物治疗。

一、病历资料

(一)门诊接诊

1. 主诉 发热、腹痛、腹泻 12 h。

2. 问诊重点 应聚焦患者发热、腹痛、腹泻的季节、诱发因素、伴随症状如头痛、恶心、呕吐、大便性状、贫血及消瘦等;主要症状特点、疾病演变过程、诊治经过、治疗效果;仔细询问了解既往宿主因素与基础疾病。流行病学史的询问:有无不洁饮食史、与患病动物接触史、与传染病患者接触史及生活习俗等。

3.问诊内容

(1)诱发因素:有无受凉、不洁饮食、劳累等导致发热、腹泻的诱发因素。

(2)主要症状:发热前有无畏寒、寒战,有无咳嗽、咳痰;有无尿频、尿急、尿痛;腹痛的性质,腹泻的次数,大便的性状,有无下坠、里急后重感。

(3)伴随症状:有无胸闷、气短、头痛、恶心、呕吐、皮疹、关节肌肉酸痛等伴随症状。

(4)诊治经过:是否用药,用何种药物、具体剂量、效果如何。

(5)既往史:有无高血压、糖尿病、心脏疾病、结核等病史,有无手术、外伤、输血史,有无药物和食物过敏史。

(6)个人史:生于何地,在何地久居,有无疫区、疫情、疫水接触史,有无职业相关有害物质接触史,有无吸烟、饮酒、冶游史等。

(7)家族史:家族成员健康状况,有无类似疾病聚集现象,有无家族遗传病史。

问诊结果

患者为38岁女性,自由职业,12 h前进食冰箱里的剩菜后(夏季),出现发热,体温最高39.5 ℃,伴畏寒及寒战,伴肌肉酸痛、乏力、头晕,继而出现阵发性腹痛,无放射痛,持续数分钟不等,能自行缓解,偶感恶心,呕吐两次,非喷射性,呕吐物为胃内容物,量约100 mL,在当地诊所给予"萘普生"退热治疗,体温仍反复升高。随即出现腹泻,约10次,初为黄色稀水便,后为黏液脓血便,每次量较少,但腹泻次数较为频繁,有下坠及里急后重感,腹泻后腹痛可缓解。我院门诊查血常规示:WBC 13.12×10⁹/L,RBC 4.32×10¹²/L,Hb 126 g/L,PLT 210×10⁹/L,Neut%90.2%;粪常规:黏液脓血便、WBC 3~5 个/HP,RBC 0~3 个/HP,潜血(+),门诊以"①感染性腹泻? ②细菌性痢疾? ③急性胃肠炎?"收治入院。发病以来,患者精神、睡眠、食欲差,小便量较少,体重无明显下降。半年前确诊"糖尿病",给予胰岛素及口服降糖药物治疗,血糖控制较差。个人史和家族史无特殊。

4.思维引导　①总体印象方面:患者发病季节是夏季,是感染性肠道疾病的高发季节。流行季节对于感染性腹泻的诊断有重要的提示意义,反复询问患者的流行病学史对于腹泻患者有重要意义,如发病前有无集体聚餐,是否在短期内先后发病,有无食物或水源污染的可能等。②病因方面:患者既往有糖尿病,血糖控制不佳,免疫功能相对低下,对病原菌的侵袭抵御能力较差,更易引起感染性腹泻。③诱因方面:本次因食用冰箱里剩菜后出现发热、腹痛、腹泻;有无术后长期使用抗生素;有无长期使用糖皮质激素和抗癌药物。④严重程度方面:患者腹泻次数越多,每次腹泻量越大,时间越长,反复发热,疾病越严重,这需要密切监测生命体征,完善炎症指标、大便培养等检查。

(二)体格检查

1.重点检查内容及目的　患者为感染性腹泻,应注重腹部检查。①一般检查及生命体征:测量体温、呼吸、脉搏、血压。②皮肤黏膜:皮肤黏膜弹性情况,有无脱水现象。③心肺听诊无异常。④腹部:有无腹肌紧张、腹胀、压痛、反跳痛,肠鸣音。⑤神经系统:意识状态,有无病理征。

体格检查结果

T 38.5 ℃,P 105 次/min,R 26 次/min,BP 110/65 mmHg。

神志清,精神稍差,体型偏胖,皮肤弹性可;浅表淋巴结无肿大。颈部无抵抗,心肺听诊无异常。腹部平坦,未触及腹部肿块,左下腹存在压痛,无反跳痛及肌紧张,肝脾肋下未触及,听诊肠鸣音6~8 次/min,双下肢无水肿,双侧病理征阴性。

2. 思维引导　①患者体格检查发现左下腹存在压痛,考虑病变部位在乙状结肠及直肠,夏季发病,感染性腹泻的可能性大,需要注意细菌感染性腹泻和与细菌性痢疾的鉴别。②患者体重虽然没有明显减轻,下一步仍然需要注意补液,预防脱水。

(三)辅助检查

1. 临时辅助检查医嘱及目的

(1)血、尿常规,粪常规和培养:入院常规检查,血常规中白细胞总数及中性粒细胞提示感染情况;尿常规有助于判断有无泌尿系统感染;粪便培养有助于确诊感染的原因。

(2)传染病四项:入院常规检查,初步了解患者乙肝五项状态,有无丙肝、梅毒及 HIV。

(3)肝功能、肾功能、血脂、血糖、心肌酶、电解质:了解肝功能损伤程度,明确是否有肾功能的损害,了解血糖、血脂水平,有无心肌损害及内环境紊乱失衡。

(4)血培养:判断有无血流感染。

(5)病毒四项、CMV DNA、EBV DNA:有助于判断患者是否合并其他病毒感染,特别是 CMV 和 EBV 感染。

(6)CRP、ESR、PCT、IL-6:有助于判断患者的炎症程度和感染性质。

(7)心电图:有助于判断患者心脏情况等。

(8)胸部 CT:有助于了解肺部感染情况。

辅助检查结果

(1)血、尿常规,粪常规和培养:WBC 13.12×10⁹/L,RBC 4.32×10¹²/L,Hb 126 g/L,PLT 210×10⁹/L,Neut% 90.3%;尿常规无异常。粪常规,WBC 15~20 个/HP,潜血(−)。粪便培养,大肠埃希菌阳性。

(2)传染病四项:丙肝抗体阴性、梅毒抗体阴性、HIV 抗体阴性、HBsAg 阴性、HBsAb 阴性、HBeAg 阴性、HBeAb 阴性、HBcAb 阴性。

(3)肝功能、肾功能、血脂、血糖、心肌酶、电解质:肝功能、肾功能、血脂、心肌酶、电解质均正常;空腹血糖11.3 mmol/L。

(4)血培养:阴性。

(5)病毒四项、CMV DNA、EBV DNA:均阴性。

(6)CRP、ESR、PCT、IL-6:CRP 31.33 mg/L,ESR 34 nm/h,PCT 1.12 ng/mL,IL-6 100.92 pg/mL。

(7)心电图:无异常。

(8)胸部:胸部 CT 示两肺纹理增粗。

2. 思维引导　①结合患者上述检查结果,患者可排除细菌性痢疾。②患者既往有"糖尿病",血糖控制不佳,免疫功能相对低下,对病原菌的灭活也相对较差,有吃冰箱里剩菜的病史,更易引起感染性腹泻,结合大便培养,考虑细菌感染导致的腹泻。

(四)初步诊断

①细菌感染性腹泻:肠侵袭性大肠埃希菌肠炎;②2型糖尿病。

二、治疗与复查方案

(一)长期治疗医嘱及目的

1. 盐酸左氧氟沙星胶囊,0.5 g po qd   抗感染治疗。
2. 双歧杆菌三联活菌片,1.5 g po tid   调节肠道微环境。
3. 口服补液盐(ORS),200 mL po tid   口服补液治疗。

(二)复查间隔

一般复查间隔为每3天复查1次,如治疗期间有病情变化可随时复查。

(三)临时复查医嘱及目的

1. 第1次复查项目   血常规、肝功能、肾功能、电解质、血糖判断病情变化。
2. 第2次复查项目   血常规、电解质、血糖、CRP、ESR、粪常规、潜血、大便培养等了解病情恢复情况。

(四)思维引导

①患者的病因为大肠埃希菌感染,所以对因治疗应该进行口服抗菌药物治疗。②患者大便次数多,给予口服补液防止脱水。③患者应用益生菌调节肠道菌群。

三、治疗经过和效果

(一)治疗后3 d

1. 症状   腹痛、腹泻稍好转,恶心、呕吐减轻,体温下降,饮食稍增加。
2. 体格检查   较入院时无明显变化,无新阳性体征发现。
3. 肝功能、血糖   ALT 40 U/L,AST 30 U/L,GGT 58 U/L,ALP 61 U/L,ALB 41.0 g/L,TBil 14.6 μmol/L,DBil 6.1 μmol/L;空腹血糖7.3 mmol/L。
4. 血常规   WBC $10.9×10^9$/L,RBC $4.32×10^{12}$/L,Hb 124 g/L,PLT $210×10^9$/L,Neut% 85%。
5. 肾功能、电解质   正常。

(二)治疗后1周

1. 症状   腹痛、腹泻明显好转,无恶心、呕吐,体温正常,饮食增加。
2. 体格检查   较入院时无明显变化,无新阳性体征发现。
3. 肝功能、肾功能、电解质、血糖   正常。
4. 血常规   WBC $5.6×10^9$/L,RBC $4.30×10^{12}$/L,Hb 122 g/L,PLT $214×10^9$/L,Neut% 70%。
5. CRP、ESR   CRP 9 mg/L;ESR 15 nm/h。
6. 粪便培养   阴性。
7. 粪常规   WBC 1~2个/HP,潜血(−)。

(三)出院医嘱

(1)休息、饮食卫生,避免生冷硬食物。
(2)二甲双胍缓释片0.5 g po bid,控制血糖。

（3）双歧杆菌三联活菌片 1.5 g po tid,改善肠道微环境。

（4）1 周后门诊复查血常规、粪常规、血糖、电解质。

四、思考与讨论

感染性腹泻是指由多种病原体引起的以腹泻为主要临床特征的肠道感染。引起感染性腹泻的病原体有细菌、病毒、真菌或寄生虫,其中以细菌或病毒最常见。患者以急性腹泻为表现,没有药物、毒物接触史,故排除急性药物化合物中毒。其次,患者虽然有"糖尿病"病史,血糖控制较差,但除肠道感染外,无全身感染的表现,也可排除此类疾病所致腹泻。细菌性食物中毒往往多人或集体发病,与患者共进食的家人并未发病,且粪便常呈糊状或水样,红、白细胞数量较少或全无,故可排除。该患者腹痛、腹泻,初有水样便,后为黏液脓血便,结合左下腹疼痛、里急后重,便后缓解等特点,粪便为"痢疾样大便",考虑感染性腹泻的可能性较大。

肠侵袭性大肠埃希菌是肠杆菌科埃希菌属中的一种细菌。埃希菌属的细菌为肠道中的正常菌群,一般不致病,以大肠埃希菌最为重要。大肠埃希菌通称大肠杆菌,在婴儿出生后数小时就进入肠道并伴随终生,在肠道中合成 B 族维生素和维生素 K 等供人体吸收利用。当人体免疫力下降或该菌侵入肠外组织或器官时,可引起肠道外化脓性炎症。某些血清型菌株致病性强,在肠道内可引起感染,导致腹泻,被称为致病性大肠埃希菌。肠侵袭性大肠埃希菌是致病性大肠埃希菌之一,其临床表现和急性细菌性痢疾颇为相似,容易混淆,确诊有赖于粪便培养。抗菌治疗,有缩短病程、阻断传播的作用。但并非所有感染性腹泻患者都需使用抗菌药物,如食物中毒、部分大肠埃希菌及空肠弯曲菌感染等不需抗菌治疗。

五、练习题

1. 感染性腹泻常见病因有哪些?

2. 细菌性感染性腹泻都需要用抗菌药物吗?

3. 感染性腹泻常见并发症是什么?

六、推荐阅读

李兰娟,任红.传染病学［M］.9 版.北京:人民卫生出版社,2018:169-174.

（高海丽 朱 斌）

案例38 流行性脑脊髓膜炎

概要

16 岁男性,主要表现为发热、头痛、皮疹,血培养、脑脊液培养有脑膜炎奈瑟菌生长,确诊为"流行性脑脊髓膜炎",给予注射用青霉素钠、甘露醇注射液、地塞米松磷酸钠注射液等治疗后痊愈出院。

一、病历资料

（一）门诊接诊

1. 主诉　发热伴头痛7 h，出疹2 h。

2. 问诊重点　应聚焦主要症状：发热、头痛、皮疹的特点，如热型、体温波动范围，伴随症状。发病诱因，加重或缓解因素，有无类似症状患者接触史，发热与头痛时序关系，皮疹特点，注意发病季节，疾病演变过程、诊治经过、治疗效果等。

3. 问诊内容

（1）诱发因素：发病前有无接触类似症状患者，有无劳累、受凉、不洁饮食史。

（2）主要症状：发热，热型（体温峰值、波动范围、能否自行降至正常、热退后症状是否好转），有无畏寒、寒战；头痛，头痛部位、性质、剧烈程度，持续性或间歇性，诱发或加重因素，与发热关系，有无喷射性呕吐；皮疹的出疹顺序、部位、面积、是否高于皮面、颜色变化，局部有无破溃，与发热的时序关系等。

（3）伴随症状：有无头晕、意识障碍，有无咳嗽、咳痰、胸闷、心悸，有无恶心、呕吐、腹痛、腹泻，有无尿频、尿急、尿痛，有无四肢关节疼痛、肌肉酸痛、口腔溃疡等伴随症状。

（4）诊治经过：是否就诊过，做过哪些检查，结果如何，诊断是什么，是否用药，何时开始用药、用何种药物、具体剂量、效果如何。

（5）既往史：有无高血压、糖尿病、心脏疾病、肝炎、结核等病史，预防接种情况，有无手术、外伤、输血史，有无药物和食物过敏史。

（6）个人史：生于何地，在何地久居，有无旅游、疫区、疫水接触史，有无职业相关有害物质接触史，有无吸烟、饮酒、冶游史等。

（7）家族史：家族成员健康状况，有无家族遗传病史。

问诊结果

患者为16岁男性，学生，于2017年3月4日入院，7 h前无明显诱因出现高热，体温39～40 ℃，伴寒战、头痛、腹痛、咽痛，伴恶心，无呕吐、腹泻，无关节疼痛、口腔溃疡，无咳嗽、咳痰、胸闷、心悸，就诊于当地医院，按"呼吸道感染"给予药物治疗（具体不详），症状控制欠佳。2 h前出现双上肢、胸背部散在瘀点、瘀斑，瘀斑中心部位可见坏死。发病以来，神志清、精神差、乏力、食欲缺乏，体重无明显变化。未接触类似症状患者。既往史、个人史及家族史无特殊。

4. 思维引导　①总体印象方面：青少年男性，春季发病，急性起病，主要表现为发热、头痛、双上肢及胸背部的瘀点、瘀斑，病程仅7 h，病情进展快，首先考虑感染性疾病，感染部位首先考虑血流、中枢神经系统。②病因方面：病毒、细菌、真菌、结核、寄生虫等病原体感染，均可导致发热、头痛以及皮疹；非感染性疾病，如系统性红斑狼疮等弥漫性结缔组织病也可出现以上症状，通常慢性起病，考虑可能性小，亦不能排除非感染性疾病急性发作的可能性，可完善结缔组织病相关抗体检查进行排查。明确感染部位、感染源及病原体将是下一步检查的重点。③诱因方面：患者此次发病前无明确诱因，询问病史既往体健，无明确基础疾病史，未接触类似症状患者。④严重程度方面：患者急性起病、进展迅速，以发热、头痛、皮疹为主要表现，且处于进展期，可能合并脓毒血症、感染性休克、中枢神经系统感染等，病情重，需要进一步监测生命体征，立即检测血常规、CRP、ESR、PCT，进行血培养、腰椎穿刺、脑脊液培养等，并完善胸部CT、脑部MRI等协助诊疗。

(二)体格检查

1.重点检查内容及目的 患者为发热类疾病,病程短,发热、头痛、皮疹等临床特点,病因尚不明确,全身性及中枢神经系统感染可能性大,应注重全身检查,重点检查有无淋巴结肿大、皮疹特点、神经系统有无脑膜刺激征及定位体征。①一般检查及生命体征:观察患者发育、面容、表情和意识,皮疹特点。测量体温、呼吸、脉搏、血压。②头颅五官:结膜,巩膜,瞳孔,口腔黏膜,咽喉。③颈部:甲状腺、淋巴结,有无抵抗。④肺部:呼吸音,有无啰音及胸膜摩擦音。⑤心脏:心率,心律,有无心脏杂音。⑥腹部:有无腹肌紧张,压痛,反跳痛,肠鸣音,肝脏、脾脏有无肿大。⑦皮肤:皮肤颜色、湿度、弹性,四肢淋巴结,皮疹、皮下出血、瘀点瘀斑,有无水肿。⑧神经系统:意识状态,肌力、肌张力,病理反射征,脑膜刺激征。

体格检查结果

T 40.0 ℃,R 25 次/min,P 110 次/min,BP 120/60 mmHg。

神志清、精神差,全身皮肤无黄染,双上肢、胸背部可见瘀点、瘀斑,瘀斑中心部位可见坏死。咽充血,双侧扁桃体Ⅱ度肿大,无脓性分泌物,咽后壁可见淋巴滤泡,双肺呼吸音清,未闻及干、湿啰音,心率110次/min,律齐,未闻及杂音,肝、脾肋下未触及肿大,双肾区无叩击痛,双下肢无水肿。四肢肌力、肌张力正常。颈强直、Kernig 征(+)、Brudzinski 征(+)。

2.思维引导 ①患者体格检查发现高热、脑膜刺激征(+),双上肢、胸背部散在瘀点、瘀斑,首先考虑中枢神经系统感染,结合发病季节,特征性皮疹,应重点考虑流行性脑脊髓膜炎,需要进一步完善头颅 MRI、腰椎穿刺脑脊液常规及脑脊液培养等明确诊断。②根据病史、体格检查结果,除考虑中枢神经系统感染以外,败血症亦不能排除,需进一步行血培养明确,并可行皮肤瘀点、瘀斑组织液涂片、培养协助诊断。

(三)辅助检查

1.临时辅助检查医嘱及目的

(1)血、尿、粪常规检查:入院常规检查,血常规中白细胞计数、中性粒细胞比率升高常提示细菌感染,血红蛋白水平用于判断患者有无贫血,尿常规有助于判断有无泌尿系统感染,粪常规有助于判断是否存在寄生虫感染,有无血便、粪便潜血。

(2)CRP、PCT、ESR:可用于判断有无细菌感染及感染的严重程度。

(3)肝功能、肾功能、电解质:明确患者是否有肝功能、肾功能的损害、内环境紊乱。

(4)凝血功能:判断患者凝血功能有无异常,警惕 DIC 的发生。

(5)结缔组织病全套及免疫球蛋白、补体:判断患者是否合并自身免疫性疾病,进一步明确病因诊断。

(6)病毒全套:有助于判断患者是否合并其他病毒感染,特别是易引起中枢神经系统感染的疱疹病毒。

(7)传染病四项:入院常规检查,判断患者有无艾滋病、梅毒等可致神经系统侵犯的传染性疾病,用于鉴别诊断。

(8)血培养:有助于寻找血液中病原体。

(9)G 试验、GM 试验:有助于判断是否存在真菌感染。

(10)腰椎穿刺+脑脊液检测:有助于判断有无脑膜炎及寻找病原体。

(11)瘀点、瘀斑组织液涂片、培养:特别是涂片有助于早期明确病原体,是早期诊断的重要方法。

（12）头颅 MRI：有助于判断是否存在脑实质受累。

（13）心电图：有助于判断患者是否有心肌缺血、心律失常等。

辅助检查结果

（1）血、尿、粪常规检查：WBC 12.76×10^9/L，Neut # 95.3%，RBC 4.1×10^{12}/L，Hb 121 g/L，PLT 140×10^9/L；尿常规无异常；粪常规无异常。

（2）CRP、PCT、ESR：CRP 54 mg/L，PCT 1.26 ng/mL，ESR 34 mm/h。

（3）肝功能、肾功能、电解质：肝功能、肾功能、电解质均正常。

（4）凝血功能：PT 14.3 s，PT% 79.4%，APTT 38.1 s，FIB 3.48 g/L。

（5）结缔组织病全套及免疫球蛋白、补体：均阴性。

（6）病毒全套：各病原体 IgM 均阴性。

（7）传染病四项：丙肝抗体阴性、梅毒抗体阴性、HIV 抗体阴性、HBsAg 阴性、HBsAb 阴性、HBeAg 阴性、HBeAb 阴性、HBcAb 阴性。

（8）血培养：脑膜炎奈瑟菌生长。

（9）G 试验、GM 试验：均阴性。

（10）腰椎穿刺+脑脊液检测：脑脊液压力 240 mmH$_2$O；脑脊液常规，混浊，米汤样，潘氏试验（+），总细胞数 1920×10^6/L，WBC 1800×10^6/L；生化，氯 115 mmol/L，葡萄糖 1.3 mmol/L，脑脊液蛋白 2000 mg/L；涂片，革兰氏阴性双球菌；脑脊液培养，脑膜炎奈瑟菌生长；墨汁染色隐球菌（-）。

（11）瘀点、瘀斑组织液涂片：革兰氏阴性双球菌。

（12）头颅 CT：脑组织未见明显异常。

（13）心电图：正常。

2.思维引导　①结合患者上述检查结果，排除其他细菌、病毒、真菌等病原体感染可能性。患者既往体健，无基础疾病史，化验结缔组织病相关抗体均阴性，排除此类疾病可能。②患者血液、脑脊液、皮肤瘀斑部位均发现同一病原菌，诊断明确为脑膜炎奈瑟菌引起的流行性脑脊髓膜炎。

（四）初步诊断

①流行性脑脊髓膜炎；②败血症。

二、治疗与复查方案

（一）治疗医嘱及目的

1.0.9%氯化钠注射液 100 mL+注射用青霉素 G 钠 800 万 U ivgtt q8h　病因治疗，针对脑膜炎奈瑟菌抗菌治疗。

2.甘露醇注射液 250 mL ivgtt q6h　用于脱水降颅内压。

（二）复查间隔

（1）发热、病情稳定之前复查间隔为每 1~2 d 复查 1 次，如治疗期间有病情变化可随时复查。

（2）病情稳定后每 3 d 复查 1 次。

（三）临时复查医嘱及目的

1.第 2 天复查项目　血常规、CRP、ESR、PCT、肝功能、肾功能及电解质。判断病情变化，白细胞、中性粒细胞比例是否降低、CRP、PCT是否下降,初步评估目前抗菌药物治疗是否有效。肝功能、肾功能、电解质用于判断有无肝功能、肾功能损伤以及电解质紊乱。

2.第4天复查项目 血常规、CRP、ESR、PCT、肝功能、肾功能及电解质,血培养,脑脊液常规。判断病情变化,白细胞、中性粒细胞比例是否降低、CRP、ESR、PCT是否下降,评估目前抗菌药物治疗效果。肝功能、肾功能、电解质用于判断有无肝功能、肾功能损伤以及电解质紊乱;脑脊液检测:判断治疗效果;血培养、脑脊液培养用于判断抗菌药物治疗是否有效。

3.第7天复查项目 血常规、CRP、ESR、PCT、肝功能、肾功能及电解质,血培养,脑脊液。目的同上。

(四)思维引导

①患者为流行性脑脊髓膜炎,病原体为脑膜炎奈瑟菌,应尽早、足量应用细菌敏感并能透过血-脑屏障的抗菌药物进行病因治疗。目前青霉素对脑膜炎奈瑟菌仍是高度敏感的杀菌药,虽然不易透过血-脑屏障,但加大剂量能在脑脊液中达到有效治疗浓度。第三代头孢菌素如头孢曲松对脑膜炎奈瑟菌抗菌活性强,易透过血-脑屏障,且毒性低,适用于不能使用青霉素或联合治疗的患者。②患者颅内压升高,有头痛表现,肾功能正常,可给予甘露醇注射液脱水降颅内压、预防脑疝。③患者的病因是脑膜炎奈瑟菌感染所致脑膜炎及血流感染,所以应短期内复查血常规、血培养等感染指标评估抗感染治疗效果;患者有脑膜炎,应复查脑脊液判定目前治疗方案的有效性。

三、治疗经过和效果

(一)治疗期间病情变化

患者入院第2天上午11点,出现高热40.2 ℃,伴气促,意识清楚,给予物理降温、布洛芬混悬液10 mL口服,退热效果差,急查血常规:WBC 20.16×10⁹/L,Neut% 94.1%,RBC 3.9×10¹²/L,Hb 120 g/L,PLT 112×10⁹/L。感染指标:ESR 69 mm/h,PCT 2.42 ng/mL,CRP 47 mg/L。

1.病情变化的可能原因及应对措施

(1)可能原因:疗程不够,给予患者注射用青霉素钠抗菌治疗不足24 h,治疗时间短;注射用青霉素钠虽然是对脑膜炎奈瑟菌高度敏感的杀菌药,但不易透过血-脑屏障,剂量不足时脑脊液中难以达到有效治疗浓度;疾病处于极期,毒血症状重。

(2)应对措施:患者高热,皮肤有瘀点、瘀斑,白细胞、中性粒细胞比例、降钙素原明显升高,毒血症状重,可给予糖皮质激素抗炎、改善毒血症状,同时可以减轻脑水肿及减少脑脊液渗出。遂联合应用"5%葡萄糖注射液100 mL+注射用地塞米松磷酸钠注射液20 mg ivgtt qd"治疗。

2.处理结局 治疗上予以地塞米松磷酸钠注射液抗感染治疗,体温逐渐下降,症状明显改善,3 d后患者体温正常、头痛缓解,停用地塞米松磷酸钠注射液。

3.思维引导 ①青霉素通常对脑膜炎奈瑟菌高度敏感,但青霉素不易透过血-脑屏障,但加大剂量能够在脑脊液中达到有效治疗浓度。②对于毒血症状明显的患者可短期使用肾上腺皮质激素。

(二)治疗后4 d

1.症状 体温正常,无明显头痛。

2.体格检查 颈部稍抵抗,布鲁津斯基征、克尼格征(-),双上肢、胸背部可见瘀点、瘀斑,较前变小、变淡,部分已吸收,双侧扁桃体Ⅱ度肿大,无脓点,双肺呼吸音清,未闻及干、湿啰音,心律齐,未闻及杂音,腹软,无压痛、反跳痛,肝、脾肋缘下未触及,双下肢无水肿。

3.血常规 WBC 14.76×10⁹/L,Neut% 90.4%,RBC 3.9×10¹²/L,Hb 118 g/L,PLT 137×10⁹/L。

4.CRP、PCT、ESR CRP 29 mg/L,PCT 0.84 ng/mL,ESR 37 mm/h。

5.脑脊液　颜色:淡黄色,潘氏试验(+),总细胞数 $240 \times 10^6/L$,白细胞 $210 \times 10^6/L$,氯 118 mmol/L,葡萄糖2.1 mmol/L,脑脊液蛋白1200 mg/L。涂片:革兰染色未找到细菌,墨汁染色未找到隐球菌。脑脊液培养:培养6 d无细菌生长。

(三)治疗后7 d

1.症状　体温正常,头痛消失,进食可。
2.体格检查　颈软,无抵抗,脑膜刺激征阴性,大部分皮疹已消退。
3.血常规　WBC $7.76 \times 10^9/L$,Neut% 70.4%,RBC $4.2 \times 10^{12}/L$,Hb 127 g/L,PLT $146 \times 10^9/L$。
4.CRP、PCT、ESR　CRP 11.0 mg/L,PCT 0.07 ng/mL,ESR 14 mm/h。
5.脑脊液　颜色:无色、透亮,潘氏试验(-),总细胞数 $20 \times 10^6/L$,白细胞 $8 \times 10^6/L$,氯 128 mmol/L,葡萄糖2.6 mmol/L,脑脊液蛋白670 mg/L。涂片:革兰染色未找到细菌、墨汁染色未找到隐球菌。脑脊液培养:培养6 d无细菌生长。

(四)出院医嘱

(1)避免大型集会或集体活动,避免劳累受凉。
(2)如有不适随诊。

四、思考与讨论

脑膜炎奈瑟菌为革兰氏阴性双球菌,专性需氧,呈肾形双球菌,有荚膜,无芽孢,不活动。按表面特异性荚膜抗原,脑膜炎奈瑟菌分13个血清群,大部分为A、B、C、W135和Y群,A群曾是我国主要流行群,随着1985年开始的A群疫苗的普及,发病率明显下降,未再出现大范围的流行。近几年其他血清群如B和C群有上升趋势,个别地区还发生C群引起的局部流行。

流行性脑脊髓膜炎临床症状轻重不一,无症状带菌者,流行期间人群带菌率高达50%。而暴发型进展极其迅速和凶险,可在24 h内死亡。临床按病情,分为普通型、暴发型、轻型和慢性型。普通型多见,约占发病者的90%。需要注意的是暴发型,起病急骤,病情凶险、变化快,如不及时治疗可于24 h内危及生命,病死率高,儿童多见。可表现为快速出现的休克、循环衰竭、多脏器功能衰竭,表现为脑膜及脑实质损伤者可出现严重的神经系统症状。需要指出的是该病大部分为急性病程,少数患者病程可迁延数周甚至数月,临床症状间歇性出现,常合并关节痛、脾大等。

冬春季是流行性脑脊髓膜炎的高发期,依据流行病学史,高热、皮疹、脑膜刺激征等临床表现,特征性瘀点瘀斑,应首先考虑流行性脑脊髓膜炎的可能性,再依据细菌学或特异性血清免疫学检查可确诊。需要注意的是随着儿童A+C群流行性脑脊髓膜炎多糖疫苗的注射,本病发病率明显下降,临床医师对该病的认识不足、警惕性下降,需引起重视,在流行季节接诊类似症状患者需考虑该病可能。

流行性脑脊髓膜炎病原治疗上强调早期、足量应用敏感并能透过血-脑屏障的抗菌药物,也可联合使用。青霉素为首选药物。氯霉素对脑膜炎奈瑟菌有良好的抗菌活性,较易透过血-脑屏障,但有骨髓抑制作用,目前临床应用较少。毒血症状明显的患者,可给予大剂量糖皮质激素静脉应用,疗程一般不超过3 d。

本例患者为16岁青少年,起病急,临床表现典型,病情重,及时获得的病原学证据为良好的治疗结局奠定基础。该患者病情进展较快,采用青霉素抗菌治疗,同时予以地塞米松磷酸钠注射液积极的对症治疗措施,患者症状逐渐改善,获得治愈。

五、练习题

1.本例患者若为暴发型流行性脑脊髓膜炎,应如何识别及管理?

2. 如何预防流行性脑脊髓膜炎?

六、推荐阅读

[1]李兰娟,任红.传染病学[M].9 版.北京:人民卫生出版社,2018:207-211.
[2]LINDER KA,MALANI PN. Meningococcal meningitis[J]. JAMA,2019,321(10):1014.

(李国涛 张国强)

案例 39 中枢神经系统细菌性感染

概要

19 岁男性被确诊为中枢神经系统细菌性感染,给予"头孢曲松"抗感染治疗 2 周后治愈院。

一、病历资料

(一)门诊接诊

1. 主诉 发热、头痛 3 d。

2. 问诊重点 应聚焦患者发热、头痛的季节,诱发因素,伴随症状如恶心、呕吐、咽痛、咳嗽、咳痰、腹痛、腹泻、尿频、尿急、尿痛等;主要症状特点、疾病演变过程、诊治经过、治疗效果;仔细询问了解既往宿主因素。流行病学史的询问:有无野外作业史、与患病动物接触史、与传染病患者接触史及生活习俗等。

3. 问诊内容

(1)诱发因素:有无受凉、咽痛、外伤、颅脑手术等导致发热、头痛的诱发因素。

(2)主要症状:发热起病时间、季节、病程、程度(热度高低)、频度(间歇性或持续性)。头痛的特点,是否伴有恶心、呕吐,有无午后低热、盗汗。

(3)伴随症状:有无畏寒、寒战;有无咳嗽、咳痰;有无尿频、尿急、尿痛;有无腹泻、腹痛、恶心、呕吐、皮疹、关节肌肉酸痛等。

(4)诊治经过:是否用药,用何种药物、具体剂量和疗程、效果如何。

(5)既往史:有无高血压、糖尿病、心脏疾病、结核等病史,有无手术、外伤、输血史,有无药物和食物过敏史。

(6)个人史:生于何地,在何地久居,有无疫区、疫情、疫水接触史,有无职业相关有害物质接触史,有无吸烟、饮酒、冶游史等。

(7)家族史:家族成员健康状况,有无类似疾病聚集现象,有无家族遗传病史。

问诊结果

　　患者为19岁男性,自由职业,3 d前无明显原因及诱因出现发热,体温最高39.0 ℃,伴有畏寒、寒战,继而出现头痛,伴有恶心,呕吐3次,非喷射性;伴咳嗽、咳痰,为黄色黏痰,伴乏力,伴食欲减退,饮食量减少约1/2;未行诊疗,上述症状渐加重。1 d前就诊于某市中医院,查胸部CT:右肺下叶斑点、斑片及结节灶,提示炎性病灶实变可能性大,其他占位性病变不能完全排除;头颅CT未见明显异常,考虑"中枢神经系统感染? 肺部感染",给予"阿昔洛韦、甘露醇"等治疗(具体用量不详),症状有所改善。今患者及家属为求进一步诊治,来诊,门诊以"中枢神经系统感染"收住院。发病来,神志清,精神、饮食、睡眠欠佳,大小便正常,体重无明显变化。

　　4.思维引导　①总体印象方面:患者发病季节是夏秋季,是流行性乙型脑炎的高发季节,流行季节对于中枢神经系统感染的诊断有重要的提示意义。②病因方面:患者既往无高血压、糖尿病等慢性病病史,无外伤、手术史,患者比较年轻,需警惕HIV感染。③诱因方面:工作强度比较大,劳累可能是患者发病的诱因。④严重程度方面:患者高热时间越长,反复发热,疾病越严重,如果短时间内出现昏迷,也是病情进展加重的表现,这需要密切监测生命体征,积极完善相关检查。

(二)体格检查

　　1.重点检查内容及目的　患者为中枢神经系统感染,应注重神经系统检查。①一般检查及生命体征:测量体温、呼吸、脉搏、血压。②皮肤黏膜:皮肤黏膜有无瘀点、瘀斑。③心肺听诊有无异常。④腹部:有无腹肌紧张,有无压痛、反跳痛,肠鸣音是否正常。⑤神经系统:脑膜刺激征,有无病理征。

体格检查结果

　　T 38.5 ℃,P 102 次/min,R 25 次/min,BP 120/65 mmHg。
　　体型偏瘦,皮肤弹性可;浅表淋巴结无肿大。颈部抵抗,心肺听诊无异常。腹部平坦,未触及腹部肿块,腹无压痛、无反跳痛及肌紧张,肝、脾肋下未触及,双下肢无水肿,左侧巴宾斯基征阳性。

　　2.思维引导　①患者体格检查发现颈部抵抗,左侧巴宾斯基征阳性,结合患者症状及外院治疗情况,考虑中枢神经系统感染可能性大,但是病毒、细菌、真菌、结核等哪一种病原体,需要行腰椎穿刺检查进一步明确诊断。②患者院外头颅CT检查虽然未发现明显异常,如果考虑中枢神经系统感染,下一步仍然需要行头颅MRI平扫+增强进一步协助诊断,排除占位性病变。

(三)辅助检查

　　1.临时辅助检查医嘱及目的

　　(1)血、尿、粪常规:入院常规检查,血常规中白细胞总数及中性粒细胞提示感染情况;尿常规有助于判断有无泌尿系统感染,粪常规有助于初步了解有无肠道感染及出血。

　　(2)传染病四项:入院常规检查,初步了解患者乙肝五项状态,有无丙肝、梅毒及HIV。

　　(3)肝功能、肾功能、血脂、血糖、心肌酶、电解质:了解有无肝功能、肾功能的损害,了解血糖、血脂水平,有无心肌损害及内环境紊乱失衡。

　　(4)血培养:判断有无血流感染。

　　(5)病毒四项(EBV NA IgM抗体、CMV IgM抗体定量测定、风疹病毒IgM抗体定量测定、单纯疱疹病毒 2 型 IgM 抗体定量测定)、九项呼吸道病毒抗体检测(肺炎支原体 IgM 抗体定量、肺炎衣原体 IgM 抗体定量、腺病毒 IgM 抗体定量、柯萨奇 B 组病毒 IgM 抗体定量、埃可病毒 IgM 抗体定量、人呼吸道合胞病毒 IgM 抗体定量、甲型流感病毒 IgM 抗体定量、乙型流感病毒 IgM 抗体定量、人副流感病毒 IgM 抗体定量)、CMV DNA、EBV DNA:有助于判断患者是否合并其他病毒感染,特别是 CMV 和 EBV 感染。

(6)CRP、ESR、PCT、IL-6:判断患者的感染程度。

(7)G 试验、GM 试验:判断有无真菌感染。

(8)结核抗体、PPD 试验、T-SPOT:判断有无结核感染。

(9)心电图:有助于判断患者心脏情况等。

(10)头颅 MRI 平扫+增强:有助于了解头颅感染情况及有无肿物等。

(11)腰椎穿刺术:有助于了解有无颅内高压,需要查脑脊液常规、生化、培养、一般细菌涂片、墨汁染色,TB RNA、TB DNA、结核分枝杆菌复合群等,了解感染原因。

辅助检查结果

(1)血、尿、粪常规:WBC 15.6×10^9/L, RBC 4.32×10^{12}/L, Hb 120 g/L, PLT 220×10^9/L, Neut% 90.3%;尿、粪常规无异常。

(2)传染病四项:丙肝抗体阴性、梅毒抗体阴性、HIV 抗体阴性、HBsAg 阴性、HBsAb 阴性、HBeAg 阴性、HBeAb 阴性、HBcAb 阴性。

(3)肝功能、肾功能、血脂、血糖、心肌酶、电解质:均正常。

(4)血培养:阴性。

(5)病毒四项、九项呼吸道病毒抗体检测、CMV DNA、EBV DNA:均阴性。

(6)CRP、ESR、PCT、IL-6:CRP 102 mg/L, ESR 65 nm/h, PCT 1.42 ng/mL, IL-6 135.92 pg/mL。

(7)G 试验、GM 试验:均正常。

(8)结核抗体、PPD 试验、T-SPOT:结核抗体阴性,PPD 试验阳性,T-SPOT 阴性。

(9)心电图:正常心电图。

(10)头颅 MRI 平扫+增强:①软脑膜强化影增多,建议结合临床及相关实验室检查;②双侧筛窦炎。

(11)腰椎穿刺术各项检测结果:①脑脊液压力 220 mmH_2O;②脑脊液常规,清亮,WBC 500×10^9/L, Neut% 90%, Lymph% 10%;③脑脊液生化,糖 2.3 mmol/L,氯化物 111 mmol/L,蛋白 1300 mg/L,腺苷脱氨酶 3.30 U/L;④脑脊液培养,肺炎链球菌,对青霉素、美罗培南、万古霉素、头孢曲松、头孢噻肟、头孢吡肟敏感;⑤TB RNA、TB DNA、结核分枝杆菌复合群,均为阴性;⑥脑脊液墨汁染色,未找到隐球菌。

2.思维引导　①结合患者上述检查结果,可排除病毒、真菌、结核、肿瘤等病因。②患者虽然比较年轻,但体型偏瘦,在外打工,工作压力大,环境差,免疫功能相对低下;目前血常规示白细胞及中性粒细胞高,腰椎穿刺示颅内压高,脑脊液示细胞数高,培养示肺炎链球菌阳性,考虑中枢神经系统细菌性感染。

(四)初步诊断

①中枢神经系统细菌性感染:肺炎链球菌脑膜炎;②肺部感染。

二、治疗与复查方案

(一)长期治疗医嘱及目的

(1)0.9%氯化钠注射液 100 mL+头孢曲松注射液 2 g ivgtt q12h,抗菌治疗。

(2)20%甘露醇注射液 125 mL ivgtt q8h,脱水降颅内压治疗。

(3)0.9%氯化钠注射液 500 mL+维生素 C 注射液 3 g ivgtt qd,补液治疗。

(4)地塞米松注射液 10 mg iv qd,抗感染治疗(连用 3 d)。

(二)复查间隔

一般复查间隔为每 3 d 复查 1 次,如治疗期间有病情变化可随时复查。

(三)临时复查医嘱及目的

1.第 1 次复查项目　血常规、肝功能、肾功能、电解质、血糖。判断病情变化。

2.第 2 次复查项目　血常规、肝功能、肾功能、电解质、血糖、CRP、ESR、脑脊液常规及细菌培养等,了解病情恢复情况。

(四)思维引导

①患者的病因为肺炎链球菌感染,所以对因治疗应该进行抗菌治疗。②患者存在头痛、恶心、呕吐等症状,查体有颈部抵抗,病理征阳性,考虑颅内高压,给予甘露醇脱水降颅内压治疗。③患者有发热,给予维生素 C 补液治疗,预防电解质紊乱。④细菌性脑膜炎患者应用抗菌药物后,病原菌死亡释放的细胞壁成分会激活巨噬细胞和神经胶质细胞,导致促炎性细胞因子释放,加重临床症状。糖皮质激素有抑制促炎细胞因子的合成、稳定血-脑屏障、减轻炎症作用。

三、治疗经过和效果

(一)治疗后 1 周

1.症状　发热、头痛稍好转,恶心、呕吐减轻,体温下降,饮食稍增加。

2.体格检查　颈部抵抗较入院时稍减轻,左侧巴宾斯基征阳性。

3.肝功能、肾功能、电解质、血糖　正常。

4.血常规　WBC 11×10^9/L,RBC 4.2×10^{12}/L,PLT 198×10^9/L,Neut% 84%。

(二)治疗后 2 周

1.症状　发热、头痛明显好转,无恶心、呕吐,体温正常,饮食增加。

2.体格检查　颈软,左侧巴宾斯基征阴性。

3.肝功能、肾功能、电解质、血糖　正常。

4.血常规　WBC 6.5×10^9/L,RBC 4.30×10^{12}/L,PLT 212×10^9/L,Neut% 74%。

5.CRP 和 ESR　CRP 15 mg/L;ESR 20 mm/h。

6.腰椎穿刺术检测结果　①脑脊液压力 160 mmH$_2$O;②脑脊液常规,清亮,WBC 20×10^9/L,Neut% 65%,Lymph% 30%;③脑脊液生化:糖 3.8 mmol/L,氯化物 106 mmol/L,蛋白 350 mg/L,腺苷脱氨酶 2.780 U/L;脑脊液培养阴性。

(三)出院医嘱

(1)休息、清淡饮食,避免受凉。

(2)半个月后门诊复查血常规、肝功能、肾功能、血糖、电解质、CRP、ESR。

四、思考与讨论

中枢神经系统细菌性感染是一种由于细菌侵入脑膜导致的严重的急性感染性疾病,最常见的中枢神经系统感染;好发于秋、冬、春季,呈全球性分布,细菌侵犯脑膜主要通过以下途径。①血源播散:邻近感染病灶扩散,如鼻窦炎、乳突炎。②脑脊液与外界沟通:如脑脊液鼻漏。③医源性因素:如腰椎穿刺后或安放分流装置引起。病原菌分布与患者的年龄、诱因、潜在疾病和免疫力有关。对于免疫力低下的人群,社区获得性细菌性脑膜炎最常见的病原菌是肺炎链球菌、脑膜炎奈瑟球菌,占80%,其次是单核细胞增多性李斯特菌和金黄色葡萄球菌。医院获得性细菌性脑膜炎与接受神经外科手术、脑室引流、脑部放置医用装置等有关,病原菌多以革兰氏阴性菌为主,大肠埃希菌和克雷伯菌多见,也可见铜绿假单胞菌、鲍曼不动杆菌、金黄色葡萄球菌、凝固酶阴性葡萄球菌、链球菌等。

典型的临床表现为发热、头痛、脑膜刺激征阳性及意识障碍,其中发热、颈强直和意识改变被称为脑膜炎的典型三联征。但仅25%的成人有典型的临床表现,大多数患者临床表现不典型,特别是儿童、老年人和免疫功能低下的患者。脑膜刺激征是脑膜炎的体征,包括颈强直、克尼格征和布鲁津斯基征。30%细菌性脑膜炎患者有颈强直,一半左右患者的克尼格征和/或布鲁津斯基征阳性。

对疑似中枢神经系统细菌性感染的患者,初始治疗措施包括对脑膜炎症状的尽早识别、快速诊断以及及时的抗菌治疗和辅助治疗,最关键的检查是腰椎穿刺,住院24 h内收集脑脊液标本,行常规、生化、脑脊液涂片及脑脊液细菌培养检查;脑脊液检查是诊断细菌性脑膜炎的主要实验室指标。若腰椎穿刺压力增高,脑脊液中白细胞数明显增多,以中性粒细胞为主,60%～90%患者的脑脊液涂片和培养可呈阳性结果。一旦病原菌明确,就应根据培养和药敏试验结果调整抗菌药物治疗方案。宜选用杀菌剂和血-脑屏障通透性好的抗菌药物,必要时联合用药。抗菌药物剂量宜足量,疗程至少2周,病情改善后血-脑屏障通透性下降,不宜立刻减量,必要时应手术拔除引流装置或清除其他植入物。2周后可以复查腰椎穿刺行脑脊液培养,脑脊液培养阴性后方可出院。

五、练习题

1. 中枢神经系统细菌性感染常见病因有哪些?
2. 简述中枢神经系统细菌性感染抗菌药物疗程。
3. 中枢神经系统细菌性感染常见并发症是什么?

六、推荐阅读

[1] DENNIS L. KASPER, ANTHONY S. FAUCI. 哈里森感染性疾病[M]. 胡必杰,潘珏,高晓东,译. 上海:上海科学技术出版社,2019:358-367.
[2] VAN DE BEEK D, CABELLOS C, DZUPOVA O, et al. ESCMID Study Group for Infections of the Brain (ESGIB). ESCMID guideline:diagnosis and treatment of acute bacterial meningitis[J]. Clin Microbiol Infect,2016,22(Suppl 3):S37-S62.

(高海丽　朱　斌)

霍乱

概要

43 岁男性因"腹泻、呕吐"就诊,根据粪便培养结果被确诊为"霍乱",按甲型传染病严格隔离,给予补液、对症及抗感染治疗后痊愈出院。

一、病历资料

(一)门诊接诊

1. **主诉** 腹泻、呕吐 9 h,下肢抽搐、指(趾)端发绀 3 h。

2. **问诊重点** 应聚焦患者腹泻起病及病程、粪便性质,腹泻伴随症状,诊治经过、治疗效果。注重流行病学史的采集,流行季节,有无同食者发病、周边有无类似情况、近期是否到过疫区、是否进食不洁食物或饮用可疑污染水、是否接触泻吐患者。

3. **问诊内容**

(1)诱发因素:有无进食不洁食物或可疑污染水、海(水)产品、冷饮、自采不明食物如菌类(蘑菇)、河豚、鱼胆及化学药物(砷、磷、铅、汞)等;有无营养不良、短期内暴饮暴食、胃酸缺乏(如抑酸药应用史)等。

(2)主要症状:腹泻及粪便的性质,包括大便的次数、性状、颜色、气味、腹泻与腹痛的关系。

(3)伴随症状:有无发热、皮疹或皮下出血、恶心、呕吐、腹痛、里急后重、重度失水、腹部包块、关节痛或关节肿胀、明显消瘦等伴随症状,有无特殊神经系统症状和体征如视物模糊、复视、斜视、眼睑下垂、吞咽困难、语言困难、呼吸困难等。

(4)诊治经过:是否用药,何时开始用药、用何种药物、具体剂量、效果如何。

(5)既往史:有无高血压、糖尿病、心脏疾病、肾脏疾病、结核等病史,预防接种情况,有无手术、外伤、输血史,有无药物和食物过敏史。

(6)个人史:生于何地,在何地久居,有无疫区、疫情、疫水接触史,特别病前 2～3 周是否到过疫区,发病期间有无同餐者集体发病,有无职业相关有害物质接触史,有无吸烟、饮酒、冶游史等。

(7)家族史:家族成员健康状况,有无类似情况;有无乙肝、丙肝等传染病家族史,有无家族遗传病史。

问诊结果

患者为43岁男性,农民。急性起病,9 h前进食剩饭后出现腹泻。初始为黄色稀水样便,有粪质,无粪臭,数分钟1次,每次量100~200 mL。后为水样便伴呕吐,呕吐物为黄色水样胃内容物,腹泻及呕吐量约6000 mL;伴阵发性腹痛、乏力、头晕、口干口渴、尿少,无发热、鼻塞、胸闷咳痰,无血便、黏液便、里急后重,无皮疹、关节肿痛等,自行口服"诺氟沙星胶囊、庆大霉素"治疗,疗效差。3 h前出现双下肢阵发性痉挛性抽搐、疼痛,无意识丧失、肢体活动障碍、感觉障碍、麻木、大小便失禁等,并发现指(趾)端发绀,口唇发绀明显,感心慌、气促。发病后紧急送入我院急诊科。以"腹泻查因:①急性胃肠炎? ②高铁血红蛋白血症?"收入。发病以来,神志清,精神差,食欲减退,睡眠差,近3 h未解小便,既往体健,无慢性腹泻病史,无服用药物史。病前1周从非洲返回现居地。个人史无特殊。同餐者其妻无发病,周围人无类似情况。

4. 思维引导 ①总体印象方面:中年男性,夏季发病、起病急,以腹泻、呕吐为主要临床症状,考虑急性感染性腹泻,大便次数明显多、水样便,伴呕吐,短期内腹泻、呕吐量大,出现脱水及周围循环障碍表现,考虑患者为危重症腹泻。②病因方面:腹泻可分为急性腹泻和慢性腹泻,所需考虑的病因不相同,通过问诊可直接排除慢性腹泻的可能性。急性腹泻病因常见为感染(细菌、病毒、真菌、寄生虫等感染引起的肠炎及急性出血坏死性肠炎)、急性中毒、全身性感染等。根据患者发病季节,临床症状特点,考虑急性细菌性或病毒性腹泻可能性大,需要进一步检查排除急性中毒、全身性感染等病因可能。③诱因方面:患者既往体健;病前1周从非洲打工返回现居地,发病前进食剩饭均可能是诱因。④严重程度方面:患者剧烈腹泻,伴呕吐、短时间内出现大量体液丢失,循环障碍,少尿、脱水和缺氧情况,是否属于重度脱水,有无电解质严重紊乱、酸中毒、尿毒症、循环衰竭? 这需要体格检查,进一步检查血常规、肾功能、电解质、动脉血气分析等。

(二)体格检查

1. 重点检查内容及目的 患者为急性腹泻,仔细检查各系统体征,应重点检查生命体征、脱水体征以及上腹部的专科检查。另外,急性中毒不能排除,所以还需注重神经系统查体。

体格检查结果

T 36 ℃,R 23 次/min,P 119 次/min,BP 82/54 mmHg。

一般情况较差,表情淡漠,口唇发绀,被动体位,平车推入病房。神志清楚,查体欠合作,全身皮肤干燥,皮肤无压红、压疮,皮肤黏膜未见黄染,无皮疹,无皮下出血,皮肤弹性差,眼窝稍凹陷,瞳孔对光反射正常,舌体干燥,口腔黏膜无红肿、溃烂,伸舌居中,颈部无抵抗。双肺呼吸音稍粗糙,未闻及干、湿啰音。心率119 次/min,律齐,心音低,各瓣膜听诊区未闻及杂音。腹部稍凹陷,未触及包块,下腹有轻压痛,无反跳痛及肌紧张,肝、脾肋下未触及,双肾区无叩击痛,肠鸣音8 次/min。双下肢无水肿及活动障碍。双侧指端及趾端甲床发绀,肌力、肌张力正常。生理反射存在,病理反射未引出。

2. 思维引导 ①患者体格检查提示有脱水、周围循环障碍、缺氧,血压低,皮肤弹性差,舌体干燥,全身皮肤干燥,口唇、指(趾)端皮肤发绀,眼窝稍凹陷等,有明显内环境紊乱。②神经系统无异常,神经型食物中毒可能性小。但有指(趾)端皮肤发绀,口唇发绀明显,不排除亚硝酸盐等中毒所致高铁血红蛋白血症可能,紧急情况下可诊断性静脉注射亚甲蓝或大量维生素 C。为进一步明确，该患者应进行血常规、粪常规、粪便培养，肝功能、肾功能、电解质等生化检测，动脉血气分析等检查。

（三）辅助检查

1.临时辅助检查医嘱及目的

（1）血、尿、粪常规检查：入院常规检查，血常规中白细胞用于判断感染与非感染，感染严重程度，血红蛋白水平有助于判断有无贫血、有无血液浓缩。尿常规有助于判断有无泌尿系统感染，尿液浓缩。粪常规有助于判断有无黏液脓血便、细菌、真菌、寄生虫等病原体。

（2）动脉血气分析：评估酸碱平衡、内环境情况。

（3）粪便培养：明确腹泻病因诊断。

（4）肝功能、肾功能、电解质、血糖、心肌酶：评估患者肝功能有无损伤及程度，明确是否有肾功能的损害、内环境紊乱、血糖高低及心肌损害。

（5）CRP、ESR：有助于快速判断有无感染的存在以及推断可能感染病原体类型。

（6）凝血六项功能：评估凝血功能。

（7）胸片：有助于判断患者是否合并肺部炎症，以及肺炎严重程度。

（8）肝、胆、脾、胰及双肾输尿管彩超：有助于判断患者是否有肝、胆、胰、脾、泌尿系统实质病变以及严重程度。

（9）心电图：有助于判断患者是否有心肌缺血、心律失常等。

辅助检查结果

（1）血、尿、粪常规检查：WBC 18.8×10^9/L，Neut% 79%，RBC 6.35×10^{12}/L，Hb 196 g/L，PLT 270×10^9/L；尿常规示白细胞60/μL；粪常规无异常。

（2）动脉血气分析：pH 7.19，$PaCO_2$ 25 mmHg，HCO_3^- 12.4 mmol/L，PaO_2 149 mmHg，BE −17.7 mmol/L，SpO_2 98.8%（代谢性酸中毒、呼吸性碱中毒代偿）。

（3）粪便培养：霍乱弧菌（血清学凝集试验 O139 阳性，毒力基因阳性）。

（4）肝功能、肾功能、电解质、血糖、心肌酶：肝功能，ALB 57.7 g/L，ALT 50 U/L，TBil 14.6 μmol/L；肾功能，Urea 6.2 mmol/L，Cr 238.8 μmol/L，UA 631 μmol/L；电解质，K^+ 5.88 mmol/L，Na^+ 144 mmol/L，Cl^- 95.9 mmol/L，Ca^{2+} 3.44 mmol/L，CO_2 11.9 mmol/L；Glu 6.02 mmol/L；心肌酶，AST 60 U/L，LDH 884 U/L，CK 163 U/L，CK-MB 17 U/L。

（5）CRP、ESR：CRP 56 mg/L，ESR 26 mm/h。

（6）凝血六项功能：PTA 92%，INR 0.96（正常）。

（7）胸片：未见异常。

（8）肝、胆、胰、脾及双肾、输尿管彩超：未见特殊异常。

（9）心电图：窦性心律，ST 抬高（符合心外膜下心肌损伤，心包炎或早期复极）。

2.思维引导 ①结合患者上述检查结果，粪便培养提示霍乱弧菌（非 O1 群 O139 血清群阳性），明确病原菌，可排除细菌性痢疾、病毒性腹泻、寄生虫等相关性腹泻。②血常规：白细胞、红细胞、血红蛋白高，考虑短期内大量腹泻，血容量不足，造成血液浓缩。③动脉血气分析提示严重酸中毒，结合腹泻致血容量锐减，考虑代谢性酸中毒、呼吸性碱中毒代偿，需积极纠正酸中毒、纠正内环境紊乱。霍乱尿检可见尿蛋白，镜检可有少许红细胞、白细胞和管型，患者尿蛋白（+++）。④肾功能肌酐升高，既往无慢性肾病史，考虑短期内大量失水引起有效血容量减少，肾灌注量不足，引起急性

肾功能不全,警惕急性肾功能衰竭可能。碳酸氢根离子下降,电解质钾高,考虑治疗前由于细胞内钾离子外移,另少尿排出减少,当酸中毒纠正后,钾离子移入细胞内会出现低钾血症。⑤感染指标CRP、ESR升高,提示可能存在细菌感染。⑥心肌酶谱、谷草转氨酶、乳酸脱氢酶、肌酸肌酶不同程度升高,考虑与下肢抽搐及心肌损伤相关。霍乱腹泻失水易致低钠、低钙,引起腓肠肌和腹直肌痉挛,患者电解质钠、钙在正常范围,可复查随访。

(四)初步诊断

①霍乱(霍乱为甲类烈性肠道传染病,需诊断后 2 h 内上报传染病卡);②急性肾功能不全;③代谢性酸中毒伴呼吸性碱中毒代偿;④电解质代谢紊乱。

二、治疗与复查方案

(一)长期治疗医嘱及目的

1. 左氧氟沙星氯化钠注射液 0.4 g ivgtt qd　抗感染治疗。用于缩短病程、减少腹泻次数,迅速清除粪便中的病原菌。如果患者为孕妇或 18 岁以下青少年可给予头孢类药物抗感染治疗,如头孢他啶、头孢曲松等。

2. 蒙脱石散 3 g po tid　止泻治疗。蒙脱石散有强力的吸水性,可以吸附肠道内霍乱弧菌,对病原产生的毒素有固定、抑制作用,提高肠黏膜屏障的防御功能,从而达到迅速止泻作用。

(二)复查间隔

急性腹泻脱水期,一般复查间隔为每天复查 1 次,如治疗期间有病情变化可随时复查。腹泻等缓解后,可延长复查时间。甲类传染病,需严格隔离患者,其接触者严密检疫 5 d,留粪便培养并服药预防。患者症状消失后,隔天粪便培养 1 次,连续 2 次粪便培养阴性方可解除隔离。

(三)临时治疗、复查医嘱及目的

液体疗法是主要治疗方法及能否成功的关键。

1. 补液　考虑患者中度脱水,国内广泛应用与患者丢失电解质浓度相似的"541"液,即每升溶液中含氯化钠 5 g,碳酸氢钠 4 g,氯化钾 1 g,另加 50% 葡萄糖 20 mL,以防低血糖;可以按以下比例组合:0.9% 氯化钠 550 mL,1.4% 碳酸氢钠 300 mL,10% 氯化钠 10 mL,10% 葡萄糖 140 mL。补液最初 24 h,每分钟 5～10 mL,补液总量 4000～8000 mL。根据患者电解质及酸解平衡情况,也可以输注"321"液(配液 500 mL,5% 葡萄糖注射液 300 mL+0.9% 氯化钠注射液 200 mL+1.4% $NaHCO_3$ 100 mL,根据体液丢失量分次补充)。

2. 对症治疗　10% 葡萄糖注射液 10 mL+10% 葡萄糖酸钙 10 mL 缓解静脉注射,缓解抽搐。

3. 每天复查项目　血常规、肝功能、肾功能、电解质、血糖、动脉血气分析。判断病情变化,血常规中升高的白细胞和红细胞特别是血红蛋白下降、肾功能尿素肌酐较前下降、碳酸氢根较前回升,提示病情好转;反之补液不足,电解质、内环境仍失衡。病情好转后延长复查时间,建议每周 2 次复查相关指标。腹泻停止后连续大便隔天培养,亦可送本地疾病预防控制中心,大便于碱性蛋白胨水增菌培养,隔天 1 次,连续 2 次阴性后方可解除隔离。

(四)思维引导

1. 霍乱　为甲类传染病,应严格隔离,及时上报疫情,入住肠道单间隔离病房,患者排泄物应彻底消毒。患者症状消失后,隔天粪便培养 1 次,连续两次粪便培养阴性方可解除隔离。

2. 补液　补液是霍乱治疗最重要措施,纠正水、电解质、酸碱平衡紊乱。轻度患者以口服补液为主,世界卫生组织推荐的口服补液盐(ORS)配方为葡萄糖 20 g、氯化钠 3.5 g、碳酸氢钠 2.5 g、氯化钾 1.5 g,溶于 1000 mL 可饮用水中。中、重度患者或呕吐剧烈不能口服补液的患者进行静脉补液,国内广泛应用与患者丢失电解质浓度相似的"541"液。补液最初24 h,轻度脱水者输入2000～4000 mL液体;中度脱水,补液总量4000～8000 mL;重度脱水8000～12000 mL。开始治疗24 h后的补液量及速度应根据病情变化及检查结果做调整,输液过多过快易导致急性心功能衰竭。见尿补钾,剂量按0.1～0.3 g/kg计算,浓度不超过0.3%。

3.抗菌治疗　仅作为液体疗法的辅助治疗。可减少腹泻频次、缩短病程及清除肠道病原菌。常用药物有环丙沙星、诺氟沙星、多西环素、复方磺胺甲噁唑片,如果患者为孕妇或18岁以下青少年可给予头孢类药物抗感染治疗,如头孢他啶、头孢曲松等,可根据药敏试验结果选择抗菌药物。

4.对症治疗　重症患者补足液体纠正酸中毒后,血压仍低者,可加用肾上腺皮质激素及血管活性药物。注意观察有无心力衰竭、肺水肿的临床表现。急性肾功能衰竭患者在纠正酸中毒及电解质紊乱后,如出现高血容量、高血钾、严重酸中毒,必要时可行透析治疗。氯丙嗪和小檗碱(黄连素)有抗肠毒素作用,临床应用可减轻腹泻。蒙脱石散可以吸附肠道内霍乱弧菌,对病原菌产生的毒素有固定、抑制作用,提高肠黏膜屏障的防御功能,从而达到迅速止泻作用,可临床应用。

三、治疗经过和效果 ▶▶

(一)治疗期间病情变化

患者入院后第2天大便次数减少,血压恢复正常,尿量增多,症状较前好转。第3天大便培养结果为霍乱弧菌,需按甲类传染病严格隔离和上报传染病卡。患者及家属称腹泻明显减轻,疾病好转,病情不重,无需隔离,并以限制其公民自由等理由,拒绝去单间隔离病房。

1.病情变化的可能原因及应对措施

(1)可能原因:经积极补液治疗,患者脱水症状缓解,电解质及酸碱紊乱得到纠正,血压恢复正常,尿量增多,腹泻次数及腹泻量均减少,症状短期内好转。进食好转、乏力明显减轻。

(2)应对措施:患者及家属不了解霍乱是甲类烈性传染病,给予耐心讲解国家传染病法规要求,需按要求单独隔离,对密切接触者,也应在指定场所进行医学观察和采取其他必要的预防措施。

2.处理结局　患者及家属进入隔离病房。

(二)治疗后1 d

1.症状　腹泻次数减少,共腹泻4次,每次100～200 mL,尿量500 mL,无恶心、呕吐。发绀消退,未再出现下肢抽搐。

2.体格检查　生命体征平稳,皮肤无发绀,皮肤弹性可,皮温正常。心肺无特殊。腹部无压痛。

3.血、尿、粪常规检查　WBC 12.4×10⁹/L,Neut% 76%,RBC 5.30×10¹²/L,Hb 156 g/L,PLT 242×10⁹/L;尿常规示比重≥1.030,葡萄糖(+),蛋白质(+++),微白蛋白>0.15 g/L;粪常规无异常。

4.动脉血气分析　pH 7.34,PaCO₂ 32 mmHg,HCO₃⁻ 18.9 mmol/L,PaO₂ 119 mmHg,SpO₂ 99%。

5.肾功能、电解质、血糖　肾功能:Urea 15.4 mmol/L,Cr 476.5 μmol/L,UA 794 μmol/L。电解质:K⁺ 5.9 mmol/L,Na⁺ 134 mmol/L,Cl⁻ 90.9 mmol/L,Ca²⁺ 2.84 mmol/L,CO₂ 11.9 mmol/L。Glu 5.82 mmol/L。

(三)治疗后2 d

1.症状　粪便2次/d,尿量2400 mL/d,进食、体力基本恢复。

2.体格检查　无阳性发现。

3.血、尿、粪常规检查　WBC 8.9×10⁹/L,Neut% 70%,RBC 4.5×10¹²/L,Hb 140 g/L,PLT 189×10⁹/L;尿常规无异常。

4.动脉血气分析　pH 7.42,PaCO₂ 40 mmHg,HCO₃⁻ 23.4 mmol/L,SpO₂ 100%。

5.肾功能、电解质、肝功能、血糖　肾功能:Urea 21.53 mmol/L,Cr 374.2 μmol/L,UA

546 μmol/L。电解质:K$^+$ 3.7 mmol/L,Na$^+$ 135 mmol/L,Cl$^-$ 100.7 mmol/L,Ca^{2+} 2.34 mmol/L,CO$_2$ 16.9 mmol/L。肝功能:ALB 50.6 g/L,ALT 45 U/L,TBil 10.6 μmol/L。Glu 5.82 mmol/L。

(四)治疗后3 d

1. 症状　大便1次,黄褐色成形便,小便2600 mL/d。

2. 体格检查　无阳性发现。

3. 血、尿、粪常规检查　WBC 7.2×10^9/L,Neut% 67%,RBC 4.12×10^{12}/L,Hb 134 g/L,PLT 159×10^9/L;粪常规无异常。

4. 动脉血气分析　pH 7.40,PaCO$_2$42 mmHg,HCO$_3^-$ 23.4 mmol/L,PaO$_2$ 124 mmHg,SpO$_2$ 100%。

5. 肾功能、电解质、血糖　肾功能:Urea 11.17 mmol/L,Cr 187.9 μmol/L,UA 215 μmol/L。电解质:K$^+$ 4.16 mmol/L,Na$^+$ 142 mmol/L,Cl$^-$ 111.3 mmol/L,Ca^{2+} 2.43 mmol/L,CO$_2$ 22.8 mmol/L。Glu 5.60 mmol/L。

(五)治疗后4 d

1. 症状　粪便正常,1次/d,黄褐色成形便。

2. 体格检查　无阳性发现。

3. 血、尿、粪常规检查　WBC 6.9×10^9/L,Neut% 66%,RBC 4.10×10^{12}/L,Hb 132 g/L,PLT 154×10^9/L;尿常规无异常。

4. 动脉血气分析　pH 7.39,PaCO$_2$ 41.8 mmHg,HCO$_3^-$ 24.7 mmol/L,PaO$_2$ 120 mmHg,SpO$_2$ 100%。

5. 肾功能、电解质、血糖　肾功能:Urea 8.7 mmol/L,Cr 98 μmol/L,UA 206 μmol/L。电解质:K$^+$ 3.4 mmol/L,Na$^+$ 143 mmol/L,Cl$^-$ 104.3 mmol/L,Ca^{2+} 2.46 mmol/L,CO$_2$ 25.8 mmol/L。Glu 5.82 mmol/L。

(六)出院前(治疗后8 d)

1. 症状　无特殊不适。

2. 体格检查　无阳性发现。

3. 血、尿、粪常规检查　WBC 6.4×10^9/L,Neut% 68%,RBC 4.15×10^{12}/L,Hb 134 g/L,PLT 152×10^9/L;尿、粪常规无异常。

4. 肾功能、电解质、血糖　肾功能:Urea 6.00 mmol/L,Cr 81.6 μmol/L,UA 208 μmol/L。电解质:K$^+$ 3.6 mmol/L,Na$^+$ 144 mmol/L,Cl$^-$ 103.0 mmol/L,Ca^{2+} 2.30 mmol/L,CO$_2$ 28.9 mmol/L。Glu 5.40 mmol/L。

(七)出院前解除隔离医嘱

(1)粪常规+粪便培养,连续检测3 d(均阴性)。

(2)粪便标本送本地疾病预防控制中心,粪便于碱性蛋白胨水增菌培养,隔天1次,连续2次阴性(均阴性)。

(3)结合患者诊治过程,复查粪便培养结果阴性,请示本地疾病预防控制中心、本院预防保健科后,给予办理出院。

四、思考与讨论

霍乱是由霍乱弧菌引起的烈性肠道传染病。起病急,传染性强,属于国际检疫传染病。在我国,霍乱属于甲类传染病,流行季节为夏秋季,以7～10月为多。主要通过污染的水或食物传染。主要传染源为患者和带菌者。人群对霍乱弧菌普遍易感,隐性感染较多,病后可获一定免疫力。随着几次世界性大流行,人类逐渐掌握了霍乱特征及治疗原则,个人卫生习惯及环境的改善,霍乱已很少发生。

霍乱弧菌为革兰氏阴性呈弧形或逗点状杆菌,尾端有一鞭毛,运动活跃,在暗视野悬滴镜检呈穿梭状运动,粪便直接涂片可见菌体纵列呈"鱼群"样。普通培养基可良好生长,在碱性环境繁殖更快,故可采用pH 8.4~8.6的1%碱性蛋白胨水行增菌培养。世界卫生组织腹泻控制中心以霍乱弧菌的菌体O抗原的特征,分为O1群、非O1群和O139群致病霍乱弧菌。机体是否发病,取决于自身免疫力、弧菌的数量和致病性。霍乱弧菌经过胃抵达小肠,不侵入黏膜下层,在碱性环境下大量繁殖,刺激肠道产生大量水、氯化物、碳酸盐,引起剧烈性水样便。

腹泻是最常见症状之一。对于腹泻患者,应详细询问流行病学史,特别是1周内活动轨迹,详细询问腹泻粪便性质、伴随症状,与腹痛关系,仔细检查各系统,尤其生命体征和脱水体征。剧烈腹泻均应考虑到霍乱可能,进行血尿粪常规、生化、细菌培养、粪便培养等,尽早明确诊断,其中粪便培养霍乱弧菌阳性是"金标准"。

霍乱患者治疗最重要的是补液治疗。脱水征的检查如生命体征、内环境紊乱及神经系统的变化程度是判断病情严重程度的重要依据。入院最初的输液速度非常重要,为保证所需输液量需用粗针头,选择易固定的较大血管,必要时建立双静脉通道。治疗前24 h,轻度脱水者输入2000~4000 mL液体,中度脱水,补液总量4000~8000 mL,重度脱水8000~12000 mL。输液过程密切观察患者,如有心力衰竭、肺水肿等临床表现,及时减慢输液速度,给予氧气吸入、利尿、扩血管及强心剂应用。抗菌药物仅作为补液的辅助治疗。可选择对症治疗,如频繁呕吐可选择阿托品,剧烈腹泻可酌情使用肾上腺皮质激素,肌肉痉挛积极纠正电解质紊乱,纠正低钠、低钾、低钙等。周围循环衰竭者大量补液纠正酸中毒后,血压仍不回升者,可用间羟胺或多巴胺等血管活性药物。尿毒症者必要时行透析疗法。氯丙嗪(1~2 mg/kg口服或肌内注射)和黄连素片[成人0.3 g po tid,小儿50 mg/(kg·d),分3次口服],有抗毒素作用,可用来减轻腹泻。肌肉痉挛可以补充钠离子及钙离子,反应期过高热,可物理降温或用地塞米松10 mg,烦躁不安或有抽搐者可给予镇静剂。随着腹泻停止、脱水纠正,在恢复期约1/3病例由于血液循环的改善,残留于肠腔的内毒素被吸收入血流,可引起轻重不一的发热,一般患者体温可高达38~39 ℃,持续1~3 d后可自行消退。

霍乱属于甲类传染病,需严格隔离患者,其接触者严密检疫5 d,留粪便培养并可服药预防。患者症状消失后,隔天粪便培养1次,连续2次粪便培养阴性方可解除隔离。

五、练习题

1. 本例霍乱患者如果为重型霍乱,从哪些方面尽早发现?
2. 本例霍乱患者出现肾功能不全时,什么情况下选择透析治疗?
3. 霍乱应与哪些疾病鉴别诊断? 常见并发症有哪些?

六、推荐阅读

[1]李兰娟,任红.传染病学[M].9版.北京:人民卫生出版社,2018:174-182.

[2]DENNIS L. KASPER,ANTHONY S. FAUCI.哈里森感染性疾病[M].胡必杰,潘珏,高晓东,译.上海:上海科学技术出版社,2019:499-504.

(周艳彩　朱　斌)

案例 41 隐球菌性脑膜炎

概要

29 岁男性,被确诊为"隐球菌性脑膜炎、艾滋病",应用两性霉素 B 注射液+5-氟胞嘧啶片联合抗真菌治疗,同时给予甘露醇注射液、定期腰椎穿刺、腰大池置管引流等控制颅内压。抗隐球菌治疗 4 周后启动抗反转录病毒治疗。病情好转后出院。

一、病历资料

(一)门诊接诊

1. 主诉 发热、头痛、呕吐 10 d 余。

2. 问诊重点 应聚焦患者主要症状特点、疾病演变过程、诊治经过、治疗效果,特别是发热与头痛的时序关系。个人史中有无不洁性生活史,旅居史、生活环境、生活的地区有无流行病和传染病,有无饲养宠物或接触野生动物。既往有无输血史、手术史、外伤史。

3. 问诊内容

(1)诱发因素:有无受凉、劳累、不洁饮食等诱发因素,有无类似症状患者接触史等。

(2)主要症状:发热病程、有无规律(持续性或间歇性)、峰值及出现时间(上午、下午或晚上)、能否降至正常体温;头痛性质、程度、出现和持续时间、加重或缓解因素,头痛与发热的时序、因果关系;有无喷射性呕吐,呕吐物性状、频次,与饮食关系,与发热、头痛关系。

(3)伴随症状:有无畏寒、寒战,有无视物模糊、眩晕、肢体活动障碍,有无意识障碍,有无呕血、便血、腹痛、腹泻,有无咳嗽、咳痰,有无尿频、尿急、腰痛等伴随症状。

(4)诊治经过:是否就诊,有无化验检查,是否用药,何时开始用药、用何种药物、具体剂量和疗程、效果如何。

(5)既往史:有无高血压、糖尿病、心脏疾病、结核等病史,预防接种情况,有无手术、外伤、输血史,有无药物和食物过敏史。

(6)个人史:生于何地,在何地久居,有无疫区、疫情、疫水接触史,有无职业相关有害物质接触史,有无吸烟、饮酒、冶游史等。

(7)家族史:有无传染病家族史,家族成员健康状况,有无家族遗传病史。

问诊结果

患者为 29 岁男性,无业,既往体健。10 d 余前受凉后出现发热,体温最高 38.5 ℃,无明显规律性,伴头痛、头晕,前额部及头顶部胀痛,呈持续性,发热时加重,无视物模糊、肢体活动障碍等,伴阵发性恶心、呕吐,呕吐胃内容物,与进食无关,无其他伴随症状。在当地某医院住院治疗,具体治疗情况不详,效果不佳,症状缓解不明显,住院期间筛查抗 HIV 抗体阳性。既往史无特殊。个人史无特殊。家族史无特殊。

4.思维引导　①总体印象方面:患者为年轻男性,既往体健,否认冶游史。外院初筛 HIV 抗体阳性,考虑 HIV 感染可能性大,需要市疾控中心行确证试验明确诊断。出现发热、头痛、呕吐,首先考虑中枢神经系统感染,具体感染病原体需要待腰椎穿刺脑脊液化验及培养等结果。②病因方面:HIV 感染患者免疫功能低下,容易出现各种机会性感染,中枢感染方面常见病原有结核分枝杆菌、隐球菌、多种病毒、弓形虫等,这将是下一步排查的重点。③诱因方面:患者此次发病前有受凉史,为临床常见发热诱发因素,对诊断无明显指向性。无不洁饮食史,无接触和饲养宠物家禽等流行病学史。④严重程度方面:中枢神经系统感染病情严重程度不一,多危重,病情变化快。该患者有头痛、恶心、呕吐等颅内高压常见的临床表现,病情进展可能累及脑神经出现脑神经麻痹,严重的颅内高压者甚至可能出现脑疝危及生命。故该患者目前需要立即完善腰椎穿刺检查,明确有无颅内高压及程度,同时明确脑脊液性质、查找病原体、明确诊断。

(二)体格检查

1.重点检查内容及目的　患者为发热、中枢神经系统感染,应注重全身检查,重点检查神经系统,脑神经中支配视力及眼球运动的视神经、动眼神经、展神经、滑车神经及支配听力的前庭蜗神经,运动功能中肌力、肌张力,有无脑膜刺激征。①一般检查及生命体征:观察患者发育、面容、表情和意识,测量体温、呼吸、脉搏、血压、BMI。注意体温与脉搏是否一致。②头颅五官:结膜、巩膜、瞳孔、口腔黏膜、咽喉。③颈部:甲状腺、淋巴结,有无颈强直。④肺部:呼吸音,有无啰音及胸膜摩擦音。⑤心脏:心率,心律,有无心脏杂音。⑥腹部:有无腹肌紧张、压痛、反跳痛,肠鸣音,肝脾有无肿大。⑦皮肤:皮肤颜色、湿度,全身浅表淋巴结有无肿大,有无皮疹、瘀点、瘀斑,有无水肿。⑧神经系统:意识状态,视神经、动眼神经、展神经、滑车神经和前庭蜗神经,肌力、肌张力,有无病理反射,有无脑膜刺激征。

体格检查结果

T 37.9 ℃,R 19 次/min,P 72 次/min,BP 132/85 mmHg,身高 171 cm,体重 56 kg,BMI 19.2 kg/m²。

神志清,查体合作,皮肤无皮疹、皮下出血,巩膜无黄染,全身无水肿,浅表淋巴结未触及肿大,结膜无充血、出血。双侧瞳孔等大等圆,直径 3 mm,对光反射灵敏。双肺呼吸音清,未闻及干、湿啰音。心律齐,心音可。腹软,无压痛,肝、脾肋下未触及肿大。神经系统:视力正常,眼球运动正常。听力正常。四肢肌力、肌张力正常,病理反射未引出。颈部有抵抗,Kernig 征(-)、Brudzinski 征(-)。

2.思维引导　①患者神志清,颈部有抵抗、余神经系统查体无阳性体征,无脑实质和脊髓受累的定位体征,结合患者有发热,诊断首先考虑中枢神经系统感染(脑膜炎可能性大),病原体结核分枝杆菌、隐球菌、细菌、病毒、弓形虫均有可能。②患者有无合并其他部位感染或其他导致发热的疾病,需要进一步完善检查以明确。

(三)辅助检查

1.临时辅助检查医嘱及目的

(1)血、尿、粪常规检查:入院常规检查,血常规中白细胞、中性粒细胞比例有助于判断有无合并细菌或病毒感染,淋巴细胞比例及绝对值初步判定患者细胞免疫功能受损程度,血红蛋白水平用于判断有无贫血,尿常规有助于判断有无泌尿系统感染,粪常规有助于判断有无肠道感染及消化道出血。

(2)外周血形态及性质分析:判断患者是否合并感染或血液系统疾病,进一步明确病因诊断。

(3)T淋巴细胞分类及计数:CD4$^+$/CD8$^+$比值,CD4$^+$细胞计数,判断细胞免疫功能受损程度。

(4)传染病四项:入院常规检查,复核HIV抗体是否阳性,判断患者有无HBV、HCV、梅毒螺旋体感染;确认HIV抗体阳性后检测HIV RNA定量。

(5)肝功能、肾功能、电解质:常规检查判断有无肝功能、肾功能的损害、内环境紊乱。

(6)凝血功能:判断患者有无凝血功能异常。

(7)CRP、PCT、ESR、血培养:CRP、PCT、ESR判断是否存在感染及感染可能类型、感染严重程度,血培养寻找血液中病原体。

(8)病毒全套:有助于判断患者是否合并其他病毒感染,特别是CMV、EBV感染。

(9)G试验、GM试验:判断有无合并真菌感染。

(10)腰椎穿刺+脑脊液检测、培养、墨汁染色、革兰染色、抗酸染色、结核分枝杆菌核酸定量检测、培养:判断患者颅内压力情况,脑脊液性质有助于判断可能的病原体,脑脊液培养、常规及特殊染色查找病原体。

(11)肝、胆、胰、脾、泌尿系彩超:有助于判断患者肝脏、脾脏大小,有无结石、结构异常等泌尿系感染的高危因素,有利于进一步明确病因诊断。

(12)胸部CT:判断有无合并肺部感染。

(13)脑部MRI:判断有无脑实质受累。

(14)心电图:有助于判断患者是否有心肌缺血、心律失常等。

辅助检查结果

(1)血、尿、粪常规检查:WBC 3.45×10^9/L,Neut% 66.5%,Lymph% 22.5%,Lymph# 0.78×10^9/L,RBC 4.11×10^{12}/L,Hb 130 g/L,PLT 95×10^9/L;尿常规:酮体(++),余无异常;粪常规无异常。

(2)外周血形态及性质分析:中性分叶核粒细胞80%,淋巴细胞16%,单核细胞4%,成熟红细胞形态大致正常。

(3)T淋巴细胞分类及计数:T淋巴细胞分类:总T细胞81.45%,CD8$^+$细胞68.73%,CD4$^+$细胞10.46%,CD4$^+$/CD8$^+$ 0.15;CD4$^+$细胞计数81个/μL。

(4)传染病四项:HIV抗体初筛阳性(再次采血送至市级疾控中心行确证试验),HBsAg阴性、丙肝抗体阴性、梅毒抗体阴性;HIV RNA定量2.3×10^{5}IU/mL。

(5)肝功能、肾功能、电解质:肝肾功能正常,K$^+$ 4.03 mmol/L,Na$^+$ 121.8 mmol/L,Cl$^-$ 86.9 mmol/L,Ca^{2+} 2.29 mmol/L。

(6)凝血功能:正常。

(7)CRP、PCT、ESR、血培养:CRP 20.8 mg/L,PCT 0.43 ng/mL,ESR 49 mm/h,血培养提示新型隐球菌生长。

(8)病毒全套:EBV DNA<1000 cp/mL,CMV DNA<1000 cp/mL。

(9)G试验、GM试验:G试验99.51 pg/mL(阳性),GM试验0.75 μg/L(阴性)。

（10）腰椎穿刺+脑脊液检测、培养、墨汁染色、革兰染色、抗酸染色、结核分枝杆菌核酸定量检测、培养。①脑脊液压力:500 mmH$_2$O;②脑脊液常规:无色、透明,潘氏试验阳性,细胞总数 180×10^6/L,WBC 150×10^6/L,多核细胞35%,单个核细胞65%;③脑脊液生化:葡萄糖 1.55 mmol/L,氯109.3 mmol/L,蛋白647 mg/L,腺苷脱氨酶1 U/L;④墨汁染色找到隐球菌;⑤革兰染色、抗酸染色阴性;⑥结核分枝杆菌核酸定量检测阴性;⑦脑脊液培养有新型隐球菌生长。

（11）肝、胆、胰、脾、泌尿系统彩超:正常。

（12）胸部CT:右肺尖少许炎性病变,心包腔少量积液,脾脏略大,双侧腋窝、腹股沟多发小淋巴结显示。

（13）脑部MRI:未见明显异常。

（14）心电图:正常。

2. 思维引导　①结合患者上述检查结果,可基本排除普通细菌、病毒所致颅内感染,结核性脑膜炎不能完全除外,但初步化验检查结果不支持,且用疾病一元论来解释可能性小。②患者脑脊液墨汁染色、脑脊液培养、血培养均发现新型隐球菌,结合患者可疑HIV感染,CD4$^+$T淋巴细胞数明显降低,诊断隐球菌脑膜炎明确。③患者胸部CT提示肺部炎性病灶,不能排除合并肺隐球菌病;其他播散感染病灶如肾、骨、关节等临床相对少见,亦不能除外。

（四）初步诊断

①新型隐球菌性脑膜炎;②新型隐球菌败血症;③艾滋病;④肺部感染;⑤低钠血症;⑥低氯血症;⑦心包积液（少量）。

二、治疗与复查方案

（一）长期治疗医嘱及目的

1. 绝对卧床　防止体位改变引起颅内压力变化,诱发脑疝危及生命。

2. 对因治疗　注射用两性霉素B 5 mg+5%葡萄糖60 mL微量泵泵入,10 mL/h,避光,逐渐增加剂量(5 mg/d)至0.5～0.7 mg/(kg·d);5-氟胞嘧啶片1.5 g po qid,对因治疗,抗隐球菌控制病情。

3. 降颅内压　甘露醇注射液250 mL ivgtt q6h;甘油果糖注射液250 mL ivgtt q12h对症治疗,脱水降颅内压,并根据颅内压情况调整用量及频次。

4. 补钾　氯化钾缓释片1.0 g po tid补钾,两性霉素B易引起低钾血症。

5. 补液　乳酸林格注射液500 mL ivgtt qd;3%高渗盐水150 mL ivgtt qd对症补液,纠正水、电解质紊乱,重度低钠血症需根据血钠水平补钠。

6. 预防肺孢子菌肺炎　复方新诺明片80 mg po qd。

（二）复查间隔

一般抽血化验检查项目复查间隔为每周1次,患者高颅压,腰穿复查每周2～3次,病情稳定后每周复查1次。如治疗期间有病情变化可随时复查或增减复查项目。

（三）临时复查医嘱及目的

1. 第1周复查项目　血常规、尿常规、CRP、肝功能、肾功能、电解质、血培养,心电图。判断病情变化,尿常规、肝功能、肾功能有助于判断有无肝、肾、心肌损害,电解质检测用于判断有无电解质紊乱,尤其有无低钾血症,血培养用于评估抗菌治疗效果,阴性提示抗菌治疗有效;心电图有助于判断有无心肌损害。

2.第2周复查项目　血常规、CRP、尿常规、肝功能、肾功能、电解质、心肌酶、血培养,心电图。判断病情变化,复查目的同上。

3.第3周复查项目　血常规、CRP、尿常规、肝功能、肾功能、电解质、血培养,心电图。判断病情变化,复查目的同上。

4.第4周复查项目　血常规、CRP、尿常规、肝功能、肾功能、电解质、血培养,心电图。判断病情变化,复查目的同上。

5.腰穿每3 d复查1次　颅内压、脑脊液常规、生化、墨汁染色、培养。判断病情变化及抗菌治疗疗效。

(四)思维引导

①患者的病因为新型隐球菌感染,所以对因治疗即抗隐球菌治疗至关重要;两性霉素B注射液+5-氟胞嘧啶片是首选抗真菌治疗方案。②患者颅内压较高,及时有效的控制高颅内压是决定隐球菌性脑膜炎或脑膜脑炎治疗结局最为关键的因素,若不及时处理,早期病死率较高。因此早期积极采取措施控制颅内压,改善症状,为抗真菌治疗赢得时间,是决定预后、降低病死率的关键。③两性霉素B不良反应较多,常见有滴注过程中发生即刻反应如寒战、高热、头痛、恶心、一过性血压下降、眩晕,肝功能异常、肾毒性及低钾血症、心肌损害等,治疗过程需注意密切监测,定期复查相关指标,如有异常及时予以对症治疗。④患者$CD4^+T$淋巴细胞数明显下降,容易合并机会性感染,需要口服复方新诺明片预防肺孢子菌肺炎。

三、治疗经过和效果

(一)治疗期间病情变化

患者入院第4天夜间21:00,无明显诱因出现大汗、反应迟钝、表情淡漠、呼之应答不佳,伴双眼上翻,持续约有30 min。查体:T 37.1 ℃,R 24 次/min,P 93 次/min,BP 168/90 mmHg,颈部有抵抗,双侧瞳孔等大等圆,对光反射灵敏,余无阳性体征。夜班一线医师考虑为高颅内压所致,予以甘露醇注射液250 mL ivgtt st,并请神经内科、综合ICU急会诊。神经内科会诊考虑癫痫发作,可予以丙戊酸钠对症治疗。再次与患者家属沟通病情,患者颅内高压,随时可能出现脑疝导致死亡,家属表示理解。

1.病情变化的可能原因及应对措施

(1)可能原因:详细询问患者家属病情变化前无明显诱因,考虑药物控制颅内压效果不佳,抗真菌治疗时间短未发挥有效作用,致颅内压力进一步升高的可能性大。

(2)应对措施:药物降颅内压效果不佳,频繁腰椎穿刺放脑脊液增加患者痛苦,考虑予以腰大池置管引流,观察病情变化,如仍有癫痫发作,予以抗癫痫药物控制症状。

2.处理结局　①管床医师根据其病情变化综合分析主要为高颅内压所致,隐球菌性脑膜炎可致颅内压力明显升高,尤其病程早期抗真菌治疗尚未发挥有效作用,颅内压力不易控制且可能进一步上升。②二线主管医师与患者家属深入沟通,为有效控制颅内压建议予以腰大池置管引流,余继续现有方案治疗。③腰大池置管引流后,每日引流出无色透明脑脊液300～500 mL,放置12 d后引流管出现堵塞,予以拔管,继续予以药物降颅内压。④直至出院,患者未再出现类似症状。

3.思维引导　①患者显著升高的颅内压可导致脑神经损害、癫痫发作等,甚至可出现脑疝危及生命。需与患者及家属深入沟通,告知病情危重性、可能出现的并发症、预后等。②管床医师反复询问患者家属后获悉患者发病前无体位改变、排大便、情绪激动等可能导致颅内压力变化的诱因,综合分析考虑为原发病所致,并将上述分析结果与患者家属深入沟通,再次告知疾病的危重性及可能出现的并发症。

(二)治疗后1周

1.症状　未再发热,头痛减轻,无恶心、呕吐,进食可。

2.体格检查　较入院时无明显变化。

3.血、尿常规检查　WBC 2.74×10^9/L,Neut% 54.5%,Lymph% 34.5%,Lymph# 0.71×10^9/L,RBC 4.1×10^{12}/L,Hb 132 g/L,PLT 99×10^9/L;尿常规:酮体(++),余无异常。

4.肝功能、肾功能、电解质　肝功能、肾功能正常;K^+ 3.8 mmol/L,Na^+ 132 mmol/L,Cl^- 97 mmol/L,Ca^{2+} 2.12 mmol/L。

5.脑脊液检查　①常规示:无色透明,潘氏试验弱阳性,细胞总数 20×10^6/L,白细胞数 0×10^6/L;②生化示:葡萄糖1.41 mmol/L,氯122 mmol/L,蛋白548 mg/L,腺苷脱氨酶1 U/L;③墨汁染色找到隐球菌。

6.血培养、脑脊液培养　均有新型隐球菌生长。

(三)治疗后2周

1.症状　间断头痛,未再发热,无恶心、呕吐,进食尚可。

2.体格检查　颈部稍抵抗,病理征阴性;余无阳性体征。

3.血、尿常规检查　WBC 2.25×10^9/L,Neut% 51.4%,Lymph% 38.7%,Lymph# 0.71×10^9/L,RBC 4.06×10^{12}/L,Hb 130 g/L,PLT 60×10^9/L;尿常规:正常。

4.肝功能、肾功能、电解质　肝功能、肾功能正常;K^+ 3.7 mmol/L,Na^+ 136 mmol/L,Cl^- 98 mmol/L,Ca^{2+} 2.06 mmol/L。

5.脑脊液检查　①压力 220 mmH_2O;②常规示:无色透明,潘氏试验弱阳性,细胞总数 30×10^6/L,白细胞数 0×10^6/L;③生化示:葡萄糖2.51 mmol/L,氯126.9 mmol/L,蛋白782 mg/L,腺苷脱氨酶1.2 U/L;④墨汁染色找到隐球菌。

6.血培养、脑脊液培养　均有新型隐球菌生长。

(四)治疗后3周

1.症状　无发热,无头痛,无恶心、呕吐,进食尚可。

2.体格检查　颈部无抵抗,病理征阴性。余无阳性体征。

3.血、尿常规检查　WBC 1.49×10^9/L,Neut% 39.5%,Lymph% 43.5%,Lymph# 0.65×10^9/L,RBC 3.68×10^{12}/L,Hb 113 g/L,PLT 86×10^9/L;尿常规:正常。

4.肝功能、肾功能、电解质　K^+ 2.92 mmol/L,Na^+ 142 mmol/L,Cl^- 109 mmol/L,Ca^{2+} 2.27 mmol/L,肝功能、肾功能、电解质均正常。

5.脑脊液检查　①压力 150 mmH_2O;②常规示:无色、透明,潘氏试验弱阳性,细胞总数 10×10^6/L,白细胞数 0×10^6/L;③生化示:葡萄糖2.52 mmol/L,氯122.4 mmol/L,蛋白404 mg/L,腺苷脱氨酶1 U/L;④墨汁染色找到少量隐球菌。

6.血培养、脑脊液培养　血培养无新型隐球菌生长,脑脊液培养有新型隐球菌生长。

(五)治疗后4周

1.症状　间断头痛,未再发热,无恶心、呕吐,进食尚可。

2.体格检查　颈部无抵抗,病理征阴性;余无阳性体征。

3.血、尿常规检查　WBC 2.31×10^9/L,Neut% 63.2%,Lymph% 25%,Lymph# 0.58×10^9/L,RBC 3.7×10^{12}/L,Hb 114 g/L,PLT 63×10^9/L;尿常规:正常。

4.肝功能、肾功能、电解质　肝功能、肾功能均正常;K^+ 3.15 mmol/L,Na^+ 146 mmol/L,Cl^-

111 mmol/L,Ca^{2+} 2.19 mmol/L。

5. 脑脊液检查 ①压力 135 mmH$_2$O;②常规示:无色、透明,潘氏试验弱阳性,细胞总数 60×10^6/L,白细胞数 50×10^6/L;③生化示:葡萄糖 2.65 mmol/L,氯 130 mmol/L,蛋白 407 mg/L,腺苷脱氨酶 1.1 U/L;④墨汁染色未找到隐球菌。

6. 血培养、脑脊液培养 均无新型隐球菌生长。

7. 胸腹部 CT 左肺尖少许炎性病变,心包腔少量积液,脾脏略大,双侧腋窝、腹股沟多发小淋巴结显示。

(六)治疗后 5 周

1. 症状 无头痛,无恶心、呕吐,精神好,进食可。
2. 体格检查 颈部无抵抗,病理征阴性;余无阳性体征。
3. 血、尿常规检查 WBC 1.91×10^9/L,Neut% 56.3%,Lymph% 32.8%,Lymph # 0.62×10^9/L,RBC 3.26×10^{12}/L,Hb 103 g/L,PLT 53×10^9/L;尿常规:正常。
4. 肝功能、肾功能、电解质 肝功能、肾功能、电解质均正常。
5. 脑脊液检查 ①压力 155 mmH$_2$O;②常规示:无色透明,潘氏试验弱阳性,细胞总数 30×10^6/L,白细胞数 10×10^6/L;③生化示:葡萄糖 2.68 mmol/L,氯 127.8 mmol/L,蛋白 421 mg/L,腺苷脱氨酶 1 U/L;④墨汁染色未找到隐球菌。

6. 血培养、脑脊液培养 均无新型隐球菌生长。

(七)出院医嘱

(1)氟康唑片 200 mg po tid。
(2)5-氟胞嘧啶片 1.5 g po qid。
(3)氯化钾缓释片 1.0 g po tid。
(4)复方新诺明片 80 mg po qd。
(5)艾考恩丙替片 1 片 po qd。
(6)每周门诊复查血常规、尿常规、肝功能、肾功能、电解质;病情变化随时就诊;当地疾控中心艾滋病归口管理。

四、思考与讨论

隐球菌感染主要见于艾滋病和其他免疫功能底下人群,偶可见于免疫功能正常人群,它是艾滋病患者主要的机会性感染和常见的死亡原因之一,常发生于 CD4$^+$T 淋巴细胞细胞数<100/μL 的患者中,也是临床上难治的中枢神经系统感染。隐球菌属有 30 多种,具有致病性的绝大多数为新型隐球菌及格特隐球菌,我国以新型隐球菌为主,格特隐球菌少见。新型隐球菌可引起播散型感染,最常侵犯中枢神经系统,根据患者是否合并 HIV 感染分为非 HIV 感染者和 HIV 感染者,两者临床表现无明显差异,后者通常临床症状持续时间更长,临床表现更不典型。根据《隐球菌性脑膜炎诊治专家共识》和《中国艾滋病诊疗指南(2021 年版)》,国内对于非 HIV 感染及 HIV 感染人群引起的新型隐球菌脑膜炎,抗真菌治疗方案的选择一致,疗程有所不同,前者分为诱导期和巩固期 2 个阶段,后者分为诱导期、巩固期和维持期 3 个阶段。

非 HIV 感染者新型隐球菌脑膜炎病原治疗诱导期首选两性霉素 B 0.5~0.7 mg/(kg·d)+5-氟胞嘧啶片 100 mg/(kg·d)。两性霉素 B 不良反应较多,需从小剂量开始爬坡。对于肾功能不全或两性霉素 B 治疗失败患者,可选用高剂量氟康唑 600~800 mg/d 或伊曲康唑注射液或伏立康唑片,均需联合 5-氟胞嘧啶,诱导期疗程至少 4 周。巩固期首选方案包括:高剂量氟康唑单用或联合 5-氟胞嘧啶片;两性霉素 B 注射液 0.5~0.7 mg/(kg·d)单用或联合 5-氟胞嘧啶片。次选方案伊曲康唑口服液或伏立康唑片,是否联合 5-氟胞嘧啶片根据临床情况而定,巩固期疗程至少 6 周。隐球菌脑膜炎治疗疗程较长,具体疗程应个体化,根据患者临床症状、脑脊液化验情况而决定。

HIV 感染者隐球菌性脑膜炎的诱导期和巩固期治疗方案的选择同非 HIV 感染者;但是,HIV 感染者增加维持期治疗,可选择氟康唑片 200 mg/d 或伊曲康唑 400 mg/d,首选前者,至少 1 年以上,直至抗 HIV 治疗后 $CD4^+T$ 淋巴细胞数>100 个/μL 持续 6 个月以上。需要指出的是 HIV 隐球菌脑膜炎患者需要在正规抗真菌治疗 4~6 周后启动抗病毒治疗,过早的启动抗病毒治疗可能会增加病死率,因为出现免疫炎症反应综合征风险增加。需要注意的是隐球菌性脑膜炎是临床上难治的中枢感染类型,不管是否合并 HIV 感染均存在复发或难治性可能。复发性隐球菌性脑膜炎是指经过治疗后脑脊液培养转阴后再次出现培养阳性,临床症状或体征消失后再次出现。难治性隐球菌性脑膜炎多指治疗后脑脊液持续阳性,临床症状和体征持续无改善。复发或难治性隐球菌性脑膜炎多见于氟康唑耐药、治疗依从性差、新的隐球菌感染、抗真菌药物不能穿透到感染部位等。对于复发或难治性病例一旦诊断均需重新开始诱导治疗,疗程更长,药物选择同初次治疗,推荐更大剂量,也可以氟康唑、两性霉素 B、5-氟胞嘧啶三药联合。针对难治性患者,作为挽救治疗也可以两性霉素 B 鞘内注射,注意避免并发症的发生。巩固治疗期考虑使用高剂量的氟康唑(800~1200 mg/d)或伏立康唑(200~400 mg,2 次/d)或泊沙康唑(200 mg,4 次/d)。对于难治性隐球菌性脑膜炎,《2010 版美国感染病学会(IDSA)隐球菌病处理临床实践指南》推荐体重≥50 kg 的成年患者使用重组 γ 干扰素 100 μg/m²(体重<50 kg,50 μg/m²),每周 3 次,共 10 周。

需要特别注意的是隐球菌性脑膜炎病程早期颅内高压的处理至关重要,也是影响治疗结局的关键。常用的降颅内压的方法有:药物、腰椎穿刺引流、腰大池置管引流、留置 Ommaya(储液囊)、脑室-腹腔分流等。首选药物降压,但大多情况单纯药物降颅内压可能效果不佳,需根据患者病情、医疗水平联合应用其他方法有效控制颅内压。

本例患者显然为 HIV 感染者隐球菌性脑膜炎,予以规范的抗真菌治疗后治疗过程相对比较顺利,无合并肾功能不全,出现低钾血症,予以对症治疗后很快纠正。值得关注的是本例患者治疗早期高颅内压,药物治疗效果不佳,癫痫发作是该病治疗早期较易出现的临床症状或并发症,需要引起足够的重视并预防。部分患者可因高颅内压诱发脑疝危及生命,需要早期识别,及时予以腰大池置管引流等措施控制颅内压。

艾滋病抗病毒治疗启动后需要终身服用,特别强调依从性,定期监测药物相关不良反应、检测病毒载量及 $CD4^+T$ 淋巴细胞计数水平,评估抗病毒治疗效果及免疫功能恢复情况,必要时及时调整抗病毒治疗方案。需要指出的是艾滋病患者因免疫功能低下,容易合并多种机会性感染,除本例患者所患隐球菌外,常见有肺孢子菌肺炎(PCP)、结核感染、CMV 等,为了预防出现机会性感染或降低机会性感染的概率,临床可视情况予以针对性预防治疗。该患者 $CD4^+T$ 淋巴细胞数明显降低,为预防 PCP 予以口服复方新诺明片,疗程至 $CD4^+T$ 淋巴细胞增加到>200 个/μL 并持续≥6 个月。

五、练习题

1. 本例患者如果肾功能不全,诱导期抗真菌药物如何选择?

2. 本例患者为何确认艾滋病后未立即开始抗反转录病毒治疗?

3. 留置 Ommaya(储液囊)和脑室-腹腔分流方法降颅内压的适应证有哪些? 优缺点是什么?

六、推荐阅读

[1]中华医学会感染病学分会.隐球菌性脑膜炎诊治专家共识[J].中华传染病杂志,2018,36(4):193-199.

[2]中华医学会热带病与寄生虫学分会艾滋病学组.艾滋病合并侵袭性真菌病诊治专家共识[J].中

华传染病杂志,2019,37(10):581-593.

[3]中华医学会感染病学分会艾滋病丙型肝炎学组,中国疾病预防控制中心.中国艾滋病诊疗指南(2021年版)[J].中华传染病杂志,2021,39(12):715-735.

[4]PERFECT JR,DISMUKES WE,DROMER F,et al. Clinical practice guidelines for the management of cryptococcal disease:2010 update by the Infectious Diseases Society of America[J]. Clin Infect Dis,2010,50(3):291-322.

（靳晓利 张国强）

案例42 侵袭性肺部真菌感染

概要

68岁女性,因"发热、咳嗽咳痰1周"被确诊为"侵袭性肺部真菌感染",给予伏立康唑注射液等抗真菌治疗后好转出院,院外继续口服伏立康唑治疗。

一、病历资料

（一）门诊接诊

1. **主诉** 发热、咳嗽咳痰1周。

2. **问诊重点** 应聚焦患者体温、热型、热度、有无寒战、咳嗽特点、咳痰性状等,疾病演变过程、诊治经过、治疗效果。仔细询问和筛查是否存在引起免疫力低下的基础疾病,如肝脏疾病、糖尿病、服用免疫抑制剂等。

3. **问诊内容**

（1）诱发因素:应注意询问近期有无受凉、劳累,有无潮湿发霉、粉尘环境接触史,周围有无类似症状患者等。

（2）主要症状:发热、咳嗽、咳痰的具体表现,如热型、热度,常用的降温方式,咳嗽频次,咳出痰液的颜色、黏稠度、有无异味等。

（3）伴随症状:有无胸痛、气短、咯血等伴随症状。

（4）诊治经过:是否用药,用何种药物、具体剂量和疗程、效果如何。

（5）既往史:既往有无肝脏基础疾病,如肝硬化等,有无高血压、糖尿病、心脏疾病、结核等病史,预防接种情况,有无手术、外伤、输血史,有无药物和食物过敏史。

（6）个人史:生于何地,在何地久居,有无疫区、疫情、疫水接触史,有无职业相关有害物质接触史,有无吸烟、饮酒、冶游史等。

（7）家族史:有无传染病家族史,家族成员健康状况,有无家族遗传病史。

问诊结果

患者为68岁女性,无业,1周前打扫老房屋后出现发热,体温最高39 ℃,伴咳嗽、咳痰,痰不易咳出,无寒战、乏力,无恶心、呕吐,就诊于当地诊所,给予"左氧氟沙星注射液0.5 g qd 静脉输注"3 d,无明显好转。咳嗽、咳痰较前加重,为进一步诊治转院。既往史无特殊。个人史无特殊。家族史无特殊。

4. 思维引导　①总体印象方面:患者为老年女性,急性起病,病程短,有发霉环境接触史,以发热、咳嗽、咳痰为主,考虑呼吸系统疾病可能性大。应在明确诊断同时排除是否合并其他系统疾病。②感染部位方面:患者无相关辅助检查,这需要进一步检查血常规、炎性指标、G 试验、GM 试验等核心检测和胸部影像检查。③诱因方面:在询问病史过程中,应着重关注患者基础疾病史、生活及工作环境、饮食接触史。④病原体方面:社区获得性肺部感染,喹诺酮类抗菌治疗一般有效。为进一步明确病原学,留取痰液送检,为针对性治疗提供依据。

(二)体格检查

1. 重点检查内容及目的　考虑患者感染性疾病,仔细检查各系统体征,尤其是生命体征和胸部体征。应重点检查患者体温、发热类型以及胸部的专科检查。胸部应全面仔细(包括视、触、叩、听)。

体格检查结果

T 38.0 ℃,R 22 次/min,P 95 次/min,BP 118/65 mmHg。

神志清,精神可,查体合作,皮肤巩膜无黄染,全身浅表淋巴结未触及肿大,胸式呼吸为主,呼吸运动正常,无呼吸困难。呼吸22 次/min,呼吸节律均匀整齐,频率稍快。双肺叩诊清音,两侧对称。双侧肺上界的宽度为5 cm。双侧肺下界分别位于锁骨中线第6肋间、腋中线第8肋间及肩胛线第10肋间。肺下界移动度为8 cm。双肺听诊呼吸音粗,左下肺呼吸音低,未闻及干、湿啰音和胸膜摩擦音。双侧语音共振对称一致,无增强及减弱。无胸膜摩擦感。

2. 思维引导　①通过上述体检结果,可以发现患者有如下异常体征:高热、呼吸频率稍快,双肺听诊呼吸音粗,左下肺呼吸音低。②结合患者的症状,应首先考虑呼吸系统感染的诊断。为进一步明确诊断,该患者应进行血常规、炎症指标(CRP、PCT)、尿常规、粪常规、生化(肝功能、肾功能、电解质)、G 试验、GM 试验、病原学检查(血培养、痰培养)、胸部 CT。

(三)辅助检查

1. 临时辅助检查医嘱及目的

(1)血、尿、粪常规检查:入院常规检查;血常规中白细胞、中性粒细胞百分比水平用于判断感染程度;尿常规有助于判断有无泌尿系统感染;粪常规有助于判断有无血便、大便潜血。

(2)炎症指标(CRP、PCT):判断患者感染程度。

(3)肝功能、肾功能、电解质:验证患者肝功能、肾功能损伤程度,明确是否有内环境紊乱。

(4)G 试验、GM 试验:协助判断患者是否真菌感染,进一步明确病因诊断。

(5)血培养(需氧+厌氧)、痰培养:有助于明确病原体类型。

(6)胸部 CT:有助于判断患者肺窗肺野是否清晰,有无斑片状密度增高影,有无实变影像。纵隔窗有无散在斑点状影,有无实性团块影,有无肿大淋巴结,有无胸腔积液、胸膜增厚,有利于进一步明确病因诊断。

（7）T-SPOT、PPD 试验、隐球菌夹膜多糖抗原：判断患者是否存在结核感染、隐球菌感染，进一步明确病因诊断。

（8）病毒全套：有助于判断患者是否合并其他病毒感染，特别是易引起发热的 EBV 感染等。

辅助检查结果

（1）血、尿、粪常规检查：WBC 9.5×10^9/L，Neut# 78%，尿常规无异常；粪常规无异常。

（2）炎症指标（CRP、PCT）：CRP 115 mg/L，PCT 0.2 ng/mL。

（3）肝功能、肾功能、电解质：肝功能、肾功能、电解质正常。

（4）G 试验、GM 试验：G 试验阴性、GM 试验 1.5（正常值 0～0.5）。

（5）血培养（需氧+厌氧）：血培养阴性；痰涂片可见霉菌菌丝，痰培养示烟曲霉。

（6）胸部 CT：双肺见多发斑片状及结节样、磨玻璃样高密度影，边界稍模糊，部分可见小空洞，双肺可见条片状及条索样高密度影，气管、支气管通畅，纵隔内可见多枚小淋巴结（图 8）。

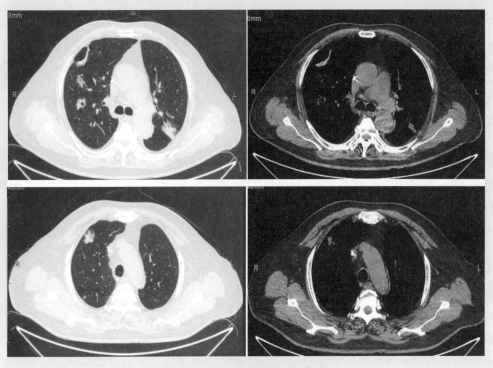

图 8　患者入院时胸部 CT 表现

（7）T-SPOT、PPD 试验、隐球菌夹膜多糖抗原：均阴性。

（8）病毒全套：各病原体 IgM 均阴性。

2. 思维引导　①结合患者上述检查结果，可基本排除细菌感染。②因患者起病急、血常规不高，GM 试验阳性，痰培养结果示烟曲霉，同时结合肺部影像学检查，诊断为肺部真菌感染。

（四）初步诊断

侵袭性肺部真菌感染（烟曲霉）。

二、治疗与复查方案

(一)长期治疗医嘱及目的

0.9%氯化钠注射液 100 mL+伏立康唑注射液(负荷剂量 400 mg,维持剂量 200 mg q 12 h 静脉滴注):对因治疗。

(二)复查间隔

一般复查间隔为每 1 周复查 1 次,如治疗期间有病情变化可随时复查。

(三)临时复查医嘱及目的

1. 第 1 周复查项目 血常规、炎症指标(CRP、PCT)、G 试验、GM 试验。判断病情变化,血常规特别是白细胞和中性粒细胞百分比、炎症指标(CRP、PCT)变化,提示病情有无进展,有无合并细菌感染。

2. 第 2 周复查项目 肝功能、血常规、炎症指标(CRP、PCT)、G 试验、GM 试验。判断病情变化,目的同上;肺部 CT:明确胸部疾病有无进展或好转。

(四)思维引导

①治疗药物选择:根据感染部位、致病真菌种类及患者病理生理状态选择用药。在病原真菌未明确前,可参考常见的真菌类型给予经验治疗;明确病原真菌后,可根据经验治疗的疗效和药敏试验结果调整给药。②重症患者常需要静脉给药,或采用注射和口服给药的序贯疗法,通常不推荐常规联合治疗;严重感染者或初始治疗不能控制的感染,应采用有协同作用的抗真菌药物联合治疗。疗程通常较长,需要考虑患者的免疫状态、感染病原菌和药物种类,一般在 6～12 周或以上。③辅助治疗:在应用抗真菌药物的同时,应积极治疗可能存在的基础疾病,增强机体免疫功能。④宜选药物:伏立康唑,两性霉素 B 及其含脂制剂。可选药物:伊曲康唑、泊沙康唑,卡泊芬净、米卡芬净。⑤患者诊断明确,复查炎症指标血常规、CRP、PCT,评估有无合并细菌感染。复查 G 试验、GM 试验、肺部 CT,明确胸部疾病有无进展或好转。因抗真菌药物可致肝功能损害,故复查并评估肝功能。

三、治疗经过和效果

(一)治疗期间病情变化

患者入院后 1 周内仍间断发热、咳嗽、咳痰未见明显减轻,查体发现生命体征平稳。患者及家属追问未缓解原因,需重新评估治疗方案。

1. 病情变化的可能原因及应对措施

(1)可能原因:患者为真菌感染,病程长,复查炎性指标评估有无合并细菌感染,并复查肝功能评估肝功能有无受损。

(2)应对措施:考虑患者感染控制不佳,复查炎性指标、G 试验、GM 试验、肺部 CT。建议继续原抗感染方案治疗,密切观察病情变化。

2. 处理结局 ①二线主管医师综合分析后认为患者发热、咳嗽、咳痰,感染控制不佳,需明确有无合并细菌感染,并继续当前抗真菌治疗方案。②与患者及家属沟通病情,缓解其紧张焦虑情绪。

3. 思维引导 ①肺部真菌感染的治疗周期非常长,停药时间主要取决于复查情况以及侵犯器官,并且不同种类的真菌感染,治疗周期也不同。对于肺部侵袭性真菌病,尤其是曲霉菌感染导致的疾病,疗程要长一些,至少是 3 个月,主要根据患者复查的情况决定。如果有更重要的部位被侵犯或治疗效果不佳、抵抗力低,可能需要 1～2 年甚至更长时间才能停药。因此,应与患者家属充分沟通病情,缓解其紧张焦虑情绪。②因肺部真菌感染治疗周期比较长,且患者一般存在机体免疫力下降可能,在治疗期间,应定期监测感染指标,必要时复查影像学检查,评估有无合并细菌感染可能。③肺部真菌感染药物不良反应较多,应在治疗过程中监测肝功能、肾功能等,必要时监测血药浓度。

(二)治疗后1周

1. 症状　症状未见好转。

2. 体格检查　较入院时无明显变化。

3. 血常规检查　WBC $7.5×10^9$/L,Neut% 76%。

4. 炎症指标(CRP、PCT)　CRP 65 mg/L,PCT 0.05 ng/mL。

5. 肝功能、肾功能、电解质　肝功能、肾功能正常、电解质正常。

6. G试验、GM试验　G试验阴性、GM试验 0.87(正常值 0~0.5)。

(三)治疗后2周

1. 症状　无发热,咳嗽、咳痰明显好转。

2. 体格检查　无阳性发现。

3. 血常规检查　WBC $5.5×10^9$/L,Neut% 70%。

4. 炎症指标(CRP、PCT)　CRP 10 mg/L,PCT 0.05 ng/mL。

5. 肝功能、肾功能、电解质　肝功能、肾功能正常、电解质正常。

6. G试验、GM试验　G试验、GM试验均阴性。

7. 胸部CT　双肺见多发斑片状及结节样、磨玻璃样稍高密度影,边界稍模糊,部分可见空洞;双肺可见条片状及条索样高密度影;气管、支气管通畅,纵隔内可见多枚小淋巴结,较前片稍好转(图9)。

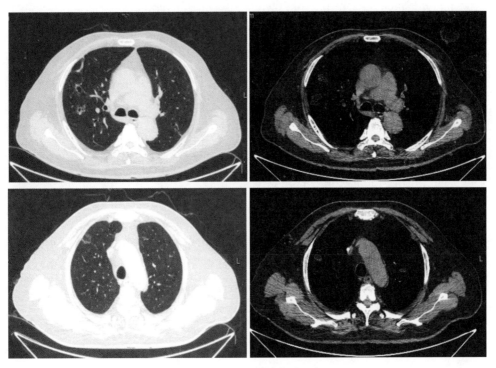

图9　患者治疗后的胸部CT表现

(四)出院医嘱

(1)伏立康唑片 200 mg po q12h。

（2）2 周后门诊复查：血常规、肝功能、肾功能、CRP、G 试验、GM 试验、胸部 CT。

四、思考与讨论 ▶▶▶

侵袭性真菌感染（IFI）是指侵袭深部组织和内脏以及全身的真菌感染，包括深部组织感染和真菌血症以及血行播散导致的全身皮肤黏膜感染，过去称为深部真菌感染或系统性真菌感染，现统一命名为 IFI。引起 IFI 的病原体可分为两类：真性致病菌和机会致病菌。前者仅由少数致病菌组成，主要包括组织胞浆菌和球孢子菌，它们可侵入正常宿主，也常在免疫功能低下的患者中引起疾病。在免疫功能受损的患者中，由真性致病菌所致的感染常为致命性的。机会致病菌主要包括念珠菌和曲霉，多侵犯免疫功能受损的宿主。念珠菌、曲霉、隐球菌和毛霉是最常见引起 IFI 的病原体。侵袭性曲霉感染的发生率亦在逐渐上升，占所有 IFI 的 5.9% ~ 12.0%。曲霉多存在于潮湿阴暗且缺乏通风的环境中，其孢子飘浮于空气中易被患者吸入。IFI 除了可发生于存在免疫抑制基础疾病或接受免疫抑制治疗的患者外，更多的则是发生于之前无免疫抑制基础疾病的重症患者，这与疾病本身或治疗等因素导致的免疫抑制或免疫功能紊乱有关。

对尚未发生侵袭性真菌感染的高危患者可考虑进行预防性治疗；对可能已发生侵袭性真菌感染的患者进行诊断性试验治疗；对很可能已发生侵袭性真菌感染的患者进行经验治疗；对确诊患者进行目标治疗。治疗药物选择：根据感染部位、致病真菌种类及患者病理生理状态选择用药。在病原真菌未明确前，可参考常见的真菌类型给予经验治疗；明确病原真菌后，可根据经验治疗的疗效和药敏试验结果调整给药。初始治疗：重症患者常需要静脉给药，或采用注射和口服给药的序贯疗法，通常不推荐常规联合治疗；严重感染者或初始治疗不能控制的感染，应采用有协同作用的抗真菌药物联合治疗。诊断侵袭性曲霉病后必须进行快速且强有力的针对性治疗。宜选药物：伏立康唑，两性霉素 B 及其含脂制剂；可选药物：伊曲康唑、泊沙康唑，卡泊芬净、米卡芬净。初始治疗时需要静脉给药，不推荐常规采用联合治疗，在标准治疗不能控制或多部位严重感染时可考虑联合治疗。纠正粒细胞缺乏状态在治疗中至关重要，可以应用粒细胞集落刺激因子或粒细胞/巨噬细胞集落刺激因子。部分患者需手术切除局部曲霉侵袭感染病灶。检测血清中 GM 水平有助于判断治疗效果和预后，但 GM 水平降至正常并不能作为停止抗真菌治疗的标准。

五、练习题 ▶▶▶

1. 本例患者如抗真菌感染不佳，应如何管理？
2. 本例患者抗真菌治疗过程中有哪些注意事项？

六、推荐阅读 ▶▶▶

［1］中国研究型医院学会肝病专业委员会重症肝病学组，中华医学会肝病学分会重型肝病与人工肝学组. 重症肝病合并侵袭性真菌感染诊治专家共识［J］. 中华肝脏病杂志，2022，30（2）：159-168.
［2］DOUGLAS AP，SMIBERT OC，BAJEL A，et al. Consensus guidelines for the diagnosis and management of invasive aspergllosis［J］. Intern Med J，2021，51（Suppl 7）：143-176.

（陈　宁　康　谊）

案例 43　疟疾

概要

56 岁男性,间断发热 9 d,确诊为"卵形疟原虫疟疾",给予磷酸氯喹片联合磷酸伯氨喹片抗疟疾治疗,病情好转后出院。

一、病历资料

（一）门诊接诊

1. 主诉　间断发热 9 d。

2. 问诊重点　应聚焦患者流行病学史,发热热型、规律、伴随症状,既往病史、治疗经过、效果,疾病演变过程、就诊经过、治疗效果。有无蚊虫叮咬史,有无宠物或家畜接触史,有无输血史。

3. 问诊内容

(1)诱发因素:有无受凉、劳累、不洁饮食等诱发因素,有无高温环境下劳作。

(2)主要症状:发热病程、有无规律(持续性或间歇性、间隔时间)、峰值及出现时间(上午、下午或晚上)、能否自行降至正常体温。

(3)伴随症状:有无畏寒、寒战、大汗、头痛、抽搐、意识障碍、咳嗽、咳痰、恶心、呕吐、腹痛、腹泻、尿频、尿急、尿痛等伴随症状。

(4)诊治经过:是否就诊,化验检查结果,是否用药,何时开始用药、用何种药物、具体剂量和疗程、效果如何。

(5)既往史:既往有无高血压、糖尿病、心脏疾病、结核等病史,预防接种情况,有无手术、外伤、输血史,有无药物和食物过敏史。

(6)个人史:生于何地,在何地久居,有无疫区、疫情、疫水接触史,有无职业相关有害物质接触史,有无吸烟、饮酒、冶游史等。

(7)家族史:有无传染病家族史,家族成员健康状况,有无家族遗传病史。

问诊结果

患者为 56 岁男性,农民,9 d 前出现发热,体温最高 39.8 ℃,无明显规律性,热峰 1 次/d,伴有畏寒、头痛、腿部疼痛、恶心,无呕吐,无寒战,无大量出汗,无其他伴随症状,予以口服退热药物对症治疗效果不佳,仍反复发热。在当地县医院住院治疗 4 d,化验血常规:WBC 3.5× 10^9/L,Neut% 84.7%,RBC 5.2× 10^{12}/L,Hb 146 g/L,PLT 84×10^9/L,CRP 42 mg/L,以"发热待查"转入我院治疗。既往 2015 年至 2017 年曾在非洲加纳共和国工作,其间多次患疟疾,具体诊疗过程不详。2017 年归国后未再发作,未再出境。个人史和家族史无特殊。

---

4. 思维引导　①总体印象方面:患者曾在非洲加纳共和国工作,且多次患疟疾,虽然近 3 年未再出境,但出现发热,首先需考虑是否疟疾复发。②病因方面:患者发热 9 d,除考虑疟疾外,是否为其

他感染性疾病如败血症、肺部感染、泌尿系统感染、布鲁氏菌病、EB 病毒感染、钩端螺旋体病等,将是下一步排查的重点。其他导致发热的非感染性疾病,如结缔组织病、肿瘤性疾病、血液系统疾病等亦需进一步检查排除。③诱因方面:患者此次发病无明确诱因,虽有疟疾病史,但近 4 年均未再发作,亦无疟疾高发地区接触史,不排除本次发热和疟疾是两种毫无关联的独立疾病。④严重程度方面:患者发热时伴有头痛、恶心,须警惕有无脑型疟疾或其他中枢感染性疾病,需要关注生命体征变化情况,重点是有无意识障碍,必要时完善脑电图、脑部 MRI、腰椎穿刺术等检查。

(二)体格检查

1.重点检查内容及目的　患者为发热,应注重全身检查,重点检查有无淋巴结肿大、有无皮疹、腹部查体有无肝脾肿大。①一般检查及生命体征:观察患者发育、面容、表情和意识,有无皮疹。测量体温、呼吸、脉搏、血压、BMI。②头颅五官:结膜,巩膜,瞳孔,口腔黏膜,咽喉。③颈部:甲状腺、淋巴结,有无颈强直。④肺部:呼吸音,有无啰音及胸膜摩擦音。⑤心脏:心率,心律,有无心脏杂音。⑥腹部:有无腹肌紧张、腹胀、压痛、反跳痛,肠鸣音,肝脾有无肿大。⑦皮肤:皮肤颜色、湿度、皮疹、皮下出血、瘀点瘀斑,有无水肿。⑧神经系统:意识状态,病理反射,脑膜刺激征。

体格检查结果

T 36.5 ℃,R 22 次/min,P 94 次/min,BP 106/72 mmHg,身高 173 cm,体重 77 kg,BMI 25.73 kg/m²。

神志清,查体合作,皮肤无皮疹、无黄染,巩膜无黄染,全身无水肿,浅表淋巴结未触及肿大,结膜无充血、出血。双侧瞳孔等大等圆,直径 3 mm,对光反射灵敏。颈软,无抵抗。双肺呼吸音清,未闻及干、湿啰音。心律齐,心音可。腹软,无压痛,肝、脾肋下未触及肿大。四肢肌力、肌张力正常,生理反射存在,病理反射未引出,Kernig 征(-)、Brudzinski 征(-)。

2.思维引导　①患者体格检查,神志清,颈软,病理征阴性,提示患者重症疟疾可能性小,其他中枢神经系统感染不能完全被排除,如病毒性脑炎,需要完善脑部 MRI、脑电图、脑脊液检查进一步排除。②患者查体无明显阳性体征,其他导致发热的感染性疾病如败血症、肺部感染、布鲁氏菌病、钩端螺旋体病等仍不能排除,进一步完善血培养、胸部 CT 等检查。③患者体格检查结果无阳性体征,提示无多器官损害,考虑非感染性疾病致发热的可能性小,待实验室化验、检查结果进一步排除。

(三)辅助检查

1.临时辅助检查医嘱及目的

(1)血、尿、粪常规检查:入院常规检查,血常规中白细胞、中性粒细胞比例、淋巴细胞比例有助于判断有无合并细菌或病毒感染、血红蛋白水平用于判断有无贫血,尿常规有助于判断有无泌尿系统感染,粪常规有助于判断有无血便、粪便潜血。

(2)CRP、PCT、ESR、血培养:判断是否存在感染及感染可能类型,血培养有助于寻找血液中病原体。

(3)外周血形态及性质分析:判断患者是否合并感染或血液系统疾病,进一步明确病因诊断。

(4)传染病四项:入院常规检查,判断患者有无 HBV、HCV、HIV、梅毒螺旋体感染。

(5)血液疟原虫检查:外周血涂片确认是否存在疟原虫及疟原虫种类。

(6)病毒全套:有助于判断患者是否合并其他病毒感染,特别是易引起长期发热的 EBV 感染。

(7)肝功能、肾功能、电解质:常规检查,判断有肝功能、肾功能的损害、内环境紊乱。

（8）凝血功能：判断患者有无凝血功能异常。

（9）葡萄糖测定、糖化血红蛋白：有助于发现近期血糖波动情况。

（10）腰椎穿刺+脑脊液检测：有助于发现患者是否有脑膜炎。

（11）骨髓穿刺+骨髓培养：有助于判断患者是否有血液系统疾病、细菌或寄生虫等病原体感染性疾病等。

（12）肝、胆、胰、脾、泌尿系统彩超：有助于判断患者肝脏、脾脏大小，有无结石、结构异常等泌尿系统感染的高危因素，有利于进一步明确病因诊断。

（13）胸部CT：判断有无合并肺部感染。

（14）心电图：有助于判断患者是否有心肌缺血、心律失常等。

辅助检查结果

（1）血、尿、粪常规检查：WBC $7.08×10^9$/L，RBC $4.11×10^{12}$/L，Hb 131 g/L，PLT $139×10^9$/L；尿常规，葡萄糖（+），余无异常；粪常规无异常。

（2）CRP、PCT、ESR、血培养：CRP 50.6 mg/L，PCT 0.1 ng/mL，ESR 15 mm/h，血培养阴性。

（3）外周血形态及性质分析：中性分叶核粒细胞86%，嗜酸分叶核粒细胞1%，淋巴细胞7%，单核细胞6%。

（4）传染病四项：丙肝抗体阴性、梅毒抗体阴性、HIV抗体阴性、HBsAg阴性。

（5）血液疟原虫检查：发现卵形疟原虫，疟原虫胶体金法，T2阳性。

（6）病毒全套：各病原体IgM均阴性；EBV DNA<500 cp/mL，CMV DNA<1000 cp/mL。

（7）肝功能、肾功能、电解质：ALT 20 U/L，AST 12 U/L，GGT 96 U/L，ALP 66 U/L，ALB 35.6 g/L，TBil 13.9 μmol/L，DBil 4.5 μmol/L；肾功能正常、电解质正常。

（8）凝血功能：正常。

（9）葡萄糖测定、糖化血红蛋白：Glu 6.57 mmol/L，糖化血红蛋白在正常范围内。

（10）腰椎穿刺+脑脊液检测：未做（患者拒绝）。

（11）骨髓穿刺+骨髓培养：未做。

（12）肝、胆、胰、脾、泌尿系统彩超：肝脏体积增大，请结合临床，脾厚，余无异常。

（13）胸部CT：右肺下叶少许炎症机化灶。

（14）心电图：正常。

2.思维引导　①结合患者上述检查结果，以及既往有出国务工及疟疾病史，诊断卵形疟原虫疟疾明确。②需要指出的是本地区疟疾多为输入性，患者此次发病前无相关流行病学接触史，考虑此次疟疾为复发。复发是由寄生于肝细胞内的迟发型子孢子引起的，只见于间日疟和卵形疟。③发热原因为卵形疟原虫感染所致，根据化验检查结果排除其他感染性疾病如肺部感染、败血症、泌尿系感染等感染性疾病所致发热。化验结果无多脏器功能损害、外周血形态大致正常，考虑结缔组织病、血液系统疾病等其他非感染性疾病引起发热的可能性小。④头痛原因考虑脑型疟疾可能性小，脑型疟主要由恶性疟引起，偶见于重度感染的间日疟。

（四）初步诊断

卵形疟原虫疟疾。

二、治疗与复查方案

(一)长期治疗医嘱及目的

(1)卧床休息,清淡饮食:监测体温情况,多饮水,发热时对症治疗。

(2)磷酸氯喹片总剂量 1200 mg,第 1 天 600 mg po qd,第 2 天、第 3 天 300 mg po qd(共 3 d);磷酸伯氨喹片总剂量 180 mg,22.5 mg po qd(连服 8 d);对因治疗,用于杀灭疟原虫。

(3)5% 葡萄糖注射液 250 mL+维生素 C 注射液 1.5 g+维生素 B_6 注射液 0.2 g ivgtt qd,补充维生素、液体对症治疗。

(二)复查间隔

每 3 d 复查一次,其他指标一般 5~6 d 复查一次,如治疗期间有病情变化可随时复查。

(三)临时复查医嘱及目的

1. 第 2 天复查项目　葡萄糖-6-磷酸脱氢酶(G6PD)活性,判断有无缺陷,确认磷酸伯氨喹片应用的安全性。

2. 第 4 天复查项目　血疟原虫检查,血常规、CRP、肝功能、肾功能、凝血功能。判断治疗疗效,有无肝功能、肾功能损害、凝血功能有无异常。

(四)思维引导

(1)患者的病因为卵形疟原虫感染,所以及早对因治疗即抗疟原虫至关重要,也是保障后续治疗效果的根本;对于卵形疟原虫感染抗疟药物可供选择的方案有:①磷酸氯喹片(总剂量 1200 mg,第 1 天 600 mg po qd,第 2 天、第 3 天 300 mg po qd,共 3 d)+磷酸伯氨喹片(总剂量 180 mg,22.5 mg qd,共 8 d)方案;磷酸哌喹片(总剂量 1200 mg,第 1 天 600 mg po qd,第 2 天、第 3 天 300 mg po qd,共 3 d)+磷酸伯氨喹片(总剂量 180 mg,22.5 mg qd,共 8 d)方案。②青蒿素类复方+磷酸伯氨喹 8 日方案,根据药物的可及性选择治疗方案。

(2)磷酸伯氨喹片为杀灭红细胞内疟原虫配子体和肝细胞内迟发型子孢子、防止疟疾复发的必须药物,该药可使红细胞内 G6PD 缺陷的患者发生急性血管内溶血,严重的可因发生急性肾衰竭而致命,因此应常规检测 G6PD 活性后给药。

三、治疗经过和效果

(一)治疗后 4 d

1. 症状　未再发热、头痛,精神好转,进食好转。

2. 体格检查　较入院时无明显变化,无阳性发现。

3. 疟原虫检查　未发现疟原虫,疟原虫胶体金法阴性。

4. 血常规、CRP　WBC $4.52×10^9$/L,RBC $4.02×10^{12}$/L,Hb 126 g/L,PLT $411×10^9$/L,CRP 10.2 mg/L。

5. 肝功能、肾功能　均在正常范围内。

6. 凝血功能　均在正常范围内。

(二)出院医嘱

1. 磷酸伯氨喹片 22.5 mg po qd(总疗程 8 d,服完为止)。

2. 1 周后复查血常规、肝功能、肾功能、血液疟原虫检查。

四、思考与讨论

疟疾(malaria)是由疟原虫感染引起的寄生虫病,主要由雌性按蚊叮咬传播,在全球致死性寄生虫病中最常见。可感染人类的疟原虫共有4种,即恶性疟原虫、间日疟原虫、三日疟原虫和卵形疟原虫,分别引起恶性疟、间日疟、三日疟、卵形疟。在我国主要有间日疟原虫和恶性疟原虫,三日疟原虫少见,卵形疟原虫罕见。主要流行于热带和亚热带,其次为温带,与按蚊的生活和繁殖环境密切相关。我国云南和海南两省为间日疟、恶性疟混合流行区,其余地区主要以间日疟流行为主。随着出境旅游和务工、交流人员迅速增多,国内出现不少输入性病例。

疟原虫的生活史包括在人体内和蚊体内2个阶段,前者为无性繁殖期,后者为有性繁殖期。在人体红细胞内无性繁殖周期间日疟和卵形疟为48 h,三日疟约为72 h,恶性疟为36~48 h且发育先后不一,形成临床上比较有特征的周期性发作的特点。需要注意的是间日疟和卵形疟既有速发型子孢子又有迟发型子孢子,前者在肝细胞内的发育较快,只需12~20 d就可发育为成熟的裂殖体,后者则发育较缓慢,需经6~11个月才能发育为成熟的裂殖体。迟发型子孢子亦叫休眠子,是间日疟与卵形疟复发的根源,三日疟和恶性疟无迟发型子孢子,故无复发。

我国科学家"共和国勋章"获得者屠呦呦发现青蒿素及制剂使疟疾的病死率大大降低,并因此而获得了2015年诺贝尔生理学或医学奖。4种疟原虫引起疟疾中恶性疟病死率较高,婴幼儿、延误诊治和耐多种抗疟药虫株感染的病死率较高。需要指出的是恶性疟临床症状重、较复杂且多样化,最常出现凶险发作,可分为脑型、肺型、胃肠型等。需要特别注意的是脑型疟,在恶性疟中发病率为2%左右,病情凶险,如未获得及时诊治,病情可迅速进展,病死率9%~31%,而且可出现偏瘫、失语、小脑共济失调和精神异常等多种后遗症。常见于儿童及新进入流行区的非疟区人群,临床上对于发热、头痛、呕吐、抽搐、意识障碍的高危人群,需考虑该病的可能,详细询问流行病学史、化验血疟原虫以明确诊断。

本例患者确诊为卵形疟原虫疟疾,绝大多数临床治疗效果较好,病死率低。按照原国家卫生和计划生育委员会2016年制定的《抗疟药使用规范》(WS/T 485-2016)的卫生行业标准,有多种治疗方案可以选择,根据药物可及性,规范使用抗疟药物及治疗方案是保证疗效、防止耐药及复发的基础。此外,卵形疟可引起复发,需与患者沟通,如再次出现发热、寒战、大量出汗需要及时就诊排除疟疾感染可能。

五、练习题

1. 孕妇患疟疾,可以考虑应用什么抗疟药物?
2. 脑型疟疾怎么治疗?
3. 疟疾预防用药方案是什么?

六、推荐阅读

[1] 李兰娟,任红.传染病学[M].9版.北京:人民卫生出版社,2018:268-274.
[2] 高琪.《抗疟药物使用规范》的解读[J].中国寄生虫学与寄生虫病杂志,2017,35(5):482-484,488.

(靳晓利　张国强)

案例 44 阿米巴痢疾

概要

37 岁男性,因"腹泻 3 d"入院,行粪便检查发现阿米巴滋养体,被确诊为"急性阿米巴痢疾",给予甲硝唑口服治疗后腹泻停止,治愈出院。

一、病历资料

(一)门诊接诊

1. **主诉** 发热伴腹泻 3 d。

2. **问诊重点** 应重点了解患者是否有不洁饮食史及免疫功能低下情况、主要症状(腹泻)特点、疾病演变过程、诊治经过及效果。

3. **问诊内容**

(1)诱发因素:有无不洁饮食史,疫水接触史。

(2)主要症状:有无发热、24 h 发热次数、发热出现及持续时间、体温;腹泻时大便的性状:大便是否为糊状便、黏液脓血便、黏液血性便、果酱样便;大便次数;大便量及是否有腥臭味。

(3)伴随症状:是否存在腹部不适、腹胀、呕吐;有无腹痛,腹痛部位是否在右下腹;是否存在盗汗、消瘦及进行性排便不畅等伴随症状。

(4)诊治经过:是否用药,何时开始用药、用何种药物、具体剂量和疗程、效果如何。

(5)既往史:既往有无艾滋病、使用激素或免疫抑制剂药物、有无结核等病史,预防接种情况,有无手术、外伤、输血史,有无药物和食物过敏史。

(6)个人史:生于何地,在何地久居,有无疫区、疫情、疫水接触史,有无职业相关有害物质接触史,有无吸烟、饮酒、冶游史等。

(7)家族史:家庭成员有无慢性腹泻者,家族成员健康状况,有无家族遗传病史。

问诊结果

患者为 37 岁男性,自由职业者,经常在工地上班,工作地卫生条件差,有不洁饮食史。患者 3 d 前不洁饮食后出现发热、腹泻,发热 37.5 ~ 38 ℃,暗红色果酱样便,5 ~ 6 次/d,便量中等,粪质多,伴有腹胀、腹部不适,右下腹疼痛,无其他不适。未进行治疗,否认其他疾病史,否认疫区居住史,家族中无慢性腹泻者。

4. **思维引导** ①总体印象方面:患者阿米巴痢疾的支持点比较多,尤其是果酱样便。但病因方面,细菌性痢疾、细菌性食物中毒、血吸虫病、肠结核、结直肠癌、慢性非特异性溃疡性结肠炎等导致的腹泻,仍需要鉴别,是进一步检查的重点。②粪常规检查及粪便找阿米巴滋养体是必须进行的检查,同时还需要进行结核相关检查、粪便细菌培养,必要时还需要进行结肠镜检查。③评估并发症,是否存在电解质紊乱、肠出血、肠穿孔、阑尾炎或肠外并发症,如肝脓肿、脑脓肿,这需要检测肝功能、肾功能、上腹部 CT、颅脑 CT 进一步评估。

（二）体格检查

1. 重点检查内容及目的　患者腹泻，考虑为肠道病变，应重点进行腹部查体，注意腹痛位置，有无压痛及反跳痛，以判断是否存在腹膜炎体征、是否可触及包块、肠鸣音是否亢进、阑尾区是否有压痛。

体格检查结果

T 37.8 ℃，R 18 次/min，P 80 次/min，BP 110/70 mmHg。

营养中等，全身皮肤及巩膜无黄染，睑结膜未见苍白，全身无水肿，心肺查体未见异常。腹部稍隆，未见皮疹；肠鸣音 5 次/min，亢进，未闻及血管杂音；腹部叩诊呈鼓音；右侧下腹部压痛，无反跳痛，未触及包块，肝、脾未触及肿大。

---

2. 思维引导　①患者体格检查右侧下腹部压痛阳性，提示病变在盲肠与升结肠部位。②患者无肝区疼痛等其他表现，但下一步仍然需要结合上腹部彩超检查明确是否合并肠外并发症肝脓肿。

（三）辅助检查

1. 临时辅助检查医嘱及目的

（1）血、尿、粪常规检查：入院常规检查，血常规中白细胞及中性粒细胞、嗜酸性粒细胞、嗜碱性粒细胞比值有助于初步判断腹泻的病原体。血常规中血红蛋白水平用于判断患者有无贫血，可明确是否存在慢性消耗性疾病，为进一步针对性检查提供思路；检查尿常规以排查患者有无泌尿系统疾病；粪常规检查有助于判断患者粪便性质，有无脓血，是否存在粪便潜血，初步判断是否存在导致肠道出血性的疾病（肿瘤、溃疡）。

（2）粪便寄生虫检查：粪便寻找是否有寄生虫的虫体和虫卵等，以鉴别患者腹泻原因，是否存在细菌感染性或寄生虫性腹泻等。

（3）传染病四项：入院常规检查，判断患者有无合并常见的传染性疾病乙肝、丙肝、梅毒、HIV 感染，进一步明确病因诊断和判断预后。

（4）肝功能、肾功能、电解质：验证患者是否存在肝功能损伤，明确是否有肾功能的异常、内环境紊乱。

（5）凝血功能：判断患者是否存在凝血功能紊乱。

（6）血细菌培养：判断是否存在细菌性感染。

（7）CRP、ESR、PCT：鉴别感染性与非感染性腹泻，鉴别是否存在细菌感染。

（8）结核分枝杆菌 T 细胞检测：有助于判断是否存在包括肠结核在内的结核病。

（9）肝、胆、胰、脾彩超：有助于判断患者有无合并肝脏及其他腹腔脏器疾病。

（10）心电图：有助于判断患者是否有心肌缺血、心律失常等。

（11）胸部 CT：明确是否存在肺部病变。

辅助检查结果

(1)血、尿、粪常规检查：WBC 11.2×10⁹/L，RBC 4.5×10¹²/L，Hb 130 g/L，PLT 140×10⁹/L；尿常规无异常；粪常规，聚团状红细胞、少量白细胞。

(2)粪便寄生虫检查：细菌培养未培养出致病菌，粪便可见阿米巴滋养体，未见虫卵。

(3)传染病四项：丙肝抗体阴性、梅毒抗体阴性、HIV 抗体阴性、HBsAg 阴性、HBeAg 阴性、HBsAb 阴性。

(4)肝功能、肾功能、电解质：正常。

(5)凝血功能：正常。

(6)血细菌培养：未培养出致病菌。

(7)CRP、ESR、PCT：正常。

(8)结核分枝杆菌 T 细胞检测：阴性。

(9)肝、胆、胰、脾、双肾彩超：肝、胆、胰、脾、双肾未见异常。

(10)心电图：正常。

(11)胸部 CT：正常。

2.思维引导　①引起患者腹泻的原因可能是阿米巴痢疾，需要指出的是如果按照阿米巴痢疾治疗效果欠佳，还需要行结肠镜以排查直结肠癌及慢性非特异性溃疡性结肠炎。②结合患者上述检查结果，可排除细菌性痢疾、细菌性食物中毒、血吸虫病、肠结核等。

（四）初步诊断

急性阿米巴痢疾。

二、治疗与复查方案

（一）治疗医嘱及目的

1.一般治疗　患者卧床休息、流质或少渣饮食，避免进食刺激性食物。患者腹泻稍重，食欲缺乏，予以补液：10% 葡萄糖注射液 500 mL+维生素 C 注射液+维生素 B₆ 注射液+三磷酸腺苷+10% 氯化钾注射液 10 mL。

2.针对病原治疗　甲硝唑片 0.4 g po tid，疗程 10 d。

（二）复查间隔

一般复查间隔为 5 d 复查 1 次，如治疗期间有病情变化可随时复查。

（三）临时复查医嘱及目的

1.第 1 次复查项目　复查粪常规，查看聚团状红细胞、白细胞有无减少或消失，粪便寻找阿米巴滋养体或包囊。粪便红细胞、白细胞减少或消失；粪便阿米巴滋养体或包囊消失，均说明针对病原治疗有效。反之为病情无缓解或进展。

2.第 2 次复查项目　内容及目的同第 1 次。

（四）思维引导

①腹泻患者除考虑一般常见的细菌感染外，若存在果酱样便，则需考虑急性阿米巴痢疾的可能。在排除一般细菌感染的情况下，可留意在粪便中找阿米巴滋养体。②确诊阿米巴痢疾时，治疗方面除对因治疗外，对症支持治疗、维持内环境平衡也很关键。③硝基咪唑类药物对阿米巴有强大的杀灭作用，是目前治疗肠内、外各型阿米巴病的首选药物。

三、治疗经过和效果

(一)治疗后 5 d

1. 症状　腹泻于使用甲硝唑第 2 天停止,发热于第 3 天停止,腹胀、腹部不适于第 3 天逐渐减轻,于第 5 天上述症状及右下腹疼痛基本消失。

2. 体格检查　肠鸣音正常,未闻及血管杂音;腹部叩诊呈鼓音;右侧下腹部无压痛,无反跳痛,未触及包块,肝、脾未触及肿大。

3. 粪常规　未见红细胞、白细胞。粪便中未见到阿米巴滋养体。

(二)治疗后 10 d

1. 症状　无发热、腹泻,无腹胀、腹痛等不适,食欲可,精神好,大、小便正常。

2. 体格检查　肠鸣音正常,未闻及血管杂音;腹部叩诊呈鼓音;全腹部无压痛,无反跳痛,未触及包块,肝、脾未触及肿大。

3. 粪常规　未见红细胞、白细胞。粪便中未见到阿米巴滋养体。

(三)出院医嘱

(1)防止食物被污染、饮水应煮沸、不吃未洗净的生菜;注意个人卫生,饭前便后洗手。

(2)甲硝唑治疗结束后每个月进行粪便检查,连续 3 个月。

四、思考与讨论

阿米巴痢疾,主要临床表现为果酱样粪便等痢疾样症状。病原体为溶组织内阿米巴原虫,感染后主要导致近端结肠和盲肠发生糜烂、脓肿性病变。经口感染是主要传播途径。患者临床表现持续在 2 个月以内,为急性阿米巴痢疾;临床表现持续在 2 个月以上,则为慢性阿米巴痢疾。急性阿米巴痢疾临床表现可分为轻型、普通型、重型。其中普通型表现为黏液、果酱样血便,腥臭,每天 3 ~ 10 次,伴有腹部不适、腹胀或轻中度腹痛,无发热或低热。比普通型临床表现轻微的患者为轻型,重型患者腹痛明显,可发展至肠穿孔甚至休克。

该患者上班场所卫生条件差,有不洁饮食史。发热、腹泻 3 d,体温 37.5 ~ 38 ℃,排暗红色果酱样便,5 ~ 6 次/d,便量中等,粪质多,伴有腹胀、腹部不适,右下腹疼痛;查体:生命体征平稳;辅助检查血常规白细胞稍高于正常,粪便可见阿米巴滋养体,肾功能、电解质正常。结合病史、查体、辅助检查,该患者可确诊为"急性阿米巴痢疾普通型"。就目前检验水平,因阿米巴特异性抗原、抗体、宏基因检测等特异性高的手段很难实现普及,所以显微镜检查被认为是诊断阿米巴痢疾的金标准,但显微镜对阿米巴痢疾的诊断缺乏敏感性和特异性,可能无法区分致病性溶组织大肠杆菌,甚至还会与病变的巨噬细胞、中性粒细胞混淆。所以仍需要进行其他辅助检查以鉴别诊断。故进行了其他辅助检查:粪便细菌培养阴性,降钙素原正常,均不支持肠道细菌感染;结核分枝杆菌 T 细胞检测阴性,同时大便非糊状,也提示可排除肠结核;另外,还需要与溃疡性结肠炎、结直肠癌相鉴别,患者经甲硝唑治疗,发热、腹泻停止,故支持"急性阿米巴痢疾"的诊断,后续监测中还应注意,若以上症状反复出现,需要进一步行肠镜检查及肠道肿瘤标志物检测。其次,需要注意怀疑阿米巴痢疾时,需要留取新鲜粪便中(排便 30 min 内)做生理盐水涂片检查,成形粪便可直接涂片找包囊,有助于提高检出率。

诊治过程中,通过查体及辅助检查说明该患者虽存在腹泻,但未发生脱水、电解质紊乱等严重情况。但对于免疫力低下的患者,查房过程中仍要注意查体,观察是否有脱水、肠穿孔及腹膜炎体征,及时发现病情向重型进展的趋势,因重型患者未积极抢救,可于 1 ~ 2 周内因毒血症或并发症死亡。同时观察疗效,若疗效不佳,还应考虑其他原因导致的腹泻。另外,还需要关注阿米巴痢疾是否并发泌尿系统、生殖系统、皮肤感染。

预防方面需要针对本病流行环节做好预防,尤其是防止食物被污染,饮水应煮沸,不吃未洗净的生菜,注意个人卫生,做好卫生宣教工作。

五、练习题

1. 本例急性阿米巴痢疾需要与哪些疾病鉴别?
2. 本例患者可能出现哪些肠道并发症?

六、推荐阅读

[1]李兰娟,任红.传染病学[M].9版.北京:人民卫生出版社,2018:261-268.
[2]CARRERO JC,REYES-LÓPEZ M,SERRANO-LUNA J,et al. Intestinal amoebiasis:160 years of its first detection and still remains as a health problem in developing countries[J]. Int J Med Microbiol,2020,310(1):151358.

（东　冰　徐光华）

案例45　阿米巴肝脓肿

> **概要**
>
> 45岁男性,以"发热伴右上腹痛1个月"就诊。患者1个月前出现发热,同时伴有右上腹疼痛,呈钝痛,为进一步诊治入院。入院后行腹部超声检查,发现肝脓肿,穿刺引流并行病原学检测后,被确诊为"阿米巴肝脓肿",给予甲硝唑口服并脓腔内注射甲硝唑,好转出院。

一、病历资料

(一)门诊接诊

1. 主诉　发热伴右上腹痛1个月。

2. 问诊重点　应重点了解患者是否有不洁饮食史及免疫功能低下情况,发病前是否有腹泻,腹痛的部位、性质,尤其是腹痛性质,是钝痛还是绞痛,是阵发性还是持续性;发热类型、温度高低、缓解因素等;疾病演变过程、诊治经过及效果。

3. 问诊内容

(1)诱发因素:有无不洁饮食史,疫水接触史,是否在发病前有腹泻史,腹泻时大便的性状。

(2)主要症状:24 h发热次数、发热出现及持续时间、体温波动范围;腹痛部位、性质,持续时间,加重及缓解因素。

(3)伴随症状:是否伴有寒战、恶心、呕吐、黄疸;是否存在盗汗、消瘦等伴随症状。

(4)诊治经过:是否用药,何时开始用药、用何种药物、具体剂量和疗程、效果如何。

(5)既往史:有无艾滋病、使用激素或免疫抑制剂药物、结核等病史,有无基础肝脏疾病史,比如慢性乙型肝炎、慢性丙型肝炎、自身免疫性肝病。预防接种情况,有无手术、外伤、输血史,有无药物和食物过敏史。

(6)个人史:生于何地,在何地久居,有无疫区、疫情、疫水接触史,有无职业相关有害物质接触史,有无吸烟、饮酒(重点询问,涉及酒精性肝病的诊断与鉴别)、冶游史等。

(7)家族史:家庭成员有无慢性腹泻者,家族成员健康状况,有无家族遗传病史。

问诊结果

患者1个月前无受凉、劳累等诱因出现发热,每天体温升高3~4次,清晨体温较低,黄昏时体温最高,体温波动在38~40℃,口服"退热药"可降至正常,夜间退热时伴有出汗;同时伴有右上腹疼痛,呈钝痛,持续性,有时可放射至右肩部,深呼吸及体位变化时疼痛可加重。当地医院考虑"胆囊炎",给予"消炎药"治疗,病情时轻时重。随后自觉精神差、食欲缺乏,为进一步诊治入院。患者在2个月前不洁饮食后曾出现过短暂腹泻,大便情况未注意。否认寒战、恶心、呕吐、目黄、尿黄情况,患病以来无明显消瘦。诊疗经过不具体,使用"消炎药"效果不佳。既往史无特殊,否认艾滋病及基础肝脏疾病、结核病等;否认疫水接触史及饮酒史;家族史无特殊。

4.思维引导　①总体印象方面:患者发热、右上腹痛,提示感染性肝脏病变。②病因方面:肝脓肿、肝癌、结石性胆囊炎、肝结核、肝棘球蚴病均不能排除,需要鉴别,是进一步检查的重点。③腹部超声、上腹部增强CT均可了解右上腹部病变情况,还可以进行磁共振胰胆管成像(MRCP)检查明确是否存在胆管及胆囊病变。④还需要从感染性疾病方面入手,进行病原学如细菌、结核、寄生虫等特异性检测,并进行感染相关指标检测。

(二)体格检查

1.重点检查内容及目的　患者发热、右上腹疼痛,右上腹主要脏器为肝胆,应重点进行与肝胆疾病相关的体格检查及腹部查体。首先注意患者是否有消瘦,是否存在皮肤及巩膜黄染、蜘蛛痣、腹壁静脉曲张;注意腹痛位置,有无压痛及反跳痛,Murphy 征阳性还是阴性,肝脏是否肿大,若肿大,触诊肝脏表面光滑度,是否存在结节;肝区叩痛情况;肠鸣音是否亢进。

体格检查结果

T 39 ℃,R 18 次/min,P 85 次/min,BP 120/80 mmHg。

消瘦,全身皮肤及巩膜无黄染,睑结膜未见苍白,全身无水肿,心肺查体未见异常。腹部平软,未见皮疹及腹壁静脉曲张;肝肋下 3 cm,边缘钝,质地软,压痛阳性,右腋前线第 7~8 肋间有压痛,局部软组织稍肿胀,肝区叩击痛阳性。

2.思维引导　①体格检查发现患者消瘦,提示慢性消耗性疾病,感染或肿瘤均可能。②肝肋下3 cm,边缘钝,右腋前线第 7~8 肋间有压痛,局部软组织稍肿胀,一方面要考虑感染波及软组织,另一方面不排除肝脏肿瘤,在接下来的检查中要重点针对局部感染或肿瘤进行。

(三)辅助检查

1.临时辅助检查医嘱及目的

(1)血、尿、粪常规检查:入院常规检查,血常规中白细胞及中性粒细胞、嗜酸性粒细胞比例有助于判断是否存在感染,感染的病原体类型及感染程度,血红蛋白水平用于判断患者有无贫血,判断是否存在慢性消耗性疾病;尿常规有助于判断泌尿系统情况,是否合并相关系统疾病如肾病等;检查粪常规有助于判断有无潜血,以进一步评估是否存在消化道疾病。

(2)粪便寄生虫检查:明确患者是否存在肠道寄生虫如棘球蚴、吸虫、原虫等。

(3)传染病四项:入院常规检查,判断患者有无合并常见的传染性疾病乙肝、丙肝、梅毒、艾滋病,进一步明确病因和判断预后。

(4)肝功能、肾功能、电解质:验证患者是否存在肝功能损伤,明确是否有肾功能的异常、内环境紊乱。

(5)凝血功能:判断患者是否存在凝血功能紊乱。

(6)血细菌培养:判断是否存在菌血症或细菌性肝脓肿。

(7)CRP、ESR、PCT:鉴别感染性与非感染性腹泻,鉴别是否存在细菌感染。

(8)结核分枝杆菌 T 细胞检测:与肝结核相鉴别(未能明确病因时)。

(9)AFP:明确是否存在原发性肝癌。

(10)肝、胆、胰、脾肾彩超及上腹部增强 CT:有助于判断患者是否存在肝癌、肝脓肿及其他腹腔脏器疾病,若怀疑存在胆管疾病时可行 MRCP。

(11)心电图:有助于判断患者是否有心肌缺血、心律失常等。

(12)胸部 CT:明确是否存在肺部病变。

辅助检查结果

(1)血、尿、粪常规检查:WBC 15.3×10^9/L, RBC 3.5×10^{12}/L, Hb 113 g/L, PLT 130×10^9/L, Neut% 87%;尿常规无异常;粪常规未见异常。

(2)粪便寄生虫检查:未发现虫卵等寄生虫。

(3)传染病四项:丙肝抗体阴性、梅毒抗体阴性、HIV 抗体阴性,HBsAg 阴性、HBeAg 阴性、HBsAb 阴性。

(4)肝功能、肾功能、电解质:正常。

(5)凝血功能:正常。

(6)血细菌培养:未培养出致病菌。

(7)CRP、ESR、PCT:正常。

(8)结核分枝杆菌 T 细胞检测:阴性。

(9)AFP:正常。

(10)肝、胆、胰、脾彩超及上腹部增强 CT:入院时发现肝右叶外上方有一实性结节约 36 mm×40 mm,在入院 4 d 后发现肝右叶外上方处结节转变为 35 mm×42 mm,可见液平面。上腹部增强 CT 考虑肝脓肿(发现肝脓肿后进行了肝穿刺引流,穿刺液中发现了阿米巴滋养体,引流液细菌培养未培养出细菌)。

(11)心电图:正常。

(12)胸部 CT:正常。

2.思维引导 ①综上述检查结果,可排除肝癌、胆结石、肝棘球蚴病、肝结核、肝囊肿、肝血管瘤;②但患者肝脓肿还需要鉴别诊断,明确肝脓肿原因,可进一步行肝脓肿穿刺引流及引流液培养、明确病原体。

(四)初步诊断

阿米巴肝脓肿。

二、治疗与复查方案

(一)治疗医嘱及目的

1. 一般治疗　患者卧床休息、高蛋白饮食,补充维生素和铁剂。患者食欲缺乏,予以补液:10%葡萄糖注射液500 mL+维生素C注射液+维生素B$_6$注射液+三磷酸腺苷+10%氯化钾注射液10 mL。

2. 针对病原治疗　①第1~3天:甲硝唑注射液0.5 g ivgtt tid;②第4~10天:甲硝唑片0.4 g po tid。总疗程共10 d。

3. 肝、胆、胰、脾彩超　发现肝脓肿后,在超声引导下进行了肝脓肿穿刺引流,最大限度抽取脓液,留置引流管,每天向脓腔注入甲硝唑注射液0.5 g。

(二)复查间隔

一般腹部B超复查间隔为5 d,若治疗期间有病情变化可随时复查。

(三)临时复查医嘱及目的

1. 第1次复查项目　复查血常规,查看白细胞绝对值及中性粒细胞比率;腹部超声检查查看脓腔缩小情况,若无缩小,病情无缓解或进展。

2. 第2次复查项目　内容及目的同第1次。

(四)思维引导

①腹部超声及影像学检查提示肝结节时,除实质性病变外,还应考虑到早期脓肿,影像学发现典型脓肿时,首先可考虑常见病如细菌性肝脓肿,在各方面检查不支持细菌性肝脓肿时,还需要考虑到阿米巴肝脓肿,其确诊主要依靠查找到阿米巴滋养体。②治疗方面主要选用组织内杀阿米巴药,辅以肠腔内抗阿米巴药物,以达根治;对于可行肝脓肿穿刺引流的患者,向脓肿内注射抗阿米巴药物比单独内科治疗或外科治疗更有效。③硝基咪唑类药物对阿米巴有强大的杀灭作用,是目前治疗肠内、外各型阿米巴病的首选药物。

三、治疗经过和效果

(一)治疗后5 d

1. 症状　使用甲硝唑第5天发热消退,精神食欲明显改善,仍有肝区疼痛,但有所缓解。

2. 体格检查　腹部平坦,腹肌软,引流管位于右腋前线第8肋间隙,通畅,未见皮疹及腹壁静脉曲张;肝肋下1 cm,边缘钝,右腋前线第7~8肋间压痛阴性,局部软组织肿胀不著,肝区叩击痛阳性。

3. 复查腹部超声　脓腔较前缩小,仍见液平面,再次最大限度抽吸脓液,引流。

(二)治疗后10 d

1. 症状　无发热、腹胀、腹痛等不适,食欲精神好,大小便正常。

2. 体格检查　引流管位置良好,右腋前线第8肋间隙,通畅,未见皮疹及腹壁静脉曲张;肝肋下未触及,右腋前线第7~8肋间无压痛,局部软组织无肿胀,肝区叩击痛明显减轻。

3. 复查腹部超声　脓腔较前明显缩小,未见液平面,再次最大限度抽吸脓液,拔出引流管,好转出院。出院后甲硝唑片0.4 g po tid,共服用1周,复查腹部B超,脓腔消失。

(三)出院医嘱

(1)防止食物被污染、饮水应煮沸、不吃未洗净的生菜;注意个人卫生,饭前便后洗手。

(2)出院后甲硝唑片0.4 g po tid,共服用1周,复查腹部B超,若脓腔消失,继续每月进行腹部超声检查,连续3个月。

四、思考与讨论

阿米巴肝脓肿(amebic liver abscess,ALA)病原体为溶组织内阿米巴,可导致肝脓肿,常以单个脓肿发生于肝右叶,其内可见大量巧克力样脓液。起病缓慢,以发热、右上腹疼痛及消化道症状(食欲减退、恶心、腹胀)为主要表现。治愈率高。

该患者2个月前不洁饮食后曾出现过短暂腹泻,具体情况不详;1个月前出现发热,同时伴有右上腹疼痛及消化道症状。查体:T 39 ℃,R 18 次/min,P 85 次/min,BP 120/80 mmHg,消瘦。心肺查体未见异常。腹部查体:肝肋下3 cm,边缘钝,右腋前线第7~8肋间有压痛,局部软组织稍肿胀,肝区叩击痛阳性。血常规:WBC 15.3×10⁹/L,Neut% 87%,呈明显升高。以上情况提示感染的可能性很大。但入院时肝、胆、胰、脾彩超发现肝脏结节,似乎指向肝脏实质性病变,故考虑到肝脏肿瘤、肝脏结核等实质性病变,但在进行肝脏肿瘤及结核方面排查时,甲胎蛋白及结核分枝杆菌T细胞检测均不支持以上诊断。所以随后对肝脏再次进行了超声及影像学检查,最终发现实质性结节发展为典型的肝脓肿,提示严密监测病情对于诊断至关重要。

而肝脓肿常见原因有细菌性、阿米巴性、结核性等。结核分枝杆菌T细胞检测阴性,故进一步就以上其他原因展开检查。在肝脓肿穿刺引流液中找到阿米巴滋养体,引流液细菌培养未培养出细菌。ALA由溶组织内阿米巴通过门静脉到达肝脏从而导致病变发生,提示粪便中可存在阿米巴滋养体,但进一步粪便检查中并未找到阿米巴滋养体。实际上,ALA可出现在没有阿米巴痢疾的患者中,且大多数ALA患者无肠道症状,检查粪便中是否有虫卵和寄生虫及抗原检测不敏感,所以可不进行。患者经过甲硝唑治疗,症状、体征消失,支持ALA诊断。患者诊治经过也提示ALA易漏诊:首先,ALA未液化时腹部超声和CT易误诊为肝实质性占位病变;其次,早期症状不典型,易造成漏诊;另外,加之其发病率低,临床医生对该疾病认识不足也可造成ALA漏诊。

另外,滋养体的检查需要新鲜标本,若标本留取不规范,很难发现阿米巴滋养体。此时就需要与细菌性肝脓肿相鉴别。ALA常有阿米巴肠病史;起病慢、病程较长;肝脏肿大与压痛明显,可有局部隆起,脓肿常为大型单个,多见于右叶。而细菌性肝脓肿常见于败血症或化脓性疾患发生后;起病急、毒血症状明显,肝脏肿大不显著,压痛不明显,一般无局部隆起,脓肿小型、多个多见。但是继发细菌感染是ALA的重要并发症。寒战、高热,中毒症状明显,血白细胞总数及中粒细胞均显著增加,单用抗阿米巴药物治疗无效时,需要考虑合并细菌感染。

治疗方面"甲硝唑"为首选药物,适合穿刺引流者,穿刺引流及脓腔内注射抗阿米巴药物比单独内科或外科治疗更有效。

预防方面,主要针对本病流行环节做好预防,尤其是防止食物被污染,饮水应煮沸,不吃未洗净的生菜,注意个人卫生,做好卫生宣教工作。

五、练习题

1. 阿米巴肝脓肿与细菌性肝脓肿如何鉴别诊断?
2. 阿米巴肝脓肿如何治疗?

六、推荐阅读

[1]李兰娟,任红.传染病学[M].9版.北京:人民卫生出版社,2018:261-268.

[2]KHIM G,EM S,MO S,et al. Liver abscess:diagnostic and management issues found in the low resource setting[J]. Br Med Bull,2019,132(1):45-52.

(东 冰 徐光华)

案例46 黑热病

概要

　　65岁男性，以"高热伴乏力、食欲缺乏15 d"入院，经宏基因组学第二代测序技术检测及骨髓涂片被确诊为"黑热病"，因暂时无法获取五价锑药物，给予两性霉素B替代治疗后好转出院，出院后序贯葡萄糖酸锑钠治疗。

一、病历资料

(一)门诊接诊

1. **主诉**　发热伴乏力、食欲缺乏15 d。

2. **问诊重点**　应聚焦患者发热的诱因、主要症状特点、伴随症状、疾病演变过程、诊治经过、治疗效果，发作前环境温度和湿度，是否有服药史(尤其是影响排汗机制、导致肌肉过度活动和体温调节的药物)，还需要询问系统疾病史，以及近期有无疫区、疫情、疫水接触史。

3. **问诊内容**

(1)诱发因素：发作前环境温度和湿度，有无受凉、淋雨、进食不洁食物等诱发因素。

(2)主要症状：发热起病时间、季节、热程、热型、热度以及发热的规律。

(3)伴随症状：有无畏寒、寒战、大汗或盗汗，有无咽痛、流涕、咳嗽、咳痰、咯血、胸痛等，有无心悸、胸闷、呼吸困难等，有无腹痛、腰痛、尿频、尿急、尿痛、血尿等，有无腹泻、便秘、恶心、呕吐等，有无肌肉关节痛，有无头痛、头晕等，有无皮疹、瘙痒、黄疸等伴随症状，有无呼吸缓慢、心动过缓、皮肤黏膜出血点、瘀斑或紫癜表现。

(4)诊治经过：是否用药，何时开始用药、用何种药物、具体剂量、效果如何。

(5)既往史：有无高血压、糖尿病、心脏疾病、结核等病史，预防接种情况，有无手术、外伤、输血史，有无药物和食物过敏史，有无免疫缺陷病史，有无免疫抑制药物应用史。

(6)个人史：生于何地，在何地久居，有无疫区、疫情、疫水接触史，有无职业相关有害物质接触史，有无吸烟、饮酒、冶游史等。

(7)家族史：家族成员健康状况，有无乙肝、丙肝等传染病家族史，有无家族遗传病史。

问诊结果

　　患者为65岁男性，农民，15 d前受凉后出现发热，伴乏力、食欲缺乏，热峰39.6 ℃，发热时伴寒战，物理降温效果差，无大汗、皮疹、关节痛，无咳嗽、咳痰，无头晕、头痛、耳鸣、目眩、恶心、呕吐，无胸闷、胸痛、肩背痛，无腹胀、腹泻、腹痛，无尿频、尿急、尿痛等不适；在当地诊所及卫生院就诊，给予输液(具体药物及剂量不详)治疗，效果欠佳。5 d前至当地医院住院，完善相关检查，给予抗感染、退热(具体药物及剂量不详)治疗，症状缓解不明显。自发病以来，饮食欠佳，睡眠可，大便干结，小便正常，体重较前下降2 kg。既往史无特殊，以往无类似疾病发作。

吸烟史 20 年,已戒烟 20 年。饮酒史 40 年,戒酒 1 个月。父母及 1 妹均患有"糖尿病"。家族成员无与患者类似疾病。无家族性遗传病史。

外院检查检验结果如下。

上腹部+胸部 CT 平扫:①两肺炎症,肺轻微间质性改变;②肺内结节,考虑良性;③胸膜局部增厚、钙化;④肝大,轻度脂肪肝;⑤脾脏明显肿大,脾内钙化灶。

相关化验结果:WBC $2.12×10^9$/L,PLT $47×10^9$/L;CRP 22 mg/L,PCT<0.05 ng/mL,ESR 15 mm/h;FIB 正常,D-二聚体 2357 μg/L(参考范围 0~500 μg/L);Na^+ 133 mmol/L,Cl 97 mmol/L;ALB 38.3 g/L;UA 198 μmol/L;空腹血糖 10 mmol/L,糖化血红蛋白 7.4%。尿常规:尿蛋白(+/-)。粪常规:隐血试验阳性。

4. 思维引导

(1)总体印象方面:患者发热持续 2 周以上,体温至少 3 次>38.3 ℃,经过至少 1 周在门诊或住院的系统全面的检查仍不能确诊,考虑诊断为发热待查。

(2)病因方面:发热待查的病因复杂,临床表现多样,常见病因为感染性疾病、肿瘤性疾病、非感染性炎症性疾病(成人斯蒂尔病、系统性红斑狼疮、风湿性多肌痛、颞动脉炎等)、其他疾病(包括药物热、肉芽肿性疾病、周期热、伪装热等)。患者有糖尿病家族史,空腹血糖高,发热时伴有寒战,白细胞及血小板显著下降,影像学提示肝大、脾大,考虑感染性发热(如病毒感染、败血症、肾综合征出血热、发热伴血小板减少综合征、慢性疟疾、黑热病等)、血液系统疾病(慢性粒细胞白血病、恶性淋巴瘤、骨髓纤维化等)可能性比较大,这将是下一步检查的重点。患者白细胞、血小板下降可能是巨脾引起,巨脾原因还需考虑淤血性(如充血性心力衰竭、肝硬化门静脉高压、缩窄性心包炎等)、血液病(白血病、恶性淋巴瘤、恶性组织病、多发性骨髓瘤等)、自身免疫性疾病(系统性红斑狼疮、结节性多动脉炎等)及脾脏肿瘤(原发或转移性)或囊肿。

(3)诱因方面:患者发热前有受凉病史,免疫功能下降可出现病毒、细菌、真菌等感染,也可能受凉使体内原有病症再活化。不排除患者本次发热与脾大是两个毫无关联的独立事件。

(4)严重程度方面:患者发热时间较长,体重下降,低钠低氯血症,出现显著肝脾肿大,白细胞、血小板下降,血液系统其他功能是否受到影响? 有无噬血细胞综合征可能? 这需要进一步完善血常规、血脂、凝血功能、炎症指标、骨髓穿刺等检查。

(二)体格检查

1. 重点检查内容及目的　患者为发热性疾病伴有肝脾肿大、血小板减少、血糖升高,应注重全身检查,尤其是消化系统及内分泌系统。①一般检查及生命体征:观察患者发育、面容、表情和意识,测量体温、呼吸、脉搏、血压、BMI。注意体温与脉搏变化是否一致。②头颅五官:巩膜、瞳孔、视网膜 Roth 斑、口腔黏膜、牙、舌、咽喉。③颈部:甲状腺、淋巴结,有无脑膜刺激征。④肺部:呼吸音,有无啰音及胸膜摩擦音。⑤心脏:心率、心律、有无心脏杂音。⑥腹部:腹部外形、腹壁紧张度,有无压痛反跳痛,脏器触诊,脏器叩诊,有无血管杂音,肠鸣音,肛门指检。⑦皮肤:皮肤颜色、湿度,四肢淋巴结,有无皮疹、皮下出血、瘀点瘀斑、水肿、肌肉震颤。⑧神经系统:意识状态,定向力、计算力,生理反射、病理反射情况。⑨关节:形态,有无疼痛。

体格检查结果

T 39.0 ℃,R 21 次/min,P 89 次/min,BP 119/85 mmHg,身高 176 cm,体重 62.5 kg,BMI 20.2 kg/m²。

神志清,精神差,全身皮肤黏膜、巩膜无黄染,无皮疹、皮下出血点。全身浅表淋巴结未触及肿大。双肺呼吸音清、有少量细湿啰音,无胸膜摩擦音。肝脏肋缘下未触及,脾脏肋缘下可触及,下过脐,过腹正中线 4 横指,质韧,轻度叩击痛。Murphy 征阴性。腹壁反射正常,肌张力正常,肌力 V 级,双侧肱二、三头肌腱反射正常,双侧膝、跟腱反射正常,双侧 Babinski 征阴性,双侧 Hoffmann 征阴性,Kernig 征阴性。

2.思维引导　①发热患者合并消瘦、巨脾,三系中两系下降,更倾向于诊断为血液系统来源的疾病,常见于血液系统疾病如白血病、淋巴瘤、骨髓纤维化和恶性组织病等以及一些侵犯骨髓的特殊感染,如黑热病、慢性疟疾等,这是下一步寻找病因的重点线索。可通过完善骨髓穿刺、发热全套、血厚涂片、淋巴结彩超等检查进一步明确。②患者白细胞及血小板下降,也不排除重症感染所致的骨髓抑制。完善血培养、CRP、PCT、ESR、T-SPOT、骨髓穿刺等,警惕噬血细胞综合征等严重疾病。③患者肺部少量细湿啰音,可完善胸部 CT,进一步明确肺部病变。④患者糖化血红蛋白及空腹血糖升高,需要进一步明确糖尿病的诊断,以及评估糖尿病相关的并发症。

(三)辅助检查

1.临时辅助检查医嘱及目的

(1)血常规+外周血细胞形态及性质分析,尿、粪常规检查:入院常规检查,血常规中白细胞计数及分类用于判断感染严重性、感染的倾向类型、有无幼稚细胞及异常淋巴细胞等;尿常规有助于判断有无泌尿系统感染、糖尿病酮症;粪常规有助于判断有无肠道感染及出血。

(2)传染病四项:入院常规检查,判断患者有无 HBV、HCV、HIV、梅毒螺旋体感染。

(3)肝功能、肾功能、血脂、血糖、电解质、心肌酶:患者外院电解质及肾功能异常,需要复查,判断患者有无肝、肾、心肌损伤加重,明确是否有内环境及电解质的紊乱。

(4)CRP、PCT、ESR、G 试验、GM 试验、T-SPOT、血培养:判断是否存在感染及感染可能的类型,血培养有助于寻找血液中病原体,药敏试验协助抗生素选择。

(5)结缔组织病全套:判断患者是否合并系统性红斑狼疮等结缔组织病。

(6)病毒全套:有助于判断患者是否合并病毒感染。

(7)凝血功能、血氨:判断患者是否存在凝血功能障碍及肝性脑病。

(8)空腹血糖、糖化血红蛋白、甲状腺功能三项:患者有糖尿病家族史,外院检查空腹血糖高,有助于协助糖尿病、甲状腺功能异常的诊断及评估。

(9)骨髓穿刺涂片、骨髓培养、骨髓活检、免疫分析、BCR/ABL 基因、染色体:有助于判断患者是否存在血液系统疾病(慢性粒细胞性白血病、骨髓纤维化、淋巴瘤等)、寄生虫感染、败血症等。有助于发现患者是否合并噬血细胞综合征。

(10)淋巴细胞亚群分析、细胞因子:有助于监测患者免疫功能,判断是否存在免疫缺陷、细胞因子风暴等,明确机体炎症、免疫状态。

(11)发热全套:伤寒、登革热、布鲁氏菌抗体、流行性出血热抗体及核酸、布尼亚病毒抗体及核酸等,有助于判断患者是否合并伤寒、登革热、布鲁氏菌病、流行性出血热、布尼亚病毒等传染病。

(12)血小板抗体、血型、铁三项:有助于判断是否合并原发性免疫性血小板减少症。血型检查为危急情况需要输注血制品时做准备。

（13）铁蛋白：患者外院肿瘤标志物阴性（可不复查），铁蛋白有助于肿瘤性疾病、感染、噬血细胞综合征等的判断，需动态监测。

（14）血涂片或厚涂片：寻找疟原虫，畏寒寒战时抽血尽快送检。

（15）全身浅表淋巴结、心脏、腹部超声：有助于判断患者有无淋巴结肿大、心脏瓣膜赘生物、腹部器官病变等。

（16）心电图：有助于判断患者是否有心肌缺血、心律失常等。

（17）肺部 CT：有助于判断患者是否有肺部感染及严重性。

辅助检查结果

（1）血常规+外周血细胞形态及性质分析，尿、粪常规检查：WBC $2.15×10^9$/L，RBC $3.75×10^{12}$/L，Hb 99.5 g/L，PLT $78×10^9$/L，Neut% $1.57×10^9$/L，Neut # 72.8%，Lymph% $0.47×10^9$/L，Lymph% 21.8%，嗜酸性粒细胞百分数 0%，血细胞比容 0.389 /L，平均红细胞体积 79.50 fL，平均红细胞血红蛋白含量 26.50 pg，平均血小板体积 12.80 fL，血小板压积 0.07%。外周血细胞形态及性质分析：淋巴细胞 12%，中性分叶细胞 55%，中性杆状细胞 30%。尿常规，葡萄糖（±），维生素 C（+++）。粪常规无异常。

（2）传染病四项：HBsAb 阳性、丙肝抗体阴性、梅毒抗体阴性、HIV 抗体阴性。

（3）肝功能、肾功能、血脂、血糖、电解质、心肌酶：ALT 49 U/L，ALB 31.6 g/L；β2 微球蛋白 3.67 mg/L；TG 1.83 mmol/L，HDL 0.55 mmol/L；Glu 7.36 mmol/L；K^+ 3.30 mmol/L，Na^+ 131.0 mmol/L；BNP 375 pg/mL。

（4）CRP、PCT、ESR、G 试验、GM 试验、T-SPOT、血培养：CRP 25 mg/L，PCT 0.455 ng/mL，ESR 35 mm/h，(1,3)-β-D 葡聚糖 166.5 pg/mL；T-SPOT（-）。血培养阴性。

（5）结缔组织病全套：抗核抗体（IgG 型）1：100（±）。

（6）病毒全套：各病原体无 lgM 阳性。

（7）凝血功能、血氨：PT 13.2 s，PTA 81.7%，纤维蛋白原正常，D-二聚体 37.58 mg/L，纤维蛋白降解产物 161.27 μg/mL；血氨 11.80 μmol/L。

（8）空腹血糖、糖化血红蛋白、甲状腺功能三项：空腹血糖 7.36 mmol/L，糖化血红蛋白 4.7%，FT_3 3.01 pmol/L，FT_4 12.00 pmol/L，TSH 2.26 μIU/mL。

（9）骨髓穿刺涂片、骨髓培养、骨髓活检、免疫分析、BCR/ABL 基因、染色体：骨髓涂片髓象：取材可，涂片可，染色良好。髓小粒（-），脂滴（-）。②骨髓增生极低下，粒：红=10.50：1。③粒系增生活跃，杆状核粒细胞比值增高，中、晚幼粒细胞比例降低，粒细胞形态大致正常。④红系增生活跃，中幼红细胞比例减低，幼红细胞形态大致正常。成熟红细胞大小、形态大致正常，血红蛋白充盈可。⑤淋巴细胞比例减低，异型淋巴细胞占 1.0%。⑥巨核细胞 0 个/片，血小板少见。骨髓培养阴性。*BCR/ABL* 基因、染色体未做。

（10）淋巴细胞亚群分析、细胞因子：总 T 淋巴细胞绝对数 223/μL（正常值 955～2860/μL），$CD4^+$T 淋巴细胞绝对数目 62/μL（正常值 550～1440/μL），$CD8^+$T 淋巴细胞绝对数 157/μL（正常值 320～1250/μL），B 淋巴细胞绝对数 4/μL（正常值 90～560/μL），NK 淋巴细胞绝对数 26/μL（正常值 150～1100/μL）。细胞因子 14 项，IL-4 18.6 pg/mL，IL-6 326.14 pg/mL，IL-10 31.82 pg/mL，TNF-β 33.82 pg/mL，IFN-γ 696.69 pg/mL。

（11）发热全套：麻疹、伤寒、副伤寒、流行性出血热、登革热、军团杆菌抗体、布鲁氏菌病凝集试验阴性。

（12）血小板抗体、血型、铁三项：血小板抗体阴性；O 型 Rh 阳性血；血清铁 3.71 μmol/L，不饱和铁结合力 32.30 μmol/L，总铁结合力 36.01 μmol/L。

（13）铁蛋白：2512.00 ng/mL。

（14）血涂片或厚涂片：未找到疟原虫。

（15）全身浅表淋巴结、心脏、腹部超声：双侧锁骨上、腋窝、腹股沟区未见明显异常肿大淋巴结，双侧颈部未见明显异常肿大淋巴结，心脏超声未见明显异常；胆囊壁毛糙，脾大并脾静脉增宽；双肾、输尿管未见明显异常。

（16）心电图：大致正常心电图。

（17）肺部 CT：双下肺少许炎症，无典型结核及真菌感染的表现。

2. 思维引导　①患者辅助检查结果显示免疫功能低下，炎症指标升高，IL-6、IL-10、IFN-γ 显著升高，考虑存在感染，患者血培养、骨髓培养阴性可能与抽血时机、抽血前已使用抗生素有关，下一步可考虑 mNGS 检测协助寻找病原体。②患者三系下降、骨髓增生极低下，不排除重症感染所致骨髓抑制、血液系统疾病（包含再生障碍性贫血）、脾大所致血液重新分布、噬血细胞综合征可能，在抗感染基础上继续寻找病因。③患者巨脾，可见于慢性粒细胞性白血病、黑热病、慢性疟疾、骨髓纤维化、淋巴瘤和恶性组织病等。患者无疟原虫流行地旅游及居住史，多次血涂片未找到疟原虫，考虑慢性疟疾可能性小。外周血及骨髓象不支持慢性粒细胞性白血病。黑热病可通过免疫学检查（血清凝集试验、ELISA 检查、血清循环抗原检查）、PCR（检测血液或脾穿刺液中虫体特异性 DNA 片段）及复查骨髓穿刺（骨髓涂片中找到无鞭毛体）加以明确。骨髓纤维化亦可通过复查骨髓穿刺进一步排查。目前暂无淋巴瘤和恶性组织病证据。④患者免疫功能下降，(1,3)-β-D 葡聚糖升高，不排除真菌感染可能。

（四）初步诊断

①发热查因：感染性发热？噬血细胞综合征？血液系统疾病？②肝大伴脾大；③肝功能不全；④低钾血症；⑤低钠血症；⑥肺炎；⑦糖耐量受损。

二、治疗与复查方案

（一）长期治疗医嘱及目的

（1）卧床休息，进食高热量、高蛋白、高维生素饮食。加强口腔卫生及护理。

（2）钠钾镁钙葡萄糖针 250 mL ivgtt qd，复方氨基酸注射液 250 mL ivgtt qd，补充营养、纠正水电解质紊乱治疗。

（3）0.9% 氯化钠注射液 100 mL+注射用还原型谷胱甘肽 1.2 g ivgtt qd，抗炎保肝治疗，减轻肝脏炎症，保护肝脏的合成、解毒功能。

（4）灭菌注射用水 0.5 mL+注射用重组人白介素 11 针 3 mg（25～50 μg/kg）H qd，重组人粒细胞刺激因子 150 μg H q 3 d：提升血小板数目，预防中性粒细胞减少症。

（二）复查间隔

血常规 2～3 d 复查 1 次，其他指标一般复查间隔为每周 1 次，如治疗期间有病情变化可随时复查。

（三）临时复查医嘱及目的

1. 第3天复查项目　血常规。判断病情变化,监测出血、噬血细胞综合征倾向。如血小板、血红蛋白同时下降,考虑出血可能。

2. 第1周复查项目　血常规、肝功能、肾功能、电解质、心肌酶、凝血功能、炎症指标(CRP+PCT+ESR)。判断病情变化,肝功能、肾功能、心肌酶、凝血功能恶化提示出现多脏器损伤,血小板进行性下降提示病情加重,反之指标改善提示病情好转。

3. 第2周复查项目　血常规、肝功能、肾功能、电解质、心肌酶、凝血功能、炎症指标(CRP+PCT+ESR)。判断病情变化,复查目的同上。

（四）思维引导

①发热患者病因暂不明确,三系进行性下降,进展快,需要提前告知患者家属病情及可能出现病情加重、心脑血管意外、多脏器功能不全等风险和意外。一般治疗包括提供营养支持、维持体内水电解质平衡,减轻体质消耗。② 65 岁患者高热、免疫力低下,出现三系降低、炎症指标、G 试验升高、T-SPOT 阳性,病情进展较快,可能同时合并细菌(包括结核)、真菌感染,需要尽快明确病因,密切监测病情进展。③患者转氨酶显著升高,给予保肝治疗。④患者出现三系进行性下降,给予升白及升血小板治疗,需要监测血常规,明确下降速度及治疗效果,以及时发现噬血细胞综合征倾向。监测患者血常规、肝功能、肾功能、电解质、心肌酶、凝血功能、炎症指标,以及时发现多器官功能衰竭可能。重症患者检查间隔需要缩短。

三、治疗经过和效果　⋙

（一）治疗期间病情变化

患者入院第 4 天凌晨 3 点,再次发热,体温 38.2 ℃,物理降温后,体温恢复正常,出现恶心,无呕吐。查体:贫血貌,全身皮肤黏膜无黄染,无皮疹、皮下出血,双下肢无水肿。全身浅表淋巴结未触及。听诊肺部呼吸音粗,双肺散在干、湿啰音。全腹部无压痛及反跳痛。生理反射存在,病理反射未引出。

1. 病情变化的可能原因及应对措施

(1)可能原因:详细询问患者凌晨 3 点恶心情况以及前日晚餐进食情况后,获悉患者家属因患者发热、体重下降,在前日晚餐加卤鸡腿补充营养,第 2 天排便后恶心缓解。

(2)应对措施:①急查血常规示 WBC 1.79×10^9/L,Hb 98.0 g/L,PLT 43×10^9/L,Neut# 1.24×10^9/L,平均红细胞血红蛋白含量 25.60 pg。考虑患者恶心与进食有关,嘱患者易消化饮食。发热患者可适当补液及护胃治疗,避免因高热脱水引起循环不足以及应激性溃疡等。②患者仍然发热,三系无明显好转,抗感染及升白、升血小板治疗后患者病情改善不理想。对于临床病重、病危或免疫缺陷等患者,建议在完善传统实验室及分子生物学检测的同时,采集疑似感染部位的标本进行mNGS 检测。

2. 处理结局

(1)综合分析后考虑进食卤鸡腿是患者凌晨 3 点出现恶心的诱因,排便后好转,不能排除与病程进展有关。

(2)结果回示:包括以下几个方面。①mNGS,杜氏利什曼/婴儿利什曼原虫复合体,检出序列1791,相对丰度 0.671%。②在 mNGS 检测结果的基础上再次复查骨髓穿刺涂片,取材可,涂片可,染色良好。髓小粒(+),脂滴(−)。骨髓增生活跃,粒:红=2.64:1。粒系增生活跃,中幼粒细胞比值增高,分叶核粒细胞比值减低,粒细胞浆中颗粒增多增粗,部分中晚幼粒细胞体大。红系增生活跃,各期幼红细胞比例、形态大致正常。成熟红细胞大小、形态大致正常,血红蛋白充盈可。

淋巴细胞比例减低,形态正常。网状细胞占 2.4%,偶见吞噬血小板、有核细胞的网状细胞,发现网状中有杜氏利什曼小体,请结合临床。巨核细胞>200 个/片,血小板散在、小簇状可见。③骨髓活检,骨髓组织增生活跃,粒红系增生,巨核细胞不少;请结合临床。流式细胞术:共获取 175208 个有核细胞。CD3⁻CD56⁺NK 细胞占有核细胞 0.495%,该群细胞 CD158a/h、CD158b1/b2、CD158e1/e2、CD158i 呈多克隆表达。请结合免疫分型。④免疫分型,淋巴细胞占 8.2%,比例降低。其中 CD3⁺T 比例增高;CD20⁺B 细胞比例减低;CD56⁺NK 细胞占 8.7%,CD57 表达缺失。早期髓系细胞比例偏高。粒细胞比例正常。CD11b 偏早期粒细胞比例增高,CD64 表达增强。单核细胞占7.0%,比例增高。主要为 CD14⁺CD64⁺成熟单核细胞,表型大致正常。

(3)不明原因发热患者、肝脾大、三系降低,mNGS 及骨髓涂片网状细胞中有杜氏利什曼小体,诊断内脏利什曼病明确,病原体为杜氏利什曼/婴儿利什曼原虫复合体(图 10)。

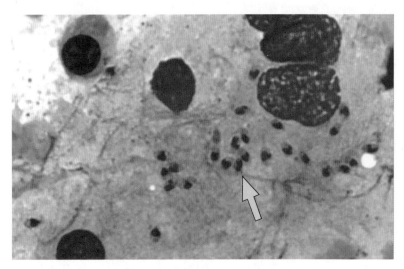

图 10　患者骨髓涂片示网状细胞吞噬的杜氏利什曼小体

(4)内脏利什曼病病原治疗首选葡萄糖酸锑钠,因不易获取、不良反应较大,给予患者两性霉素B 替代治疗,每日 1 次静脉滴注,以 5～10 mg 剂量开始,以后每次增加 5～10 mg,直至每次剂量0.5～1.0 mg/kg。

3. 思维引导　①高热患者建议高热量、高蛋白、高维生素饮食,避免不易消化食物。患者出现新症状时积极处理及分析,疏导患者焦虑,避免患者误解甚至引起纠纷等。②患者再次骨髓穿刺显示髓小粒(+),骨髓增生活跃,考虑前次骨髓穿刺骨髓液稀释,可排除骨髓纤维化。③病原学的精准诊断对感染性疾病的诊断非常重要。mNGS 是一种重要的不依赖培养的技术,可以同时从临床样本中检测出几乎所有已知病原体微生物的细胞游离 DNA,有助于早期、快速判断患者血液、无菌体液中是否存在细菌、病毒等感染,尤其在疑难、少见及不易培养甚至无法分离培养的菌属的鉴定方面有辅助作用。传统上此病诊断主要依据是通过显微镜检在患者骨髓涂片或脾脏组织中找到利什曼原虫无鞭毛体,但临床医生和实验室技术人员如经验不足往往容易漏诊,尤其是此例患者经多次详细询问否认白蛉叮咬等传染病流行病学史,mNGS 回报后再次复盘骨髓涂片可见网状细胞中有杜氏利什曼小体,自此诊断明确。黑热病诊断要点见表 7。

表7　黑热病诊断要点

诊断要点	内容
流行病学史	患者有在流行区居住及白蛉叮咬史
临床表现	长期不明原因发热、肝脾大及末梢血白细胞数减少
实验室检查	(1)外周血白细胞总数降低、粒细胞比例减低,以后可以出现血小板、红细胞数及血红蛋白量降低 (2)免疫学检查主要包括血清直接凝集试验、ELISA 或浸渍片检查阳性,血清循环抗原检查对早期诊断及疗效评价有重要价值 (3)聚合酶链反应科技检测患者血液或脾穿刺液中虫体特异性 DNA 片段对本病具有较高的敏感性和特异性 (4)病原学检查,在患者骨髓涂片中找到本虫的无鞭毛体是确诊的主要依据。脾脏穿刺查找虫体的阳性率较骨髓穿刺高

(二)治疗后3 d

1. 症状　仍然发热,体温高至 38.2 ℃,物理降温后,体温恢复正常,恶心缓解,伴有乏力。

2. 体格检查　较入院时无明显变化。

3. 血常规　WBC $1.79 \times 10^{9}/L$, RBC $3.83 \times 10^{12}/L$, Hb 98 g/L, PLT $43 \times 10^{9}/L$, Neut# $1.24 \times 10^{9}/L$,中性粒细胞百分数 69.1%, Lymph% 23.4%,嗜酸性粒细胞百分数 0.0%。

(三)治疗后1 周

1. 症状　乏力症状明显好转,无发热。

2. 体格检查　较入院时无明显变化。

3. 血常规、CRP、PCT　WBC $6.00 \times 10^{9}/L$, RBC $3.97 \times 10^{12}/L$, Hb 98 g/L, PLT $47 \times 10^{9}/L$, Neut# $5.57 \times 10^{9}/L$, Neut% 69.1%, Lymph% 23.4%,嗜酸性粒细胞百分数 0.0%; CRP 16.11 mg/L, PCT 0.343 ng/mL。

4. 肝功能、肾功能、电解质、凝血功能、心肌酶　ALB 24.7 g/L,肾功能、电解质、凝血功能、心肌酶正常。

(四)治疗后2 周

1. 症状　体温正常,无不适。

2. 体格检查　较入院时无明显变化。

3. 血常规、CRP、PCT　WBC $12.40 \times 10^{9}/L$, RBC $3.16 \times 10^{12}/L$, Hb 85.0 g/L, PLT $108 \times 10^{9}/L$, Neut# $11.63 \times 10^{9}/L$, Lymph# $0.71 \times 10^{9}/L$,单核细胞绝对值 $0.06 \times 10^{9}/L$,嗜酸性粒细胞绝对值 $0.00 \times 10^{9}/L$; CRP 16.11 mg/L, PCT 0.343 ng/mL。

4. 肝功能、肾功能、电解质、凝血功能、心肌酶　ALB 29.8 g/L,肾功能、电解质、凝血功能、心肌酶正常。

(五)出院医嘱

(1)嘱患者至疾控中心获取葡萄糖酸锑钠,监测药物不良反应。

(2)1 个月后门诊复查血常规、肝功能、肾功能,肝、胆、脾、胰彩超。

(六)出院后随访

出院 2 个月后随访:患者出院当天于疾控中心获取葡萄糖酸锑钠注射液 10 支,每日肌内注射 1 支,连用 10 d,停药后一直未发热,无不良反应。由于患者身处山区农村,未进行复查。

四、思考与讨论

黑热病(kala-azar)是利什曼原虫侵入人体内脏引起的人兽共患寄生虫病,也称内脏利什曼病,主要由白蛉叮咬传播,以长期不规则发热、进行性脾大、消瘦、全血细胞减少及血浆球蛋白增高为临床特征。世界卫生组织数据显示2020年全球皮肤利什曼病例新增208357例,新增内脏利什曼病例12838例,全球每年死于内脏利什曼病约5万例,可见利什曼病仍是一个严重危害人类生命和健康的疾病。根据临床损害组织不同,利什曼病可分3种不同类型。①内脏利什曼病:是由杜氏利什曼原虫及婴儿利什曼原虫引起,主要分布在中国、印度北部和中东地区,主要侵害内脏器官(如脾、肝、骨髓等),如不及时诊治,可导致死亡;②黏膜皮肤利什曼病:主要由巴西利什曼原虫寄生于皮肤内引起皮肤病变,也可经淋巴或血液侵入鼻咽部黏膜内,引起口鼻、咽部和软腭损害,甚至累及上呼吸道,无法治愈且治疗十分困难;③皮肤利什曼病:多为输入、散发病例,较少见,主要由热带利什曼原虫和墨西哥利什曼原虫所致,弥漫型皮肤利什曼病见于细胞免疫缺陷患者,当头面部受累时临床表现类似结核麻风,病灶内富含原虫,不形成溃疡,无法自愈且容易复发。我国流行的利什曼原虫种类主要为杜氏利什曼原虫和婴儿利什曼原虫。我国20世纪50年代,内脏利什曼病在长江以北约16个省、市、自治区的农村地区广泛流行,尤以华东地区流行最为严重,全国患者约53万,病死率极高。内脏利什曼病发病无明显季节特征,男性比例高于女性,考虑可能与男性为家庭的主要劳动力,其外出劳作时间长、暴露机会多、防护措施差有关。通过对患者的普遍治疗和大规模群众性的灭蛉、灭犬运动,内脏利什曼病发病人数逐年下降。近些年,因气候变暖,人口流动增加,我国内脏利什曼病流行呈增加趋势。

在流行区内脏利什曼病可表现为缓慢进展的病程,潜伏期10 d至1年不等,可出现长期不规则发热伴畏寒、寒战,肝脾肿大,渐进性贫血、淋巴结肿大及消耗症状,面部、四肢及腹部皮肤颜色变深,故又名"黑热病"。散发病例多为急性起病,感染3周至2年突然出现畏寒、发热,体质迅速下降,易出现溶血性贫血、急性肾功能不全和黏膜出血等罕见并发症,内脏利什曼病未经治疗病死率超过90%。此外,内脏利什曼病还可表现为单纯淋巴结肿大而肝脾不肿大,称之为淋巴结性利什曼病。研究发现内脏利什曼病的发病到确诊时间中位数为62 d,皮肤利什曼病为91.5 d。因常见症状容易与其他疾病相混淆,利什曼原虫病常常需要和感染、血液系统恶性肿瘤及噬血细胞综合征等鉴别,流行病学调查结果显示多数患者诊断为噬血细胞综合征。从发病到确诊的时间间隔可以看出,有近1/3的病例在发病半年后才能确诊为内脏利什曼病,提示要继续加强对临床医生的培训工作,临床医生在诊断时应综合考虑其流行病学史及临床表现,以便做出正确的诊断。

在典型的内脏利什曼原虫病患者,全血细胞减少提示临床须进行骨髓检查,进而在骨髓或外周血涂片上发现巨噬细胞内的无鞭毛体。但是骨髓涂片的诊断敏感性仅60%~85%,如涂片不能诊断,可用PCR法检测原虫的保守序列,骨髓、脾组织、淋巴结组织及外周血均可作为诊断材料。血清学检测也有诊断价值,但不能区分既往感染和现症感染。mNGS检测能覆盖较大范围的病原体,在感染性疾病诊断领域的优势在于能检测到其他传统手段无法检测到的病原体,可以提高患者的病原体检测率,具有较大的临床应用价值,但尚缺乏针对其结果解读的规范。临床确诊后应尽快进行治疗,利什曼原虫感染具有显著的临床异质性,因而难以找出一种普遍适合的治疗方案,目前五价锑剂仍为一线疗法。世界卫生组织建议使用五价锑药物(即葡萄糖酸锑钠或葡甲胺锑)治疗皮肤利什曼病,每天20 mg/kg,连续20~28 d。锑剂治疗的不良反应包括恶心、呕吐、腹泻、疲劳、血细胞减少等,可治疗所有类型的利什曼原虫,总体治愈率为36%~96%。由于锑剂难以获取、有严重不良反应,以及出现耐药性,目前有许多锑剂标准治疗的替代方案,包括两性霉素B、羟乙磺酸喷他脒、米替福新、唑类抗真菌药物、温热疗法及冷冻治疗。

此例患者没有可追溯的流行病学史,经mNGS及骨髓涂片确诊为杜氏利什曼/婴儿利什曼原虫感染所致内脏利什曼病,未追溯到明显感染途径,经积极病原治疗及对症治疗,临床症状缓解,白细胞及血小板回升,还需继续治疗及监测。现行临床治愈标准尚未统一。临床治愈以临床症状、体征完全缓解为标志(如患者的发热、脾肿大缓解与血常规恢复正常);病原学治愈以治疗后利什曼虫的完全消失(穿刺物涂片、培养或 PCR 检测)为标志;血清学治愈以抗体效价的大幅下降或皮试由阳性转为阴性为标志。然而患者达到临床治愈时,往往极少伴随病原学治愈,组织中仍可检出利什曼原虫,这可能是利什曼病容易复发的原因之一。临床医生在判断治疗终点时,应注意寻找病原学治愈证据。

五、练习题

1. 黑热病有哪些主要症状?

2. 黑热病的病原学检查方法有哪些?

六、推荐阅读

[1]《中华传染病杂志》编辑委员会. 中国利什曼原虫感染诊断和治疗专家共识[J]. 中华传染病杂志,2017,35(9):513-518.

[2] 李兰娟,任红. 传染病学[M]. 9 版. 北京:人民卫生出版社,2018:274-279.

[3] REITHINGER R, DUJARDIN JC, LOUZIR H, et al. Cutaneous leishmaniasis[J]. Lancet Infect Dis,2007,7(9):581-596.

[4] WANG C, LI A, SHI Q, et al. Metagenomic next-generation sequencing clinches diagnosis of leishmaniasis[J]. Lancet,2021,397(10280):1213.

[5]《中华传染病杂志》编辑委员会. 中国宏基因组学第二代测序技术检测感染病原体的临床应用专家共识[J]. 中华传染病杂志,2020,38(11):681-689.

[6] 高芹,刘焱斌,钟册俊,等. 137 例内脏利什曼病患者临床分析[J]. 中国寄生虫学与寄生虫病杂志,2013,31(2):135-137.

(吕　君　梁红霞)

案例47 **棘球蚴病(包虫病)**

概要

52 岁男性,牧民,被确诊为"棘球蚴病",行手术切除治疗,好转后出院。

一、病历资料

(一)门诊接诊

1. 主诉　确诊棘球蚴病 10 年余,发热伴腹胀 1 月余。

2. 问诊重点　应聚焦患者有无牧区、流行区旅游、居住、生活史,有无犬、羊接触史,实验室检验及影像学检查情况、症状特点、疾病演变过程、诊治经过和治疗效果。

3.问诊内容

(1)诱发因素:有无服用可能导致肝脏疾病的药物,饮酒、劳累、毒物、黄曲霉毒素等导致肝脏损伤的诱发因素。

(2)主要症状:有无腹痛、腹胀、食欲缺乏、恶心、呕吐等表现,以及有无巩膜及皮肤黄染、尿黄、陶土样大便等胆道梗阻样症状。

(3)伴随症状:有无头晕、头痛、胸闷、咳嗽、咳痰、腹痛、腹泻、便秘、呕血、黑便、食欲缺乏、乏力、消瘦等伴随症状。

(4)诊治经过:是否用药,何时开始用药、用何种药物、具体剂量和疗程、效果如何。

(5)既往史:既往有无乙肝、丙肝等慢性肝病病史,有无高血压、糖尿病、心脏疾病、结核等慢性病史,预防接种情况,有无手术、外伤、输血史,有无药物和食物过敏史。

(6)个人史:生于何地,在何地久居,有无疫区、疫情、疫水接触史,有无职业相关有害物质接触史,有无吸烟、饮酒、冶游史等。

(7)家族史:有无乙肝、丙肝等传染病家族聚集史,家族成员健康状况,有无家族遗传病史。

问诊结果

患者为52岁男性,某边疆地区牧民,10年余前无明显诱因出现间断性右上腹部不适及发热,偶有疼痛,不影响正常劳作,并间断出现发热,最高体温不超过38.5℃,热型不规则,无其他伴随症状。就诊于我院,诊断为"肝包虫病",并行手术治疗。1个月前无明显诱因出现发热,最高体温38.5℃,并感腹胀,弯腰及劳累后加重,伴食欲缺乏、乏力。自行口服退热药物后体温可降至正常,但腹胀无改善。院前行腹部彩超提示肝右叶囊性占位(13.5 cm×4.4 cm)。既往史无特殊。因工作性质有犬、羊接触史。家族中一兄患有"肝包虫病",并曾2次行手术治疗。

4.思维引导 ①总体印象方面:患者10年余前即开始出现间断性右上腹部不适,病史较长,考虑慢性病可能性较大,1月余前开始出现发热伴腹胀,考虑出现急性发作。②病因方面:患者为某边疆地区牧民,主要表现为发热及腹胀,院外彩超提示肝脏囊性占位,工作中长期接触犬、羊,且患者1兄患有"棘球蚴病"病史,考虑诊断为"棘球蚴病"可能性大。③诱因方面:该病无明确诱因。但因肝脏占位性病变,可导致压迫症状,进而出现食欲缺乏、乏力。且患者自觉弯腰时腹胀加重,可能与该体位时压迫病灶相关。④严重程度方面:患者整体症状可,目前仅表现为发热、腹胀,无其他系统病变症状,院前彩超提示肝内为单发,考虑病变较孤立,但因棘球蚴可寄生于颅内、肺部及肾脏等器官,需进一步完善血生化、血常规、头颅 MRI、胸部及上下腹部 CT 等以评估患者病情及有无累及其他脏器。

(二)体格检查

1.重点检查内容及目的 患者为肝脏占位性疾病,应重点检查有无肝病面容、全身皮肤及巩膜是否黄染、全身有无水肿、面、颈、胸有无蜘蛛痣以及上腹部的专科检查。因棘球蚴亦可寄生于颅内、肺部及肾脏等,查体时需兼顾神经系统、呼吸系统及肾脏的查体。

体格检查结果

T 37.5 ℃,R 18 次/min,P 72 次/min,BP 115/72 mmHg。

无肝病面容,全身皮肤及巩膜无黄染,全身无水肿,面、颈、胸及全身其他部位未发现蜘蛛痣,上腹部专科检查提示肝脏肋下 5 cm,质地软,无压痛及反跳痛,Murphy 征阴性,肠鸣音 4~6 次/min,移动性浊音阴性。神经系统、呼吸系统及肾脏查体无阳性体征。

2.思维引导　患者院前检查发现肝脏占位性病变,体格检查应重点进行肝脏的查体;因患者主要不适症状为"腹胀",同时查体时应注意有无腹水、肠梗阻等可导致腹胀的其他阳性体征;查体时还应兼顾到神经系统、呼吸系统及肾脏的查体,评估病变是否累及这些部位。

(三)辅助检查

1.临时辅助检查医嘱及目的

(1)血、尿、粪常规检查:入院常规检查,血常规中血红蛋白水平用于判断有无贫血,白细胞、血小板水平有助于判断有无肝硬化,嗜酸性粒细胞计数判断有无寄生虫感染等;尿常规有助于判断有无泌尿系统感染;粪常规有助于判断有无消化道出血。

(2)传染病四项:入院常规检查,判断患者有无乙肝及丙肝等慢性肝病,进一步明确病因诊断。

(3)肝功能、肾功能、电解质:评价患者肝功能情况,明确是否有肾功能的损害、内环境紊乱。

(4)甲肝、戊肝抗体:判断患者是否合并甲肝或戊肝,进一步明确病因诊断。

(5)自身免疫性肝病抗体及免疫球蛋白、补体:判断患者是否合并自身免疫性肝病,进一步明确病因诊断。

(6)病毒全套:有助于判断患者是否合并其他病毒感染,特别是易引起肝炎的 CMV 和 EBV 感染。

(7)凝血功能及血氨:判断患者的病情严重程度。

(8)AFP:肝病常规检测项目,有助于肝癌、肝细胞坏死后再生的判断。

(9)铜蓝蛋白及血清铜:有助于判断患者是否存在常见遗传性代谢性肝病——肝豆状核变性的可能性。

(10)上腹部 CT 平扫+增强:有助于判断患者有无肝硬化(肝脏形态和脾脏大小)、脂肪肝,以及通过增强扫描以进一步明确占位性质,有利于明确病因诊断和鉴别诊断。

(11)胸部 CT:评估有无肺部侵犯,同时评估患者有无基础肺病,有利于明确病情和鉴别诊断。

(12)头颅 MRI:有助于判断患者有无累及颅内,有利于明确病情。

(13)心电图:有助于判断患者是否有心肌缺血、心律失常等。

(14)特异性病原学检测:包括皮内试验和血清试验,通过抗原抗体的特异性反应和对血清中特异性抗体的检测有助于明确诊断。

辅助检查结果

(1)血、尿、粪常规检查:嗜酸性粒细胞计数 0.2×10^9/L,嗜酸性粒细胞比例 11%,血常规中其他指标均正常;尿常规无异常;粪常规无异常。

(2)传染病四项:乙肝表面抗体、丙肝抗体阴性、梅毒抗体阴性、HIV 抗体阴性。

(3)肝功能、肾功能、电解质:ALT 890 U/L,AST 530 U/L,GGT 20 U/L,ALP 36 U/L,ALB 33.1 g/L,TBil 19.7 μmol/L,DBil 9.6 μmol/L;肾功能正常、电解质正常。

(4)甲肝、戊肝抗体:均阴性。

(5)自身免疫性肝病抗体及免疫球蛋白、补体:均阴性。

(6)病毒全套:各病原体 IgM 均阴性。

(7)凝血功能及血氨:PTA 82%(正常),血氨 25 μmol/L(正常)。

(8)AFP:5.4 ng/mL。

(9)铜蓝蛋白及血清铜:均正常。

（10）上腹部 CT 平扫+增强：肝右叶占位病变（结合病史考虑包虫病）。

（11）胸部 CT：未见明显异常。

（12）头颅 MRI：未见明显异常。

（13）心电图：正常。

（14）特异性病原学检测：皮内试验阳性；包虫 IgG 抗体 ELISA 法阳性。

2.思维引导　①结合患者上述检查结果，患者无甲肝、乙肝、丙肝、戊肝、CMV 相关性肝炎、EBV 相关性肝炎、自身免疫性肝病、脂肪性肝病、肝豆状核变性；再结合患者病史，可排除酒精性肝病、药物性肝损伤。②患者上腹部 CT 检查不考虑肝癌、肝囊肿、肝脓肿、肝脏良性再生结节等，结合流行病学史、患者病原学相关检测结果考虑患者肝包虫病可能性大。

（四）初步诊断

肝包虫病。

二、治疗与复查方案 ►►►

（一）长期治疗医嘱及目的

囊型棘球蚴病外科治疗应尽可能剥除或切除包虫外囊，减少并发症，降低复发率。该患者有明确的手术治疗指征，并愿意接受手术治疗，无手术禁忌证，可实施手术治疗。

（二）复查间隔

手术：按照术后 1、3、6、12、18、24 个月的时间节点随访，其内容包括超声及免疫学检查，若患者无明显术后并发症及复发征象，则可结束随访。

（三）临时复查医嘱及目的

第 1 周复查项目：血常规、肝功能、肾功能、腹部彩超等，判断病情变化，评估手术效果及有无术后并发症。

（四）思维引导

患者肝内单发病灶，首选根治性手术切除，术后需复查肝功能、肾功能、血常规等，评估有无麻醉药物不良反应，同时需复查腹部彩超评估手术疗效。

三、治疗经过和效果 ►►►

（一）入院 3 d

行肝包虫病灶外科切除术。

患者接入手术室，取仰卧位，全麻成功后常规消毒铺巾。取右上腹肋缘下切口长约 20 cm，依次切开皮肤、皮下组织等，逐层进腹。见腹腔内广泛粘连，分离粘连，探查腹腔，见结肠肝曲于右肝、腹膜粘连，分离粘连，见右肝后一约 15 cm × 4 cm 大小不规则、有包膜肿物，胆囊与肿物粘连紧密，沿包块边缘将包膜外壁切除，术中建议切除胆囊，告知患者家属后，家属同意切除胆囊，分离胆囊三角，胆囊管及胆囊动脉近端分别用可吸收夹结扎，剪刀剪断胆囊管及胆囊动脉，超声刀顺行剥离胆囊，将胆囊切除，用大量高渗盐及生理盐水冲洗残腔，吸尽后于右肝后放置引流管一根、引出体外固定，查无活动性出血及肠瘘，清点无误后，注入玻璃酸钠，逐层缝合，手术结束。术中出血约 200 mL，切除组织家属看过后送病检。术后安返病房。

(二)术后1周

1. 症状　发热、腹胀症状消失。

2. 体格检查　右上腹肋缘下长约20 cm手术切口,局部包扎固定良好,无渗血、渗液,肝脏肋下未触及,余较入院时无明显变化,无阳性发现。

3. 肝功能　ALT 390 U/L,AST 230 U/L,GGT 128 U/L,ALP 61 U/L,ALB 31.4 g/L,TBil 18.6 μmol/L,DBil 9.1 μmol/L。

4. 腹部彩超　肝脏右叶占位术后改变。

(三)出院医嘱

(1)避免剧烈运动、劳累、受凉等。

(2)1个月后复查肝功能、腹部彩超等。

(3)如有不适,及时就诊。

四、思考与讨论

棘球蚴病也叫包虫病,可分为囊型包虫病和泡型包虫病两种类型,分别是由带绦虫科棘球绦虫属的两种绦虫所致,其中囊型包虫病是由细粒棘球绦虫所致,而泡型包虫病则是由多房棘球绦虫所致。两种绦虫均需在两种哺乳类动物体内才能完成生活史。终末宿主(犬科动物,主要为犬和狼):细粒棘球绦虫的终末宿主主要是犬和狼,其成虫(可以生产虫卵的阶段)主要寄生于终末宿主的小肠内。犬或狼食用了羊或者牛(中间宿主)肝或肺里的包虫囊而感染,感染45 d后成虫排出虫卵。人、羊和牛吞食虫卵后,在其肝、肺、肾、颅内等脏器内发育为囊型包虫病。包虫囊内生长有原头蚴或原头节,并在终末宿主小肠内发育为成虫,进而进入下一个循环。多房棘球绦虫的终末宿主主要为狐狸、犬和狼。中间宿主主要为田鼠等鼠类小型哺乳类动物。终末宿主感染28 d后,成虫随粪便排出虫卵。人感染绦虫幼虫在人体内发育为泡型包虫病。人体各脏器的包虫病的发病率差异非常大,肝脏发病率最高,其中囊型包虫病占65% ~80%,而泡型包虫病发病率可高达98%;肺次之,占14% ~18%;其他依次为腹腔、盆腔、脾、肾、脑、骨、肌肉、皮下、眼眶、纵隔、乳腺、腮腺、甲状腺、胸腺、精索、心肌和心包等。

我国包虫病的流行区包括西藏、青海、四川、云南、新疆、甘肃、宁夏、内蒙古和陕西等地。传染源:犬是最主要的传染源,其次是狼、狐狸和猫。传播途径:消化道传播。人通过触摸感染犬的皮毛黏附虫卵,虫卵可随食物进入人体而造成感染。人不参与病原循环链。羊等家畜及鼠类可通过食用虫卵污染的草或水而感染。高危人群:牧民、农民、饲养犬者、狩猎者和皮毛加工者。

囊型包虫病早期多无明显症状,无症状期可以持续几年甚至数十年。部分患者可出现毒性和超敏反应,如食欲减退、消瘦、贫血、发育障碍、荨麻疹、血管神经性水肿等非特异性表现;随着囊肿的增大对寄生的器官及邻近组织器官产生占位效应而出现相应症状。包虫病易累及多个器官,以肝脏、肺、脑、肾脏等器官多见,治疗方案应根据全身评估结果而定。

包虫病的诊断:流行区有肝、肾或颅内占位性病变者应高度疑诊而进行相关检查,影像学检查发现囊性占位性病变,特异性病原学检测阳性有助于诊断。特异性病原学检测包括皮内试验和血清试验。皮内试验:将囊液0.1 mL注射于前臂内侧,15 ~20 min后观察反应,阳性者可表现为局部出现红色丘疹,可有伪足(即刻反应),2 ~2.5 h后消退,12 ~24 h后出现红肿或硬结(延迟反应)。单纯性病例即刻反应和延迟反应均呈阳性,穿刺、手术或感染后即刻反应仍为阳性,但延迟反应因被抑制,皮内试验阳性率在80% ~90%。但需注意,其他寄生虫病特别是带绦虫病等、恶性肿瘤、腹腔结核可出现假阳性。血清试验:间接血凝试验和酶联吸附最为常用,阳性率90%左右,亦可出现假阴性或假阳性。肺囊型包虫病血清免疫学试验阳性率低于肝囊型包虫病。补体结合试验阳性率为80%,约5%呈假阳性反应。

包虫病的治疗以手术为主,口服"驱虫"药物治疗为辅。手术过程中应将囊肿彻底切除,且应避免囊液外渗导致播撒。同时应根据患者病情,决定术前及术后口服"驱虫"药物疗程。术后定期复查以评估手术疗效。

手术治疗适应证:囊径≥5 cm 的单囊型、多子囊型和内囊塌陷型肝囊型包虫病;囊径<5 cm,但若包虫囊位于肝脏第一、第二肝门,有可能导致梗阻性黄疸、门静脉高压症、巴德-基亚里综合征等严重并发症的肝囊型包虫病;合并并发症的各种分型的肝囊型包虫病;药物不良反应大不能耐受或药物治疗半年以上而囊肿继续增大者。禁忌证:全身情况不能耐受麻醉和手术的包虫病患者。手术方式:首选根治性外囊完整剥除术或肝部分切除术,次选外囊次全切除术,备选内囊摘除术。应严格把握适应证、个体化治疗。

药物治疗是重要的辅助治疗方法,对于无法手术的患者亦是唯一治疗手段。抗包虫药主要为苯并咪唑类化合物,以甲苯达唑、阿苯达唑最为常用。其中阿苯达唑是首选药物。适应证:①囊平径<5 cm 的单囊型、多子囊型、内囊塌陷型肝囊型包虫病患者;②全身状况差无法耐受手术的肝囊型包虫病患者;③拒绝手术治疗的肝囊型包虫病患者;④手术及介入治疗后辅助治疗。药物剂量:阿苯达唑 10~15 mg/(kg·d),早、晚餐后两次服用。药物疗程:内囊摘除或根治术后口服用药 3~12 个月,作为术后预防用药。根治性切除者(包括外囊完整剥除和肝叶切除)和囊肿实变型和钙化型者无须用药。

五、练习题

1. 本例以肝内单发为主,术前及术后是否需要口服阿苯达唑治疗?

2. 如患者为肝内多发,下一步治疗方案是什么?

3. 如患者存在手术禁忌证,下一步治疗方案及疗效评估有哪些?

六、推荐阅读

[1] 中国医师协会外科医师分会包虫病外科专业委员会. 肝两型包虫病诊断与治疗专家共识(2019版)[J]. 中华消化外科杂志,2019,18(8):711-721.

[2] 四川省包虫病临床医学研究中心,四川省医师协会包虫病专业委员会. 复杂肝泡型包虫病诊疗专家共识(2020 版)[J]. 中国普外基础与临床杂志,2020,27(1):18-23.

(丁永森 和振坤)

中英文名词对照表

ACLF	acute-on-chronic liver failure	慢加急性肝衰竭
AFP	α-fetoprotein	甲胎蛋白
A/G	albumin/globulin	白蛋白/球蛋白
AIDS	acquired immunodeficiency syndrome	获得性免疫缺陷综合征
ALA	amebic liver abscess	阿米巴肝脓肿
ALB	albumin	白蛋白
ALF	acute liver failure	急性肝衰竭
ALT	alanine transaminase	丙氨酸转氨酶
ANA	antinuclear antibody	抗核抗体
ANCA	antineutrophil cytoplasmic antibody	抗中性粒细胞胞质抗体
APAP	acetaminophen	对乙酰氨基酚
APRI	aspartate aminotransferase-to-platelet ratio index	谷草转氨酶和血小板比率指数
APTT	activated partial thromboplastin time	活化部分凝血活酶时间
ART	antiretroviral therapy	抗反转录病毒治疗
AST	aspartate transaminase	天冬氨酸转氨酶
BE	base excess	碱剩余
bid		每天2次
BMI	body mass index	身体质量指数
BP	blood pressure	血压
BUN	blood urea nitrogen	（血清）尿素氮
Ca	calcium	钙
CAP	controlled attenuation parameter	肝脏超声受控衰减参数
cccDNA	covalently closed circular DNA	共价闭合环状DNA
℃	degree centigrade	摄氏度
CFT	complement fixation test	补体结合试验
Cl	chlorine	氯
CLF	chronic liver failure	慢性肝衰竭
cm	centimeter	厘米
CMV	cytomegalovirus	巨细胞病毒
CNLC	China liver cancer staging	中国肝癌的分期方案
cp	copies	拷贝
COVID-19	coronavirus disease 2019	新型冠状病毒感染
Cr	creatinine	肌酐

CRP	C-reactive protein	C 反应蛋白
Ct	cycle threshold	循环阈值
CT	computed tomography	计算机断层扫描
d	day(s)	天
DAA	direct-acting antiviral agent	直接抗病毒药物
DBil	direct bilirubin	直接胆红素
dB/m		分贝毫瓦（1 毫瓦功率为参考功率的分贝数）
DIC	disseminated intravascular coagulation	弥散性血管内凝血
EA	early antigen	早期抗原
EBV	Epstein-Barr virus	EB 病毒
ELISA	enzyme-linked immunosorbent assay	酶联免疫吸附分析
ENA	anti-extractable nuclear antigen antibody	抗可溶性抗原抗体
ESR	erythrocyte sedimentation rate	红细胞沉降率
ETV	entecavir	恩替卡韦（片）
EVB	esophagogastric variceal bleeding	食管胃静脉曲张出血
FIB	fibrinogen	纤维蛋白原（测定）
FT_3	free triiodothyronine	游离三碘甲腺原氨酸
FT_4	free tetraiodothyronine	游离四碘甲腺原氨酸
g	gram	克
Glob	globulin	球蛋白
Glu	glucose	葡萄糖
G-6-PD	glucose-6-phosphate dehydrogenase	葡萄糖-6-磷酸脱氢酶
h	hour(s)	小时
Hb	hemoglobin	血红蛋白
HBcAb	hepatitis B core antibody	乙型肝炎核心抗体
HBeAb	hepatitis B virus e antibody	乙型肝炎 e 抗体
HBeAg	hepatitis B e antigen	乙型肝炎 e 抗原
HBsAb	hepatitis B surface antibody	乙型肝炎表面抗体
HBsAg	hepatitis B surface anti-gen	乙型肝炎表面抗原
HBV	hepatitis B virus	乙型肝炎病毒
HBV DNA	hepatitis B virus deoxyribonucleic acid	乙型肝炎病毒脱氧核糖核酸
HCC	hepatocellular carcinoma	肝细胞癌
HCV	hepatitis C virus	丙型肝炎病毒
HCV RNA	hepatitis C virus ribonucleic acid	丙型肝炎病毒核糖核酸
HCO_3^-		碳酸氢根
HE	hepatic encephalopathy	肝性脑病
HFRS	hemorrhagic fever with renal syndrome	肾综合征出血热
HIV	human immunodeficiency virus	人类免疫缺陷病毒
HLH	hemo-phagocytic lymphohistiocytosis	噬血细胞性淋巴组织细胞增生症
HPS	hemophagocytic syndrome	噬血细胞综合征
HRS	hepatorenal syndrome	肝肾综合征

HSE	herps simplex encephalitis	单纯疱疹性脑炎
HSV	herpes simplex virus	单纯疱疹病毒
HTIG	human tetanus immunoglobulin	人破伤风免疫球蛋白
HVPG	hepatic vein pressure gradient	肝静脉压力梯度
IBil	indirect bilirubin	间接胆红素
ICU	intensive care unit	重症监护病房
IE	infective endocarditis	感染性心内膜炎
IPFI	invasive pulmonary fungal infections	侵袭性肺部真菌感染
IgG	immunoglobulin G	免疫球蛋白 G
IgM	immunoglobulin M	免疫球蛋白 M
IGRA	interferon gamma release assay	γ 干扰素释放试验
im		肌内注射
IM	infectious mononucleosis	传染性单核细胞增多症
INR	international normalized ratio	国际标准化比值
IQR	interquartile range	四分位间距
IU	international unit	国际单位
iv		静脉注射
ivvp		微量泵输注
ivgtt		静脉滴注
K	potassium	钾
kg	kilogram	千克
kPa	kilopascal	千帕
L	liter	升
Lac	lactic acid	乳酸
LDH	lactate dehydrogenase	乳酸脱氢酶
IL-6	interleukin-6	白细胞介素-6
LLV	low level viremia	低病毒血症
LSM	liver stiffness measurement	肝脏硬度值
Lymph%	percentage of lymphocyte	淋巴细胞百分数
Lymph#	absolute lymphocyte count	淋巴细胞绝对值
m	meter(s)	米
MAFLD	metabolic associated fatty liver disease	代谢相关脂肪性肝病
MDT	multidisciplinary team	多学科诊疗团队
mg	milligram	毫克
μg	microgram	微克
μmol	micromole	微摩尔
min	minute	分钟
mL	milliliter	毫升
mmHg	millimeter of mercury	毫米汞柱
mNGS	metagenomic next-generation sequencing	宏基因组学第二代测序技术
MODS	multiple organ dysfunction syndrome	多器官功能障碍综合征
MRCP	magnetic resonance cholangiopancreatography	磁共振胰胆管成像

MRI	magnetic resonance imaging	磁共振成像
mb	myoglobin	肌红蛋白
Na	sodium	钠
NA	nuclear antigen	（病毒）核抗原
NAC	N-acetylcysteine	N-乙酰半胱氨酸
NAFLD	nonalcoholic fatty liver disease	非酒精性脂肪性肝病
NAs	nucleotide analogues	核苷酸类似物
NASH	non-alcoholic steatohepatitis	非酒精性脂肪性肝炎
Neut%	percentage of neutrophils	中性粒细胞百分数
Neut#	absolute neutrophils count	中性粒细胞绝对数
ng	nanogram	纳克
NSBB	nonselective beta-blocker	非选择性 β 受体阻滞剂
OCT	optical coherence tomography	光学相干断层成像
P	pulse	脉搏
$PaCO_2$	partial pressure of carbon dioxid in arterial blood	动脉二氧化碳分压
PCP	pneumocystis pneumonia	肺孢子菌肺炎
PCR	polymerase chain reaction	聚合酶链反应
PCT	procalcitonin	降钙素原
PEG-IFN-α	peginterferon-α	聚乙二醇干扰素-α
pH	pondus hydrogenii	酸碱度
APT	abnormal prothrombin	异常凝血酶原
PLA	pyogenic liver abscess	细菌性肝脓肿
PLT	platelet	血小板
po		口服
PaO_2	partial pressure of oxygen intarterial blood	动脉血氧分压
PPD	tuberculin purified protein derivative	结核菌素纯蛋白衍化物
pro-BNP	pro-B-type natriuretic peptide	B 型利钠尿多肽前体
PS	performance status	患者体力活动状态
PT	prothrombin time	凝血酶原时间
PTA	serum prothrombin activity	凝血酶原活动度
PET/CT	positron emission tomography and computed tomography	正电子发射计算机断层显像
qd		每天 1 次
qw		每周 1 次
R	respiration	呼吸（频率）
RASS	renin angiotensin aldosterone system	肾素-血管紧张素-醛固酮系统
RBC	red blood cell	红细胞
RBPT	rose bengal plate agglutination test	虎红平板凝集试验
RBV	ribavirin	利巴韦林
RUCAM	the Roussel Uclaf causality assessment method	Roussel Uclaf 因果关系评价法
RV	rubella virus	风疹病毒
SAAG	serum-ascites albumin gradient	血清-腹水白蛋白梯度
SALF	subacute liver failure	亚急性肝衰竭

SaO$_2$	arterial oxygen saturation	动脉血氧饱和度
SARS-CoV-2	severe acute respiratory syndrome coronavirus 2	新型冠状病毒
SAT	serum agglutination test	血清凝集试验
SBP	spontaneous bacterial peritonitis	自发性细菌性腹膜炎
S/CO		吸光度值/临界值
SFTS	severe fever with thrombocytopenia syndrome	发热伴血小板减少综合征
SIRS	systemic inflammatory response syndrome	全身炎症反应综合征
SVR	sustained virological response	持续病毒学应答
T	temperature	体温
TACE	transcatheter arterial chemoembolization	经导管动脉化疗栓塞术
TAF	tenofovir alafenamide fumarate	富马酸丙酚替诺福韦
TAT	tetanus antitoxin	破伤风抗毒素
TB DNA	tuberculosis deoxyribonucleic acid	结核分枝杆菌基因(脱氧核糖核酸)
TBil	total bilirubin	总胆红素
TBP	tuberculous peritonitis	结核性腹膜炎
TC	total cholesterol	总胆固醇
TG	triglyceride	甘油三酯
TDF	tenofovir disoproxil fumarate	富马酸替诺福韦酯
tid		每天3次
TIPS	transju-gular intrahepatic portosystemic shunt	经颈静脉肝内门体静脉分流术
TMF	tenofovir amibufenamide	艾米替诺福韦
TSH	thyroidstimulating hormone	促甲状腺激素
T-SPOT	T cell enzyme-linked immunospot assay	T细胞酶联免疫斑点检测
U	unit	单位
UA	uric acid	尿酸
ULN	upper limit of normal	正常值上限
Urea		尿素
VCA	viral capsid antigen	病毒衣壳抗原
WBC	white blood cell	白细胞
WD	Wilson's disease	威尔逊病(肝豆状核变性)